# 临床常见肿瘤诊断思维与治疗技巧

娄 春 贺云龙 张 帅 主编

U0242243

中国纺织出版社有限公司

**图书在版编目（CIP）数据**

临床常见肿瘤诊断思维与治疗技巧／娄春，贺云龙，张帅主编. -- 北京：中国纺织出版社有限公司，2021.11

ISBN 978-7-5180-8864-5

Ⅰ. ①临… Ⅱ. ①娄… ②贺… ③张… Ⅲ. ①肿瘤—诊疗 Ⅳ. ①R73

中国版本图书馆CIP数据核字（2021）第184921号

责任编辑：樊雅莉 成 西 责任校对：高 涵 责任印制：王艳丽

中国纺织出版社有限公司出版发行
地址：北京市朝阳区百子湾东里 A407 号楼 邮政编码：100124
销售电话：010—67004422 传真：010—87155801
http://www.c-textilep.com
中国纺织出版社天猫旗舰店
官方微博 http://weibo.com/2119887771
三河市宏盛印务有限公司印刷 各地新华书店经销
2021年11月第1版第1次印刷
开本：787×1092 1/16 印张：25.75
字数：583千字 定价：98.00元

# 主编简介

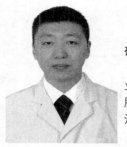

娄春，男，1975年生，哈尔滨市人。医学博士，副主任医师，副教授，硕士研究生导师。

黑龙江省中西医结合学会乳腺病分会副会长，黑龙江省医师协会乳腺疾病专业委员会委员。哈尔滨医科大学肿瘤学专业毕业，现工作于哈尔滨医科大学附属肿瘤医院，从事乳腺外科的临床医疗、教学及科研工作多年，擅长乳腺癌的各项治疗。在国际国内刊物上发表多篇论文，主持参与课题2项，参编著作2部。

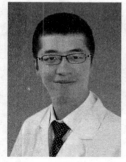

贺云龙，男，1983年生，副主任医师，肿瘤学专业硕士。

华人肿瘤放射治疗协作组食管癌委员会委员，黑龙江省医师协会肺癌专业青年委员会委员，黑龙江省医学促进会肺癌规范化诊疗分会委员，黑龙江抗癌协会食管癌青委会委员，黑龙江省医师协会青委会委员。毕业于哈尔滨医科大学，现就职于哈尔滨医科大学附属肿瘤医院放疗科。从事放射治疗临床、教学及科研工作10余年，尤其擅长胸部恶性肿瘤的规范化、个体化治疗。发表SCI、中文核心期刊等学术论文多篇，获省级新技术一等奖，参与省部级科研课题多项。

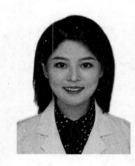

张帅，副主任医师，硕士研究生导师，博士后，2010年硕士毕业于哈尔滨医科大学，2017年取得博士学位，2017年进入博士后站。

黑龙江省肺癌青年委员会秘书委员，黑龙江省癌症姑息治疗分会药事学组长。从事临床工作10余年。多年来一直致力于肺癌（小细胞、腺癌、鳞癌、大细胞等）规范化、个体化多学科综合治疗及相关转化研究，对肺癌的化疗、分子靶向治疗以及免疫治疗有深入研究，熟练掌握肺癌的最新国际诊疗规范和诊治前沿动向。主要研究方向为中晚期肺癌的规范化、多学科综合治疗的基础与临床，对中晚期非小细胞肺癌以及小细胞肺癌的综合治疗，尤其是合并有脑转移、骨转移、恶性胸腔积液等晚期患者的诊治有着深厚造诣，同时对晚期肿瘤病人的姑息治疗以及危重患者的救治上也有着丰富的临床经验。发表专业领域文章10余篇、主持国家自然青年基金项目及中国博士后科学面上资助项目数项。

# 编 委 会

**主　编**

娄　春　哈尔滨医科大学附属肿瘤医院

贺云龙　哈尔滨医科大学附属肿瘤医院

张　帅　哈尔滨医科大学附属肿瘤医院

**副 主 编**

王牧宏　哈尔滨医科大学附属肿瘤医院

封　辉　哈尔滨市儿童医院

孙婷婷　哈尔滨医科大学附属肿瘤医院

庄　明　哈尔滨医科大学附属肿瘤医院

**编　委**

王　飞　哈尔滨医科大学附属肿瘤医院

于丹丹　哈尔滨医科大学附属第二医院

张莹莹　呼伦贝尔市传染病医院

赵　旭　中国人民解放军联勤保障部队第九六二医院

史润泽　哈尔滨医科大学附属肿瘤医院

郑立影　哈尔滨医科大学附属肿瘤医院

侯建勋　哈尔滨医科大学附属肿瘤医院

# 前　　言

科学技术日新月异，人类与疾病斗争的漫长过程中也是成果辉煌，即便是对曾经被认为"绝症"——癌症的治疗也取得了令人欣喜的成绩。如今，很多癌症通过手术、放疗、化疗等综合治疗可以得到有效改善。但是，癌症的发病率和死亡率仍在持续上升，治疗效果还不尽如人意，抗击癌症仍是任重而道远。

本书从理论到临床实践分别介绍了乳腺癌、肺癌、胸腺肿瘤、恶性胸膜间皮瘤、食管癌、胃癌、原发性肝癌、结直肠癌、膀胱癌的诊断思维与治疗技巧，侧重于胸部肿瘤的放射治疗。其内容新颖、全面翔实、重点突出、深入浅出，理论与临床实践紧密结合，科学性和可操作性高，可供肿瘤科和有关科室医师参考阅读。

由于编者水平有限，书中难免有疏漏或不妥之处，恳请各位学术同仁、老师、学生和其他读者提出宝贵的批评和建议！

编　者

2021 年 8 月

# 目　　录

# 第一章  乳腺癌

## 第一节  乳腺癌概述

### 一、流行病学

在全世界范围内,乳腺癌是妇女最常见的恶性肿瘤,已成为威胁妇女健康的主要病因。美国 2002 年的资料显示,乳腺癌占该年美国女性新发恶性肿瘤的 22%,约有 200 000 例新发病例(该年欧洲新发病例为 320 000,占欧洲女性新发恶性肿瘤的 27%)。而乳腺癌死亡的患者占所有恶性肿瘤死亡患者的 15%,仅次于肺癌,是导致妇女死亡的第二位病因。近10~15年来乳腺癌的发病率在美国仍保持不断上升趋势,但由于治疗技术的发展,其死亡率每年下降约 2.3%。虽然发展中国家乳腺癌的发病率低,但由于发展中国家人数较多,全球一半以上的乳腺癌病例发生在发展中国家,因此其死亡数和发达国家相近。在亚洲该病死亡人数占全球 33.9%。中国乳腺癌死亡人数占全球的 11.2%。在我国上海、北京、天津三座城市,乳腺癌发病率已跃居女性恶性肿瘤首位,而且发病率呈上升趋势,因此该病的防治工作不容忽视。

#### (一)女性乳腺癌的流行病学特点

##### 1.乳腺癌发病率及死亡率时间变化趋势

全球乳腺癌发病率几乎均以每年 2% 的速度递增,但高发病地区增长速度较低发病区慢。美国 1969~1993 年资料显示在白人妇女中乳腺癌发病率从 1973~1987 年显著增加,1987 年之后基本稳定。20 世纪 80 年代后,由于乳腺钼靶技术的广泛应用,使更小的乳腺癌能够被发现,导致年检出率上升了 20%。有统计显示,这一阶段增加的患者以直径小于 2cm 的肿瘤为主,而大于 2cm 的肿瘤的发病率基本保持不变,晚期乳腺癌的发病率反而有所下降(图 1-1)。

在乳腺癌死亡率方面,美国乳腺癌患者的年龄调整死亡率在 20 世纪 50 年代到 80 年代中期相对稳定,80 年代末开始每年下降约 1%,而 90 年代下降速度加快,达到每年 3% 左右(图 1-2)。加拿大、英国、澳大利亚也呈现类似趋势,但下降幅度不如美国明显。

在我国,乳腺癌发病率同其他国家一样,也一直处于上升趋势。如在 1972 年,上海市的乳腺癌新发病例为 532 例(标化发病率为 18.90/10 万),占各种肿瘤的 9.70%,位居第三位,而 1999 年新发病例为 1651 例,比 1972 年增加 310%(标化发病率为 52.98/10 万,比 1972 年增加 180%),位居第一位(图 1-3)。2007 年上海市疾病控制中心发布的数据显示,乳腺癌标化年发病率已达 81/10 万。天津市的发病率也由 1981 年的 18.24/10 万上升到 1997 年的 25.24/10

1

万。但死亡率的上升幅度不如发病率高,如天津市的乳腺癌标化死亡率在 1981 年为 18.24/万,到 1997 年时只上升到 25.48/10 万。

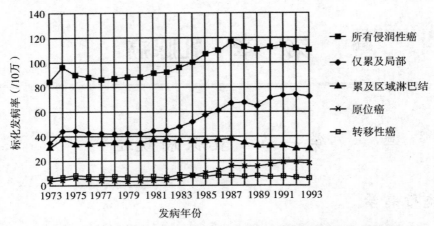

图 1-1　1973～1993 年美国白人妇女年龄标化的各期乳腺癌年发病率

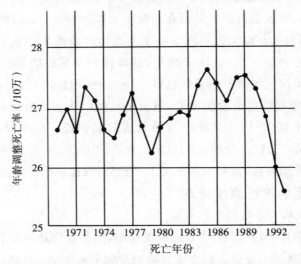

图 1-2　美国白人妇女 1969～1993 年乳腺癌死亡率变化趋势

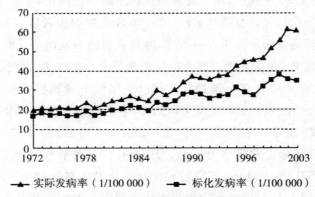

图 1-3　1972～2003 年上海市乳腺癌发病率变化情况

**2.乳腺癌发病率及死亡率的地区分布差异**

不同国家或同一国家不同地区乳腺癌的标化发病率并不相同,有的相差可接近 10 倍。北美和北欧的国家大多属于西方发达国家,如美国、加拿大和西欧各国,均是女性乳腺癌的高发地区;而东欧和南欧是中等水平发病地区;亚洲和非洲则属于低发地区。如 2000 年美国的乳腺癌标化发病率为 129.9/10 万,日本为 48.16/10 万,中国香港为 43.71/10 万,中国内地为 17.09/10 万,韩国为 13.94/10 万。在美国则以旧金山发病率最高为 159/10 万,其次为夏威夷,发病率为 152/10 万,最低的为犹他州(119/10 万)。

中国属乳腺癌相对低发地区,但也存在地区差异,总的特点是:沿海城市高于内陆城市;经济发达、人口密度高的城市高于经济落后、人口密度低的城市。1993～1997 年,北京城区乳腺癌发病率为 27.8/10 万,上海城区为 30.1/10 万,天津为 25.5/10 万,3 个城市相对接近,而江苏省启东市仅为 9.7/10 万。

美国乳腺癌的死亡率分布情况与其发病率的分布情况一致,而且在过去的 50 年中,这种分布情况一直没有什么变化。我国乳腺癌死亡率的分布差异和发病率差异基本一致,也是城市高于农村,经济发达地区高于落后地区,并呈上升的趋势。1973～1975 年全国 29 个省市自治区死亡调查结果表明,女性乳腺癌死亡率最高者为上海 3.92/10 万,北京 3.71/10 万,位列第二,最低为西藏 1.26/10 万。2001 年北京地区上升为 9.4/10 万,而同期广州中山市为 5.7/10 万,甘肃省为 1.03/10 万,相差 9 倍多。这些差异可能与婚姻、生育、营养状况和环境等因素有关。

**3.年龄分布差异**

年龄与乳腺癌的发生有密切的关系。在发达国家,乳腺癌的高发年龄组在 50 岁以上。2000 年美国 30～34 岁组的乳腺癌发病率为 25/10 万,而在 45～49 岁组则增加到 198/10 万,到 75～79 岁时达到高峰,接近 500/10 万(图 1-4)。

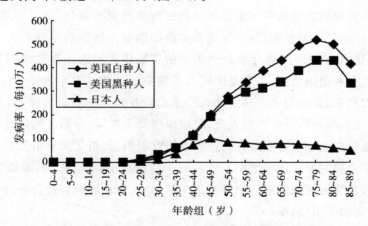

**图 1-4　美国白人、黑人女性(1995～1999)和日本女性(1996)**
**乳腺癌发病率的年龄分布曲线**

大多数发达国家,如挪威等的年龄分布情况同美国相似,乳腺癌的发病率在 75 岁前一直保持上升趋势;而哥伦比亚的乳腺癌发病率在 45 岁以后基本保持不变,仅有非常少的上升;但日本的发病率在 45 岁以后呈下降趋势。

我国乳腺癌的高发年龄组和发达国家相比提前了大约 10 年。北京 1995～1998 年的资料显示,乳腺癌的发病率从 31 岁后直线上升,41～45 岁达到高峰,然后呈缓慢下降趋势,在 56～60 岁又出现一个小高峰,然后急剧下降。上海和天津同一时期的发病率也有着相同的分布情况。我国近几年各年龄组发病率的变化情况,也与发达国家不同。以上海市的资料为例,1992～1999 年所有年龄组乳腺癌发病率均增加,25～45 岁年龄组每年增加的标化发病率为 0.77/10 万,45～60 岁年龄组为 2.35/10 万,60 岁以上年龄组为 1.10/10 万,而同期美国以老年组的发病率增长最快。

在美国,35 岁以下的年轻女性很少死于该病,55 岁以前的死亡率也不到 50/10 万,此后死亡率随年龄增加迅速增长。但我国各地死亡率的年龄分布情况却存在差异:上海市区、哈尔滨、贵阳等地死亡年龄高峰组为 50～65 岁,较发生年龄高峰推迟 5～15 年;而南京、大连、河南等地的死亡率同美国一样,随年龄增加而逐渐上升。

4.种族分布差异

在同一国家不同种族之间乳腺癌发病率存在差异,2000 年美国白人发病率较黑人高,前者为 142/10 万,后者为 121/10 万,其中年轻黑人妇女的发病危险略高于同龄白人妇女,但随着年龄的增长,白人的发病率远高于黑人。然而黑人的乳腺癌死亡率却高于白人,特别是在确诊了乳腺癌的头 5 年内,这可能是由于黑人就诊时晚期癌症的比例更高。不同种族乳腺癌的地理分布也有差异:如美国白人妇女乳腺癌死亡率高的地区主要集中在东海岸,而黑人妇女乳腺癌高死亡率地区却分散在中西部地区和东部部分州;白人妇女的乳腺癌发病率在东北部最高而南部和中西部地区最低,但黑人在各个地域的发病率差异较小。

我国各民族之间女性乳腺癌死亡率水平也有较大差异。其中,以蒙古族、哈萨克族、朝鲜族较高,藏族最低。

5.移民

一般来说,从乳腺癌低发病率国家移居至高发病率国家的移民,其发病率会升高,但大多仍低于当地居民。如美国的亚裔、西班牙裔和美籍印第安人的发病率都大大低于非西班牙裔的白人。有资料显示 1973～1986 年在亚洲出生的美籍华人的乳腺癌发病率只有美国白人的50%,介于中国上海和美国之间,但却是中国人发病率的 2 倍。有学者于 1995 年综合了 7 个有关加拿大、澳大利亚、美国的中国移民的乳腺癌发病及死亡的资料后报道,第一代移民妇女乳腺癌发病率或死亡率均明显较当地人低,但较原国籍人群高,而第二代移民和第一代移民相比,无论发病率或死亡率均没有明显升高。但有研究表明,其祖父或曾祖父辈出生于美国的亚裔妇女,其发病率会较其原来国家增加 6 倍。有学者也在 1994 年报道,夏威夷日本移民经过一代或两代之后,乳腺癌的发病率已接近当地水平,并认为环境因素较遗传因素在乳腺癌发生的过程中有更重要的作用(图 1-5)。

## (二)女性乳腺癌在癌症谱中的变化

20 世纪 70 年代,在欧洲、拉丁美洲的大部分国家,北美洲和澳大利亚,乳腺癌的发病率位于女性常见 12 种恶性肿瘤首位。近 20 年来,乳腺癌的发病率总体趋势稳中有升。1996 年的资料显示在大多数西方国家,乳腺癌已是最常见的女性恶性肿瘤,而 2000 年,美国乳腺癌占所有女性恶性肿瘤的比例高达 32%,远高于其他肿瘤。

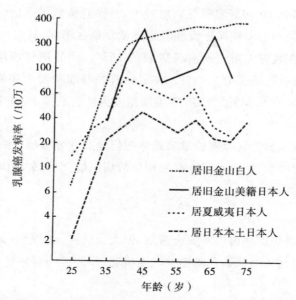

纵轴：乳腺癌发病率（/10万）
横轴：年龄（岁）

······ 居旧金山白人
———— 居旧金山美籍日本人
······ 居夏威夷日本人
----- 居日本本土日本人

**图 1-5　夏威夷日本移民与本土日本人、旧金山日本人、旧金山白人乳腺癌发病率比较**

从 1948 年到 1985 年,乳腺癌是美国妇女的第一死亡原因,1985 年后至今,则位居第二位,仅次于肺癌,但仍然是 40～45 岁女性的第一死亡原因。在此期间,女性肺癌的死亡率上升很快,卵巢癌和胰腺癌的死亡率缓慢上升,子宫体癌、胃癌、直肠癌、结肠癌的死亡率有大幅度下降,而乳腺癌的死亡率基本保持稳定,但是从 80 年代末开始缓慢的下降。

我国妇女乳腺癌发病情况尚缺乏完整的资料,而且存在地域差异。20 世纪 70 年代初,上海地区乳腺癌新病例约占全部女性恶性肿瘤新病例的 10%～12%,其发病率居第四位,排在子宫颈癌、胃癌、肺癌之后。1975 年以后,子宫颈癌发病率显著下降,乳腺癌仅次于胃癌、肺癌上升至第三位,1990 年至今,已跃居女性恶性肿瘤首位。天津和北京的乳腺癌发病现同上海一样位居首位。然而江苏启东市 2005 年的资料显示,乳腺癌仍位于肝癌、肺癌和胃癌之后,排名第四。但总的来说,根据我国 12 市县 1993～1997 年的资料,乳腺癌的发病率在城市已跃居首位,而在农村地区也上升到第二位。

我国 1973～1975 年死因调查结果显示全国女性乳腺癌死亡率为 3.37/10 万,居女性恶性肿瘤第七位。同期,上海、天津、北京三个直辖市女性乳腺癌死亡率则位于肺癌、胃癌、食管癌、肝癌、宫颈癌后,居第六位。1990～1992 年,27 个省市人口抽样调查发现乳腺癌死亡率位于胃癌、肝癌、肺癌、食管癌、结直肠癌、子宫颈癌之后,居第七位。1997 年,天津市的乳腺癌死亡率上升到第四位,位于肺癌、肝癌和胃癌之后,此时全国 12 市县的资料提示,在城市和农村,乳腺癌的死亡率均上升到第四位。到 2000 年时排位仍没有变化。但死亡率位于癌症谱的排名,仍然存在地区差异,如 2003 年甘肃省的乳腺癌死亡率只位于第八位。总的来说,20 年来,乳腺癌在女性恶性肿瘤发病谱和死亡谱中的位置有明显提高,但仍然存在地区差异。

## （三）男性乳腺癌

男性乳腺癌并不常见,但后果很严重,其发病率同女性乳腺癌一样也存在地域差异,但高发地区与女性乳腺癌不完全相同。1995 年在美国新发乳腺癌 184 300 例中,男性乳腺癌为

1400 例,占 0.76%,在 46 240 例乳腺癌死亡患者中,男性乳腺癌占 0.5%,到 2004 年时其发病率有轻度上升,为 0.67%。与非洲属于女性乳腺癌低发地区不同,其男性乳腺癌发病率居全世界最高,如赞比亚的男性乳腺癌可占所有乳腺癌的 15%。而我国华西医院 1988~1999 年的男性乳腺癌只占同期所有乳腺癌的 0.63%。在男性恶性肿瘤的发生和死亡病例中,男性乳腺癌所占比例分别为 0.5% 和 0.08%。1998 年美国新发男性乳腺癌 1500 例,其中 400 人死于该病,死亡率为 26.7%。

很多国家的资料显示男性乳腺癌的发病趋势和当地女性乳腺癌发病趋势相一致。其发病率也随着年龄的增加而增加,这提示可能存在相似的病因学,但尚欠缺深入研究。

## 二、发病因素

迄今为止,乳腺癌确切的病因尚不完全清楚,但大量研究证明有不少因素与乳腺癌的发生有密切关系。这些研究结果对认识乳腺癌的发生机制、预防措施有一定帮助。

### (一)年龄

所有年龄阶段的女性都有可能患乳腺癌,但总的来说,年龄小于 25 岁的乳腺癌极少见,年龄小于 20 岁的乳腺癌占整个乳腺癌的比例<1%,年龄小于 25 岁的乳腺癌<2%。乳腺癌发病的总趋势是随年龄的增加而升高。但不同的国家有不同的情况,美国的白种女性,其发病率随年龄的上升而一直呈上升趋势,在 80~85 岁年龄段的年发病率为 30~35 岁年龄段的 15 倍;而中国、日本女性患乳腺癌的高峰年龄大多在 40~55 岁,同美国的黑人的发病情况基本一致。

### (二)月经、生育情况

#### 1.月经史

很多的资料显示,初潮年龄早、自然停经年龄晚、行经时间长都是重要的危险因素。美国的报道提示初潮早、绝经晚的女性,比初潮晚、绝经早的女性总的乳腺癌发病率高 30%~50%,并且初潮年龄每推迟 1 岁,乳腺癌的危险度降低 20%,停经年龄每推迟 1 年,乳腺癌的发生概率增加 3%。而且自然绝经前行双侧卵巢切除术的女性(特别是 40 岁以前),其发生乳腺癌的相对危险度可降低 2/3。国内有学者研究表明,单因素分析时,行经时间大于等于 35 年者,患乳腺癌的危险度比值为 2.78[95% $CI$ (1.30,5.95)],多因素分析时为 2.33[95% $CI$(1.03,5.62)]。以上情况可能和月经次数增加有关。在月经的黄体期,雌激素和孕激素水平都较高,所以月经次数越多,这意味着一生中以上两种激素水平高的时间越长,乳腺癌的发生概率也就越高。同理,月经周期短的女性,其黄体期相对较长,所以患乳腺癌的概率也升高。有资料表明,月经周期<25 天者,其患乳腺癌的相对危险度是对照组的 2 倍,日本女性的乳腺癌发病率比美国低,其平均月经周期也比美国妇女长。

#### 2.生育史

从 1970 年有学者报道生育因素是乳腺癌发生的重要病因以来,有关两者之间关系的研究日益深入。未生育和初产年龄大均是乳腺癌的危险因素。有学者于 1992 年统计了 1972 年后 29 个流行病学调查结果,发现生育和初产年龄晚是独立危险因素。未经产妇女和生育妇女比较,前者的相对危险度为1.4,但是这种危险性随着初产年龄的变化而变化,而且这种危险性导致的乳腺癌主要在40岁以后发生。然而,由于妊娠过程中乳腺细胞不断地增生,从而可能使已发生突变的细胞增殖加速,进而导致妊娠后10年内患乳腺癌的危险性反而上升。

有研究证明生育年龄早是保护因素,这大概是因为初次受孕能使乳腺细胞出现终极分化,怀孕后细胞周期的$G_1$时间延长,从而使DNA的修复时间增加。生育年龄晚则会在分娩后的短时期内出现危险度升高,之后随时间的推移升高的危险度会逐渐降低。初产年龄在30岁以后的妇女较未经产妇女的危险性更大,且其危险性是18~19岁前足月妊娠者的2~5倍。

关于多次产次的影响,各家报道的结果不一致。有学者认为生育第二胎的年龄无论早晚均无多大影响。有学者报道多产次的妇女体内雌激素水平较高,因此在足月妊娠后会出现一过性乳腺癌危险性增加,尤其是在最后一胎生育后的15年内,$OR=1.76$,之后降低。如果头胎生育年龄在30岁以后,多产次妇女风险性反而将高于单产次妇女,前者$OR=2.34$,后者为1.48,如果在35岁之后,这两个值将分别增至4.58和1.57。而有的学者认为多产次是重要的保护因素,有研究表明,生育5个以上的妇女患乳腺癌风险率为生育1~2个小孩的69%;有学者资料显示,生育9个以上小孩的妇女患乳腺癌的风险率者只有未生育者的20%。有研究发现高产次妇女伴随体内低催乳素水平,动物模型证实怀孕期间激素将诱导乳腺上皮的分化,并使其发生癌的敏感性降低,高产次具有的保护性机制可能与此有关。上海市的资料也显示乳腺癌的发病率随产次的增加而减少。还有其他的调查提示,两次足月妊娠的间隔时间越短,终身患乳腺癌的概率越低。然而,无论自然流产还是人工流产均没有保护作用,甚至会增加乳腺癌的危险性。

### 3.哺乳史

哺乳与乳腺癌关系的研究结论很不一致。多数学者认为两者之间没有必然联系。但是国内外一些研究报道显示,长期授乳者患乳腺癌的风险性下降。因排卵的月经周期总数与乳腺癌风险性有关,产后长期哺乳可推迟排卵月经期的建立,从而降低乳腺癌危险性。有学者的病例对照研究结果表明,哺乳表现为保护性因素,无论在单因素或多因素分析中,危险度比值比及其95%可信区间上限均小于1.0,达到统计学显著水平。

### (三)乳腺良性疾病史

乳腺良性疾病与乳腺癌有密切的关系,20世纪60~80年代已有研究证实乳腺良性疾病患者的乳腺癌危险性升高2~7倍。

### 1.乳腺增生性疾病

乳腺增生性疾病是一种生理增生与复旧不全造成的乳腺结构紊乱,与内分泌功能失调有关。据报道,乳腺增生中有2%~4%可能会发生癌变。

关于乳腺增生症与乳腺癌的关系,已有不少研究,然而结论不尽相同。有学者建议按肿瘤发生的基本病理过程(正常—增生—非典型增生—原位癌—浸润癌),将乳腺增生症分为单纯性增生(一般性增生)及非典型增生两大类。前者包括导管扩张、囊肿病、各种类型的腺病、大汗腺化生、肌上皮增生症及纤维腺瘤变等。美国的资料显示,这类患者术后25年内乳腺癌的发病率<5%。但硬化性腺病例外,有报道显示硬化性腺病会增加乳腺癌的相对危险度。而非典型增生与癌变有较密切的关系,被视为癌前病变,包括各种程度的增生症及导管内乳头状瘤

等。非典型增生表现为 4 种组织形式,即实性、筛状、乳头状和腺样。有研究结果表明,乳腺增生症中一般性增生与乳腺癌无明显关系,非典型增生随严重程度的增加,癌变的相对危险度也增高。该报道同时显示,在一般的增生病变中,非典型增生比例并不高,如在此组良性病例中,非典型增生只占 3.6%。尽管非典型增生仅占临床病检的 4%,但其患乳腺癌的相对危险度却增加到 5.0,如果同时具有一级亲属的家族史,其相对危险度还会上升。报道显示乳腺增生与乳腺癌家族史有协同作用,乳腺非典型增生同时有阳性家族史的妇女比正常人发生乳腺癌的危险性增高 10～20 倍,约有 40% 的患者会在 25 年内发生乳腺癌。研究表明绝经前患有非典型增生的女性,乳腺癌的发病率为患非增生性疾病妇女的 5.5 倍($RR$),而绝经后的这个比值只有为 2.3 倍($RR$)。进一步的资料表明,小叶的非典型增生,如果发生在绝经前,其患乳腺癌的相对危险度 $RR=9.6$,绝经后发生的为 3.7;如果为导管的非典型增生,其 $RR=2.4$,并且绝经前和绝经后差别不大。非典型增生患乳腺癌的相对危险度在包块切除后头 10 年内最高,之后则减半。

**2.乳腺纤维瘤**

多数研究认为乳腺纤维瘤不会增加乳腺癌的危险性。然而近年一些研究说明其有恶变的趋势。有学者报道在收治的 316 例乳腺纤维瘤中病理组织观察有 4 例纤维瘤恶变为导管内癌,恶变率 1.27%。陆瑞芳等的乳腺癌病例对照研究认为曾患纤维腺瘤是乳腺癌的危险因素。相对危险度[$RR$:6.75,95%(2.36,19.29)]。

还有报道急、慢性乳腺炎,乳腺外伤的妇女患乳腺癌的危险性会增加。可能是乳腺炎或外伤后的组织修复、瘢痕形成导致乳腺组织结构改变、局部血液循环障碍及免疫反应降低,从而诱发或促进乳腺上皮癌变。

**(四)家族聚集性**

1866 年 Broca 首次报道乳腺癌有家族聚集性,家族史可能是迄今研究较广泛的危险因素。最近的一项 Meta 分析综合了 52 项研究,结果显示,12% 的乳腺癌患者有至少 1 个亲属患过乳腺癌。因此,乳腺癌家族史阳性将增加乳腺癌发生的危险度。

一级亲属中如果分别有 1 名、2 名、3 名患乳腺癌的妇女,发生乳腺癌的危险度分别是正常人群的 1.8 倍、2.9 倍和 3.9 倍。如果一级亲属中有 2 名乳腺癌患者或 1 名双侧乳腺癌患者或该亲属发病年龄在 40～45 岁,那么危险度还将大大提高。另外一级亲属的发病年龄越早,对年轻妇女的影响也越大。

但乳腺癌的家族聚集性是由遗传还是环境和遗传共同造成,尚存在很大争议。最近 10 多年支持遗传因素的证据越来越多。在美国每 200 名妇女中就有一人被认为有乳腺癌遗传易感性。如今已经得到公认的与乳腺癌有关的基因包括 BRCA1、BRCA2、p53、ATM、PTEN。BRCA1、BRCA2 占所有家族遗传性乳腺癌的 80%～90%。这两个基因都是抑癌基因,主要参与 DNA 损伤的修复。BRCA1 位于人染色体 17q21 带上,该基因在不同种族的家族性乳腺癌中的突变频率不一样,如俄罗斯最高为 79%,而以色列为 47%,意大利为 29%。最近的研究还表明在肿瘤的病理方面,携带 BRCA1 突变的患者比其他患者组织分化差,其 ER 和 PR 阴性率也高。另一项研究显示携带有 BRCA1 基因突变的女性,50 岁前患乳腺癌的概率为 50%,60 岁时,该概率上升到 80%。但该基因和预后的相关性还没有统一的结果。BRCA2 基因位于 13q12-13 带上,有资料显示该基因与男性乳腺癌有关,约 76% 同时有男性和女性乳腺癌的家族含有该基因的突变。

p53 基因是最早发现与乳腺癌有关的基因,在 40 岁以前诊断为乳腺癌的妇女中,有 1% 是基因突变所致。由遗传获得该异常基因的妇女在 50 岁以前发生乳腺癌的概率为 59%,在 80 岁以前该概率上升为 85%。p53 基因的各种突变方式在家族遗传性乳腺癌多发的家系中均被发现,而在散发的病例中没有发现。LI-Fraumeni 综合征是一种具有家族聚集性易患肿瘤的常染色体显性遗传性疾病。有 50%~70% 患有该病的家族携带有 p53 基因的突变,其中 45 岁之前的患者发生乳腺癌的危险度是一般人群的 18 倍,而发病的高峰在 20 岁以前,以后则随年龄的增加,发病的风险逐渐降低。

然而,研究发现大部分乳腺癌患者并无家族史,如多数双胞胎并不同时患病,这说明基因并非发病的唯一主因。美国的资料也显示在所有的乳腺癌中,只有 5% 的病例是由于基因的原因造成,但在 30 岁以前的病例中,这个比例提高到了 25%。移民研究也提示,同一人种在不同地区发病率的差异主要是环境因素(如膳食习惯等)、文化背景等非遗传因素造成。因此乳腺癌家族聚集性的原因有待进一步研究。

其他肿瘤家族史,如卵巢癌、结肠癌、肺癌、前列腺癌等也会使乳腺癌的危险增加。国内文献曾报道,有其他肿瘤家族史者患乳腺癌的危险性是无家族史的 1.65 倍,可见有肿瘤家族史的妇女是乳腺癌的高危人群。

### (五)激素

#### 1.内源性激素

(1)雌激素:早在 19 世纪人们就注意到乳腺癌与内分泌关系密切。卵巢分泌的雌激素是使乳腺发生癌变的重要因素。1896 年开始用卵巢切除术来治疗晚期乳腺癌,并取得成功,进一步证实了这一点。而初潮早、绝经晚的女性和绝经后肥胖的女性容易患乳腺癌也和雌激素水平较高有关。

雌激素具有刺激乳腺上皮细胞生长、发育的功能。乳腺恶变过程会增加或改变细胞对雌激素的敏感性。人体内的雌激素包括雌酮($E_1$)、雌二醇($E_2$)及雌三醇($E_3$)。雌二醇是卵巢自然分泌的雌激素中活性最强的成分,而雌酮活性较弱。在动物实验中,雌酮、雌二醇对小鼠均有致癌作用。雌三醇是雌酮与雌二醇的代谢产物,保留有部分雌激素的活性,不但无致癌作用,还有对抗雌酮、雌二醇的致癌作用。

血中雌激素浓度增高与乳腺癌发生有密切的关系。由于异常增高的雌激素慢性刺激敏感的乳腺组织,所以有可能会导致乳腺细胞的增殖和癌变。袁剑敏将上海及美国洛杉矶 45 岁以下乳腺癌妇女血中的雌激素、孕激素进行对比,并与正常妇女作对照,结果显示,绝经前乳腺癌患者血液中 $E_2$ 或游离 $E_2$ 浓度明显高于健康对照组,而且 45 岁以下美国白人妇女血液 $E_2$ 或游离 $E_2$ 浓度显著高于上海妇女。经过体重调整,洛杉矶妇女的 $E_2$ 水平仍然高于上海妇女,而美国白人绝经前妇女乳腺癌的发生率比上海人高 2.5 倍。国爱英等将天津乳腺癌患者与正常妇女血中雌激素水平进行比较,也得到了相同的结果。

(2)孕激素:性成熟后由卵巢分泌黄体酮,与雌激素联合作用可促使乳腺小叶发育。血中孕激素(黄体酮)水平随排卵月经周期变动。如果孕激素减少或与雌激素比例失调时,雌激素可引起乳房纤维组织及导管上皮过度增生。已有报道,不育是乳腺癌危险因素之一,而且绝经期前乳腺癌患者的血、尿中孕激素水平低于正常女性,也有学者发现孕酮缺乏者患乳腺癌危险性增高。但也有结论相反的流行病学调查结果,如行经早、排卵月经周期短是公认的乳腺癌危险因素之一,而且最近的两个小样本前瞻性研究均没发现孕激素与乳腺癌有联系。

(3)甲状腺素:早在1957年就报道甲状腺功能低下与乳腺癌并存于碘缺乏地区,我国的一些流行病学结果也与之一致。由于垂体分泌的促甲状腺激素增多,可促使催乳素增高,在雌激素作用下可增加乳腺癌的危险性。最近的研究也显示,$T_3$ 能够抑制乳腺上皮细胞的增殖,所以具有保护作用,甚至有关于甲状腺激素受体在乳腺癌组织中表达增加的报道。但甲状腺激素和乳腺癌的具体关系还有待进一步研究。

(4)催乳素:啮齿类动物乳腺癌细胞研究发现,催乳素能缩短肿瘤生长潜伏期。最近有报道显示绝经前有较高催乳素水平(9.7~37.4ng/mL)的女性其乳腺癌发病的危险度为一般女性的2倍。另有学者报道催乳素能促进乳腺的癌细胞增殖并能增加乳腺组织对致癌因素的敏感性。因此有学者认为体内催乳素和乳腺癌发生有密切关系,但有的研究结果又显示其和乳腺癌的发生没有相关性。所以目前尚无可靠的证据证明两者之间的必然联系。

2.外源性激素

(1)避孕药:对避孕药是否为乳腺癌危险因素目前存在不同的结论。有些学者报道长时期口服避孕药的妇女患乳腺癌的相对危险度增加,为1.7~4.1。世界卫生组织多国家调查研究表明其危险度为1.3~1.5,与口服避孕药有关的乳腺癌多发生于40~45岁。但是在有关口服避孕药和乳腺癌发生关系的27个研究中,只有2个发现受研人群危险度增加,另有一些报道部分人群的危险度增加。而且口服避孕药的类型、剂量、用法和持续使用时间的不同也和乳腺癌的发病没有确切的关系。但1996年一项统计了54个研究结果的Meta分析显示,口服避孕药会增加乳腺癌的发生概率,而这种影响主要是在服用后10年以内(危险度增加约24%)。对于20岁以前的女性,这种影响更大。如果服用者有乳腺癌一级亲属的家族史,则危险度会提高3倍。

(2)激素替代治疗:在乳腺癌的发生学说中雌激素有双重作用,既能引起非基因毒性细胞的增殖,也能引起基因毒性效应。激素替代治疗的作用主要通过非基因毒性促进癌细胞增殖,而不是通过基因毒性作用。

口服或皮下使用雌激素都能提高绝经后妇女体内雌醇水平,并使之增至接近绝经前妇女卵泡早期雌醇水平,而血浆雌激素水平和乳腺癌发生呈正相关。

有学者报道曾经使用外源性雌激素的妇女群体,乳腺癌危险度为1.3,连续使用15年者为2.0。1997年,哈佛大学收集了51个乳腺癌流行病学调查原始资料进行重新分析,其结果为绝经后妇女每使用外源性激素一年,乳腺癌发生风险性增加2.3%。对使用已超过5年并且目前还在使用者,危险度为1.35,且推测从50岁后开始使用激素替代治疗10年,每1000名妇女中,将有6人发生乳腺癌,如使用15年,将有12人发生乳腺癌。但这种影响不随停药时间的长短而变化。还有学者报道绝经后妇女行中等剂量雌激素替代疗法10~20年,将伴随危险度增加,为1.5~2.0,3年连续使用替代治疗,每日剂量为1.25mg并保留双侧卵巢者,$RR=2.5$。双侧卵巢切除术后使用激素替代治疗10年或以上者,$RR=1.7$。在美国,35岁年龄组的乳腺癌发病率为 66.1/10 万,而 60 岁年龄组则为 334.6/10 万,后者发病率如此之高和雌激素替代治疗密切相关。据估计因外源性雌激素的应用,乳腺癌发生危险度提高了 40%～50%。其中,单独使用 5 年雌激素作为替代疗法,可使患乳腺癌的相对危险度提高 10%,而如果同时加用孕激素,其相对危险度增加 30%。而如果雌、孕激素合用达到 10 年,相对危险度会增加 80%。

## (六)生活方式

### 1.吸烟

越来越多的证据表明吸烟与雌激素相关的疾病有关联。文献报道吸烟妇女自然停经年龄较早,患骨质疏松的风险性更大,患子宫内膜癌的可能性却降低,并认为吸烟妇女体内雌激素水平较未吸烟者低。部分学者认为吸烟可以降低乳腺癌危险度,有学者对吸烟的可能性保护机制作了如下总结。

(1)吸烟有抗雌激素效应,还可诱导类固醇激素的代谢酶系,从而减少雌激素的刺激。

(2)吸烟可通过对卵巢的直接毒性作用加强类固醇激素代谢和影响中枢神经系统激素释放,从而使绝经年龄提前。

(3)吸烟可影响卵巢外雌激素产生,从而达到对乳腺的保护作用。

另有部分学者认为吸烟可提高乳腺癌危险性,尤其是处于青春期的妇女,因为这时乳腺组织对致癌物质的影响非常敏感。通过研究显示,吸烟妇女患乳腺癌的危险是不吸烟者的 1.26 倍,并与吸烟数量及吸烟年限存在正相关。但国外的许多对照研究和回顾性研究均没发现吸烟和乳腺癌之间有相关性。

近年来,不少流行病学研究均发现被动吸烟是乳腺癌危险因素。我国是烟草大国,虽然妇女吸烟者不多,但不少人生活在吸烟者周围,因此,被动吸烟应该引起人们的极大关注。

有研究表明,香烟在燃烧中产生两层烟雾,即主流烟雾及侧流烟雾,两者中所含化学成分不同。侧流烟雾比主流烟雾含有较多的一氧化碳、亚硝胺、苯并芘等致癌促瘤成分,这可能是被动吸烟者患乳腺癌危险性增高的原因。有学者报道被动吸烟者乳腺癌的危险度比值比 $OR=2.54$,是独立的危险因素。而日本的一项队列研究也证实了这一点。

### 2.饮酒

自 1977 年 Williams 首次提出饮酒可能和乳腺癌有关以来,国外已做了大量研究证实了上述观点。有研究表明每日饮酒在 15g 以上者,发生乳腺癌的危险性是非饮酒者的 1.5 倍。近来的研究显示,每天的饮酒量每增加 10g,其乳腺癌的发病危险度增加 9%。而且,烈酒、葡萄酒和啤酒的摄入量均和乳腺癌的发生呈正相关。在有良性乳腺疾病史、阳性家族史和初潮晚的妇女中危险性更高。酒精促进乳腺癌发生有以下几种假说。

(1)乙醇的第一个代谢产物是乙醛,而该物质是一种强烈的致癌物质。

(2)乙醇能明显提高绝经前和绝经后女性的雌激素水平。

(3)乙醇可能直接影响细胞膜对致癌物的通透性。

(4)乙醇可能刺激腺垂体释放催乳素,增强乳腺细胞的有丝分裂。

(5)乙醇可抑制亚硝胺在肝脏中的代谢,导致其在体内蓄积,而亚硝胺有致癌作用。令人欣慰的是,有资料提示增加叶酸的摄入,可降低乙醇对乳腺的这种损害。

### （七）电离辐射

有研究发现,在原子弹爆炸中幸存的妇女及多次进行胸部透视或接受甲状腺照射的妇女发生乳腺癌的危险性升高,且和受辐射的年龄有密切的关系。一般认为 10～30 岁为乳腺上皮细胞有丝分裂的活跃阶段,对电离辐射的致癌效应最敏感,因此青春期妇女危险性最高。40 岁以后才接受辐射者危险性较小。目前高剂量电离辐射可致癌的学说已被广泛接受,但是低剂量多次暴露有无累积效应尚不能肯定。有学者认为,低剂量多次暴露可升高乳腺癌危险性,且随着暴露次数和剂量的增加而增加。国内报道 X 线工作者乳腺癌发生率显著高于对照组,且其危险性增高主要见于从事放射工作 25 年以及 30 岁以前开始从事放射工作的女性,并认为辐射累积剂量和乳腺癌发生显著相关。其他许多研究也证实,放射的剂量和乳腺癌的发病呈正相关。但有学者在 1995 年对 105 000 位女性 X 线工作者进行研究后指出,受研群体并未因长期接触射线而使乳腺癌风险性增加。有研究者提出这可能是因为早期的 X 线女性工作者其终身不生育的比例较高造成。

### （八）饮食习惯

世界各国乳腺癌发病率差异很大以及从低发地区迁移到高发地区的移民后代发病率提高,都不能完全用遗传或卵巢功能来解释,膳食习惯和经济生活水平有着不可忽视的作用。目前一些亚非国家发病率不断升高,可能与生活水平提高、饮食西化有关。有学者认为高脂肪、高动物蛋白、高热量食物的摄入将会增加乳腺癌危险性。动物实验显示脂肪消耗量加大将提高乳腺癌发生率,缩短潜伏期。美国的一项模拟人饮食脂肪成分的动物实验发现,当饮食中混合脂肪占总热量的 40% 时,有促进肿瘤生长的效应,降低饲料中混合脂肪到总热量的 10% 时,可阻止肿瘤的发展。

关于膳食脂肪与乳腺癌关系的流行病学研究结果却存在矛盾。国外大多数前瞻性研究和部分回顾性研究都不支持高脂肪摄入是乳腺癌危险因素的假说。而很多病例对照研究后却得出相反的结果。有报道高脂肪、低纤维素饮食的妇女患乳腺癌的危险是低脂肪、高纤维素饮食者的 2 倍。有学者对 12 个有关饮食因素与乳腺癌的病例对照研究汇总分析后指出,高脂肪膳食是乳腺癌危险因素,饱和脂肪酸对绝经妇女发生乳腺癌的相对危险度是 1.46。

膳食和生长发育、月经关系密切。营养过度可表现为体重增加甚至肥胖,绝经后妇女肥胖常常伴随着卵巢外雌激素水平升高,而使乳腺癌的危险性增高。另外发育期的营养过剩可使初潮年龄提前,而肥胖常是绝经期延后的原因之一。初潮早、绝经晚都是公认的乳腺癌危险因素。

实验证实维生素 A 和类胡萝卜素具有抗癌活性。维生素 A 是有效的细胞分化调节剂,来源于动物食品,类胡萝卜素是强有力的抗氧化剂,主要来源于水果和蔬菜。蔬菜和水果是保护因素,有报道多食富含微量元素的食物将有利预防乳腺癌发生,尤其是含有维生素 E、胡萝卜素和钙的食物。但不少前瞻性研究却发现维生素 C、维生素 E 以及胡萝卜素对降低乳腺癌危险性并没有特殊的效能。有学者通过病例对照研究发现常食用黄豆类是有显著意义的保护因素。豆类食物如豆腐中所含的植物雌激素,被认为是亚洲妇女乳腺癌发病率低的一个重要原因。而最近的研究显示大豆的成分中含有和雌激素相似的结构,推测其能封闭乳腺组织的雌激素受体,从而减少雌激素与受体的结合,达到对乳腺的保护作用。

### (九)肥胖和体育锻炼

最近,美国和欧洲的大量研究显示,绝经后肥胖会增加乳腺癌的发病风险。特别是在绝经后没有使用内分泌替代治疗而肥胖的患者,这种风险更高。其原因考虑是由于绝经后女性的雌激素主要由脂肪细胞产生,所以肥胖的患者有较高的雌激素水平。有研究指出,体重每增加5kg,乳腺癌的发病风险增加8%。但如果绝经前的女性发生肥胖,反而会降低乳腺癌的发病风险,其原因还不清楚。

有病例对照研究表明,青春期(16~24岁)的体育锻炼会降低乳腺癌的发病风险约20%。而每周增加1个小时的体育锻炼,会降低乳腺癌的发病风险约3%。但其具体的原因尚不清楚。

### (十)精神因素

精神因素与乳腺癌发病有关已得到国内外学者的普遍公认。已有研究证实经受过精神严重创伤和严重生活事件而引起精神压抑的妇女患乳腺癌的危险性增加,相对危险度为3.2,术后复发率也较高。有学者发现,调查问卷中10年生活事件变化得分最高组的乳腺癌危险性是最低组的4.67倍。

(娄　春)

# 第二节　乳腺癌的临床分期

## 一、TNM 分期系统的发展简史

恶性肿瘤的分期代表恶性肿瘤的生长范围和扩散程度,合理而科学的分期对制定整体治疗计划、评价治疗效果以及估计预后有着重要的价值。不仅如此,明确而统一的分期系统作为一种"国际通用语言",可以准确地记录恶性肿瘤的发展程度,便于地区及国际间进行临床和学术工作的交流与合作。

目前存在许多的肿瘤分期系统,有些是通用的,适用于多种类型肿瘤,而有一些专门用于某些肿瘤。常见的分期系统有:①TNM 分期系统:由国际抗癌联盟(UICC)及美国癌症联合委员会(AJCC)推荐。②SEER 疾病程度分期系统:由美国国立癌症研究所流行病学和远期效果监测计划制订。③FIGO 分期系统:国际妇产科联盟制订,用于女性生殖部位癌症分期。④Duke 分期系统:用于结直肠癌分期。⑤Jewett/Marshall 分期系统:用于膀胱癌的病理学分期。⑥American/Whitmore 分期系统:用于前列腺癌的病理学分期。⑦AnnArbor 系统:基于淋巴结和内脏累及程度的用于淋巴瘤的分期。⑧Smith/Skinner 分期系统:用于睾丸癌的分期。⑨Jackson 分期系统:用于阴茎癌的分期。在这些分期系统中,有的通用性较好,有的专一性很强,有的部分重复,有的彼此互补。不同地区或不同专业研究者可根据情况采用不同的分期系统。

在乳腺癌方面,目前国际上广泛认可和使用的是由美国癌症联合委员会(AJCC)和国际抗癌联盟(UICC)合作制订和维护的 TNM 分期系统。这一分期系统主要基于恶性肿瘤的解剖学特征而制定,即原发肿瘤(T)的大小和范围,区域淋巴结(N)的受累情况以及远处转移(M)的存在与否。

恶性肿瘤 TNM 分期系统由来已久,最早可追溯到 20 世纪 40 年代。这种分期系统首先由法国医生 Pierre Denoix 于 1943~1952 年倡导。1953 年,UICC 受国际放射线会议的委托召开有关肿瘤分期与治疗效果会议,同意利用 TNM 分期系统按肿瘤解剖范围来分类的方法。为了在癌症领域推广 TNM 分期系统,1954 年,UICC 建立了一个特别委员会以研究临床分期和其应用统计方法,这也就是后来著名的 UCCTNM 委员会。这一机构的成立使得恶性肿瘤 TNM 分期工作逐渐步入正轨。1958 年,特别委员会提出了第一个乳腺癌和喉癌的临床分类分期的建议。1959 年,正式发表并建议乳腺癌的分类分期在临床应用,并在 1960~1964 的 5 年中给予评价。1960~1967 年间委员会发布了 9 本小册子,提出了 23 个部位癌肿的 TNM 分类建议。1968 年这 9 本小册子汇集成书,并被译成 11 种文字,以供临床报告治疗最终结果和评估生存率。次年又出版了补充的小册子,UICC 正式推出了第 1 版《恶性肿瘤 TNM 分类法》手册。之后,该手册在世界各大临床中心实践应用,TNM 的分类和分期规则得到了不断完善和修订。UICC 又分别于 1974 年、1978 年发行了第 2 版、第 3 版 TNM 分类手册。

与此同时,成立于 1959 年的美国癌症联合委员会(AJCC)也一直致力于恶性肿瘤 TNM 分期工作,并于 1977 年推出了第 1 版《AJCC 癌症分期手册》;1983 年出版修订后的第 2 版分期,这一版本增加了许多内容,并强化了由 UICC 的 TNM 委员会倡导的分类的一致性。

继 UICC 及 AJCC 恶性肿瘤 TNM 分类分期标准公布后,使用者们根据实践对某些部位的肿瘤分类规则进行了变动,这一方面促进了肿瘤分类的完善,另一方面又造成了分类系统的混乱。为了纠正这一不良趋向,自 20 世纪 80 年代初期开始,UICC 与 AJCC 开展了密切的合作,并于 1987 年达成一致,形成了统一的国际通行的 TNM 分类分期系统,即 UICC 恶性肿瘤 TNM 分期标准(第 4 版)和 AJCC 癌症分期手册(第 3、第 4 版)。此后,二者经过多次合作,对各种肿瘤的 TNM 分期系统进行了扩大、修订和完善,分别于 1997 年、2002 年发布了第 5 版和第 6 版 TNM 分期系统。

最新的 AJCC 第 7 版癌症分期手册于 2009 年出版,并于 2010 年 1 月 1 日起开始应用于临床。该版癌症 TNM 分期与 UICC 2009 年出版的《恶性肿瘤 TNM 分期(第 7 版)》保持一致。其中乳腺癌的分期较第 6 版有些变化,它以循证医学为基础,参考了各种临床研究新结果,反映了临床诊断及治疗的广泛性共识。

## 二、TNM 分期系统内容概述

### (一)TNM 分期系统的分类

TNM 分期系统包括 5 种:临床分期(cTNM)、病理分期(pTNM)、治疗后分期(yTNM)、再次治疗分期(rTNM)以及尸检分期(aTNM)。

1.TNM 或 cTNM

即 TNM 的临床分期(治疗前分期)。以治疗前的物理学检查、影像学检查、内镜、活检、外科探查或其他相应的检查资料为基础,反映初治患者的肿瘤进展情况。

2.pTNM

即 TNM 的病理分期(手术后分期)。以治疗前 TNM 分期资料为基础,根据手术所见及病理检查附加说明或予以修正。pTNM 可提供更确切的有关恶性肿瘤的生长范围和扩散程度的信息,是对术前临床分期的补充和修正。

3.yTNM

即 TNM 的治疗后分期。适用于在手术前实行了新辅助治疗的患者或进行了放疗或系统性治疗或而未手术的患者,根据不同情况可记录为 TNM 临床分期或 TNM 病理分期的形式。TNM 治疗后分期可以反映患者对治疗的反应,并可指导下一步的治疗。但需要注意,这种分期并非患者的初始分期。

4.rTNM

即 TNM 的再次治疗分期。该种分期用于描述经过初次治疗的患者经历无病生存期后复发、需再次接受治疗时,对其进行的分期。

5.aTNM

即 TNM 的尸检分期。用于生前没有确诊而在患者死亡后,依据尸体解剖结果,对肿瘤进行的 TNM 分期。

### (二)TNM 分期系统的基本概念

1.T、N、M 的定义

TNM 分期系统主要依据以下因素分类和分期肿瘤:原发肿瘤的解剖范围、区域淋巴结的状态及远处转移情况。其本质是一种描述肿瘤临床和病理解剖学特征的记录法。

T(tumor):表示原发肿瘤大小和累及的范围。

N(node):表示区域淋巴结受累的状态。

M(metastases):表示远处转移的有无。

2.T、N、M 的分类原则

(1)T 分类:T——原发肿瘤,主要分为以下 7 种情况(表 1-1)。

表 1-1　T——原发肿瘤

| 原发肿瘤(T) | |
| --- | --- |
| $T_0$ | 没有原发肿瘤证据 |
| Tis | 原位癌 |
| $T_1$、$T_2$、$T_3$、$T_4$ | 依据原发肿瘤大小及局部浸润范围而定。随原发肿瘤的大小和(或)局部浸润范围的增加,数字逐渐增大 |
| Tx | 原发肿瘤无法评估(Tx 应尽量少用) |

(2)N 分类:N——区域淋巴结,主要分为以下 5 种情况(表 1-2)。

表 1-2　N——区域淋巴结

| 区域淋巴结(N) | |
| --- | --- |
| $N_0$ | 无区域淋巴结转移 |

| 区域淋巴结(N) | |
| --- | --- |
| $N_1$,$N_2$,$N_3$ | 依据区域淋巴结受累情况而定。随区域淋巴结受累的数量或程度的增大,数字逐渐增大 |
| Nx | 区域淋巴结无法评估(Nx 应尽量少用) |

(3)M 分类:M——远处转移,主要分为以下 2 种情况(表1-3)。

**表1-3　M——远处转移**

| 远处转移(M) | |
| --- | --- |
| $M_0$ | 无远处转移 |
| $M_1$ | 有远处转移 |

需要指出的是,第 7 版 AJCC/UICC 分期删除了"Mx"分类。对存在远处转移者($M_1$),可以用下列标识标记转移部位(表1-4)。

**表1-4　远处转移者转移部位的标识**

| 转移部位 | 标识 |
| --- | --- |
| 肺 | PUL |
| 骨 | OSS |
| 肝 | HEP |
| 脑 | BRA |
| 淋巴结 | LYM |
| 其他 | OTH |
| 骨髓 | MAR |
| 胸膜 | PLE |
| 腹膜 | PER |
| 肾 | ADR |
| 皮肤 | SKI |

3.TNM 的病期分组(解剖分期/预后组别)

根据 T、N、M 各自的分类,可以组成多种 TNM 组合。在此组合基础上,分期系统进行了进一步的病期分组。将进展程度和预后相似的 TNM 病例划分到一个病期分组,在第 7 版分期手册(乳腺癌部分)中将其称为"解剖分期/预后组别"。以罗马数字标注为Ⅰ～Ⅳ级,数字越大,期别越晚。有时,需在罗马数字后以 A、B、C 显示亚期。除此以外,以 0 期表示原位癌,0 期的诊断必须有病理学检查证据。

## 三、乳腺癌 TNM 分期

自 1958～1959 年 UICC 首次对乳腺癌进行 TNM 分期后,乳腺癌的 TNM 分期已有 50 多年的历史。UICC 与 AJCC 密切合作,不断完善、修订乳腺癌 TNM 分期系统,于 2009 年发布了最新的乳腺癌 TNM 分期第 7 版,并于 2010 年 1 月开始施行。作为女性高发肿瘤,乳腺癌临床病理研究进展迅速,如新辅助治疗、前哨淋巴结活检以及肿瘤标志物的运用等。第 7 版乳腺癌 TNM 分期以循证医学为基础,参考了近年来在临床和基础研究方面的新进展,分期较第6 版有些变化,反映了目前乳腺癌临床诊断及治疗方面的广泛性共识,现将其简介如下。

### (一)乳腺癌 TNM 分期(第 7 版)概述

由于 AJCC 乳腺癌工作组一直注重保持 TNM 分期新旧版本的连续性,因此第 7 版乳腺癌分期在 TNM 的界定以及乳腺癌解剖分期/预后组别的划分上变动较小,而对新辅助治疗后的分期给予了加强。

**1.ⅠA 期和ⅠB 期的设立**

第 7 版分期将Ⅰ期肿瘤进一步划分为ⅠA 期和ⅠB 期肿瘤,具体变化是将 $T_1N_0M_0$ 肿瘤划为ⅠA 期,而将有淋巴结微转移($pN_{1mi}$)的 $T_0$ 和 $T_1$ 肿瘤由ⅡA 期变更为ⅠB 期。传统上 AJCC 将淋巴结微转移(即 $pN_{1mi}$,转移灶 > 0.2mm 但 ≤ 2mm)的预后价值等同于 > 2mm 的淋巴结转移。美国 SEER 国家癌症数据库近期的分析显示,$pT_0 \sim T_1N_{1mi}M_0$ 患者的 5 年和 10 年生存率较 $pT_1N_0M_0$ 患者仅低 1‰,但优于 $pT_0 \sim T_1N_{1a}M_0$,因此做出上述调整以便进一步研究。

**2.远处转移的分类**

第 7 版分期在保留 $M_0$ 和 $M_1$ 的基础上增加了"$cM_0(i+)$",取消了 Mx。各 M 分期的定义更为细化。$M_0$ 是指肿瘤患者缺乏远处转移的临床或影像学证据。如果缺乏远处转移的临床或影像学证据,但通过分子生物学方法或镜检在循环血液、骨髓或其他非区域淋巴结组织中发现不超过 0.2mm 的肿瘤细胞时即为 $cM_0(i+)$。$M_0(i+)$ 属于 $M_0$,肿瘤的解剖分期/预后组别不会因此发生变化。$M_1$ 是指通过传统的临床和影像学方法发现的远处转移和(或)组织学证实超过 0.2mm 的远处转移。M 分期主要是基于临床和影像学检查,但推荐进行病理学确认,尽管后者可能因安全性等原因而无法获得。AJCC 声明没有"$pM_0$"的命名,$M_0$ 只能是临床的概念。

**3.原发肿瘤大小的测量**

第 7 版中要求原发肿瘤(T)大小的测量应精确到毫米,用于分期的肿瘤最大径的单位随之由厘米改为毫米。T 分期添加"c"或"p"的修饰前缀(即"cT"或"pT")以显示其大小测量方法是基于临床(体格检查、乳腺摄片、超声或 MRI)或病理检查。一般而言,病理检查确定的原发肿瘤大小较临床测量准确。在确定"pT"分期时,如果浸润性癌可以用一个石蜡块全部包埋,镜下测量是最佳选择;如果浸润性癌需要多个石蜡块才能包埋,标本的大体测量更为准确。

**4.区域淋巴结转移的判定**

第 7 版分期对于孤立肿瘤细胞簇(ITC)的定义更加严格。不超过 0.2mm 的小细胞簇或在单张组织切片中不融合或接近不融合的细胞簇,其肿瘤细胞数量 < 200 个属 ITC 范畴,仅含有 ITC 的淋巴结不计入 N 分期的阳性淋巴结数目中。第 7 版分期对于前哨淋巴结活检标志"sn"的使用进行了规范。如果前哨淋巴结大体检出的淋巴结数量 ≥ 6 枚,不应再使用"sn"标记。

5.新辅助化疗后的分期

新辅助化疗、内分泌治疗甚至靶向治疗的应用促成乳腺癌工作组在第7版中增加（或增强）了新辅助治疗后的分期系统，用于评估该组患者的预后。该系统的表述方式是在TNM前添加"yc"或"yp"的前缀，即ycTNM或ypTNM。新辅助治疗后的T分期（yT）可依据临床或影像学检查得出（ycT）或依据病理学检查结果判定（ypT）。其中，ypT规定为测量浸润性肿瘤中最大的一个病灶（尚存争议），而添加下角标"m"表示多病灶肿瘤。ypN的分期参照pN分期。新辅助化疗后淋巴结的转移灶不超过0.2mm者被归入 $ypN_0(i+)$，但该患者不能被认为是获得了病理完全缓解（pCR）。新辅助化疗后的ypM取决于患者接受治疗前的临床M。如果患者在新辅助化疗前已经发现远处转移灶（$M_1$），无论其新辅助化疗的反应如何，仍被划分为 $M_1$（Ⅳ期）。因而，新辅助化疗不改变患者治疗前的临床分期。如果患者治疗前为 $M_0$，新辅助化疗开始后发现远处转移（$ypM_1$）则提示肿瘤进展。

另外，ypTNM应记录患者对新辅助治疗的反应程度（完全缓解、部分缓解、无缓解），而且需要说明判定反应程度的依据［体格检查、影像学技术（乳腺摄片/B超/磁共振）、病理检查］。

## （二）乳腺癌 TNM 分期的内容

AJCC/UICC第7版TNM分期系统适用于乳腺浸润性癌或原位癌（伴有或不伴有微转移）。所有分期病例必须由病理组织学证实，同时应记录其组织学类型和组织学分级。TNM分期类型包括临床分期、病理分期以及治疗后分期。

1.T分期

（1）原发肿瘤的临床/病理分期（cT/pT）：原发肿瘤的临床与病理分期均采用相同的T分类标准，测量应准确至毫米。对于略微超过T分类临界值者（如1.1mm或2.01cm）可记录为1mm或2.0cm。与第6版分期手册相比，T分类标准没有变化。以"c"或"p"前缀（即cT或pT）表明T分期是基于临床（体检或影像学检查）还是病理学检查得出。一般而言，病理确定的原发肿瘤大小较临床测量准确（表1-5）。

**表 1-5　乳腺癌 TNM 分期系统（第 7 版）**

| 原发肿瘤（T）临床/病理分期（cT/pT） | |
| --- | --- |
| Tx | 原发肿瘤无法评估 |
| $T_0$ | 无原发肿瘤证据 |
| Tis | 原位癌 |
| Tis(DCIS) | 导管原位癌 |
| Tis(LCIS) | 小叶原位癌 |
| Tis(Paget's) | 不伴实质内肿瘤（浸润性癌或原位癌）的乳头 Paget 病（伴有肿块时按肿瘤大小和特征进行分类，尽管仍需注明存在 Paget 病） |
| $T_1$ | 肿瘤最大直径≤20mm |
| $T_{1mi}$ | 微小浸润最大直径≤1mm |
| $T_{1a}$ | 肿瘤最大直径＞1mm 而≤5mm |

| 原发肿瘤（T） | |
|---|---|
| 临床/病理分期（cT/pT） | |
| $T_{1b}$ | 肿瘤最大直径＞5mm 而≤10mm |
| $T_{1c}$ | 肿瘤最大直径＞10mm 而≤20mm |
| $T_2$ | 肿瘤最大直径＞20mm 而≤50mm |
| $T_3$ | 肿瘤最大直径＞50mm |
| $T_4$ | 不论肿瘤大小，直接侵犯胸壁和（或）皮肤（溃疡或皮肤结节）；单纯侵犯真皮不作为 $T_4$ |
| $T_{4a}$ | 侵犯胸壁，仅仅胸肌粘连/侵犯不包括在内 |
| $T_{4b}$ | 乳房皮肤溃疡和（或）同侧乳房皮肤卫星结节和（或）皮肤水肿（包括橘皮样变），但不满足炎性乳腺癌的标准 |
| $T_{4c}$ | $T_{4a}+T_{4b}$ |
| $T_{4d}$ | 炎性乳腺癌 |

（2）原发肿瘤的治疗后分期：新辅助治疗后的 ypT 的测量标准尚存在争议，目前规定以测量浸润性肿瘤中最大的一个病灶为准，添加字母"m"以表示多病灶肿瘤。另外应该注意，对新辅助治疗前诊断为炎性乳腺癌患者，即便治疗后炎症表现完全缓解，仍然划归为炎性乳腺癌。

2.N 分期

（1）区域淋巴结临床分期（cN）：在 N 分期中，第 7 版手册使用"clinically detected"替代了第 6 版中的"clinically apparent"，并将其定义明确为通过影像学检查（不包括淋巴闪烁造影术）或临床检查而发现高度怀疑有恶性肿瘤的特征或者在针吸活检细胞学检查基础上推测有病理性宏转移。

经过针吸活检而非切除活检证实的转移淋巴结，需要添加后缀"f"，如 cN3a（f）；在缺乏"pT"时，淋巴结切除活检或前哨淋巴结活检的结果归入 cN，如 cNi；确认淋巴结状态的方法需要加以注明，如临床检查、针吸活检、空芯针活检或前哨淋巴结活检；只有具有"pT"信息时，才将 pN 分期用于淋巴结切除活检或前哨淋巴结活检（表 1-6）。

表 1-6 乳腺癌 TNM 分期系统（第 7 版）

| 区域淋巴结 | |
|---|---|
| 临床分期（cN） | |
| Nx | 区域淋巴结无法评估（例如既往已切除） |
| $N_0$ | 无区域淋巴结转移 |
| $N_1$ | 同侧Ⅰ、Ⅱ级腋窝淋巴结转移，可移动 |
| $N_2$ | 同侧Ⅰ、Ⅱ级腋窝淋巴结转移，临床表现为固定或融合；或缺乏同侧腋窝淋巴结转移的临床证据，但临床上发现有同侧内乳淋巴结转移 |
| $N_{2a}$ | 同侧Ⅰ、Ⅱ级腋窝淋巴结转移，互相融合或与其他组织固定 |

| 区域淋巴结<br>临床分期（cN） | |
|---|---|
| $N_{2b}$ | 仅临床上发现同侧内乳淋巴结转移的临床证据，而没有Ⅰ、Ⅱ级腋窝淋巴结转移的临床证据 |
| $N_3$ | 同侧锁骨下淋巴结（Ⅲ级腋窝淋巴结）转移，伴或不伴Ⅰ、Ⅱ级腋窝淋巴结转移；或临床上发现同侧内乳淋巴结转移伴Ⅰ、Ⅱ级腋窝淋巴结转移；或同侧锁骨上淋巴结转移伴或不伴腋窝或内乳淋巴结转移 |
| $N_{3a}$ | 同侧锁骨下淋巴结转移 |
| $N_{3b}$ | 同侧内乳淋巴结转移伴腋窝淋巴结转移 |
| $N_{3c}$ | 同侧锁骨上淋巴结转移 |

（2）区域淋巴结病理分期（pN）：在 pN 分期中，第 7 版对于孤立肿瘤细胞簇（ITC）的定义更加严格。其定义为不超过 0.2mm 的小细胞簇或散在单个肿瘤细胞或在单张组织切片中＜200 个细胞的细胞簇。ITC 可通过常规组织学或免疫组化法（IHC）检测。仅包含 ITC 的淋巴结在 N 分期时不计入阳性淋巴结，但应包括在总的评估淋巴结数中（表 1-7）。

表 1-7　乳腺癌 TNM 分期系统（第 7 版）

| 区域淋巴结<br>病理分期（pN） | |
|---|---|
| pNx | 区域淋巴结无法评估（例如淋巴结既往已切除或切除后未进行病理学检查） |
| $pN_0$ | 组织学检查无区域淋巴结转移 |
| $pN_1(1-)$ | 组织学检查无区域淋巴结转移，IHC 阴性 |
| $pN_0(i+)$ | 区域淋巴结中的恶性细胞转移灶≤0.2mm（HE 或 IHC 方法确定，包括 ITC） |
| $pN_0(mol-)$ | 组织学检查无区域淋巴结转移，分子生物学检测（RT-PCR）阴性 |
| $pN_0(mol+)$ | 分子生物学检测（RT-PCR）阳性，但组织学或 IHC 检测无区域淋巴结转移 |
| $pN_1$ | 微转移；1～3 枚腋窝淋巴结转移；和（或）前哨淋巴结活检发现内乳淋巴结转移，但临床上未发现 |
| $pN_{1mi}$ | 微转移［＞0.2mm 和（或）单个淋巴结单张组织切片中肿瘤细胞数量＞200 个，但≤2mm］ |
| $pN_{1a}$ | 1～3 枚腋窝淋巴结转移，至少一处转移灶＞2mm |
| $pN_{1b}$ | 前哨淋巴结活检发现内乳淋巴结微转移或宏转移，但临床上未发现 |
| $pN_{1c}$ | 1～3 枚腋窝淋巴结转移，且前哨淋巴结活检发现内乳淋巴结微转移或宏转移，但临床上未发现 |
| $pN_2$ | 4～9 枚腋窝淋巴结转移或临床上发现内乳淋巴结转移，但不伴腋窝淋巴结转移 |
| $pN_{2a}$ | 4～9 枚腋窝淋巴结转移（至少一处转移灶＞2mm） |
| $pN_{2b}$ | 临床上发现内乳淋巴结转移，但不伴腋窝淋巴结转移 |

区域淋巴结
病理分期（pN）

| | |
|---|---|
| $pN_3$ | ≥10 枚腋窝淋巴结转移；或锁骨下（Ⅲ级腋窝）淋巴结转移；或临床上发现同侧内乳淋巴结转移，并伴有 1 枚或多枚Ⅰ、Ⅱ级腋窝淋巴结转移；或＞3 枚腋窝淋巴结转移，并且前哨淋巴结活检发现内乳淋巴结宏转移或微转移（但临床上未发现）；或同侧锁骨上淋巴结转移 |
| $pN_{3a}$ | ≥10 枚同侧腋窝淋巴结转移（至少一处转移灶＞2mm）；或锁骨下（Ⅲ级腋窝）淋巴结转移 |
| $pN_{3b}$ | 临床上发现同侧内乳淋巴结转移，并且有 1 枚或多枚腋窝淋巴结阳性；或多于 3 枚腋窝淋巴结转移，同时前哨淋巴结检发现内乳淋巴结微转移或宏转移，但临床上未发现 |
| $pN_{3c}$ | 同侧锁骨上淋巴结转移 |

（3）区域淋巴结治疗后分期（yN）：新辅助治疗后 ypN 的分期方法参照 pN 分期。如果新辅助治疗后未行前哨淋巴结活检或腋窝淋巴结清扫术，可以归类为 ypNx。如果新辅助治疗后进行了前哨淋巴结活检，那么治疗后分期应该标记"sn"，没有标记"sn"者，默认为进行了腋窝淋巴结清扫术。

3. M 分期

（1）远处转移临床/病理分期：M 分期主要是基于临床和影像学检查，但推荐进行病理学确诊，尽管后者可能因方便性或安全性等原因而无法获得。第 7 版分期在保留 $M_0$ 和 $M_1$ 的基础上增加了"$cM_0(i+)$"，取消了 Mx。$M_0(i+)$ 属于 $M_0$，肿瘤的解剖分期/预后组别不会因此发生变化。另外，AJCC 声明没有"$pM_0$"的命名，$M_0$ 只能是临床的概念（表 1-8）。

表 1-8 乳腺癌 TNM 分期系统（第 7 版）

| 远处转移（M） | |
|---|---|
| $M_0$ | 无远处转移的临床及影像学证据 |
| $cM_0(i+)$ | 无远处转移的临床及影像学证据，但分子生物学或镜下检查在循环血液、骨髓或其他非区域淋巴结组织中发现不超过 0.2mm 的肿瘤细胞，患者没有转移的症状和体征 |
| $M_1$ | 通过传统临床及影像学方法发现的远处转移，和（或）组织学证实超过 0.2mm 的转移灶 |

（2）远处转移的治疗后分期：新辅助治疗后的 yM 取决于患者接受治疗前的临床 M。新辅助化疗不会改变患者治疗前的临床分期。如果患者在新辅助化疗前已经发现远处转移（$M_1$），无论其新辅助化疗的反应如何，即使完全缓解也仍被划分为 $M_1$。如果患者治疗前为 $M_0$，新辅助化疗开始后发现远处转移（$ypM_1$）则提示肿瘤进展。

4. 解剖分期/预后组别

（1）乳腺癌 TNM 解剖分期/预后组别（第 7 版）：将 T、N、M 分期按照进展程度和预后进一步划分成 0～Ⅳ期的病期分组，第 7 版分期手册将其称为"解剖分期/预后组别"（表 1-9）。

表 1-9 乳腺癌 TNM 解剖分期/预后组别（第 7 版）

| 期别 | T | N | M |
|---|---|---|---|
| 0 期 | Tis | $N_0$ | $M_0$ |

续表

| 期别 | T | N | M |
|------|-----|------|------|
| ⅠA期 | $T_{1a}$ | $N_0$ | $M_0$ |
| ⅠB期 | $T_1$ | $N_{1mi}$ | $M_0$ |
|  | $T_{1a}$ | $N_{1mi}$ | $M_0$ |
| ⅡA期 | $T_0$ | $N_1$ | $M_0$ |
|  | $T_1$ | $N_1$ | $M_0$ |
|  | $T_2$ | $N_0$ | $M_0$ |
| ⅡB期 | $T_2$ | $N_1$ | $M_0$ |
|  | $T_3$ | $N_0$ | $M_0$ |
| ⅢA期 | $T_0$ | $N_2$ | $M_0$ |
|  | $T_{1a}$ | $N_2$ | $M_0$ |
|  | $T_2$ | $N_2$ | $M_0$ |
|  | $T_3$ | $N_1$ | $M_0$ |
|  | $T_3$ | $N_2$ | $M_0$ |
| ⅢB期 | $T_4$ | $N_0$ | $M_0$ |
|  | $T_4$ | $N_1$ | $M_0$ |
|  | $T_4$ | $N_2$ | $M_0$ |
| ⅢC期 | 任何T | $N_3$ | $M_0$ |
| Ⅳ期 | 任何T | 任何N | $M_0$ |

(2)第7版解剖分期/预后组别与第6版的比较:第7版分期在第6版基础上对乳腺癌的病期分组进行了调整,将Ⅰ期肿瘤进一步划分为ⅠA期和ⅠB期肿瘤,将有淋巴结微转移的$T_0$和$T_1$肿瘤(即$T_0 \sim T_1 N_{1mi} M_0$)由ⅡA期归入ⅠB期(表1-10)。

表1-10　第7版与第6版乳腺癌TNM解剖分期/预后组别比较

| 期别 | 第7版 | 第6版 |
|------|-------|-------|
| Ⅰ期 | ⅠA期:$T_1 N_0 M_0$ | $T_1 N_0 M_0$ |
|  | ⅠB期:$T_0 N_{1mi} M_0$ |  |
|  | $T_1 N_{1mi} M_0$ |  |
| ⅡA期 | $T_1 N_1 M_0$ | $T_0 N_1 M_0$ |
|  | $T_1 N_1 M_0$ | $T_0 N_1 M_0$ |
|  | $T_2 N_0 M_0$ | $T_2 N_0 M_0$ |

5.组织学分级(G)

所有浸润性乳腺癌都应分级,推荐使用Nottingham联合组织学分级。肿瘤的分级由形态学特点决定(包括腺管形成的程度、细胞核的多形性以及核分裂计数)。每项评分从1分(良好)至 2 分(差),然后将 3 类分数相加,评出 3 个等级:3~5 分为 1 级,6~7 分为 2 级,8~9 分为 3 级(表 1-11)。

表 1-11 组织学分级(推荐使用 Nottingham 联合组织学分级)

| $G_x$ | 不能判断分化程度 |
|---|---|
| $G_1$ | 综合评分为低分数(预后好) |
| $G_2$ | 综合评分为中度分数(预后中等) |
| $G_3$ | 综合评分为高分数(预后差) |

6.补充说明

(1)TNM 分期中涉及的相关解剖部位。

1)胸壁:包括肋骨、肋间肌、前锯肌,但不包括胸肌。因而,胸肌浸润不属于胸壁侵犯。

2)区域淋巴结:乳腺的淋巴引流路径包括 3 个主要途径,分别是经腋窝、穿胸肌和经内乳淋巴途径。乳腺内淋巴结位于乳腺组织内,用于 N 分期时计入“腋窝淋巴结”。用于分期时,锁骨上淋巴结也属于区域淋巴结。而除此外的淋巴结转移,包括颈淋巴结、对侧内乳淋巴结或腋窝淋巴结均为远处转移($M_1$)。

乳腺的区域淋巴结分为下述 4 个部位:①腋窝(同侧)淋巴结:包括胸肌间淋巴结以及沿腋静脉及其属支分布的淋巴结,根据引流方向分为 3 个水平。Ⅰ级(腋下组),位于胸小肌外缘外侧的淋巴结。Ⅱ级(腋中组):位于胸小肌内外侧缘之间的淋巴结,胸肌间淋巴结。Ⅲ级(腋上组):位于胸小肌内缘之内至锁骨下缘的淋巴结,也称“尖淋巴结”或“锁骨下淋巴结”。这一水平的淋巴结转移意味预后不良,因而第 7 版分期系统以“锁骨下淋巴结”称谓这一水平的淋巴结以示区别。②内乳(同侧)淋巴结:沿胸内筋膜胸骨边缘分布,位于肋间的淋巴结。③锁骨上淋巴结:位于锁骨上窝内,即在由肩胛舌骨肌及腱(外侧界和上界)、颈内静脉(内侧界)、锁骨及锁骨下静脉(下界)界定的解剖三角内的淋巴结。位于该解剖三角以外的毗邻淋巴结属于颈淋巴结,其转移属 $M_1$。④乳腺内淋巴结:位于乳腺组织内的淋巴结,用于 N 分类分期时归为腋窝淋巴结。

(2)TNM 分期相关的大样本预后研究:乳腺癌 TNM 分期系统以循证医学为基础,根据近年来临床和基础研究的新进展,不断进行修正、调整,以符合临床乳腺癌治疗的实际情况,更好地指导临床医疗实践。

### (三)问题与展望

随着乳腺癌手术、放疗和药物治疗的迅速发展以及对肿瘤标志物的深入研究,以肿瘤 T、N、M 的解剖特征为主要分期依据的 TNM 分期系统已经面临挑战,乳腺癌的治疗和预后可能更多地受到其他因素的影响,如肿瘤切缘、病灶数目、肿瘤标志物状态、乳腺癌组织学分级以及多基因表达等。上述因素是否应该以及如何整合到新的分期系统中,已经成为乳腺癌 TNM 分期工作组的一项重要任务。事实上,某些肿瘤的分期系统已经引入了一些预后因素作为分期的评价因素,如 Gleason 评分和前列腺特异抗原(PSA)已经运用于前列腺癌的分期。经过充分的考虑和评价,AJCC 第 7 版乳腺癌 TNM 分期尚没有纳入前述任何一项指标,而是以单列、以“预后因子”为标题的小节建议收集相关的预后因子,以便预测患者预后以及评价这些指标在未来 TNM 分期中可能起到的作用。这些预后因子包括：组织学分级，肿瘤标志物状态（ER、PR 和 HER-2）及检测方法，淋巴结的评价方法（临床检查、针吸细胞学、空芯针活检、前哨淋巴结活检），区域淋巴结的 IHC 染色情况及分子研究结果，远处转移的评价方法（临床、放射学、活检），循环肿瘤细胞（CTC）及其检测法，播散肿瘤细胞（DTC）及其检测法，多基因标志评分和患者对新辅助化疗的反应程度（完全、部分或无缓解）及其确认方式等。随着临床以及基础研究的不断深入和进展，乳腺癌的生物学特征对患者治疗及预后的影响会日渐明朗，也许在不久的将来有望见到新的乳腺癌 TNM 生物学分期系统。

## 四、分期的临床意义

乳腺癌由 AJCC 和 UICC 制定的 TNM 分类分期经过多次修改，已逐渐完善、全面和客观，对指导临床治疗和判断预后，起到了重大作用。我国的乳腺癌临床分期也采用国际 TNM 分类分期，目前以 2002 年 UICC 乳腺癌 TNM 分期为准。该分期简明易记，反映了乳腺癌自然病程在统计学上的差异，可以指导临床工作，客观评价疗效，便于交流，促进癌症的深入研究。

### (一)临床分期与治疗的关系

乳腺癌的手术治疗，采取什么术式和临床分期直接相关，临床分期直接反映病情的早晚。临床Ⅰ期患者可采用保留乳房的乳腺癌切除术；不适合保乳术，则可行改良根治术，如腋窝淋巴结未见转移，可不追加放疗或化疗。Ⅱ期患者术前应用新辅助化疗，有些患者仍可实施保乳术，Ⅱ期偏晚的可行改良根治术。Ⅲ期患者一般选择根治术。Ⅳ期患者以综合治疗为主，依病情可行乳腺癌姑息性切除术。

### (二)临床分期与预后的关系

未经治疗的乳腺癌患者平均生存期为 3～4 年，故根据患者的临床分期，大致可以推测患者的预后。对于经过手术治疗或其他综合治疗的患者，其预后或其 5 年生存率也主要决定于治疗前的病变程度，肿瘤期别即为最重要的预后因素，不同期别的患者 5 年生存率相差很大，期别越早，预后越好，反之则越差。

原发肿瘤大小，和发生淋巴结转移有关，一般认为肿瘤大小仍然是一个独立的预后因素。特别是病理检查无腋窝淋巴结转移时，原发肿瘤大小就成为最重要的预后因素。同样，原发肿瘤大小一样，腋窝淋巴结未转移的比已转移的预后为优。同样为 N 的情况相同时，T 值越大其预后越差。

（侯建勋）

# 第三节  乳腺癌的临床表现

## 一、乳腺肿块

乳腺肿块是乳腺癌患者最常见的临床表现，80％的乳腺癌患者以出现乳腺肿块为主要症状就诊。乳腺肿块多在无意中发现,但随着肿瘤知识的普及和防癌普查的开展,患者行乳腺自我检查和医师常规查体发现乳腺肿块的比例逐渐增加,归纳乳腺肿块的特征包括以下几点。

### (一)部位

肿块位于外上象限最多见,其次是乳头、乳晕区和内上象限。

### (二)数目

乳腺癌以单侧单发肿块多见,多发及双侧肿块也可见。

### (三)大小

乳腺肿块就诊时的大小有明显的地区差异,这与医疗保健水平有关,以往因就诊较晚,直径 5cm 左右较大的肿块多见。近年随着乳腺自我检查的普及和肿瘤普查的开展,直径小于或等于 2cm 肿块的比例明显增多。

### (四)形态及边界

乳腺癌一般为不规则的球形块,边界欠清。有的也可呈扁片状,表面结节感,无清楚边界。但有时可表现为表面光滑,边界比较清楚,与良性肿块难鉴别。有些特殊型癌,因浸润较轻也可表现为边界较清楚、活动度好。

### (五)硬度

乳腺癌的肿块大多为实性、较硬,有的似石头样硬,但有的髓样癌也可稍软,甚至个别浸润性导管癌临床上也可表现为囊性感。

### (六)活动度

肿块较小时,活动度较大。但值得注意的是,这种活动的特点是肿块及其周围的软组织一起活动,与纤维瘤可广泛推动不同。在双手用力掐腰使胸大肌收缩时,若肿瘤侵犯胸大肌筋膜,则活动性减少;若累及胸肌,则活动性消失,晚期肿瘤累及胸壁时则完全固定。

### (七)伴发症状

乳腺癌的肿块通常是无痛性肿块,乳腺肿块不伴发疼痛是乳腺癌延诊的主要原因,仅不超过 10% 的病例可自述患处有轻微不适,少数病例即使肿块很小,其周围也可出现疼痛。

## 二、乳腺局限性腺体增厚

乳腺局限性腺体增厚是指乳腺局部有较正常腺体增厚区,触诊为片状肿块,无清楚边界,肿块的范围难以准确测量。乳腺局限性腺体增厚是临床上甚为常见但常被忽略的体征,由于该类病变临床检查无明显恶性特征,大多数被误诊为乳腺增生症。但是,在一些增厚的腺体中隐藏着癌的可能性。

## 三、乳房皮肤改变

乳腺癌表面皮肤的改变与肿瘤部位深浅和侵犯程度有关,乳腺癌初期或肿瘤位于乳腺组织的深部时,表面皮肤多正常。随着肿瘤的发展,乳房皮肤可出现不同的改变。

### (一)皮肤粘连

肿瘤侵犯 Cooper 韧带,使其缩短,牵拉皮肤,肿瘤部位的皮肤发生凹陷,状如"酒窝",称为

"酒窝征"。发生在末端导管和腺泡上皮的乳腺癌,离皮肤较近,较易出现这种现象,可为乳腺癌的早期临床表现之一。

### (二)皮肤浅表静脉曲张

生长较快或体积较大的乳腺肿瘤,肿瘤表面的皮肤菲薄,其下浅表血管,特别是静脉常可曲张。这种征象的乳腺癌少见,多见于乳腺的巨纤维腺瘤及叶状囊肉瘤。

### (三)皮肤红肿

乳腺皮肤红肿和局部皮温升高常见于急性和亚急性乳腺炎,但也可见于乳腺癌,典型的是炎性乳腺癌,其皮下淋巴管中充满了癌栓,皮下的癌性淋巴管炎使皮肤呈炎性改变,颜色由淡红到深红,可扩展到大部分乳房皮肤。

### (四)皮肤水肿

乳腺癌的皮肤水肿是由于乳房皮下的淋巴管被癌细胞所阻塞或位于乳腺中央区的肿瘤浸润使乳房浅淋巴回流受阻所致。由于皮肤与皮下组织的连接在毛囊部位最为紧密,因而在毛囊处形成许多点状小孔,使皮肤呈"橘皮样"改变,"橘皮样"改变属典型的乳腺癌晚期表现。

### (五)皮肤溃疡

乳房皮肤溃疡形成是晚期乳腺癌直接侵犯皮肤的临床表现,现已不常见。皮肤溃疡的形成过程多先是皮肤红晕发亮或呈黯红色,继之直接侵及皮肤,形成累及皮肤的肿块,肿块进一步增大破溃形成溃疡,可有不同程度的渗血或出血,多合并细菌感染,有异味。

### (六)皮肤卫星结

乳腺癌晚期癌细胞沿淋巴管、腺管或纤维组织直接浸润到皮内并生长,在主癌灶周围的皮肤形成散在分布的质硬结节,称为"皮肤卫星结节"。结节数目常为几个或十几个,直径数毫米,色红或黯红。复发性乳腺癌因淋巴回流受阻,淋巴管内癌栓逆行扩散所引发的皮肤广泛结节常出现在术区瘢痕周围,也可表现为大片状结节,伴皮肤红肿。

## 四、乳房疼痛

乳房疼痛不是乳腺癌常见的症状,乳腺良性肿瘤和乳腺癌通常是无痛性肿物,但肿瘤部位的疼痛偶尔是早期乳腺癌的唯一症状,可在临床查到乳腺肿块之前出现。绝经后的妇女出现乳房疼痛,尤其是伴有腺体增厚者,乳腺癌的发生率较高。

## 五、乳头改变

乳腺癌所致的乳头改变主要有乳头脱屑、糜烂、回缩、固定及乳头溢液等。

### (一)乳头脱屑、糜烂

乳头脱屑、糜烂为乳头湿疹样癌的特有表现,常伴有痛痒感,约 2/3 患者伴有乳晕附近或乳腺其他部位的肿块,初期大多数表现为乳头表皮脱屑或发生小裂隙,随后可伴有乳腺肿块,有的还伴有乳头血性或浆液性溢液。在病变进展过程中,乳头可回缩或固定,常见乳头部分或全部溃烂。

### (二)乳头回缩、固定

成年女性发生的乳头回缩并逐渐加重、固定,常为乳腺癌的表现,此时乳头常较健侧升高。

## （三）乳头溢液

肿瘤侵蚀导管，肿瘤内部的出血、坏死和分泌液的潴留，癌周扩张的乳腺导管腔内分泌物潴留，黏液腺癌的黏液湖与导管相通，是乳腺癌发生乳头溢液的病理基础。溢液性质多为血性，少数表现为清水样、浆液性，多为单侧乳头溢液。

（侯建勋）

# 第四节 乳腺癌的诊断与鉴别诊断

## 一、临床检查

### （一）采集病史发现高危和可疑患者

面对患者，医生要做出正确的诊断，采集病史是非常重要的步骤。病史采集具体包括以下内容。

**1.现病史**

乳腺癌患者就诊时的症状各不相同，作为医生在采集病史时，要耐心、详细了解患者首发症状的原因、时间、经过何种治疗和检查以及症状有何变化等。最常见的首发症状是乳腺肿块，对这类患者，应了解发现肿块的时间、大小及生长速度，是否伴有疼痛及其性质和与月经的关系，是否伴有发热，肿块大小是否随着月经周期而变化，是否伴有乳头溢液及溢液性质（单孔或多孔，溢液性状和量），有无皮肤、乳头溃破糜烂，有无皮肤红肿，有无发现腋下和锁骨上区肿块及其变化，是否有妊娠及哺乳，作过何种检查，尤其是影像学检查和病理学检查，做过何种治疗及反应。另外，一定要结合患者的年龄进行分析。

**2.既往史**

有无乳腺发育异常，有无乳腺炎症史，乳腺有无外伤和手术史，有无乳腺良性疾病史如乳腺增生、纤维腺瘤或导管内乳头状瘤等，有无甲状腺功能性疾病史，有无子宫、卵巢疾病史及其他肿瘤病史。

**3.月经、生育及其哺乳史**

月经初潮年龄、月经状况、绝经年龄、是否结婚、结婚年龄；第一次生育年龄、妊娠次数及生产次数；有无哺乳、哺乳时间的长短、是用双乳哺乳还是单乳哺乳、乳汁多少、有无使用避孕药史、何时开始、共用多少时间、药物名称及用法。

**4.个人生活史**

有无烟、茶、酒等嗜好；有无被动吸烟史；有无雌激素替代治疗史，如有应了解使用何类药物，服用过多长时间；有无多次电离辐射接触史，如从事与放射有关的工作或多次做 X 线摄片等。

**5.家族史**

有无恶性肿瘤及乳腺癌家族史，特别是母系家族，如母亲、姨妈、姐妹等。

### (二)临床检查

**1.视诊**

乳房视诊要在光线明亮下进行,让患者端坐,脱去上衣,充分显露双乳以利于两侧对比,应主要观察以下三个方面。

(1)外形:首先检查双侧乳房的外形、大小及位置是否对称。局限性隆起一般是肿瘤的局部临床表现之一,较浅在的肿瘤由于皮下浸润和牵引皮肤有时也可造成局部凹陷,一侧乳腺上移有可能是乳房上半部乳腺癌的体征之一。

(2)皮肤:要检查有无皮肤发红、水肿、静脉曲张及溃破等。一般弥散性红肿多属炎症表现,但炎性乳腺癌也伴有皮肤发红及水肿,以乳晕周围及乳房下方较常见。

(3)乳头:要检查两侧乳头位置是否处于同一高度,有无回缩、表皮糜烂和脱屑等。两侧乳头凹陷多为发育异常,单侧乳头回缩应查明原因;乳腺癌时,乳头常被拉向病变一侧;乳晕下炎性病变或炎性病变后瘢痕挛缩以及癌瘤等均可造成乳头回缩;乳头表皮糜烂及脱屑应排除乳头湿疹样癌。

**2.触诊**

(1)体位:乳房触诊一般采取坐位或站立位,必要时也可结合仰卧位检查,若为肥大而下垂的乳房,坐位检查常难全面发现问题,尤其病变较小而且深在时,宜结合仰卧位检查。

(2)程序:先自健侧开始,然后检查患侧乳腺,触诊必须轻柔,切忌粗暴重按。

(3)手法技巧:要用指腹将乳腺组织轻按于胸壁上,并在胸壁表面进行回旋和由上向下触诊,切忌抓捏以免将腺体抓起造成错误感觉。对于下垂大乳房,可一只手托起作为衬垫,另一只手触诊。要按乳房的分区循序进行系统而全面的触诊,不要遗漏,如内上、外上、内下、外下、乳晕乳头＋腋窝锁骨上区顺序。

(4)乳头的检查:应注意检查乳头的活动度,检查乳头是否与肿物粘连或固定,可轻轻牵拉双侧乳头,两侧对比。检查乳头有无溢液可自乳腺周围向乳晕部轻轻挤压,有时溢液较少或病变位于乳头部乳管内时,可轻轻挤压乳头检查有无溢液,如有溢液应查明溢液管口的部位,单管或多管(记录溢液管口的数目)以及溢液的性质(浆液性、血清样、血性、棕色液或乳汁样等)并行溢液涂片细胞学检查。

(5)腋窝的触诊:采取坐位或站立位。检查右侧时,用右手持患者右臂,使其胸大肌处于松弛状态,然后用左手触诊;左侧则用右手检查。先从胸壁外侧开始,逐步向腋顶部循序进行全面触诊。如果触及淋巴结肿大应明确数目、大小、软硬度、活动度及是否累及周围组织或有无融合等。

(6)锁骨上窝的触诊:该区淋巴结肿大多出现在腋窝淋巴结已有肿大时,常见的部位是胸锁乳突肌锁骨头外侧缘处。一般采取坐位,用拇指指腹沿锁骨上和胸锁乳突肌外缘向左右和上下进行触诊,触诊要仔细,即使发现较小的淋巴结,若质地硬实,也有重要参考意义。

(7)乳腺肿物检查的要点。

1)腺体增厚或肿块:乳腺触诊时,分三种情况,即正常腺体、腺体增厚和肿块。正常腺体具有一定厚度,较韧,触诊也可能有一定的结节感,但呈全乳均匀分布(一般描述为"腺体均质")。腺体增厚系指局部腺体较正常乳腺组织增厚,范围可大可小,但不是全乳分布,一般呈片状,无清楚边界,常呈多结节状,称为"局限性腺体增厚"。肿块大多为局限性、单结节,虽然也可多结节,但皆有可以测量的边界。三者应明确区分,不可混淆。

2)部位:发现异常或肿块时,首先要明确部位,应按内上、外上、内下、外下象限和中央(乳晕部)五个区详细记录。若肿块位于乳腺边缘区域(如胸骨旁、锁骨下或胸大肌外缘等处),应附加说明。若为非中央区的肿块,记录时应注明肿瘤边缘距乳头、乳晕的距离。若在近腋窝部发现肿块,应注意与副乳鉴别。

3)形状:应对肿块的形状加以描述,如为片状、球状、条索状、分叶状或不规则结节状等。

4)边界和表面状况:以肿块边界清楚、尚清楚或不清楚描述记载肿块的边界。以表面光滑、欠光滑、不光滑或结节状描述肿块的表面状况。

5)大小:不能测量边界的片状增厚,应记录其所在区域及大概的范围。可测量的肿物要测量三个最大径,首先测量两个相垂直的最长径,然后再测量其厚度。

6)个数:肿块是单发或多发。如为多发,应明确数目,并分别记录其部位。

7)硬度:以乳腺本体组织的硬度为衡量尺度,以软、韧、硬或囊性描述。

8)活动度:乳腺肿瘤的活动度用于衡量肿瘤与乳腺本身以外组织的关系(如胸肌和皮肤等),用活动、欠活动或固定来描述。

9)被覆皮肤:肿块与皮肤的关系用表面皮肤移动度良好、粘连或固定的术语描述。检查肿物与皮肤是否有轻度粘连,可用拇指和示指相对轻按肿物表面皮肤,如出现酒窝状凹陷则表明已有粘连。

## 二、影像学检查

### (一)乳腺癌 X 线表现

从乳腺癌病理大切片中可发现两种 X 线征象:直接征象和间接征象,X 线直接征象显示肿块的具体形状、明确的边界及其密度和结构等 X 线表现;除肿块外,周围组织受到浸润或由于肿瘤引起某些异常改变,X 线片表现为间接征象,间接征象配合直接征象可以提高诊断准确率。有些间接征象,如恶性钙化灶、淋巴管癌栓可以独立诊断,尤其对早期乳腺癌,可以凭借这些征象做到早期发现。

通过 X 线与乳腺癌病理大切片对照,共发现 8 种直接征象、7 种间接征象,均被病理证实,并从组织学改变得到解释,以下分别对乳腺癌诊断的主要指标和参考征象及对每一种征象的早期诊断价值做出评价。

1.直接征象

由于组织病理学特点不同,所以在形状、结构、密度等形成各自不同的 X 线特征,研究发现,产生不同征象除肿瘤自身的发育和病理性质不同外,也受到肿瘤生长部位和周围环境的影响。直接征象在没有间接征象配合时,诊断正确率差异性很大,但如有间接征象相配合,则诊断正确率会大幅度提高。以其单项诊断的排列次序为:毛刺状肿块、分叶肿块、透亮环肿块、钙化型肿块、模糊肿块、囊壁肿块、花瓣形肿块、圆形肿块。

(1)毛刺状肿块:以肿块为中心,向周围呈放射状分布的条索状致密影。形成毛刺的病理因素不同,加之构成毛刺的组织各异,所以毛刺状肿块的形状也多有不同。

1)癌组织浸润型毛刺:毛刺直接由癌组织向外扩散形成,有根粗尖细的特点,肿块如星状。①毛刺根部[图 1-6(a)]:为癌床带,是癌细胞向外浸润的基础,部分深在肿块内,部分露出肿瘤表面。高倍镜下观察以癌细胞为主,其间合并少量炎性细胞和纤维组织。②毛刺中段[图 1-6(b)]:为炎性细胞渗出带,主要是结缔组织和大量的炎性细胞、淋巴细胞及少量的癌细胞。癌细胞量与肿瘤大小有关,肿块直径在 2cm 以上的癌细胞的数量相对增加。③毛刺尖部[图 1-6(c)]:为纤维组织增生带,此段为毛刺的尖部,主要是纤维组织,少量的炎性细胞和淋巴细胞,癌细胞极少见。

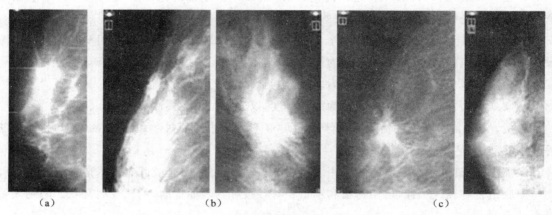

**图 1-6 癌组织浸润型毛刺**

**(a)毛刺根部　(b)毛刺中段　(c)毛刺尖部**

2)淋巴管形毛刺(图 1-7):以肿块为中心,从周围淋巴管向外浸润,形成放射形的细条状致密影,与根粗尖细的浸润型毛刺不同,呈细条状。病理切片可见淋巴管扩张、大量淋巴细胞及癌栓形成。

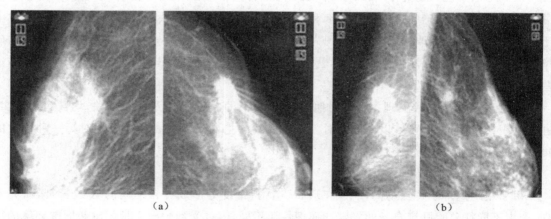

**图 1-7 淋巴管形毛刺**

3)导管形毛刺(图 1-8):因肿块周围相邻的导管受到癌细胞的浸润所致,这种毛刺比其他类型的毛刺粗且长,而且容易合并导管内钙化及大导管相。

4)血管形毛刺(图 1-9):由肿块供血血管、部分新生血管及扩张的毛细血管组成的以肿瘤为中心向周围放射的血管群。

5)悬韧带形毛刺(图 1-10):肿瘤与乳房悬韧带连接或由于癌细胞浸润所致,毛刺短粗,呈牛角状。

X 线显示肿块周围的各型毛刺,不仅可作为良、恶性肿瘤鉴别诊断的重要特征,而且可根据毛刺的性质和长短,确定治疗方案和手术方式。如有条件与远红外线扫描配合检查则可相得益彰,由于恶性肿瘤对远红外扫描敏感的特点,癌灶部位及其周围的血管、淋巴管均可呈现高温图像,所以远红外扫描检查对癌灶浸润范围的判断有一定的宏观指导意义。

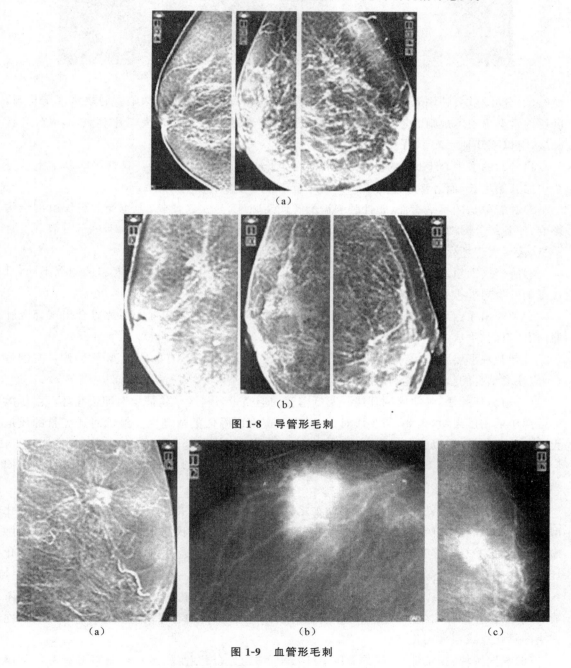

(a)

(b)

图 1-8　导管形毛刺

(a)　　　　　　　　　　(b)　　　　　　　　　　(c)

图 1-9　血管形毛刺

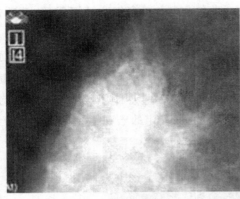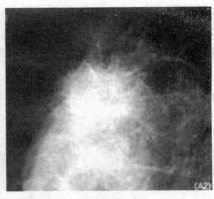

图 1-10　悬韧带形毛刺

（2）分叶肿块：肿块周边凹凸不平，形成深浅不等、形态不规则的沟陷。肿块密度不均匀，肿块内常会出现不规则的透亮区或透明的分隔线。通过 X 线与病理大切片对照，形成分叶状肿块，有以下几种因素。

1）肿瘤的多中心生长：癌瘤与良性肿瘤在生长方式上有很大不同。良性肿瘤基本上从一个中心开始生长，而恶性肿瘤往往从开始时就以多中心发病。

2）肿瘤增长的不平衡性：恶性肿瘤糖酵解代谢旺盛，呈快速增长，但也受到组织解剖结构影响，使各部分的增长发育极不平衡，有些部位癌细胞密集，肿块倍增加快，有些部分表现发育不良，甚至出现坏死，导致周边增长不平衡，形成凹凸不平的沟陷。

3）肿瘤周围组织的影响：恶性肿瘤生长过程中，因周围组织的疏密程度和结构等不同，直接影响肿瘤向外扩张。

4）肿瘤出血、囊样改变：使肿块内形成不规则的透亮区，在做病理大切片时会出现部分肿瘤内有"空洞"形成。

分叶肿块形姿百态，有深沟形、浅沟形、乳头状、不规则形等，有些属良、恶性肿瘤共有的特点，应注意结合间接征象鉴别诊断。

（3）透亮环肿块：肿块周围环绕一圈低密度的透亮带，俗称"晕轮征象"，即透亮环。由于大部分属于低密度组织，因此，与肿块对比，形成一道密度降低的透亮带。触诊时透亮带的质地大致与肿瘤相似，所以临床触及肿块体积均大于 X 线片所见，其比例在 2∶1 或 3∶1 之间。

透亮环的形状和大小很不一致，环内肿块的形状有毛刺形、模糊肿块、圆形、分叶状等不同类型，但均具相同的诊断价值。

（4）钙化型肿块：乳腺肿瘤容易合并钙化，可以根据钙化的类型鉴别肿瘤性质。恶性钙化型肿块有小叉状、小杆状（针尖样）、泥沙样［图 1-11(a)］及团簇状钙化灶［图 1-11(b)］，良性肿瘤钙化［图 1-11(c)］多为圆点状、圆圈形、斑片状及团球形等。通过病理大切片分析，恶性钙化灶散布在导管和腺泡等实质内，良性钙化以间质居多。

（5）模糊肿块（图 1-12）：X 线平片中肿块处密度增高，如棉花状、雪花状。边缘一般模糊不清、不规则。弥散性增生者病变区阴影可趋向融合，失去正常的乳腺结构。有时还可见到散在细小的钙化点或粗大钙化点。

（6）囊壁肿块：据统计，切除的囊肿有 10%～15% 为合并肿瘤，肿块向囊壁外生长。从肿块形状大致可以判断肿瘤的性质,圆形、半圆形、乳头状多倾向良性肿瘤,毛刺状和分叶状则多为恶性。从病理大切片观察,形成囊壁肿瘤的原因:一种是在囊腔形成以后,由囊壁向外突出生长形成肿块;另一种是在肿瘤生长中形成囊肿,囊腔小而不规则,容易多发。

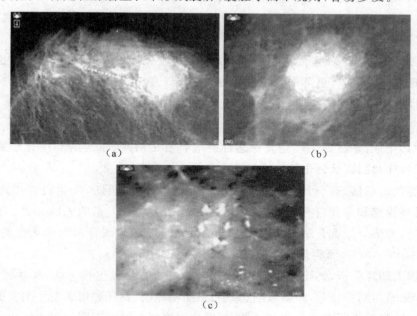

**图 1-11 钙化型肿块**
**(a)泥沙样钙化型肿块 (b)团簇状钙化型肿块 (c)良性肿瘤钙化型肿块**

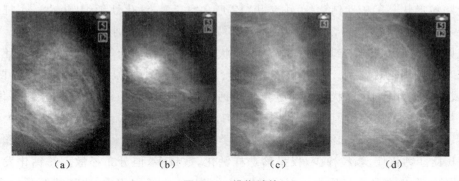

**图 1-12 模糊肿块**

(7)花瓣形肿块:肿瘤外形像花瓣样规则地生长,边缘光滑,多为良性肿瘤的特征,亦有恶性的可能,尤其是在肿块周围出现异常血管、钙化灶时。巨大肿块应引起注意。病理切片证实的恶性花瓣亦应引起注意。病理切片证实的恶性瓣形肿瘤分为两类:原发恶性或良性肿瘤病变,如乳头状癌等。但单纯性花瓣形肿块临床诊断恶性比较困难,需通过病理证实,花瓣形肿块合并钙化或其他间接征象时,说明癌变的可能性增加。

(8)圆形肿块:圆形和椭圆形肿块是良性肿瘤特征,如果合并恶性钙化灶等间接征象时,其结果可能完全相反。另外,微小的圆形肿块(直径 0.5～1.0cm)或巨大圆形肿瘤(直径 5cm 以上),恶性比例加大。从病理大切片分析,腺癌、黏液癌、乳头状瘤及肉瘤等,最初多呈圆形生长,当肿块直径达到 2cm 以上时,开始出现毛刺等改变。研究还发现,老年妇女的恶性肿瘤生长缓慢,而且以圆形肿块居多。

2.间接征象

乳腺癌 X 线间接征象中,共有 7 种片象通过病理大切片得到证实,并具有诊断价值,形成间接征象,有些是由于瘤体周围组织被浸润继而成,有些由于肿瘤发生时引起乳腺代谢障碍及生理功能异常所致。

研究乳腺癌 X 线间接征象,一方面可以配合直接征象做出准确诊断,另一方面,有些在肿瘤形成前出现的间接征象,更可作为早期诊断的指标。通过 X 线与病理大切片对照研究,几乎大部分恶性肿瘤兼有间接征象,在 7 种间接征象中,有些可作为单项诊断,有些只能作为辅助诊断。

(1)恶性钙化灶:恶性钙化灶是乳腺恶性肿瘤特有的表现,常见的类型有小叉状、小杆状(针尖样)、泥沙样及团簇状钙化灶。

肿瘤细胞代谢旺盛,有氧代谢和无氧糖酵解比正常细胞活跃,生化过程中产生出 $CO_2$、$H_2O$,很容易在腺泡和导管内有钙盐沉积,因为肿瘤细胞内有丰富的钙磷元素。在 X 线片上显示的钙化灶,大部分是重叠聚集的钙化团。对照统计研究 X 线显示出钙化灶仅为实际病灶钙化颗粒的 $30\%\sim40\%$,而病理切片的显示率也只有 $60\%\sim80\%$。

通过病理大切片分析,钙化与肿瘤的组织类型有关,容易发生钙化的,如导管癌、粉刺癌、单纯癌、大汗腺癌与髓样癌等,而黏液癌、腺癌、早期髓样癌、良性肿瘤恶变等则较少合并钙化。由于钙化灶对乳腺癌诊断有较高的特异性,所以应严格区分两种不同性质的钙化灶,其主要区别如下。

钙化颗粒形状。①恶性钙化灶:小叉状"Y"形和"U"形;钙化灶纤细、短小。小杆状:形如折断的针头,平均长度为 $1\sim2mm$。泥沙样:颗粒细微,呈均匀的小点状,密集成堆。团簇状:形状不规则,球形钙斑混合有其他小叉状、小杆状和泥沙样钙化灶等。②良性钙化灶:绝大部分都可以与恶性钙化灶鉴别。圆点状或圆圈形、长条状、双轨样、片状、团球形等属良性钙化灶,少量或散在泥沙样、珍珠状钙化灶应与恶性钙化灶相鉴别。③钙化密度:恶性钙化灶密度偏低而且均匀;良性钙化灶密度偏高且不太均匀。④钙化数量:a.恶性钙化灶,分为两类,一类数量多、密集、难于计算,如泥沙样钙化;另一类颗粒少,数颗或十几颗,如小叉状和小杆状钙化等。b.良性钙化灶,颗粒稀少,仅呈珍珠样钙化,数量多,但分布松散。⑤钙化发生部位:a.恶性钙化灶,发生在乳腺实质内。泥沙样钙化灶发生在小叶腺胞内,小杆状钙化灶多发生在导管内,小叉状发生在末支小导管内。b.良性钙化灶,多发生在纤维组织、脂肪、血管、大汗腺、皮肤等乳腺间质,乳腺实质内较少出现。

(2)大导管相:大导管相是指导管扩张,X 线显示管径大于 0.5cm。乳腺正常导管一般 X 线下不显示。导管上皮增生成复层,管腔堵塞,形成柱状,可在脂肪型乳腺被显示,但形成大导管相者不多见。导致大导管相主要有两种病因,即炎症和癌症。由慢性炎症所引起的导管扩张,多发生在乳晕处主导管。癌症引起的大导管相有两种,即导管原发癌所致的导管扩张和癌浸润导管形成"癌桥"而在 X 线上所见的大导管相。

(3)漏斗征:乳头陷入乳晕内形成外宽内窄三角形的致密影,形似"漏斗",故以此命名。与病理大切片对照,乳晕内胶原质、炎性细胞及淋巴细胞增多。

X 线乳腺良、恶性肿瘤鉴别特征如下。

1)恶性漏斗征:乳头和乳晕变形明显,组织破坏形成边界不整的三角形致密影,乳晕附近皮肤增厚,出现橘皮样改变。恶性漏斗征常合并大导管、钙化灶、淋巴管癌栓、毛刺及肿块等。

2)慢性炎性漏斗征:边界清楚,光滑,合并其他间接征象较少,多合并有先天性或持续性乳头内陷病史。另外,炎性漏斗征病情发展缓慢。

(4)异常血管:肿瘤和瘤体周围的变异血管。这种血管外形比较特殊,迂曲扩张,密集形成网状分布或沿肿块周围呈放射状或排笔状密集排列。癌症发生以后,癌细胞产生促血管生长因子,毛细血管丛生,伴肿瘤生长、扩张,构成一种特殊的血管类型。病理大切片中发现多为两种因素所致:一种是直接从肿瘤向外生长,血管密集,可能合并有血管内癌栓,构成血管形毛刺;另一种是肿块附近血管,呈向心性集中,使血管失去正常走向。

通过异常血管,可以帮助鉴别肿块的性质。乳腺癌 X 线显示的异常血管有放射状、排笔状、毛刺状等。但是否由于恶性导致血管异常所致还应该与肝病和心脏病血管曲张进行鉴别。

异常血管可作为鉴别肿块良、恶性质的重要指征,尤其是圆形和花瓣形肿块,若其周围出现大量的异常血管,即可作为确认的重要参考。

(5)厚皮征:乳房皮肤异常增厚,超出正常皮肤组织厚度,其中部分是由于乳腺癌浸润引起的 X 线间接征象。通过病理切片发现,大部分厚皮征是由于淋巴管回流障碍,基底层细胞增生,大量的炎性细胞渗出,胶原质堆积,导致皮肤增厚。恶性厚皮征的内皮层,常会看到很多淋巴管的阴影,形似毛刺样。另外,可能合并钙化灶等其他间接征象。良性厚皮征大部分由于炎症和瘢痕所引起,表面光滑,边界清楚,可与恶性厚皮征鉴别。

(6)乳房悬韧带增生——牛角征:乳房悬韧带(Cooper 韧带)增生、扭曲并向上翻起,形状如"牛角",故以此命名。此征为乳腺癌 X 线间接征象。其病理大切片的组织结构与乳腺癌浸润形毛刺相似,即癌床、炎性细胞渗出、纤维组织增生 3 种结构。

正常乳房悬韧带不显影或呈细锯齿状,但某些良性肿瘤亦可引起牛角状增生,所以应注意鉴别。乳腺癌引起的牛角征比较致密,容易合并钙化等间接征象,而良性肿瘤牛角征不合并其他间接征象。

(7)淋巴管癌栓——塔尖征:癌细胞沿淋巴管扩散形成癌栓,淋巴管扩张在肿块周围产生细条状的致密影,此征若发生在乳腺顶尖部的粗大淋巴管时,会形成笔直的杆状致密影,形似"塔尖"而得名,此征对判断肿瘤性质和有无淋巴转移有重要的参考价值。

X 线与病理大切片对照,淋巴管极度扩张,管内有成堆的癌细胞及炎性细胞。淋巴管是癌细胞扩散的途径之一,以淋巴管作导向,可发现潜在病灶和转移的淋巴结。

乳腺 X 线摄片是早期检出乳腺癌最有效的手段。但在 X 线片上由于腺体组织的重叠会影响到病变的检出与诊断。数字乳腺断层摄影(DBT)是一项新的数字乳腺摄影方法,是一系列从不同角度拍摄所获得的低剂量 X 线图像经重建后合成的断层图像。这项技术在获得的三维图像基础上,克服了传统乳腺摄影需要压迫乳腺所带来的不适以及重叠组织所隐藏的癌灶。DBT 可以降低复检率,增加活体组织检查患者的选择性,提高癌灶的检出率,有效降低由于组织重叠而造成的误诊,减少患者因"假阳性"病变所带来的不必要的焦虑。尽管 DBT 也存在一定的局限性,但研究表明,这项技术拥有很大的潜能,其价值也会得到更广泛的认同。

### (二)乳腺癌的彩超检查

**1.乳腺癌超声检查的常见表现**

(1)肿块形态:乳腺恶性肿块形态多不规则,常为虫蚀样或蟹足样向周围呈浸润性生长,占70%。

(2)肿块边界:多数乳腺恶性肿块边界不清晰。

(3)肿块边缘:肿块周边厚薄不均的强回声晕环为恶性肿瘤的特征性表现,占23.3%。据有关文献报道,不规则强回声晕环在病理上与癌组织浸润及周围纤维组织反应性增生有关,而肿瘤周边无恶性晕环者则多与淋巴细胞浸润有关。

(4)肿块纵横比:恶性肿瘤纵径多数大于横径,高回声或低回声。

(5)肿块内部回声:多数乳腺恶性肿块内部回声为弱回声或低回声。

(6)病灶后方回声:恶性肿瘤后方回声可增强、无变化或衰减,其中后方回声衰减为恶性肿瘤特征之一,增强占13.3%;无变化占46.7%;衰减占40.0%。部分病例侧壁可见声影。

(7)微小钙化灶:细砂粒样钙化灶为乳腺癌特征之一,占16.7%。乳腺恶性肿瘤的微小钙化灶属于营养不良性钙化灶,是恶性肿瘤组织变性坏死和钙盐沉积所致。粗大钙化灶则多见于良性肿瘤。

(8)彩色多普勒表现:多数乳腺恶性肿瘤内部和(或)周边可探及丰富血流信号。阻力指数多数大于0.7(图1-13),占83.3%,穿入型血流为乳腺癌表现之一(图1-14),肿瘤内血流的分布及肿瘤滋养血管的内径多不规则,肿块大小、分化程度及患者年龄对血流丰富程度有显著影响,其中以肿块大小对血流丰富程序影响最大,患者年龄对血流丰富程度影响最小,肿瘤越大,血流越丰富;组织分级越高,血流越丰富;年龄越大,血流越不丰富。

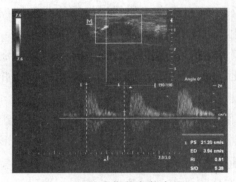

图1-13 阻力指数多数大于0.7

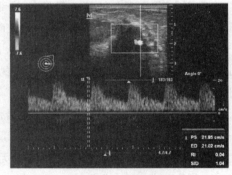

图1-14 穿入型血流

(9)淋巴结转移:晚期病例于腋窝、锁骨上扫查发现肿大淋巴结,占40%,表现为腋窝圆形或椭圆形低回声结节,髓质偏心或消失,大多数淋巴结血流丰富(图1-15)。

**2.乳腺癌声像图表现的共性**

乳腺癌的病理类型较多,病理组织特点和声像图表现也有一定差异,超声对乳腺癌做出确切的病理分型尚有一定的困难,但肿块的声像图表现与病理结构密切相关,大多数乳腺癌的声像图表现有一定的共同性,了解乳腺癌声像图的这些特征,大多可做出正确诊断。

(1)肿块的形态与体积:直径2cm以上的肿块,其形态多不规则,表面凹凸不平,无包膜,断面呈蟹足状或分叶状改变;直径1cm以下的肿块,形态常较规则,定性有一定困难;部分肿块的纵径（厚度）大于横径（宽度），即纵横比（L/T）＞1 对直径在 1cm 左右小肿块乳腺癌的鉴别上有一定的参考价值。

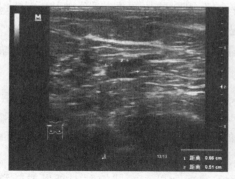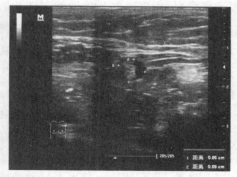

**图 1-15 腋窝转移淋巴结**

（2）回声：癌瘤后方回声减低或消失，部分癌瘤后方回声呈衰减暗区。

（3）彩色多普勒血流显像示：癌瘤内血流信号增多，并有新生血管及动静脉瘘形成，典型者呈高速高阻型频谱，峰值流速 PSV＞20cm/s，RI≥0.70。

（4）钙化灶：肿块内的沙粒样钙化灶是乳腺癌的一个特征性表现，随着高分辨率超声的发展，使得一些微小结构能够清晰显示，在低回声的乳腺癌肿块中超声能探及微小钙化点，较钼靶 X 线检查更敏感，在高频声像图上，钙化通常可分为以下三种类型。

1）微钙化：直径 1mm 以下的针尖样强回声点，后方无声影。

2）粗钙化：直径 1mm 以上的强回声点，后方伴声影。

3）弧形钙化：肿块表面或内部的弧形或环状强回声，后方伴声影，乳腺癌的钙化灶较有特征性，偶见于纤维腺瘤和囊性增生性肿块，典型的乳腺癌钙化灶呈簇状分布，数目较多且相对集中，直径多小于 1mm（图 1-16）。

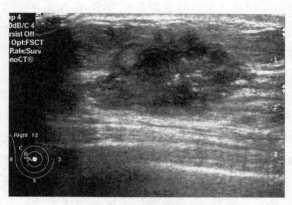

**图 1-16 弧形钙化**

（5）边缘特征和恶性晕：乳腺癌生长方式为向四周各个方向浸润发展，肿块表面多凹凸不平，呈蟹足状、锯齿状或小分叶改变，乳腺癌块无真正的包膜，部分肿块周边显示强回声带，表现为肿块前、侧壁不规则，厚薄不均的强回声带包绕，厚度 1～3mm，即"恶性晕"征，肿块边缘"恶性晕"征是乳腺癌肿块的超声特征之一。

（6）浸润表现：肿块的范围未超出腺体层时，皮下脂肪层、乳房后间隙和肌层的层次清楚，结构完整,侵及皮肤时出现皮肤增厚、回声增强;侵及皮下脂肪层时,表现为肿块突入皮下脂肪层内,多数边缘不规则,部分出现皮下脂肪层增厚、水肿;侵及乳房后间隙时,出现间隙变薄或消失;侵及肌层时,出现肌筋膜连续性破坏和肌层的不规则肿块浸润;部分肿块后方明显的回声衰减而难以判断乳腺后间隙和肌层受浸润情况。

肿块边界不清,形态不规则,内部回声不均匀,可见簇状强回声,肿块表面局部皮肤增厚,回声增强,乳腺后间隙消失。

3.乳腺癌转移的声像表现

(1)淋巴结转移:最早、最常见表现为乳腺的前哨淋巴结及腋窝淋巴结肿大,甚至大于原发灶,宽长比趋近于1,肿大的淋巴结近球形,髓质的强回声消失,整个淋巴结内部呈低回声,内部和周边可出现丰富的血流信号。

(2)远处转移:70%的乳腺癌患者经过治疗最后发展为局部区域的肿瘤复发或转移,乳腺癌远处转移主要发生在肺、骨、肝和脑(超声检查不作为肺转移、骨转移和脑转移的常规检查),超声可以发现腹部、盆腔等处是否有转移。

1)肝转移:转移到肺内的癌可以通过肺静脉进入体循环,之后可经肝血管进入肝,当出现肝的转移后,声像图上可以见到肝内一个和(或)数个圆形低回声区,直径在2~3cm,边界欠清,其中心部回声增强,形成"牛眼征"或"假肾"等典型的肝内继发病变的特征。

2)远处淋巴结转移:可有腹腔及双侧颈部等多处淋巴结转移,数量较多时可融合成结节状。

3)盆腔转移:表现为子宫两侧附件区的不规则实质性肿块及盆腔淋巴结肿大等。

4)胸水及腹水:乳腺癌肺转移、胸膜转移、腹腔和盆腔转移后期均可能出现胸水或腹水。

4.不同类型乳腺癌的声像表现

(1)导管原位癌:导管原位癌的发病率较低,临床多无可扪及的肿块,通常在乳腺X线检查下发现异常或因其他病变做活体组织检查时偶然发现,声像图不能否定肿块的可疑患者,可行超声导向下穿刺活体组织检查或超声定位后手术切除获取病理依据,典型的导管内癌表现为肿块位于扩张的导管内或扩张的囊腔内,呈沙粒状弱回声凸起物,形态不规则,基底部较宽,其内可见血流信号,频谱可为高速高阻型。

(2)浸润性导管癌:浸润性导管癌为乳腺癌中最常见的一种,病理表现为癌细胞突破管壁基底膜,典型浸润性导管癌可见弥漫散在、条索状或腺管状生长的癌细胞,但癌细胞较浸润性小叶癌为大,且多形,半数以上病例可坏死,60%病例可见大小不等的钙化灶。浸润性导管癌肿块超声几乎都表现为低回声,大多不均匀,有些肿块回声太低似无回声暗区,部分肿块后方回声衰减,致肿块后结构因衰减显示不清,肿块大小不等,边界清楚或不清楚,形态大多不规则,分叶状、蟹足状、海星征或毛刺状等,部分肿块边缘可见强回声晕包绕,肿块边界回声较具有特征性,部分肿块纵径大于横径,部分肿块内可见沙粒样点状强回声,低回声肿块内有此征象应高度警惕恶性肿块。部分肿块的血流信号较丰富,肿块内部或边缘可见滋养血管,流速加快,色彩明亮,血管频谱显示呈高速高阻型,无论肿块大小,均可出现腋窝淋巴结转移。腋窝淋巴结转移可以发生于小肿块的乳腺癌患者,甚至是原位癌患者,大多数转移性淋巴结表现为体积增大,内部回声减弱,髓质强回声消失,血流信号丰富。

（3）髓样癌：髓样癌体积一般较大，平均直径约 2.5cm，呈圆球形、分叶状或结节状，膨胀性生长，边界较清楚。肿瘤断面呈灰白实性或类似鱼肉状，质地不均匀，可见小灶性坏死和出血，部分体积较大的肿瘤可存在不同程度的囊性变。超声表现为肿物直径较大，常达 4～6cm，圆球形，边缘比较光滑，无包膜，内部呈等回声或部分无回声区，有时内部亦可见散在不均的光点伴无回声区，后方回声一般不减弱，若后方回声衰减，则恶性程度高。

（4）黏液癌：黏液癌肿瘤体积大小不等，肿瘤境界多清楚，质地较软，断面根据黏液含量的多少可以呈略带光泽的灰白色到含有纤维间隔的胶冻状，触之有声，超声表现为低回声肿块，有包膜，边界清楚，形态规则，内部回声均匀，声像图酷似纤维腺瘤。

（5）浸润性小叶癌：浸润性小叶癌的大体改变多种多样，可形成局限界清肿块，也可弥散性累及全乳腺或者类似于乳腺腺病。超声表现多为低回声肿块，部分肿块回声极低，似无回声，边界清或不清，形态多不规则，呈蟹足状向周围组织浸润，部分乳腺后间隙可受浸润而消失，肿块后方回声可衰减或无明显变化。

（6）湿疹样乳腺癌：湿疹样乳腺癌虽然表现在乳头，但几乎所有病例都伴有导管原位癌或浸润性导管癌，乳头出现糜烂、溃疡或结痂，晚期可有乳晕及周围皮肤小范围受累。部分患者可表现为乳头内陷，肉眼可见改变。超声检查时除全面检查乳房各个象限有无肿块外，通常肿块位于乳头和乳晕深面，体积较小，在检查时还应仔细观察中央区结构。

（7）炎性乳腺癌：炎性乳腺癌患者的临床表现类似于乳腺炎，出现皮肤红肿，皮色变红且色质不均，皮温升高，受累皮肤范围可以很广泛，形态不规则。超声表现为皮肤增厚，皮下层增厚且出现线状液性暗区，腺体层一般无明显的肿块图像，表现为结构明显紊乱，回声减弱，边界不清，解剖层次不清，血流信号增多，出现高速高阻型的动脉频谱，大多伴有腋窝淋巴结肿大，化学治疗后某些炎性乳腺癌声像图上可出现局限性低回声肿块，边界不清，后方回声衰减。

（8）多中心癌：在同侧乳腺组织中存在 2 个或 2 个以上互不相连、间距超过 2cm 的癌灶，主副癌灶约 70% 位于 2 个不同的象限内，位于同一象限或 3 个以上象限者少见。主癌改变同前述各种类型乳腺癌，副癌灶往往不形成明显的肿块而不易被发现，而是通过系统取材发现。超声检查有助于发现多种中心癌，检查时发现同侧乳腺有 2 个或 2 个以上乳腺肿块，通常为实性低回声，其声像图表现根据不同病理类型有所不同，最常见的病理类型是浸润性导管癌，肿块大多有恶性肿瘤的共同特征，如不均匀低回声，后方回声衰减，边界不清楚，无包膜，部分伴沙粒样钙化灶，伴腋窝淋巴结肿大等。

（9）双侧乳腺癌：包括双侧乳腺均为原发性癌和一侧乳腺癌转移至对侧乳腺的乳腺癌，一般所谓的双侧乳腺癌是指双侧原发性乳腺癌，双侧原发性乳腺癌又可分为同时发生和先后发生两类，其大体改变按具体类型而定。超声表现为双侧均发现典型的乳腺癌声像图。

（10）妊娠期或哺乳期乳腺癌：发生于妊娠期或哺乳期的乳腺癌由于内分泌变化，可使其生长迅速，恶性程度高，由于该时期的乳房肥大及积乳等，增加了诊断的难度。超声图像与乳腺癌声像图无差异，无特异性。

### （三）CT 检查

CT 检查是先进影像学技术之一（图 1-17），1977 年有学者首次报道应用 CT 检查乳腺疾病，CT 对乳腺局部解剖结构能提供详细资料，尤其是造影剂强化后扫描使致密性乳腺癌的检出率高于钼靶摄影,增强 CT 能显示癌肿血供分布特征,提供增强峰值、灌注量、组织动脉增强比,明确显示乳腺癌显著增高的相关参数和微血管密度检测(MVD)的密切相关性,能正确评价腋窝淋巴结转移和引流的情况,观察癌肿侵犯胸壁、肺和纵隔的情况。有文献报道,CT 诊断乳腺癌的准确率高达 97%,乳腺癌的 CT 表现为圆形、卵圆形软组织块影,形态不规则,多数为实质性不均匀高密度,因为毛糙不齐的毛刺样改变,呈浸润性生长,癌肿局部皮肤增厚,皮下脂肪层消失。乳腺癌血供丰富,增强扫描病灶明显强化,CT 值成倍增加,为诊断乳腺癌的重要标准之一。CT 能较好地评价腋下、胸骨周围淋巴结的情况,对乳腺炎症、囊肿以及假体植入术后的并发症等不适合做钼靶摄影或钼靶诊断困难者都可以进行 CT 检查,帮助诊断。

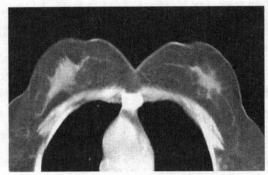
正常乳腺CT图像

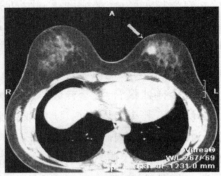
乳腺癌CT图像

**图 1-17 乳腺 CT 扫描**

1.CT 检查的优点

乳腺 CT 检查具有下列优点。

(1)CT 图像的密度分辨率显著高于各种 X 线摄片,有助于显示组织的细微结构,可从任意角度显示肿瘤的形态、边界、周围组织及其血供特点,有利于检出致密型乳腺中的病灶。

(2)测定病灶的 CT 值,有利于区分囊性、实性肿物,有利于确定肿块有无坏死液化、有无钙化。

(3)增强 CT 检查,可使病灶显示更清楚,病灶强化程度及强化特征有助于区别良性和恶性病灶,正常乳腺腺体组织 CT 值为 31～50Hu,增强后腺体组织 CT 值升高在 10Hu 以内,良性肿块 CT 值升高较正常腺体组织 CT 值明显,恶性组织的 CT 值升高更明显。乳腺癌的增强CT 表现:圆形或卵圆形软组织块影,多数为实质性,不均匀高密度,周边为粗糙不齐的毛刺样改变,癌肿局部皮肤增厚,皮下脂肪层消失;血供丰富,增强 CT 检查显示肿块多有明显强化,表现为"快进快出"型曲线,CT 值常增加 50Hu,有学者认为增强后 CT 值较平扫 CT 值升高达一倍以上者,除血管瘤外均为恶性。

(4)CT 图像上的乳腺组织与病灶等无前、后、左、右的重叠,有利于病灶的定位,乳腺后的脂肪间隙显示清楚,有利于判断病变是否累及乳腺后间隙和胸壁。

(5)CT 乳腺扫描可同时观察内乳淋巴结及腋窝淋巴结有无肿大等征象,但乳腺癌的淋巴结转移情况术前较难估计,CT 未发现肿大淋巴结并不能排除肿瘤早期转移。

2.CT 检查的缺点

CT 由于部分容积效应的影响,对微小钙化这一重要征象的显示不如钼靶,鉴别囊实性病变的准确率不及 B 超，检查费用高，造影剂有不良反应等，所以目前仍不作为乳腺疾病的常规检查手段。

### （四）MRI 检查

越来越多的研究说明 MRI 是乳腺影像学综合诊断的必要手段之一，可以显著提高早期乳腺癌和多源性乳腺癌的检出率。检查方法采用俯卧位双乳垂于洞穴内的相控阵表面线圈，使图像的信噪比处于较高的水平，通过脂肪抑制技术获得 $T_2WI$ 图像，用扰相梯度回波序列（FLASH 3D）获得动态增强图像同时进行数字减影，采用对比剂 GdGDTPA 增强，乳腺癌在注射对比剂后 2 分钟内信号高度迅速增高并达高峰，局灶性强化率达 85%～90%，弥散性强化率达 10%～15%。行最大信号强度投影法（MIP）重建，对乳腺恶性病变显示率为 100%，对浸润性导管癌的敏感性为 86%～100%，癌肿边缘呈不完整的星芒状或锯齿状，长毛刺状伸入脂肪间以及癌肿向乳房后浸润（图 1-18）。

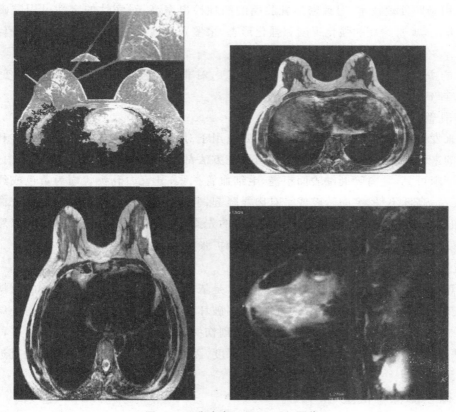

**图 1-18　乳腺癌 MRI，$T_1$、$T_2$ 图像**

动态增强磁共振检查（DEC-GMRI）可以反映肿瘤的微循环，对血管参数可进行定量、半定量分析，对肿瘤的解剖结构有良好的空间分辨力，对淋巴结转移的评价也优于传统的组织学方法。缺点为检查程序复杂、费时，价格昂贵，成像质量受呼吸影响较大，对肿瘤内钙化灶显示欠佳，不能作为独立的诊断方法。DCEG-MRI 对乳腺癌高度敏感，故更易发现早期乳腺癌，但特异性较差，常常带来较高的假阳性率，为乳腺癌的诊断带来一些困难。目前 DCEG-MRI 主要应用于以下类型的诊断：①无法通过 X 线和超声检查进行确诊或较难确诊者。②腋窝淋巴结肿大者用于检测和排除隐性乳腺癌的检查。③乳腺癌术前用于确定分期或在执行保乳术前检测出多病灶者的诊察。④有假体植入而不能得到清晰的超声图像者。⑤施行新辅助化学治疗和解救治疗后对乳腺癌病灶的疗效评价和阶段性复检。⑥携带有基因缺陷的乳腺癌高危发病人群的检查。

磁共振波谱分析(MRS)是检测活体内代谢和生化信息的无创性技术,磁共振成像系统与波谱分析软件已进入了临床应用阶段,使乳腺疾病的诊断有了新的进展。MRS 与 MRI 原理基本相似,主要在于对数据的处理显示方式不同,MRS 是利用磁共振化学位移的微小变化来采集信息进行特定化合物(主要为胆碱的含量及形态的变化)分析,研究发现 MRS 能显示肿瘤与正常组织之间代谢的不同,较小的组织体积就能产生明确的波谱信息,因此 MRS 在诊断乳腺疾病中具有潜在独特的应用价值。

MRI 的优点是对软组织病变的分辨力超过 CT,适合于乳腺的检查,含脂肪多的乳腺,MRI 可使用脂肪处理技术,对致密型乳腺癌的病灶检出率高,对病灶的定性可用顺磁性造影剂增强的办法,观察病灶的强化程度和强化形态,来鉴别良性或恶性,亦可观察病灶有无坏死、囊变。

MRI 的主要缺点是观察钙化的情况不如 CT,对非典型强化表现的良、恶性病变的 MRI 诊断较困难,费用较高。

### (五)乳管内镜检查

近年来发展起来的乳管内镜诊断法,主要应用于对乳管内微小病变性质的确定和明确血性分泌物的来源,在这两个方面起到了任何检查方法都无可替代的作用,正常乳管内壁光滑,毛细血管清晰可见,乳窦管周围表面粗糙,毛细血管扩张,乳管内乳头状瘤为黄色或红色的肿物,光面光滑,高低不平,突向管腔或呈息肉样隆起;乳腺癌为沿乳管纵行伸展,呈灰白色不规则隆起,瘤体扁平,有时可见桥式结构,质脆,癌的先露部有轻度充血,内镜发现乳腺癌的先露可有出血变化。乳窦管边缘易出血,可能为乳管扩张症。

### (六)近红外线扫描

红外热像图是以功能学为主的影像学技术,是依据人体辐射的红外线设计的数据分析成像系统,它简便、客观、无损伤、不接触人体,在不破坏客观热环境的基础上测定病变局部的温度变化。红外线扫描乳腺疾病,具有无辐射、无创伤并可多次检查的特点,适用于各种乳腺疾病普查,缺点为不能完全明确肿瘤位置、大小、深度,因此不能作为独立的诊断方法且近年来已逐渐被淘汰。

### (七)微创影像学检查

近年来,对缺乏影像特征的微小病灶开展了影像引导下的微创穿刺活检技术,主要包括如下几项。

(1)超声引导细针活体组织检查、髓芯活体组织检查、真空吸引辅助活体组织检查等,尤其真空吸引活体组织检查病理诊断准确率达 100%。

(2)三维超声多普勒与造影剂能改善超声成像,造影剂微气泡的特殊作用能更好地发现病灶,结合谐波强力多普勒、脉冲反转多普勒等成像技术,能更多获得肿瘤血管生成信息,对鉴别良性、恶性肿瘤有潜在的临床价值。

（3）MRI 和 CT 引导穿刺活体组织检查对隐性或小病灶,在超声和钼靶摄影不能定性时采用。两者相比 MRI 更适合乳腺的检查。

（4）X 线立体定位乳腺内肿块活体组织检查是创伤最小、准确度最高的诊断方法。

（5）动脉数字减影血管造影（DSA）能显示乳腺癌内的新生血管、动静脉瘘和供血动脉,可以发现局部淋巴结转移,对乳腺癌的诊断和鉴别诊断有很大价值。

### （八）PET-CT

PET-CT 的应用较闪烁扫描有较大的提高,可发现较小肿瘤的存在,其临床价值与 MRI 相似,但其检查费用昂贵,难以普及。

### （九）单光子发射计算机断层显像

近年来,随着显像技术以及新型显像剂的开发,单光子发射计算机断层显像（SPECT）得到了快速的发展,临床应用在逐步推广。SPECT 肿瘤阳性显像剂主要有 $^{99m}$Tc-GMIBI、$^{99m}$Tc（V）GDMSA、$^{99m}$Tc-tetrofosmin、$^{99m}$Tc-GMDP,多与肿瘤局部的一些生理生化信息有关,机制均不十分明确,但具有一定的临床应用价值,适用于其他常规诊断手段难以鉴别的良、恶性乳腺肿块的定性分析及腋窝等淋巴结转移情况的判断。乳腺激素受体 SPECT 显像是一种特殊技术,Bennink 利用 I 标记的雌二醇衍生物（ZGMIVE）进行雌激素受体 SPECT 显像,共报道 22 例,SPECT 断层显像的敏感性为 100%,平面显像的敏感性为 94%,而且与术后免疫组化检测有很好的相关性（$r=0.72, P<0.01$）,表皮生长因子受体基因家族（EGFR,HER-2）是乳腺癌常见突变表达基因,具有重要的预后意义。通过同位素标记的 EGFR 单克隆抗体进行 SPECT 显像,可以无创性检测表皮生长因子受体的表达。

### （十）PEM 钼靶

PEM 是将两个相对放置的平面 Y 探测器（多由锗酸铋晶体构成,空间分辨率达 2.8mm）整合到传统的 X 线钼靶机上,同时提供组织的密度信息和代谢信息,即可显示微钙化的病灶,亦可显示异常增高的代谢灶,可更准确地判断乳腺癌的有无。目前 PEM 主要处于研究阶段,尚未正式应用于临床,将 PEM 安装于立体定位活体组织检查台上可指导乳腺病灶的准确活体组织检查,模型试验已初步证实了其可行性。

PEM 对乳腺癌探测的应用价值还有待于进一步的临床研究。

## 三、导管内镜检查

### （一）技术与方法

#### 1.仪器介绍

乳管内视镜分为硬管镜和纤维乳管内视镜,硬管镜是采用光学镜片采集,获得的图像较为清晰,但是内径较粗,插入后在乳管内不能屈曲,不容易看到末梢导管微小病变,患者相对痛苦,临床使用受限制,纤维乳管内视镜通过光导纤维采集图像,是一种半软内视镜,有利于检查操作。

乳管内视镜主要由冷光源、影像监视器、影像记录器、光导纤维以及 Bowmann 泪囊探针组成。

**2.检查方法**

根据乳管内视镜光纤外径的不同以及扩张乳管方法的不同,乳管内视镜操作分为注水法和注气法两种,操作时注入的水和空气要适量,过量会使乳管破裂或皮下气肿,由于乳管内视镜是一种半软管,检查时动作应轻柔,以防折断光纤,观察乳管内腔时要避免镜头接触管腔壁,损伤镜头。

**3.维护与保洁**

乳管内视镜是一种新型微型内镜,其维护主要是对镜头的维护,镜头端一般用蒸馏水清洗,定期用 α 糜蛋白酶浸洗,另外,乳管内视镜用 75％ 的酒精浸泡消毒较好,其他消毒方法容易损坏镜头。

**4.并发症**

(1)乳管破裂:乳管破裂与操作粗暴、乳管腔内压力过大有关,临床表现为破裂导管处出现皮下气肿,有握雪感,乳管内视下乳腺导管腔消失,呈现黄色脂肪组织,此种情况出现时,无须特别处理,预防方法是操作轻柔,注水时压力不要过大。

(2)局部感染:常由于乳管内视镜检查后当晚淋浴造成,表现为乳头部及检查导管相应部位出现组织炎症。可用抗生素控制感染,预防措施是当晚禁浴。

**(二)正常乳管的内镜表现**

乳腺一般由 15～20 个腺叶组成,各自汇集成一条大的乳管,开口于乳头,并以乳头为中心呈放射状汇合,所以乳头上乳孔数目可以比腺叶数目少。乳管内视镜下,正常乳管管壁呈乳白色或淡红粉色,毛细血管清晰,弹性好,从主乳管远端开始逐级分支,乳管末端为一盲端,呈泡状结构。

**(三)病理性乳管的内镜表现**

**1.乳管扩张**

在乳汁样、水样以及部分浆液性溢液的病例中,很大部分属于单纯乳管扩张,多为乳腺腺病或纤维囊性腺病所致,有的病例乳管扩张明显,从主乳管开始成囊状扩张,向下分级可见管开口成筛孔样,管壁多光滑,可见两分支形成"嵴",有白色絮状物。多可观察到 4～6 级导管以及末梢导管,此类病变多为乳腺纤维囊性腺病所致,B 超下可观察到扩张的乳管及囊肿。

**2.乳管炎症**

乳管炎症根据乳管内视镜下有无出血分为一般乳管炎症和出血性乳管炎症。

(1)一般炎症:乳管周围炎症能看到大乳管的扩张和主乳管周围炎症,乳管内腔表面发红、粗糙,管腔内有较多白色絮状渗出物和纤维性架桥结构,但没有明显的新生物,乳管炎症多为非细菌性炎症,一部分为浆细胞性乳腺炎,经乳管冲洗少部分可以治愈,但乳管炎症的原因不明。

(2)出血性炎症:乳管内腔可以看到多发出血点或片状出血斑,部分可见絮状物,乳管无明显僵硬,管壁或光滑或粗糙,病理可见导管扩张,导管壁多发溃疡伴出血,此类病例应排除末梢乳管的恶性病变。

**3.乳管内隆起性病变**

乳管内乳头状瘤、乳头状瘤病、导管原位癌(DCIS)以及浸润癌在乳管内视镜下均表现为乳管内新生物,故统称为乳管内隆起性病变,为便于对乳管内隆起性病变的良、恶性进行鉴别,依据乳管内隆起性病变的数目、分布、管腔阻塞和出血等情况,将乳管内隆起性病变分为以下4种类型。

ⅠA型(单一局限):只有1个局限的球形、半球形桑葚样界限清楚的隆起性病变,常为黄色、灰白色或紫色等,其末梢导管正常。

ⅠB型(单一闭塞):有1个局限的球形、半球形或桑葚样界限清楚的隆起性病变,常为黄色、白色或紫色等,病变使乳管闭塞,远端末梢乳管的情况不清楚,但病变近端的乳管未见异常。

Ⅱ型(多发结节):乳管内有2个或2个以上的球形、半球形界限清楚的隆起性病变,常为黄色、灰白色或紫色等,可伴病变周围点状出血。

Ⅲ型(管壁粗糙):隆起较平坦,主要表现为管壁粗糙,并有点状出血。

由于乳管内视镜有一定的放大作用,可以较清楚地观察到微小的病变。提出乳管内隆起性病变的概念是为了使使人们更加注重导管内微小病变,尤其重视2级以下导管多发性、小的隆起性病变及末梢导管多发性出血,有利于提高0期乳腺癌和癌前病变的检出率,在防治乳腺癌方面具有积极的意义。

## 四、病理诊断

### (一)细胞学检查

细胞学检查因其简便、快速、安全、准确而被广泛应用于乳腺疾病的诊断中,是乳腺X线摄片、临床检查及术中冰冻很有用的辅助手段。常用方法有以下几种。

**1.乳头溢液脱落细胞学检查**

乳头溢液是乳腺疾病较为常见并可早期出现的症状,通过对溢液进行细胞学检查可对乳腺癌做出早期诊断。早在1914年,Nathan就应用乳头溢液脱落细胞学检查方法诊断乳腺癌。导管内乳头状瘤、乳头状癌、某些乳腺增生症及少数乳腺癌等患者可出现乳头溢液,将溢出液体制成涂片,观察其中脱落细胞,对乳腺疾病做出诊断。

(1)该方法的优点:①方法简便,患者无痛苦。②具有一定的准确性,准确率可达70%。

(2)该方法的局限性:①乳头溢液中的脱落细胞常常变性及皱缩,使诊断更加困难,易出现假阳性及假阴性。②与针吸细胞学检查比较阳性率较低,文献报道为40%～70%。

**2.针吸细胞学检查**

针吸细胞学检查(NAC)又称细针针吸细胞学检查(FNAC),所用针头为细针,针头外径0.7～0.9mm,其横截面积较常规活体组织检查用穿刺针小15～20倍,该法的基本原理是利用癌细胞黏着力降低的特性,用细针负压将其吸出,制成涂片以进行诊断。该法是诊断乳腺肿块技术中较新的一种,发展较快,应用最为广泛,适用于以下几种情况。

(1)凡可触及的乳腺肿块均可针吸,对于良性肿块,如乳腺增生症、纤维腺瘤等,可做出倾向性诊断,以便判定治疗方案。对于乳腺癌,针吸细胞学检查找到确定的癌细胞后可做根治术,免去肿块活体组织检查及术中冷冻,为及时治疗赢得时间。

（2）临床检查或乳腺摄片怀疑为恶性而针吸细胞学检查为良性者或针吸细胞学怀疑为癌者，可行手术活体组织检查或术中冷冻以明确诊断。

（3）针吸吸出的细胞，可进行免疫组化染色以了解激素受体、癌胚抗原及癌基因产物表达情况，并可进行术前术后的动态观察，尤其是对不能手术患者或转移癌灶更为适宜。

3.细胞学印片

对手术切除的新鲜组织进行印片，与冷冻切片相结合可提高手术冷冻切片诊断的准确率。该方法作为冷冻切片的重要辅助诊断手术，具有以下优点。

（1）细胞结构清晰，冷冻切片因组织不能固定，因而易受低温及切片机械挤压而导致细胞形态出现人为变化，造成细胞细微结构不清楚，给诊断带来一定困难。而在细胞学印片上，细胞结构清楚，易判断细胞是否有异型性，有助于区别良、恶性肿瘤。

（2）对硬癌、乳腺恶性淋巴瘤的诊断印片颇有价值，因硬癌富含胶原纤维，细胞少难以制片，同时切片上细胞受挤压后结构非常模糊，与硬化性腺病很难区别，而印片上可观察到细胞有无异型以判断其性质。

（3）具有快速（5～10min）及实用的特点，尤其适合于基层医院。

（4）可大面积、多区域同时进行印片，以弥补冷冻切片取材局限的不足。虽然印片细胞结构清楚，但由于看不到组织结构，因此单靠印片诊断有时很困难，故只能作为冷冻切片的一个补充方法。

### （二）快速冷冻切片检查

乳腺疾病在临床上常常表现为乳腺肿块，肿块的性质直接关系到治疗方案的选择，因此外科医师常常需要手术中做冷冻切片以明确诊断，以便选择进一步手术治疗的方案。乳腺疾病的冷冻切片以其快速（通常半小时之内可做出诊断）、准确而备受外科手术医师的青睐，已成为手术中常规的快速诊断方法。

乳腺疾病冷冻切片的准确率高达98.6%～99.1%，但仍有假阳性、假阴性及不能确认的病例，表明该方法有其局限性。此外，特别是在既无肿块又无明显肉眼观病变，仅因影像学诊断为原位癌者，因标本代表性小而导致阳性率很低。

对送检乳腺肿块做"书页状"切开，进行认真细致的观察并选择最可疑病变区做切片是做出正确冷冻切片诊断的前提与基础。有经验的病理科医师对纤维腺瘤仅凭肉眼检查几乎均可做出正确诊断，对乳腺癌肉眼诊断的准确率亦可达80%以上。

### （三）乳腺疾病活体组织检查诊断

乳腺疾病活体组织检查有四种，切取活体组织检查、粗针穿刺活体组织检查、吸取活体组织检查和切除活体组织检查，最常用的活体组织检查方法是切除活体组织检查。

1.切取活体组织检查（EP）

切取部分肿瘤组织进行病理检查，适用于肿块过大，不能完整切除或已与皮肤粘连者。

2.粗针穿刺活体组织检查（CNB）

用粗针（针头外径2～3mm）穿刺肿块，吸出少量组织进行检查，粗针穿刺活体组织检查又被称为微小创伤的乳腺活体组织检查术（MIBB）。近年来，应用此法取代术中冷冻切片者，已经成为可疑乳腺肿物活体组织检查的"金标准",是最常用的活体组织检查方法。

常采用 14G 空心针进行直视触诊下穿刺活体组织检查。一次性 14G 全自动活体组织检查枪,射程 22mm,取材 15～20mm。穿刺前先确定肿块的大小、部位及位置深度,患者取仰卧位,患侧上肢上举,选择穿刺点。穿刺时确定击发进针长度及安全范围,激发活体组织检查枪后迅速拔针。尽可能保证每针在肿物内不同的穿刺路径取材,一般每一病灶取 3～5 条组织。穿刺结束后,胸带加压包扎。所取组织条放入装有 10% 福尔马林固定液的小瓶中,常规病理检查。这种方法对于体积较小,且位置深的肿块有时会出现假阴性和病理的低估而误诊,失败的原因不仅与术者穿刺例数不多、经验不足有关,而且客观上存在穿刺失败的可能,这是直视触诊下的主要弊端。可以看出,假阴性率与肿块体积大小有关。

操作要点及注意事项:根据不同的手术方式(如乳腺癌改良根治术、保乳术等),穿刺点的选择也不同,所以穿刺前,先初步制定手术方案。很多文献研究也认为有针道种植的可能。因此,行保乳术者应该将针眼及针道切除。肿块越小、位置越深,穿刺失败率越高。穿刺方向一般与胸壁平行或稍向下,尽可能不要枪头朝向体表。过度向下,可能出现穿入胸腔造成不良后果和伤及胸肌筋膜产生疼痛,朝向体表穿刺,不能穿刺到肿物核心部位。穿刺时前 1～3 枪很重要,之后因穿刺出现血肿而影响肿块真实位置或边界,影响准确性。

直视触诊下和钼靶或超声引导下 MIBB 的对比:乳腺肿物 MIBB 活体组织检查分为直视触诊下和钼靶或超声引导下两种。钼靶或超声引导下 MIBB 活体组织检查,可以对直径≤0.5cm 和不能触及肿块进行穿刺,且对 0.5cm≤直径≤2.0cm 肿块理论上比直视触诊下穿刺的准确率高。但是,钼靶或超声引导下的 MIBB 活体组织检查,要求操作者有较强的超声操作基础和空间识别能力,操作中双手配合,才能准确、安全地击中目标。相比而言,直视触诊下穿刺具有更加简单、方便、快捷、价廉的优点,但熟练掌握徒手穿刺这门技术及其经验是前提。乳腺肿块 MIBB 活体组织检查是一种敏感性高和特异性很强的乳腺病变诊断方法,可以较好地确定良性、恶性肿瘤,为制定手术方案提供依据,替代术中快速活体组织检查,缩短手术时间,提高手术质量,并且可以根据免疫组化结果进一步指导临床治疗。

3.吸取活体组织检查

自肿块边缘吸取小块肿瘤组织进行病理检查,用于肿瘤已破溃者。

4.切除活体组织检查

将肿瘤及周围部分乳腺组织一并完整切除,进行病理检查。如为良性病变,肿块切除已达治疗目的;若为恶性,可再行根治手术。

### (四)探查活体组织检查

探查活体组织检查(定位活体组织检查)可发现微小及早期病变。利用乳腺 X 线摄片、超声、CT 或进行三维空间定位的双平面乳腺 X 线摄片技术对早期微小病变或隐性病变进行精确定位,可大大增加隐性病变或微小病变的检出率。对乳腺 X 线摄片中发现的成簇的微小钙化灶、可疑肿块、乳腺组织致密或结构扭曲区域,病理证实为导管内癌者为 20%～50%。

### (五)麦默通真空辅助旋切活体组织检查

麦默通真空辅助乳腺微创旋切系统于 1994 年由美国 Drs.Burbakn,Parker 及 Fogarty 研制成功并应用于临床。它由旋切刀与真空抽吸泵两大装置组成,是在超声立体定位引导下,通过负压抽吸乳腺病灶,然后进行旋转切割以获得乳腺病灶的组织学标本,再由特殊运送装置通过内套针的运动将切取的标本组织运出体外,可进行重复切割,使一次穿刺能切取多个标本。目前主要用于乳腺肿块的活体组织检查及良性肿瘤的微创治疗。在诊断方面,可以准确定位并切取足够量的组织进行病理检查,大大提高了早期乳腺癌的检出率和准确率。在治疗方面,能够切除临床无法触及或手术难以切除的乳腺异常区域,不但外部瘢痕小并且内部瘢痕也小,对乳房的美观无明显影响。

术后残留的原因可能为判断肿瘤是否完全切除,主要依赖超声检查。对于形状不规则、边界不清的肿瘤以及术中出血、切割后局部结构的改变等均会影响超声分辨,从而导致肿瘤残留。另一方面,手术时尽管超声提示肿块完全切除,但尚有极小的残留组织,超声无法观察到,但在随访过程中发现残留组织再生、增大,最终形成复发。

麦默通在良性较小肿瘤的切除和恶性肿瘤的活体组织检查方面的价值已得到肯定,但对于恶性肿瘤的切除效果无论是在国内还是国外都缺乏较大样本量分析研究。国内外很多专家认为对于乳腺恶性病灶,麦默通仅仅用于诊断而不能用于治疗。乳腺癌保乳术从 Fisher 提出一直发展到今天,其理论一直在深化,对该手术的理解在不断加深,国内有学者认为,乳腺癌保乳术根本目的在于最大限度地保留正常的乳腺组织,术后辅以局部放射治疗。麦默通旋切完全有可能达到要求。但是也存在一些问题,例如有无针道转移可能、能否存在肿瘤局部残留、麦默通旋切系统应用于恶性肿瘤的根治性切除是否合适,至今没有达成共识。

### (六)乳腺切除标本的病理检查

#### 1.乳腺标本的检查

乳腺切除标本的检查对了解病变范围及进行最终临床病理分期起决定性作用,标本应及时、充分固定,仔细观察、记录、画图,必要时可进行照相。

(1)首先确定是哪种手术方式切除的标本,带有胸肌及腋窝组织者为根治乳腺标本;无胸肌而仅带有腋窝组织者为乳腺改良根治术标本;无胸肌及腋窝组织者为乳腺单纯切除标本。其次根据胸肌、腋窝组织及病理申请单注明的肿块所在象限位置决定左侧或右侧或肿块位置。最后,测量标本三维长度(长×宽×厚)及测量皮肤二维长度(长×宽),单位统一为厘米(cm)。

(2)观察乳腺皮肤颜色,有无水肿、橘皮样、丹毒样表现(观察时较困难)以及有无卫星状结节、凹陷、溃疡及手术瘢痕等。

(3)检查乳头有无凹陷、固定、糜烂,挤压有无分泌物溢出(仅限于新鲜标本),并注意分泌物性状。

(4)触摸乳腺外上、外下、内上、内下各象限和乳晕区有无肿块或囊肿及其形状、大小、硬度,与皮肤和深部组织有无粘连。

#### 2.腋窝淋巴结的检查及取材

腋窝淋巴结有 16～30 个,有时会更多,取下所触到的全部淋巴结,过淋巴结门横向切开,分组标记,全部取材,制片。淋巴结的分组,必须由外科医师事先做好标记。一般以胸小肌为界(无胸肌时无法分组),分为以下三组:①腋下(胸小肌外侧)组:在胸小肌外侧,包括乳腺外侧组、中央组、肩胛下组、腋静脉淋巴结以及胸大肌与胸小肌之间的 Rotter 淋巴结。②腋中(胸小肌后)组:位于胸小肌后面上下缘之间的腋静脉淋巴结。③腋上(锁骨下)组:位于胸小肌上缘以上的锁骨下静脉淋巴结。

3.标本切面观察

首先通过乳头和肿块中心切开标本,然后向两旁按其平行方向每隔 0.5～1.0cm,做"书页状"切开检查。

(1)肿瘤与乳管及乳窦部的关系:是否侵犯乳头。

(2)肿瘤大小、数目及切面性状:测量肿瘤三维空间的最大径(长×宽×厚)。观察边界是否清楚,颜色,质地,有无囊腔及出血、坏死,挤压病灶有无粉刺样物溢出,是否侵犯皮肤及胸肌,病变是单发还是多灶性(一个以上癌灶存在于不同象限内或同一象限内有互不相连的癌灶相距 3cm 以上)。

(3)癌旁病变及并发病变:观察肿块旁组织有无大小不等的囊腔,粉红或半透明细小颗粒状物及弥漫或局限性的灰白色质韧区。

### (七)全乳腺标本连续大块切片技术

全乳腺新鲜标本,沿乳头与肿瘤中心连线切开标本,并每隔 0.5cm 向两侧连续行片状切开,依次编号。本法优点是检查仔细、全面,尤其适用于研究乳腺癌的多中心性起源问题及观察癌旁病变情况。但由于费时、费力、切片较厚,故不能常规应用。

### (八)血清肿瘤标志物检查

1.CEA

CEA 是位于细胞表面的一种酸性糖蛋白,1965 年由 Gole 和 Freeman 在人胚胎组织中发现基因编码于 19 号染色体上,应用于乳腺癌已近 30 年。早期认为是结肠癌的标志物(60%～90%),但以后发现胃癌及乳腺癌(60%)等多数腺癌也有较高表达。CEA 水平可反映乳腺癌的进展程度。Ⅰ、Ⅱ期乳腺癌阳性率为 13%～24%,而Ⅲ、Ⅳ期乳腺癌阳性率则为 40%～73%,有转移的患者尤其是有骨转移的乳腺癌,CEA 明显升高。CEA 在术后转移患者的阳性率为 45%,且 CEA 在乳腺癌患者术后合并肝转移的特异性高达 76.7%,因此其临床价值重新体现,尤其是在乳腺癌术后患者出现肝转移中显得更有意义,可以预测患者术后出现肝转移的可能性。有研究认为,CEA 水平还可反映治疗效果。因其灵敏性和特异性不高,不适宜用于筛选和诊断。

2.TPA(组织多肽抗原)

1957 年由 Bjorklund 从癌组织中发现,是位于人细胞角蛋白 18 片段上的 18 螺旋区,所含有的抗原决定簇 M3 能特异性地反映上皮源型肿瘤增殖的活跃程度,引起血清 TPS 浓度上升的肿瘤可来源于乳腺、胰腺等。它是肿瘤细胞增殖活性的特异性标志物,反映上皮源型新生物增殖的活跃程度。TPA 水平可反映细胞的增殖活性,乳腺癌 TPA 的灵敏性在Ⅰ、Ⅱ期为 0～57%,Ⅲ、Ⅳ期为 35%～82%,与病程进展呈正相关。TPA 与 CA15-3 联合应用对监测乳腺癌的病程有一定的价值。

3.CA15-3

乳腺细胞上表面糖蛋白的变异体,即糖链抗原,并由癌细胞释放在血液循环中的多上皮黏蛋白,存在于多种腺癌中。CA15-3 是一种大分子黏液性糖蛋白,主要存在于乳腺上皮管腔面细胞膜上,当细胞恶变时,血清水平明显升高,是目前应用最普遍的对乳腺癌较为特异的一项肿瘤标志物，其阳性率为 22.5％～40.2％。乳腺癌患者Ⅰ、Ⅱ期阳性率为 0～36％，Ⅲ、Ⅳ期阳性率为 29％～92％，对乳腺癌特异性为 85％～100％。其血清水平与乳腺癌的进展呈正相关，与治疗效果呈负相关，可作为监测指标，因其灵敏性及特异性相对较高，有取代 CEA 的趋势。40％～50％的乳腺癌患者的 CA15-3 明显升高，并且其含量的变化与治疗效果密切相关，是诊断乳腺癌和监测术后转移、观察疗效的最佳指标。CA15-3 动态测定有助于Ⅱ期和Ⅲ期乳腺癌患者术后转移的早期发现，当 CA15-3 大于 100U/mL 时，可认为有转移性病变。

CA15-3 在有转移或复发的患者中，其阳性率可高达 79％。由于 CA15-3 对乳腺癌具有明显的特异性，有报道称，CA15-3 的含量升高可比影像学检查确定复发转移早数月。CA15-3 在术后转移患者的阳性率为 61.7％。其次发现血清 CA15-3 水平的变化与乳腺癌病情变化相平行，是复发和转移的重要信号，而且这种信号的提示要比临床症状的出现以及影像学证据（彩超、X 线或 CT）等检出复发和转移的时间早 3～4 个月。有报道指出，CA15-3 水平超过 30U/mL、40U/mL 和 50U/mL 时，判断乳腺癌患者存在术后局部区域复发或远处转移，其敏感性均超过 90％，特异性分别为 95％、99％和 100％，正确判断率分别达到 56％、83％和 100％。另外，CA15-3 水平异常的乳腺癌患者发生转移的时间要比 CA15-3 正常的患者早许多。据研究，乳腺癌患者血清 CA15-3 水平变化与其局部淋巴结及远处转移情况之间存在改变的一致性，尤其是有远处转移灶者，其 CA15-3 表达水平及阳性率均显著增加。由于 CA15-3 不受妊娠和性周期影响而变动，因在其他脏器阳性率低，故对乳腺癌的特异性较高。所以，CA15-3 具有对乳腺癌术后转移监视的作用。

4.CA$_{125}$

1984 年美国学者 Bast 发现，CA$_{125}$是一种卵巢癌相关抗原，卵巢癌阳性率高达 97.1％，良性卵巢肿瘤阳性率为 23.1％。随着研究深入，发现它也存在乳腺癌细胞中，能释放入血并可在外周血液中检测到。有文献报道，CA$_{125}$在伴有淋巴结转移的乳腺癌患者中，血清 CA$_{125}$的阳性率可达到 44.6％。由于 CA$_{125}$在肝炎、妊娠及某些妇科炎症也可以导致含量升高，因此 CA$_{125}$存在一定的假阳性，需与其他肿瘤标志物联合检测。CA$_{124}$单独不能用于早期诊断和反映病程，但与 CA15-3 联合或再加上 CEA 显著提高灵敏性，但特异性下降，三者均阳性者可视为晚期乳腺癌，对选择必要的辅助治疗有应用价值。

5.CA$_{549}$

一种酸性糖蛋白，1987 年发现对乳腺癌Ⅰ、Ⅱ期阳性率为 0～13％，Ⅲ、Ⅳ期阳性率为 50％，术后复发患者阳性率为 47.2％～88％。与 CA15-3 一样，CA$_{549}$可反映乳腺癌的进展，对监测治疗有一定应用价值。

6.MCA

在临床早期乳腺癌阳性率 0～20％，晚期阳性率 35％～67％，在接受治疗的患者中，MCA阳性率可很好地反映肿瘤进展及治疗效果。

## （九）乳腺癌组织肿瘤标志物检查

目前，已被美国肿瘤学会（ASCO）批准应用的乳腺癌标志物包括以下几种。

1.激素受体类

(1)乳腺癌患者激素受体（HR）：可提供有价值的预后预测信息，目前已应用于临床的激素受体类标志物包括雌激素受体(ER)、孕激素受体(PR)、人表皮生长因子受体-2(HER-2)。

(2)21基因:有学者采用美国乳腺与肠道外科辅助治疗研究组(NSABP)B-14试验研究中的患者组织蜡块标本,应用RT-PCR技术从用4%甲醛固定和石蜡包埋的肿瘤中提取出RNA并即时进行逆转录聚合酶链反应,选出了21个经他莫昔芬治疗后的淋巴结阴性、ER阳性乳腺癌患者远期复发相关的基因。这21个基因包括16个肿瘤相关基因及5个参考基因。其中肿瘤相关基因包括:增殖相关基因(Ki-67、STK15、Survivin、CyclinB1、MY-BL$_2$);侵袭相关基因(Stromelysin3、Cathepsin L2);HER-2相关基因(GRB7、HER-2);激素相关基因(ER、PR、Bcl-2、SCUBE2);GSTM1;BAG1;CD68。5个参考基因为Beta-actin、GAPDH、RPLPO、GUS、TFRC。21基因检测的RS分级可作为ER阳性乳腺癌患者复发预测的量化指标,在判断辅助化学治疗的临床获益程度方面也较传统方法更具优势。激素依赖性乳腺癌中,50%属于低RS。按照上述研究结果,化学治疗对至少50%患者无益。21基因检测结果回答了化学治疗对何类激素依赖性患者(包括淋巴结阳性和阴性)有益。通过RS分级,研究者可以将低复发风险者从传统的所谓标准治疗中解放出来,从而避免过度治疗。同时,人们也可以凭借这项技术挑选出对辅助化学治疗高度敏感的患者,从而更有效地评估新化学治疗方案或新治疗策略。使用21基因检测技术可筛选出更能获益于标准化学治疗的患者,避免过度治疗,节约社会资源。

(3)70基因:尽管针对乳腺癌的有效辅助化学治疗方案已经确定,但对于ER阳性、腋窝淋巴结阴性及HER-2阴性患者的个体化化学治疗方案有待商榷。70基因与预测预后相关,指在55岁的T$_1$或T$_2$期淋巴结转移阴性、无远处转移的乳腺癌患者中,通过比较5年内发生远处转移和未发生远处转移患者基因表达的差异,筛选出70个目标基因。这70个目标基因主要与细胞增殖相关。此外还包括与侵袭转移血管新生等相关的基因,结果说明Mamma Print有强大的预后预测效力。

**2.具有潜在应用价值的肿瘤标志物**

(1)人乳腺珠蛋白(hMAM):是从乳腺癌细胞中克隆出的一种分泌性差异表达蛋白,仅在乳腺组织中表达,其表达与癌细胞分化无关。hMAM表达在肺癌、前列腺癌、结肠癌以及卵巢癌等呈阴性,仅在子宫颈癌中有少数阳性反应。hMAM的组织特异性表达以及分泌性蛋白的特点使其在乳腺癌临床诊断上具有潜在的应用价值。目前hMAM主要应用于乳腺癌微转移的检测。运用RT-PCR技术对乳腺癌转移淋巴结样本进行hMAM的表达分析,结果显示所有样本均有hMAM的表达,而hMAM在正常淋巴结和其他组织来源的转移淋巴结中不表达。应用免疫组织化学染色方法同时检测分化好、分化中等、分化差的转移性导管癌及隐匿性乳腺癌,发现均有hMAM的表达,hMAM mRNA过表达与低肿瘤分级、ER阳性表达和绝经状态相关,与较长时间无复发生存率有关。hMAM作为一种敏感且特异的乳腺癌标志物,也是原发乳腺癌及乳腺癌转移的重要诊断工具,有望在未来制备出针对hMAM的肿瘤疫苗,以提高乳腺癌的治愈率。

(2)TOP2A:是编码人类拓扑异构酶Ⅱ同工酶的基因。因其可能预测蒽环类化学治疗药物的化学治疗效果,故近几年受到关注。拓扑异构酶是ATP依赖的对细胞起关键作用的水解酶和合成酶。HER-2和TOP2A基因在基因座位上紧邻,其扩增对蒽环类药物反应性均有一定预测作用。乳腺癌细胞的体外研究提示，HER-2可能并不能直接预测蒽环类药物的反应性，HER-2和蒽环类药物效能的关系可能依赖于TOP2A的同时扩增，并且HER-2激活可以直接增加TOP2A的活性。有研究发现，TOP2A是蒽环类药物的作用靶点，TOP2A基因扩增或缺失与蒽环类药物的反应性有显著相关性，其表达缺失常引起对蒽环类药物耐药，而过表达则对蒽环类药物敏感。应用QT-PCR、FISH、DNA微阵列及免疫组化检测乳腺癌患者TOP2A的表达，结果显示TOP2A的表达与乳腺癌分子表型及浸润性有关。

（3）趋化因子受体4（CXCR4）：是一个编码352个氨基酸且高度保守的G蛋白耦联七次跨膜受体。目前认为基质衍生因子（sDF21），亦称CXCL12，是该受体的唯一配体。CXCR4在免疫细胞、脑、心脏、肾、肝、肺和脾等细胞和组织均有表达，通过与其配体基质细胞衍生因子-1a（SDF-1a）的相互作用和HIV感染、炎症反应、血管形成、银屑病、强直性脊柱炎、白血病等密切相关。近年来研究发现，CXCL12和SDF-a构成的生物学轴可能在包括乳腺癌在内的多种实体瘤的发生、进展、转移中具有重要作用，并且与患者的预后相关。CXCR4在肿瘤细胞不同区域的表达也具有不同的意义。CXCR4表达阳性与患者淋巴结、远处转移相关；高表达CXCR4的乳腺癌患者预后较差。CXCR4胞核表达阳性率在正常组织、原位导管癌及侵袭性癌分别为20%、43%、67%，而CXCR4胞质表达阳性率在原位导管癌为67%（是正常组织的2倍），由此表明，CXCR4胞质表达阳性可能与乳腺癌进展相关。另有证据表明，CXCR4与血管新生过程密切相关。总之，CXCR4对肿瘤发生和发展产生了重要的影响。但是，CXCR4在肿瘤中作用的相关传导通路和调节机制还未完全明确，有待进一步研究。开发稳定有效且不良反应较小的CXCR4拮抗药物将成为肿瘤基因治疗研究的新热点，从而为肿瘤治疗开辟新的道路。

**3.基础研究中新发现的标志物**

ZNF703是5年来发现的唯一的乳腺癌基因。ZNF703是一个新的雌激素受体阳性乳腺癌驱动基因。研究人员用微阵列芯片技术，同时对大量的细胞组织样本测试，通过乳腺癌肿瘤细胞与正常健康细胞基因活性的对比，发现ZNF703，它在雌激素受体阳性的乳腺癌中极其活跃。测试ZNF703基因活性有助于判断癌症患者肿瘤发展情况，据此可设计针对性的治疗方案。而这一发现如经更大规模的研究获得证实，将为开发出新的以ZNF703基因为标靶的癌症治疗手段铺平道路。

## 五、鉴别诊断

乳腺的非瘤性病变常须与乳腺癌鉴别，主要有以下几种。

### （一）乳腺炎症性疾病

急性炎症易与炎性乳腺癌相混淆，而慢性乳腺炎症所形成的肿物也容易误诊为乳腺癌。急性乳腺炎常常发生于中青年妊娠或哺乳期妇女，起病急，病程短，伴高热，乳腺局部出现红、肿、热、痛，压迫则疼痛加剧，炎症发展可形成乳腺脓肿、乳腺表面波动感，继之出现皮肤坏死、破溃、溢脓，伴有病变同侧腋窝淋巴结肿大、疼痛，血常规检查显示为白细胞增高。经抗感染治疗，及时切开引流乳腺脓肿则可以完全治愈。慢性乳腺炎常由于急性乳腺炎治疗不及时或治疗不彻底转化而来,在原病变区域形成肿物或硬结、脓肿。此时乳腺肿物表现为弥散性肿块,界限不清,可有皮肤粘连、腋窝淋巴结肿大,部分病例可伴有乳头乳汁样溢液,临床上很难与乳腺癌鉴别。常需通过细针穿刺抽取脓汁或针吸细胞学检查进行确诊,对于细胞学不能确诊者必须进行肿物活检。

### （二）乳腺结核

乳腺结核为乳腺特殊性炎症,因感染结核菌引起,中青年女性发病率最高,病程长,乳腺肿块增长缓慢,在生长过程中,肿物中央组织可出现坏死,并向皮肤破溃形成窦道,有干酪样坏死组织溢出,乳头可见脓性溢液,常伴腋窝淋巴结肿大。针吸细胞学即可明确诊断,涂片显示为团状上皮细胞及散在郎格汉斯细胞和淋巴细胞,典型病例做抗酸染色可找到结核杆菌;组织学检查则可见典型结核结节。治疗宜病灶切除、乳腺区段切除或全乳腺切除,同时进行抗结核治疗。

### （三）乳腺脂肪坏死

多因乳腺受外伤撞击、手术及乳腺穿刺后导致局部脂肪组织坏死、纤维组织增生、局部钙化而形成的小结节。多发于老年妇女,以较大或下垂、体型肥胖、皮下脂肪丰厚者为多见。病变常位于乳房浅表脂肪层,初期为皮下瘀血、皮肤发红,而后局部变硬,为边界不清的小结节,肿块无痛、无增长、无转移,位置表浅,质硬,与表面粘连而致皮肤凹陷。临床常须手术活检方能明确诊断。

### （四）乳腺积乳囊肿

多发生于妊娠哺乳期妇女,由于各种原因造成的输乳管的断裂、管腔狭窄、导管阻塞或哺乳时乳汁未吸尽造成乳汁流出不畅或完全滞积而形成积乳囊肿。临床表现为乳腺肿块,单侧发病,肿块孤立单发,多为椭圆形,表面光滑,界限清楚。妊娠期、哺乳期者多伴有乳腺炎症、红肿热痛,严重者发展成乳腺脓肿;对于分娩后未哺乳者,常表现为逐渐增大的乳腺肿块,病程可达数年,伴有乳头白色或乳黄色乳样溢液。B超检查见乳腺实质内孤立、界限清楚或伴炎症时边缘粗糙的囊性占位。细针穿刺抽吸出乳样液体即可确诊。哺乳期积乳囊肿常结合抗感染治疗,促进乳汁排出后治愈,必要时在完全回乳后手术切除。非哺乳期乳腺囊肿宜手术切除或切开引流。

### （五）乳腺增生症

乳腺增生症是最常见于妇女的慢性乳腺良性增生性疾病,与内分泌功能紊乱有关。正常情况下,乳腺组织随卵巢功能周期性活动而有周期性变化,即乳腺组织随体内雌、孕激素水平协调的周期性变化,发生周而复始的增生与复旧。如雌激素水平正常或过高而孕酮分泌过少或二者之间不协调,可引起乳腺组织复旧不完全,组织结构发生紊乱,乳腺导管上皮和纤维组织不同程度的增生或末梢腺管或滤泡形成囊肿。在病理组织形态学上表现为乳腺基质纤维增生、腺体增生、上皮化生、上皮增生和囊肿形成。临床上表现为单纯乳腺增生症、乳腺囊性增生症和乳腺腺病。乳腺增生症亦称乳痛症,多发生在年轻女性,一般于月经来潮前1周左右出现逐渐加重的乳腺疼痛,伴有胀感,有时为刺痛或隐痛,常向肩部放散,严重时随乳腺活动或上肢活动而疼痛加剧,可因此限制患者的上肢活动。可为单侧发病,也可双侧同时受累,往往两侧疼痛程度不完全一样。检查时可见两侧乳腺肿胀而有弹性,有触痛,皮温略高。乳腺内可视弥散性增厚的腺体,呈片状或细颗粒结节状,无明确肿块,增厚的腺体与周围组织分界不明显。超声检查探不到具体实性肿物。乳腺囊性增生时乳腺内可触及多个大小不等的囊性结节,大者肉眼可见,直径可达数厘米,往往好发于 40 岁左右妇女。超声检查即可明确乳腺内囊性肿物。细针穿刺可抽吸出淡黄色液体或棕褐色血性液体。一般认为囊性乳腺增生症为病理性增生期,而乳腺腺病则为单纯乳腺增生症和囊性增生症的中间阶段。病理上乳腺腺病为乳腺小叶、末梢导管与纤维结缔组织不同程度的增生。临床上年轻妇女多见,高发年龄介于乳痛症和囊性乳腺增生症之间,30～40 岁。触诊可触及乳腺局限性肿块,界限尚清,质地硬韧如橡皮,大多位于乳腺外上象限,亦可两侧乳腺同时受累。此时须与乳腺癌进行鉴别诊断,乳腺癌质地较硬,一般无压痛,发病年龄较增生性乳腺腺病平均大 10 岁。临床不能鉴别时须依靠病理才能明确诊断。单纯乳腺增生症多数可以自愈或妊娠哺乳后症状消失或绝经后自愈,仅少数须对症处理。乳腺腺病经手术切除或乳腺区段切除活检明确诊断后无需治疗,伴乳腺疼痛者可采取对症处理。乳腺囊性增生症则须手术切除治疗。乳腺增生性疾病与乳腺癌的关系历来争论不一,认为乳腺小叶增生是由于内分泌不平衡所致的生理性改变,囊性乳腺增生症的恶变率为 2%～4%。乳腺增生症有上皮高度增生或不典型增生时与乳腺癌的发病有关,绝大多数乳腺增生症并不是乳腺癌前病变。

### (六)男性乳腺增生症

正常男性在发育期或老年男性或男性慢性肝炎、肝硬化患者,体内内源性雌激素升高或灭活减少,常可引起男性乳腺发育,临床上表现为乳腺肥大,可触及不规则肿块,形似正常女性乳腺。B 超检查可见均质乳腺组织,无具体肿块即可确诊。男性乳腺发育、肥大,长期不消退者可行单纯乳腺切除术。

### (七)乳房湿疹与湿疹样乳腺癌

湿疹样乳腺癌即乳腺 Paget 病,主要发病部位在乳头和乳晕。发病率占乳腺癌的 0.7%～3%。临床表现为乳头乳晕区瘙痒或烧灼感,乳头溢液,乳头及其周围皮肤瘙痒、粗糙,局部糜烂、增厚、结痂、脱屑,伴红肿灼痛,如湿疹样改变,于乳头任何部位呈裂隙状,可见红色肉芽组织。经过对症治疗可以暂时痂下愈合,但往往多次复发。乳晕下可触及肿块或伴乳头内陷,腋窝淋巴结肿大。有人认为癌细胞可缓慢沿导管上皮层扩展至乳头、乳晕和乳晕外皮肤,以后进一步发展。细胞学涂片或病理检查可确诊。治疗宜行单纯乳腺切除加腋窝淋巴结清扫术。

乳房湿疹与乳腺 Paget 病的鉴别主要是乳房湿疹一般乳头不会变形或破坏,常双乳发生,即使较长时间后,乳头下方也不会扪及肿块,乳头无缺损。

### (八)乳腺纤维腺瘤

乳腺纤维腺瘤是青年女性常见肿瘤,最常见发病年龄为 18～30 岁,多为自我检查时发现乳腺无痛性肿块。临床上常表现为单侧或双侧乳腺实质内单发孤立或多发散在或多发融合成团的肿物,圆形、椭圆形或分叶状,边界清楚,表面光滑,质地韧,活动度较大。临床上通过触诊往往即可诊断,极少数诊断困难者通过 X 线或 B 超检查亦可诊断。手术切除治疗为唯一的治疗方法。建议诊断后在较早期进行手术切除,以免延误治疗致使肿瘤增大后再手术影响术后乳腺外形美观。对于临床诊断倾向于乳腺纤维腺瘤尚需与乳腺癌进行鉴别的乳腺肿块,不能贸然进行活检,应在有根治性手术准备的情况下进行活检,而后快速冰冻病理切片诊断。由于极少数乳腺纤维腺瘤可以恶变,故所有乳腺纤维腺瘤切除标本均应进行病理切片检查。

### (九)乳腺导管内乳头状瘤

乳腺导管内乳头状瘤包括大导管内乳头状瘤和中小导管内乳头状瘤两种类型。各年龄组均可发病,平均发病年龄为 40～50 岁。临床主要表现为乳头浆液性或血性溢液,溢液可自行溢出或挤压乳头溢出,无痛。触诊时挤压乳头或压迫溢液的导管方向乳腺腺体可有溢液溢出或溢液量增加,瘤体较大者可触及乳腺结节或乳腺肿块,多数不能触及肿块。具有乳头溢液病史,X 线乳管造影见乳管充盈缺损、导管扩张即可诊断。由于大约 10% 的导管乳头状瘤可以癌变,故乳头溢液脱落细胞学检查,尤其具血性溢液者,对于鉴别是否癌性溢液具有重要意义。如脱落细胞学检查发现恶性细胞,则应按乳腺癌制订治疗方案。手术治疗为唯一治疗方法,采取乳腺导管解剖及所属小叶切除术,术后应剖开切除之导管,仔细检查有无乳头状瘤或确定肿瘤位置,对标本进行病理切片检查明确诊断。有条件的医院宜进行冰冻病理切片。病理诊断为恶性者,宜行根治性手术;病理学发现具有上皮细胞不典型增生者,可行乳腺单纯切除术或临床严密随访。

### (十)乳腺叶状囊肉瘤

乳腺叶状囊肉瘤是乳腺纤维上皮型恶性肿瘤,被认为是与纤维腺瘤有相同的发病因素,亦或由纤维腺瘤发展而来。在各年龄组均可发病,以中年女性多见,病史较长。多单侧发病,双侧少见。一般就诊时体积较大,呈圆形或不规则形或分叶状,质地硬韧有弹性。肿瘤生长较慢,少数肿瘤生长较快,短期内突然增大。多数肿瘤可使乳腺皮肤膨胀呈菲薄透明状,有扩张的皮下血管显露。肿瘤可破溃,有分泌物溢出并伴恶臭。病程较长者可有腋窝淋巴结肿大。临床诊断须与巨大乳腺纤维腺瘤鉴别。治疗宜行单纯乳腺切除术,必要时可加做腋窝淋巴结清扫。

### (十一)乳腺恶性淋巴瘤

乳腺淋巴瘤较少见,可为全身淋巴瘤的一部分。临床上仅表现为迅速增大的乳腺肿块,肿块巨大时可破溃。诊断主要根据手术活检病理学检查。治疗亦以淋巴瘤系统治疗为主,必要时进行手术治疗。根据情况采用肿物局部切除术或单纯乳腺切除术或加腋窝淋巴结清扫。

(娄 春)

# 第五节 乳腺癌的外科治疗

## 一、治疗原则

### (一)根据不同病理类型选择相应治疗方案

1.小叶原位癌

绝经前他莫昔芬(三苯氧胺)治疗 5 年;绝经后口服他莫昔芬或雷洛昔芬降低风险;特殊情况亦可考虑行乳腺单纯切除±乳房重建治疗。

2.导管原位癌

(1)局部扩大切除＋全乳放疗。

（2）全乳切除±前哨淋巴结活检±乳房重建。

3.浸润性乳腺癌

（1）保乳手术＋全乳放疗。

（2）乳腺癌改良根治术±乳房重建。

（3）全乳切除＋前哨淋巴结活检±乳房重建。

附老年人乳腺癌：局部扩大切除或全乳切除±前哨淋巴结切除＋内分泌治疗（受体阳性者）。

### （二）根据不同病理类型、临床分期选择相应治疗方案

1.Ⅰ期

手术治疗为主，目前趋向于保乳手术加放射治疗。对具有高危复发倾向的患者可考虑术后辅助化疗。

2.Ⅱ期

先手术治疗，术后再根据病理和临床情况进行辅助化疗。对肿块较大、有保乳倾向的患者，可考虑新辅助化疗（术前化疗）。对部分肿块大、淋巴结转移数目多的病例可选择性做放疗。

3.Ⅲ期

新辅助化疗后再做手术治疗，术后再根据临床和病理情况做放疗、化疗。

以上各期患者，如果受体阳性，应该在化疗、放疗结束后给予内分泌治疗。

4.Ⅳ期

以内科治疗为主的综合治疗。

## 二、乳腺癌的外科治疗

随着生物学技术的飞速发展以及外科临床经验的积累，加之对肿瘤生物学特性的深入了解，肿瘤的外科治疗观念已从单纯解剖模式逐步转为解剖学与生物学相结合的方式，手术要切除肿瘤及其转移或可能转移区域的同时，更重要的是要注意保护患者的免疫功能，使患者在接受手术治疗后，仍有足够的身体素质条件接受更进一步综合治疗。当然外科手术仍为乳腺癌的主要治疗手段。无论肿瘤发展处于任何期别，外科手术治疗在决定患者预后或生存质量方面均起着重要作用。预防性手术可以切除伴有中、重度不典型增生的乳腺增生性病变；诊断性手术对乳腺肿物、肿大淋巴结或可疑转移病变切除活检；对乳腺良性肿瘤或乳腺早期癌如原位癌等可施行治愈性手术；进展期的侵袭性乳腺癌则应采用根治性手术；对于晚期乳腺癌则应根据治疗需要而采用相应的姑息性手术，如减瘤术或减症术等；必要时亦应施行辅助治疗性手术如卵巢切除术或为改善患者生存质量而施行乳房重建术。外科医生除应掌握乳腺癌治疗原则和最先进的外科治疗理论外，更应具有熟练的外科手术技巧，使患者能接受最合理、最适宜的手术，最大限度地提高患者的生存质量，延长生存期。

### （一）乳腺癌根治术

乳腺癌根治术的诞生将乳腺癌的外科治疗带入了一个崭新的境界，至今已问世百年，被全

世界广大学者普遍接受,应用不衰。其基本手术原则为整块切除肿瘤及全部乳腺组织、区域淋巴组织;切除胸大、小肌;清扫腋窝淋巴组织及脂肪结缔组织。适用于各脏器功能正常,无手术禁忌证的Ⅰ、Ⅱ、ⅢA期乳腺癌患者。此术式在临床应用中已不断加以改进,手术操作要点如下。

**1.切口设计**

乳腺癌根治术皮肤切口设计要达到的目的是使术野显露最佳,皮肤切除范围、位置适当,避免局部复发,预防皮肤过紧造成皮肤坏死,尽可能满足患者胸部美容愿望,为日后乳房重建留有余地。采用由胸部内下朝向外上腋窝的横斜弧形切口,可充分显露术野,解剖腋窝时亦很满意,较好地解决了术后皮肤张力大、皮瓣坏死的问题,术后伤口愈合满意。乳腺手术切口的设计受诸多因素制约,主要限制因素为肿瘤的大小和部位,不宜拘泥于一种切口模式,而应根据肿瘤具体情况具体处理。

**2.皮瓣剥离**

皮瓣剥离范围是区域淋巴组织和腋窝淋巴组织的清扫范围。内至中线,外至背阔肌前缘,上至锁骨下缘,下达肋弓缘。剥离皮瓣前,由切口处向皮瓣剥离范围内皮下浸润注射 $1/(30$ 万~$40$ 万$)U$ 肾上腺素盐水,以减少出血。剥离皮瓣要求切缘整齐,皮瓣厚度均匀,皮下保留少许脂肪,使皮瓣厚度达 $0.3\sim0.5cm$。

**3.清除胸壁脂肪结缔组织和切断淋巴管**

皮瓣剥离完成后,切断乳房周围胸壁的脂肪结缔组织,深达肌筋膜外。先自手术野外下方开始,显示背阔肌前缘和腹直肌前鞘,内侧至胸骨缘外侧,显露胸大肌、胸骨缘的附着部,上方显露胸大肌的锁骨部与胸骨部的解剖间隙,乳房周围的脂肪组织和淋巴管被完全切断,以减少因手术搬动乳房或挤压肿瘤而造成扩散的风险。

**4.切断胸大肌并将乳房移至胸廓外侧**

相当于胸锁关节水平,沿胸大肌的胸锁交界解剖间隙分离胸大肌。距肱骨结节为 $2\sim3cm$ 处切断胸大肌,断面结扎止血。沿胸大肌束向内分离胸大、小肌间隙至胸锁关节附近,然后提起胸大肌,紧贴胸骨缘附着部钳夹切断,结扎止血。将乳房完全移向胸廓外侧,显露腋窝区域和胸小肌,便于解剖腋窝,也可免除反复搬动和挤压乳房,减少脱落肿瘤细胞向全身扩散的风险。

**5.切断胸小肌**

清除胸小肌前的脂肪组织,切开胸小肌两侧的筋膜,游离胸小肌,距胸小肌附着处 $2\sim3cm$ 切断之,如出血,则结扎止血。

**6.清扫腋窝淋巴组织和脂肪组织**

此步骤应干净彻底清扫腋窝淋巴脂肪,尤其腋静脉进入胸廓内的凹陷处淋巴结。因为此处淋巴结的清扫是根治术的一个标志,此处淋巴结有无转移亦是判断肿瘤预后好坏的重要指标。清扫腋窝时须注意避免损伤腋静脉,注意保留胸长神经、肩胛下脉管。如有腋窝淋巴结转移时,该神经和血管应与乳房、胸肌和腋窝组织一并整块切除。如腋窝无明显肿大淋巴结时胸背神经亦应予以保留。

**7.切除整块标本**

在切除整块标本时要注意辨别胸小肌与前锯肌之间的间隙,肋间血管。肋间血管止血以丝线结扎或缝扎为宜。

**8.手术创面的处理**

手术创面必须严密止血,并以大量蒸馏水冲洗创面。对于手术创面内尚未清扫切除彻底的部位,宜再次进行处理。

**9.放置引流管**

乳腺癌根治术手术创面大,切除组织广泛,为避免术后皮下渗血积液,应分别于皮瓣内外侧最低处放置软塑料管,供负压吸引引流。

**10.皮肤缝合**

乳腺癌根治术皮肤切除多,皮瓣面积大而薄,勉强缝合则皮肤张力大,常因血供不足,致皮瓣缝合缘出现较大面积坏死。为了预防过多的皮肤缺损,术前应设计好供皮区。一般游离皮片取自于手术侧的乳腺肿瘤相对部位的多余皮肤,做中厚游离植皮,效果满意。凡用多余皮片植皮的患者,均未发现肿瘤复发或肿瘤种植。采用横斜形、弧形手术切口一般均可免除植皮。

**11.伤口包扎**

根治手术将一侧胸壁肌肉和腋窝淋巴脂肪组织完全清除,虽皮肤紧贴胸廓,但肋间凹陷空隙仍难免,为了避免积液,促进皮肤愈合,在胸壁皮瓣下留置引流管后,用大量纱布或棉团填平胸壁凹陷处,胸带加压包扎。要注意使充填的敷料平整,压力均匀,松紧适度。由此既能防止皮瓣过紧压迫造成供血不足,又可避免皮下积液的危险。

在下列情况下,禁忌应用乳腺癌根治术:炎性乳腺癌;皮肤水肿范围超过乳房面积 1/3;乳腺皮肤出现卫星结节;肿瘤侵犯胸壁;伴有患侧上肢水肿;内乳淋巴结转移显示胸骨旁肿物或结节;远处转移,含锁骨上淋巴结转移等。具备下列情况两种以上者,亦应禁忌应用乳腺癌根治术:肿瘤破溃;皮肤水肿占乳房 1/3 面积;肿瘤与胸肌固定;腋窝淋巴结融合成团或与皮肤及周围组织粘连;腋窝淋巴结直径大于 2.5cm。

但乳腺癌根治术创伤大,且未能提高生存率,国外已弃用。国内目前少数医生还在沿用乳腺癌根治术的传统根治术,国内目前乳腺癌手术主要采用的是乳腺癌改良根治术。

### (二)乳腺癌改良根治术

乳腺癌改良根治术适用于各脏器功能正常,无手术禁忌证的Ⅰ、Ⅱ、ⅢA 期乳腺癌患者。多年来的临床实践和国内外大量的治疗资料,证明这一手术方式的临床疗效与根治术无显著性差异。而且由于胸肌的保留,改善了胸壁的缺损状况,减少了并发症,有利于进行术后放、化疗的衔接。在我国改良根治术取代传统的 Halsted 根治术成为乳腺癌手术治疗的主要方法。乳腺癌改良根治术根据手术切除的范围分为保留胸大肌、切除胸小肌的 Patey-Dyscn 手术,保留胸大、小肌的 Auchincloss 手术和保留神经的功能性改良根治术。手术具体方法和程序除前述差别外,其余步骤与根治术相同。

在临床施行乳腺癌改良根治术时,应特别注意以下几点。

(1)本术式除保留胸肌外,手术切除范围包括清扫腋窝淋巴结应与根治术完全一致。有资料表明腋窝淋巴结清扫的彻底与否将影响患者的局部复发及生存率,腋窝淋巴结的清除是乳腺癌局部治疗的重要组成部分。尽管清扫腋静脉进入胸廓内入口处的前哨淋巴结组织非常困难，但亦应尽量充分显露，清扫彻底，以保证手术质量。无论采用何种改良根治术式，前提是必须保证腋窝淋巴结清扫干净彻底，因为腋窝淋巴结的清扫是根治性手术的重要标志。

（2）为保证彻底清扫腋窝淋巴结，必须具备熟练的手术技巧。合理的手术切口设计，以充分显露术野及保证术后伤口美观，建议采用暴露较充分的横斜形手术切口。

（3）改良根治术保留胸肌以使术后患者胸廓外形美观，亦为日后乳房重建留有余地。为避免术后胸肌萎缩，手术中应注意保留胸前神经和胸肩峰动脉。

（4）在手术中为保留神经而进行剥离时，须注意将淋巴组织剥离干净、彻底，以免留下复发隐患。

### （三）单纯乳腺切除术

单纯乳腺切除术常用的术式包括单纯乳腺及胸肌筋膜切除或全乳腺、筋膜及腋窝肿大融合成团的淋巴结切除两种术式。此术式主要适用于乳腺原位癌，微小癌，年迈，体弱多病，伴有心、肺、肝、肾脏器功能严重损害的Ⅰ、Ⅱ期乳腺癌不适于根治术者，晚期乳腺癌伴有肿瘤溃烂、皮肤卫星结节者，炎性乳腺癌经术前放疗、化疗病情稳定者以及其他因病情需要施行减瘤或减症的病例。施行此术式要点在于皮肤切除适当，厚度适度，保证伤口一期愈合，争取术后及时进行放疗或化疗。手术切除范围包括全部乳腺组织及胸大肌筋膜。

### （四）乳腺癌保乳手术

根据大规模的前瞻性和回顾性研究结果，对于保乳治疗的指征已基本达成了共识。

#### 1.保乳治疗的评估因素

确定保乳治疗时应对以下因素进行仔细的评估：病史与体格检查，双乳钼靶 X 线摄片，乳腺切除标本的病理组织学检查，患者自身的要求与期望。

（1）病史与体格检查：患者的年龄并非决定是否保乳治疗的主要因素，对老年患者而言，在决定局部治疗方式时，其生理年龄及机体并存的一些疾病可能更为重要。皮肤与乳头的凹陷不是局部晚期乳腺癌特有的体征，因此不作为保乳治疗的禁忌证。

（2）钼靶 X 线摄片：术前（通常指术前 3 个月内）的乳腺钼靶 X 线片是决定患者是否适合作保乳治疗的必备条件。该项检查要求在高质量的钼靶机下进行。钼靶摄片有利于了解病变的程度，是否存在多中心病灶以及其他可能影响到治疗决策的因素，同时也可了解对侧乳房的情况。在钼靶 X 线片报告中需记录肿块大小，若肿块同时伴有微小钙化灶，则需报告钙化范围及其与肿块的位置关系；对于微小钙化灶，必要时可进行放大的钼靶摄片。

（3）乳房切除标本的病理组织学检查：乳腺癌的组织类型不影响保乳治疗特别是浸润性小叶癌，只要不是乳腺内弥散性病灶，而且局部广泛切除后切缘阴性，就仍然是保乳手术的合适选择。腋窝淋巴结阳性病例在接受保乳手术和放疗后，乳腺局部复发机会并不高。相反，根治术后腋窝淋巴结阳性的病例，其淋巴结转移数与胸壁复发相关，保乳治疗后辅助化疗±内分泌治疗联合放疗可能有效降低乳腺的局部复发，广泛的导管内癌成分（EIC）的出现预示着乳腺内病变范围超出了临床的预计，在这些患者中仔细检查手术切缘非常重要。目前多数意见认为，如果手术切缘为阴性，可以实施保乳手术和放疗；如果再次切除的手术切缘仍然为阳性，则应行根治性手术。大多数文献报告提示，最终的手术切缘阳性增加局部复发的危险性，但局部复发率差别很大。对于保乳治疗中不接受辅助化疗的患者,在放疗开始前,最好应确保切缘阴性。广泛的导管内癌成分阳性但切缘局部阳性病例的预后尚无定论。目前,对初次手术广泛切除标本切缘情况不明或阳性的病例主张再切除。与导管内癌(DCIS)不同,小叶原位癌(LCIS)往往在病理检查中偶然发现,小叶原位癌增加以后患乳腺癌的危险性,本身并不是一种恶性病灶,不需行手术切除,所以保乳手术切缘出现小叶原位癌并不重要。

(4)患者自身的要求和愿望:影响保乳治疗决策的一个极为重要的因素是患者自身对于治疗的看法。患者与医生应就保乳治疗与根治术的优缺点作详细的讨论。患者在对治疗做出选择时应考虑到自身对疾病控制的认识、术后机体的功能、性生活及其他方面的生活质量。以下因素是需要考虑的:①长期生存率。②局部复发的可能性和结局。③心理调节,对于肿瘤复发的恐惧、性生活方面的适应、身体功能的恢复。

**2.保乳手术适应证**

严格掌握保乳手术适应证(应考虑肿瘤大小、部位、是否为多灶多中心及患者年龄),实施保乳手术的医疗单位应具备:保乳手术切缘的组织学检查设备与技术,保证切缘阴性;保乳术后放疗的设备与技术。不具备相应技术条件的患者转上级医院治疗。

(1)保乳手术适应证及注意事项:①单发病灶或局灶性微小钙化灶(活检证实为癌)。②肿块<3cm(对于 3～5cm 者,如能获得足够的安全切缘和较好的美容效果,也可考虑保乳手术或先行新辅助化疗后再酌情)。③病灶位于乳晕区以外的部位。④中央型病灶若乳头乳晕复合体受侵,保乳时应将乳头乳晕复合体一并切除,可利用肿瘤整形技术修复;若乳头乳晕复合体未受侵,可保留乳头、乳晕,但必须保证切缘阴性。⑤无胶原血管性疾病及胸壁/乳腺长期照射史。⑥年轻不作为保乳手术的禁忌,但有研究结果显示年龄≤35 岁患者有相对高的复发和再发乳腺癌的风险,在选择保乳时,应向患者充分交代可能存在的风险。⑦患者有保乳需求。

(2)保乳手术的绝对禁忌证:①既往接受过乳腺或胸壁放疗。②妊娠期患者。③乳腺钼靶摄片显示弥散性可疑或恶性微小钙化灶。④病变广泛,不可能通过单一切口的局部切除就能达到切缘阴性,且不致影响美观。⑤阳性病理切缘。

(3)保乳手术的相对禁忌证:①累及皮肤的活动性结缔组织病(尤其是硬皮病和红斑狼疮)。②肿瘤>5cm。③灶性阳性切缘。

(4)其他相关因素:某些临床与病理学指标不应妨碍保乳治疗的实施,但是不同的医疗单位可能存在不同的看法。①临床或病理学检查腋窝淋巴结有转移者:欧美国家并未将腋窝淋巴结转移作为保乳治疗的禁忌证,但考虑到我国实施保乳治疗时间尚短,为尽量避免患者术后腋窝复发,仍主张腋窝淋巴结临床阴性的病例作为保乳治疗的对象。②保乳手术及放疗之间,再次评估乳房局部复发的危险性,与术前体检和钼靶摄片后评估的局部复发的危险性存在一定差别是可能的。③放射治疗不会增加照射部位和未照射部位第二原发肿瘤的发生机会。④肿瘤部位不影响治疗方式的确定。肿瘤如果位于乳晕下浅表部位,可将乳头、乳晕一并切除,以达到切缘阴性的要求。患者与医师可在术前讨论这种保乳手术方式与全乳切除的选择。有研究者认为,肿瘤位于乳房中央区,特别是接近乳头乳晕区者,仍应考虑行改良根治术式,因为乳头、乳晕的切除将干扰乳房导管内分泌物的排出,可能引起继发的疾患。⑤有家族史的乳腺癌患者也不是保乳治疗的禁忌证。目前,遗传性乳腺癌患者保乳治疗后的局部复发还所知甚少,当然,这些患者对侧乳腺癌的发生机会增加,有必要实施密切监察。⑥远处转移危险性高仅提示该病例需要接受全身性辅助治疗,而不应成为保乳治疗的禁忌证。

### (五)乳腺癌扩大根治术

乳腺癌扩大根治术在20世纪50～60年代曾应用于肿瘤位于中央或内侧,腋窝淋巴结转移,及疑有内乳区淋巴结转移的Ⅱ、ⅢA期乳腺癌。此手术方式在于施行乳腺癌根治术的同时清除内乳区淋巴结。一般认为扩大根治术并不能提高患者生存率。内乳淋巴结有转移者预后较差,可以通过放射治疗代替内乳淋巴结清扫,扩大根治术往往增加肺部并发症。目前极少应用。

### (六)双侧卵巢切除术

乳腺癌是雌激素靶器官所发生的恶性肿瘤,雌激素在乳腺癌的发生、发展过程中起着重要的作用,对抗或降低或阻断雌激素作用的手段即内分泌治疗可以有效地改善患者的生存质量,延缓肿瘤复发。双侧卵巢切除术作为绝经期前晚期乳腺癌的常用内分泌治疗方法,其有效率可达30%～50%。

### (七)乳腺癌手术并发症及其处理

*1.皮瓣下积血*

乳腺癌根治术后可出现腋窝和锁骨下积血或形成血凝块,原因有术中止血不彻底,血管结扎线松脱或电凝止血血凝块脱落,术后引流不畅等。一旦发生皮瓣下积血,可先试行粗针穿刺抽吸,若积血已形成血块导致穿刺失败,不及时处理还会继发感染。可拆除数针血肿附近的皮肤缝线或选择血肿的最底部位切开,排除血肿与血凝块,放置负压引流。因皮瓣下积血少数患者需二次手术止血。

*2.皮缘坏死*

切口边缘的皮肤坏死,其原因为皮肤缝合时张力过大,切口边缘皮瓣带有较厚的脂肪组织,皮瓣下积血继发感染。乳腺癌根治术分离皮瓣要求在皮肤与浅筋膜之间进行,此种皮瓣的厚度相当于全厚皮片,若皮瓣下带有脂肪组织、积血、积液、继发感染,需将皮瓣与胸壁隔离,势必造成皮瓣失去营养,不能建立血液循环而发生坏死。如皮肤坏死的范围较小或仅呈线状,待分界清楚后予以剪除,保持创面清洁,待其自行愈合。如皮肤坏死面积较大,应将坏死组织切除,待新鲜肉芽组织生长,可移植中厚皮片。若创面已形成慢性溃疡或采用皮片移植失败,也可考虑在溃疡附近转移皮瓣消除溃疡创面。

*3.皮下积液*

皮下积液是乳腺癌手术常见并发症,若未及时处理,会形成包裹性积液。产生原因有术中止血不彻底,放置引流管位置不对,引流管堵塞,未达到持续负压引流等。预防的方法为手术彻底止血,缝合前充分吸净手术野中的所有液体,有效负压引流,也可加压包扎。

## 三、原位癌的外科治疗

### (一)小叶原位癌的外科治疗

小叶原位癌(LCIS)是一种有争议的组织学病变,有发展成浸润性乳腺癌的危险。

1941年,有学者描述了LCIS是起源于小叶和末梢导管的非浸润性病变,因此在19世纪50年代被认为是癌前病变,所以,在以后的30年间,全乳腺切除成为临床治疗LCIS的标准方法。

随后的研究则对全乳腺切除治疗LCIS的理念提出了质疑。1978年,有学者认为,LCIS与小叶不典型增生(ALH)类似,本质是良性疾病,他们报道了211例LCIS单纯切除病灶患者,其中10%在同侧乳腺出现了另一癌灶,而9%在对侧乳腺发现了癌灶,即有LCIS病变存在,双侧乳腺患乳腺癌的危险性相同。因此,多数研究者认为,LCIS主要是乳腺癌的危险因素,而不是浸润性小叶癌的(ILC)的癌前病变,这意味着手术并不完全适合LCIS。

但另一方面,通过报道的这类患者,经过21年的随访,乳腺癌的风险不断增加,21年随访的99例患者中,24%出现DCIS或ILC。

目前,SEER、NSABP及AJCC仍将LCIS划为0期非浸润性癌,与DCIS的分类相同。不完全认为LCIS是良性疾病的原因:①LCIS比ALH进展为浸润性癌的风险高。②有时LCIS会直接进展为浸润性癌,也许LCIS也像导管内癌那样在一些亚群中有癌前病变的特征。

1.LCIS的临床特点

通常,LCIS没有临床症状,隐匿存在,很少形成可触及的肿块,常常在因其他原因进行乳腺组织活检时偶然发现。

由于缺少与疾病相关的临床和乳腺X线片特征,对准确计算发病率造成了困难。既往基于良性疾病乳腺活检的数据显示LCIS相对较低的发病率(0.5%～4.3%)。而两个研究报道对于高危女性进行的预防性乳房切除标本病理检查中伴随LCIS的患病率较高(4%～25%)。亦有报道显示,1989～1999年,在10 499例无法触及的乳腺X线检查异常的患者中发生LCIS为1.1%。

根据SEER的资料,有学者报道了LCIS的发病率逐渐增加,1978～1980年为0.9/10万人年,而1996～1999年为3.19/10万人年。大量增加的LCIS患者多见于50～59岁女性,可能的原因包括基于普查的活检数量增多以及绝经后激素替代疗法应用的增加。

多中心性是指乳腺不同象限分别发生病变。多灶性是指在同一象限发现各不相连的癌灶。某学者数据显示,LCIS患者中48%(24/50)存在多中心生长。有关LCIS的双侧性,既往数据报道LCIS的双侧发生率为9%～69%,有学者分析了82例LCIS患者行对侧乳腺对称部位活检或对侧全乳腺切除,50%(41/82)患者为双侧LCIS。

研究显示,与无乳腺非典型性增生的普通人群的女性相比,具有LCIS的女性发展为乳腺癌的相对危险为6.9～12,LCIS切除后同侧乳腺癌发生率为11%～22%(随访时间14.7～24年),而对侧发生乳腺癌的危险性相近。这些研究阐述了LCIS不需要手术的主要原因:LCIS唯一合理的手术治疗是双侧乳腺切除,但这对80%的患者是不必要的。

2.外科治疗

如上所述,LCIS患者对于双侧乳腺癌的风险接近均等,任何一个合理的处理原则都应当针对这种双侧的风险。因此,处理原则应当包括观察、化学预防和预防性乳房切除。

(1)预防性乳房切除:资料显示,对于LCIS患者,双侧预防性乳房切除(乳房再造或不再造)可以减少高危女性(例如,有广泛的家族史者)近90%发展成乳腺癌的风险。但同时也有数据显示,实施观察的 LCIS 患者有 16.4％发展为乳腺癌,其疾病相关死亡率为 2.8％,与预防性双侧乳房切除患者的死亡率相比,仅高 0.9％。

因此,一般来说,LCIS 不需要手术,唯一合理的手术方式是双侧乳腺切除,但相对于 LCIS 的轻度危险而言,这一治疗也许过于激进,所以在采取预防性手术切除时,应向患者充分告知并提供医疗及心理方面的咨询服务,并提供充足的时间让患者做出适合个人情况的决定。

(2)空芯针活检发现的 LCIS:空芯针活检发现非典型增生后切除活检已成为标准的做法,以便将遗漏共存的 DCIS 或浸润性癌的风险降到最小。

研究显示,空芯针穿刺诊断的 LCIS,切除活检发现恶性病灶的概率为 19％～33％。目前为止,最大例数的研究来自 Lewis 等,285 例空芯针穿刺诊断的小叶肿瘤(LN),其中 99 例为 LCIS,80％(79/99)的 LCIS 患者接受手术切除,最终在 19％(15/79)的患者中发现 DCIS 或浸润性癌。以上数据均支持对于空芯针活检诊断的 LCIS 应常规行开放切除活检,以排除 DCIS 或浸润性癌的存在。

而对于切除活检发现的 LCIS,目前认为不需要进一步处理,通过广泛切除以获得切缘阴性是没有必要的。

(3)浸润性癌与 LCIS 共存的保乳治疗:LCIS 和浸润性癌共存并非保乳手术的禁忌证。相关试验表明,无论浸润性癌是否伴有 LCIS,局部复发率和生存率是相同的。有学者发现,110 例乳腺癌伴有 LCIS 患者保乳治疗后 8 年局部复发率为 13％,而 1062 例不伴 LCIS 者为 12％,没有显著性差异。

另一项来自密歇根大学的研究更是证实了这一观点:伴发 LCIS 及其程度并不降低乳腺癌患者行保乳手术后的预后。有研究发现,64 例接受保乳手术与放疗且发生 LCIS 的乳腺癌患者(LCTG 组),对照组则为 121 例未发生 LCIS 的乳腺癌患者,平均随访 3.9 年,结果显示,LCTG 组患者行辅助激素治疗的比例更高($P=0.01$)。除此以外,两组患者在临床、病理学和治疗相关的变量及乳房 X 线检查表现的差异均无显著性。LCTG 组与对照组 5 年局部控制率没有显著性差异(LCTG 组 100％,对照组 99.1％,$P=0.86$),且手术切缘发生 LCIS 和多病灶 LCIS 及其大小并不影响局部控制率。

(4)多形性 LCIS 的处理:多形性 LCIS(PIJCIS)是一种相对特殊的 LCIS,这种组织病理学类型与 DCIS 相似,仅由于 E 钙黏蛋白染色阴性,所以提示该病变起源于乳腺小叶上皮而不是导管上皮。与此同时,其临床特性也与普通型小叶原位癌有所不同。

据推测,多形性 LCIS 发展成为 ILC 的危险性高,尤其是多形性 ILC。而研究结果证实,伴有相应 LCIS 的多形性 ILC 预后较差。有学者评估了 12 例多形性 ILC,其中 7 例伴有多形性 LCIS 存在,在随访的 12 例患者中,中位生存时间为 2.1 年。有学者分析了 38 例多形性 ILC,45％的病例伴有多形性 LCIS,在随访的 19 例患者中,9 例因肿瘤死亡(2 个月至 9 年),6 例出现了对侧乳腺癌。

这些结果提示,多形性 ILC 与 IDC 一样浸润性较强,而多形性 LCIS 可能是其前驱病变,与典型 LCIS 相比,需要采取不同的治疗方法。NCCN 指南建议,对于切除活检或空芯针穿刺诊断的 LCIS,外科处理原则不同于普通型 LCIS,医师应考虑完整切除并达到切缘阴性。

迄今为止,唯一关于 LCIS 的切缘情况及术后辅助治疗的数据来自 M.D.Anderson 肿瘤中心的 Middleton 等人,研究入组 26 例切除活检诊断为 LCIS 的患者,并根据其切缘情况分组,分组情况如下:23%(6/26)切缘阳性;27%(7/26)切缘距离≤1mm;15%(4/26)切缘距离为1.1～2mm;35%(9/26)切缘距离＞2mm。中位随访时间 46 个月(4～108 个月),其间 6 例患者接受他莫昔芬(三苯氧胺)预防治疗,4 例进行了术后放疗,6 例既进行放疗又接受他莫昔芬预防治疗。结果显示,1 例来自切缘阳性组的患者在术后 18 个月复发,总复发率为 3.8%。

这是第一组关于切除活检或空芯针穿刺诊断的 LCIS 外科处理与切缘状况的研究,研究者建议对于切除活检或空芯针穿刺诊断的 LCIS,应完整切除病灶,并活检阴性切缘应该大于 2mm。

显然,对于多形性 LCIS,需要更多的结论性数据来指导其外科处理。但就目前的数据,可以推测切除活检或空芯针穿刺诊断的 LCIS 与普通型 LCIS 相比,临床特性更倾向于浸润性癌的癌前病变,因此,其临床处理应尤为谨慎。

### (二)导管原位癌的外科治疗

#### 1.概述

导管原位癌(DCIS)是指原发肿瘤局限于乳腺导管内,主要是中小导管,未侵犯基膜和周围间质。DCIS 的细胞生长方式多种多样,不同类型 DCIS 的生物学行为明显不同,有的可长期保持"原位",有的则可发展为浸润癌,并非所有的 DCIS 都进展为浸润性癌。有学者认为,仅 1/3 的 DCIS 会进展为浸润性癌。

20 世纪 80 年代 X 线检查未广泛用于乳房普查以前,DCIS 只占全部乳腺癌的 5% 以下,而且乳房切除即可治愈,所以未引起人们的重视。80 年代以来,在欧美,乳腺 X 线检查技术的普及使 DCIS 诊断率明显提高,在美国,DCIS 的发病率从 1975 年的 5.8/10 万人升至 2004 年的 32.5/10 万人,目前约占每年新发乳腺癌的 25%。但是在我国,DCIS 的发现率相对较低,数据显示,1988～1997 年天津肿瘤医院诊治 DCIS 占全部乳腺癌的 2.1%,1991～2003 年复旦大学附属肿瘤医院的 DCIS 占所有乳腺癌的 7.8%,而来自上海交通大学医学院附属瑞金医院乳腺中心数据则显示 DCIS 占同期乳腺癌的 9.6%。

在乳腺 X 线检查广泛用于临床之前,DCIS 一般均是由体检发现的可触及的乳房包块,现在则多是经乳腺 X 线检查发现的触不到肿块的病灶,多表现为簇状密集的微小钙化影。又因其病变位于导管内,部分病例会出现乳头溢液,随其发展会出现肿块。

目前 DCIS 组织学分类尚无统一标准。既往通常按组织结构类型分为粉刺型、中间型、筛状型、实质型、微乳头型 5 种亚型,粉刺型有核分级高、多型性和中心腔性坏死等恶性的细胞学表现,侵袭性强,更易发展为浸润性癌,其他对判断预后意义不大。近年来出现多种以组织结构与细胞核形态相结合的分类法,其中 van Nuys 分类法是较为公认的判断 DCIS 恶性较可靠的指标,其将 DCIS 分为Ⅰ、Ⅱ、Ⅲ三级。Ⅰ级:核 1～2 级,无粉刺样坏死;Ⅱ级:核 1～2 级,伴有粉刺样坏死;Ⅲ级:核 3 级,无论有无粉刺样坏死。

DCIS 是一组异质性病变,不同类型的 DCIS 生物学行为有很大区别,部分可以长期停留在原位状态,而部分可以很快发展为浸润癌。因其自然病程、生物学行为多样,加之患者的个体情况复杂,没有一种术式适合所有的 DCIS 患者。DCIS 治疗的原则是提高治愈率,手术原则是保证局部控制不再复发。选择何种恰当的手术方式既能阻止自然病程的发展,又可避免过度治疗对患者的损害是外科医师面临的一个难题。

2.导管原位癌的外科治疗

目前针对 DCIS 原发病灶的治疗手段包括乳房切除术、单纯肿瘤切除术及单纯肿瘤局部切除辅以放疗。

(1)乳房切除术:对于多数 DCIS 患者,乳房切除术通过切除几乎所有可能发生乳腺癌的组织而提供了良好的局部控制率。大量研究结果显示,DCIS 患者乳房切除术后中位随访6~11.5 年后,局部复发率在 0~2.1%。很好地证实了乳腺切除术对于 DCIS 的治疗是非常有效的。

应用乳房切除术治疗 DCIS 有一些普遍接受的适应证,包括多灶性、多中心病灶,弥散性微小钙化和多次手术切除后切缘阳性。肿瘤大小不是绝对的指征,但是对于乳房较小、肿瘤大于 4cm 的 DCIS 患者,保留乳房的手术后美观效果可能较差,可考虑乳房切除手术。

1)多灶性、多中心性问题:多中心性是指乳腺不同象限分别发生 DCIS,各病灶间必须是正常乳腺组织所间隔。多灶性是指在同一象限发现各不相连的癌灶,往往是某一病灶的导管内播散。有学者收集了 25 320 例乳腺癌患者的资料,其中病灶呈多灶性的患者有 1554 例,占6%,而其中 DCIS 患者多灶性的发生率为 11%(460/4014)。可见,多灶性或多中心性生长的现象在 DCIS 患者中普遍存在。对于这部分患者,保乳手术很难达到局部的彻底清除。

然而近期的研究提示,真正为 DCIS 多中心病变患者少见,有学者通过对 119 例 DCIS 的全乳房切除标本进行 X 线检查,118 例的病变局限在乳腺的一个导管区域范围内,只见 1 例(0.8%)有多中心发生。NSABP B-06 试验表明,DCIS 治疗后的局部复发有 96%是在原发癌的同一象限内。故处理 DCIS 时,应以原发癌所在象限或导管系统作为设计治疗方案的基础,保乳治疗等局部治疗亦是基于这一发现。

2)保留乳头乳晕复合体的乳房切除术:随着乳腺癌新技术的发展,实施乳房切除术时美观效果变得重要起来。既往作为手术的一部分,乳头乳晕复合物(NAC)总是被切除的,因为乳腺组织向心性淋巴引流至 Sappy 乳晕下丛,它可能被未检测到的肿瘤细胞累及。

有学者研究显示,在 217 例保留 NAC 的乳房切除术中,23 例(10.6%)患者乳头受累,0 期患者中乳头受累的比例为 15.6%。而肿瘤的位置似乎是预测乳头受累的变量,当肿瘤位于中央区和乳晕后区时,NAC 受累的比例增高(27.3%)。

因此,对于保留 NAC 的乳房切除术,我们可以给予那些病变位于周围区且病变范围较小的患者相关建议。对于巨大多灶性病变、弥散性钙化、切缘持续阳性的 DCIS 患者,实施乳房切除术,缺乏相关的研究证明保留乳头、乳晕会有很好的预后。

3)保乳手术及术后放疗:乳房切除术对于 DCIS 的疗效是肯定的,但在保乳手术盛行的时代,即便浸润性癌都进行保乳手术,很难判断乳房切除是否正当。尤其有研究报道,与保乳手术相比,乳房切除术在总生存率上差异无统计学意义。

(2)单纯肿瘤切除手术:已发表的关于 DCIS 单纯肿瘤切除治疗的临床研究,大多数的结果显示出高的局部复发率,特别是增加局部浸润性癌的复发风险。有学者设计了一项前瞻性研究,将入组标准定为:中低级别 DCIS,乳腺 X 线检查示病变范围≤2.5cm,阴性切缘≥1cm

或再切除后无残留病灶,希望入组例数可达到 200 例,但由于局部复发率过高而被迫中止。最后入组共 158 例,中位随访时间 40 个月,13 例局部复发,5 年局部复发率为 12%,其中 9 例(69%)为非浸润性复发,4 例(31%)为浸润性复发,10 例为原发象限复发,3 例为同侧其他象限复发。

面对临床的争议,依据三个因素:肿瘤大小、手术切缘宽度和组织学分类建立的 van Nugys 预后指数(VNPI),试图简化 DCIS 患者制定治疗决策。它根据不同分值界定了三个风险级别:3 分或 4 分为低危;5~7 分为中间级别;8 分或 9 分为高危。南加利福尼亚大学/vanNugys 预后指数(USC/VNPI)(表 1-12)则增加了第四个因素:患者年龄,并认为 4~6 分为低危,适合单纯肿块切除;7~9 分为中危,需要附加放射治疗;10~12 分为高危,需要进行乳房切除术。

但是,至今它未被前瞻性对照研究验证,因此,VNPI 至今仍不能被确定为对 DCIS 患者在接受乳腺局部治疗选择时的一个直接有效的评价及预测风险的工具。

表 1-12　南加利福尼亚大学/van Nugys 预后指数(USC/VNPI)

| 评分 | 肿瘤直径(mm) | 手术切缘(mm) | 组织学分级 | 年龄(岁) |
| --- | --- | --- | --- | --- |
| 1 分 | ≤15 | ≥10 | 核 1~2 级,无粉刺样坏死 | >60 |
| 2 分 | 16~40 | 1~9 | 核 1~2 级,伴有粉刺样坏死 | 40~60 |
| 3 分 | ≥41 | <1 | 核 3 级,无论有无粉刺样坏死 | <40 |

保乳手术的切缘问题:DCIS 保乳手术中安全切缘的距离目前仍没有广为接受的标准。大量事实证明,切缘阳性会明显地增加保乳手术的局部复发率。但如果切除范围广,也会影响保乳手术的美观效果。

对于单纯行保乳手术的患者,有学者报道了切缘 10mm 及以上的 DCIS 患者的局部复发率为 5%。同时,通过研究显示,当切缘不足 10mm 时,局部复发率为切缘 10mm 以上的 5.39 倍(95% $CI$ 为 2.68~10.64),因此认为,需要保证至少 10mm 的阴性切缘。

目前关于 DCIS 保乳手术加术后放疗的手术切缘研究证据级别最高的文章之一来自 Dunne 等的 Meta 分析,其研究了保乳手术加放疗的 4660 例患者的手术切缘情况,把患者的切缘距离分为四个组别:染料标记的手术切缘无癌细胞组、切缘距离 1mm 组、切缘距离 2mm 组和切缘距离 5mm 组。同切缘距离 5mm 组相比,染料标记的手术切缘无癌细胞组和切缘距离 1mm 组同侧乳腺的肿瘤复发风险均明显增高,分别为 $OR=2.56$(95% $CI$ 为 1.1~7.3)和 $OR=2.89$(95% $CI$ 为 1.26~8.1);而阴性切缘为 2mm 时,单侧的复发危险度明显低于切缘不足 2mm 时($OR\sim0.53$;95% $CI$ 为 0.26~0.96),2mm 的手术切缘与 5mm 以上的手术切缘在单侧复发率上差异无统计学意义($OR=1.51$;95% $CI$ 为 0.51~5.0;$P>0.05$)。研究者据此认为,对于保乳手术加术后放疗的患者,2mm 是一个适当的手术切缘。

(3)保乳手术辅以术后放疗:放射治疗是临床用于局部治疗的重要手段,三项重要的随机临床试验:NSABP B-17、EORTC 10853 及 UK 试验,评价了 DCIS 患者在局部切除术后联合放射治疗的益处。这些试验证实了:①DCIS 患者局部切除后联合放射治疗减少了 50%~60% 的同侧乳腺肿瘤复发。②单纯局部切除复发的患者中,大约 50% 为浸润性的,而 50% 为

DCIS。③接受放疗后,局部浸润性癌复发率降至0.5%~1%。④联合放疗未体现出总生存的优势。而最新的随访资料进一步加强了先前的结论,局部切除联合放疗组与单纯局部切除组DCIS患者同侧浸润癌或非浸润癌复发率降低分别为:45%(NSABP,HR=0.56,95% $CI$ 为0.44~0.73)、47%(EORTC,HR=0.53,95% $CI$ 为0.40~0.70),10年无复发生存率显著提高(EORTC,85%比74%,$P$<0.000 1)。

DCIS治疗过程中最重要的问题之一:什么样的患者保乳术后需要放疗?通过对538例保留乳房手术患者的回顾性研究,发现低VNPI评分的患者(4~6分)无法从放疗中获益,并且只有切缘小于1mm的患者能从保乳术后放疗中获益。然而,在大型前瞻性临床研究NSABP B-17及EORTC10853中,亚组分析并未发现无法从术后放疗中获益的亚组人群,放疗对切缘阴性或阳性患者均有益处。

显然,尽管所有的DCIS患者可以进行乳房切除治疗,但很多患者可以选择局部切除联合放疗,并且有一小部分低危患者可能适宜行单纯局部切除。当各种治疗方案不相伯仲时,患者的选择最重要。医师必须与患者讨论乳房切除(也许辅以乳房重建)与保乳术的利弊。最佳的治疗方案是由肿瘤特性、患者一般情况及个人意愿决定的。

3.导管原位癌的前哨淋巴结活检

DCIS患者由于病灶中没有浸润成分,理论上不应出现腋窝淋巴结转移,基于这种理论,前哨淋巴结活检与腋窝淋巴结清扫都属于过度治疗。但实践中仍然会遇到DCIS患者发生腋窝淋巴结阳性的情况。

研究显示,当开放手术术后最终病理诊断为纯DCIS者,进行前哨淋巴结活检,其前哨淋巴结活检的阳性率为0.39%~12.5%,这也许是由于常规病理诊断的取样误差导致了肿瘤中可能存在隐匿性,即常规病理无法发现的浸润成分。

更常见的则是在术前对病灶进行空芯针活检,病理诊断为DCIS患者发生组织学低估,有13%~35%患者在术后病理升级为浸润性导管癌或微浸润,而前哨淋巴结活检阳性率在4.8%~18.6%。使用真空辅助活检装置可以使这种"低估"降低约15%。

但是,在实际手术操作过程中,由于快速病理组织学检查不能完全排除微浸润的存在,当有微浸润存在时,前哨淋巴结的阳性率明显增高。对此,有学者进行了一项Meta分析,搜集了已发表的22篇报道共3166例患者的资料,结论为术前诊断为DCIS的患者有7.4%(95% $CI$ 为6.2~8.9)存在前哨淋巴结的转移,术后证实为DCIS的患者有3.7%(95% $CI$ 为1.15~2.93)存在前哨淋巴结的转移。$OR$ 值为2.11(95% $CI$ 为1.15~2.93),差异有统计学意义。

目前仍缺乏大型随机临床研究证实DCIS患者进行前哨淋巴结活检对预后有益,因此没有一个能提供对那些术前诊断为DCIS患者须接受前哨淋巴结活检的预测模型。

对前哨淋巴结阳性者是否应行ALND,目前尚无定论。有学者进行了一项小样本的回顾性研究,对29例前哨淋巴结阳性的患者行ALND,没有新发现的淋巴结转移。

根据上述观点,显然DCIS患者行SLN活检的主要原因是空芯针活检在组织学上往往对浸润性癌成分估计不足,而另一方面则取决于拟定的手术方式,如果拟行保乳手术,则SLNB不是必须的,因为如果最终病理为浸润性癌,还可以再行SLNB。而乳房切除术后,则无法再行SLN活检。

因此,对于由空芯针穿刺诊断的 DCIS 或是拟行乳房切除术的患者,推荐行 SLNB。另一方面,对于高度怀疑有浸润成分的 DCIS 患者应该建议前哨淋巴结活检,其中考虑的因素应包括年龄、钙化灶范围大小(>4cm)、高级别或粉刺型病灶。

### (三)乳房 Paget 病的外科治疗

乳房 Paget 病即乳头、乳晕湿疹样癌,是一种较罕见的、预后较好的皮肤恶性肿瘤,以表皮内具有透明胞质的 Paget 细胞为特征。Paget 病分为乳房 Paget 病和乳房外 Paget 病,前者常常伴有潜在的乳房浸润性癌或原位癌。其乳头、乳晕皮肤的湿疹样改变是由 Velpean 于 1856 年首次描述的,但是直到 1874 年才由 James Paget 首次提出乳头乳晕区皮肤的改变与乳腺深部癌块的关系。

1.Paget 病的临床特点

乳腺 Paget 病的发病率很低,约占乳腺原发恶性肿瘤的 1%~3%。美国癌症协会监控流行病学结论(SEER)登记显示:在 1973~1987 年间,158 621 例浸润性乳腺癌中有 1775 例组织学证实是 Paget 病,占全部病例的 1.1%。

有学者对 1738 例乳腺 Paget 病患者进行回顾性分析发现,本病平均发病年龄为 62.6 岁,其中伴发浸润性导管癌的平均发病年龄为 60.8 岁;伴发原位导管癌的为 63.8 岁;单纯乳腺 Paget 病为 66.2 岁。而来自中国的数据,有学者的研究显示,本病占纳入统计乳腺癌的 1.6%(68/4211),平均发病年龄较国外数据年轻,为 48.1 岁。另外,本病在男性中也有报道。

乳房 Paget 病最早期的临床表现是乳头乳晕区持续刺痛、瘙痒,进而出现典型的表现,如乳头红斑、皮肤湿疹、结痂等。疾病进展后可出现皮肤破坏、乳头内陷、破坏等。约 50% 的患者临床可触及肿块,类似浸润性乳腺癌的表现。乳房肿块不是乳房 Paget 病的典型临床表现,但若触及肿块,常提示合并有乳腺癌。一项对 15 项研究的 965 例临床乳房 Paget 病患者的综合分析发现:454 例(47%)有乳房肿块,511 例(53%)无肿块。在有乳房肿块的患者中,93% 有浸润性乳腺癌,7% 有导管原位癌(DCIS),无肿块患者中,34% 有浸润性乳腺癌,65% 有 DCIS。

患者乳头出现典型的湿疹样改变,临床医师应怀疑乳房 Paget 病,并进一步检查有无其他乳房 Paget 病的典型表现。本病的辅助检查主要有乳腺 X 线检查、B 超、MRI 及病理学活检。

乳房 Paget 病 X 线检查的主要表现为乳头回缩,乳晕区皮肤增厚,乳晕下弥漫的恶性微小钙化等,但是部分 Paget 病患者可能 X 线检查无异常表现。B 超对乳房 Paget 病的诊断也有帮助,尤其在 X 线检查阴性的患者,B 超可以发现额外的乳腺癌。MRI 也用于 Paget 病的诊断,有助于发现 X 线检查阴性的 Paget 病患者,对于 Paget 病合并的浸润性乳腺癌或 DCIS 也有极高的敏感性,并且有助于术前病变范围的评估。对于合并乳房肿块的 Paget 病,应行常规乳房辅助检查评估肿块性质。有学者曾报道,应用 MRI 确诊 1 例伴发导管原位癌的乳腺 Paget 病,该患者临床及 X 线检查结果均为阴性,后经组织学证实为本病。

对于有典型临床表现的患者,建议行病理学检查,包括刮片细胞学检查、表皮刮取活检、楔形切除活检及乳头切除活检。诊断标准为镜下找到 Paget 细胞。活检取标本时应注意揭去乳头表面结痂,清除分泌物后涂片或切取活检,以尽可能提高阳性率。

2.外科治疗

目前对于乳房 Paget 病的手术方式选择尚未达成共识。历史上局部治疗 Paget 病的标准方式是乳房切除术,乳房切除术的倡导者的证据是术后标本证实了 Paget 病深面有极高的癌灶发生率。通过研究显示,70 例 Paget 病患者中,41% 有多灶性病灶,34% 存在多中心病变。此外,在有记录的 55 例患者的影像学检查中,42% 患者的术前乳腺检查低估了病变的范围。

然而,随着人们对浸润性癌和原位乳腺癌采用保乳手术的尝试得到令人欣慰的结果,Paget 病的保乳手术日益受到人们的关注。

(1)乳房切除术:乳房切除术一直以来是乳房 Paget 病的标准治疗方法。研究显示,Paget 病病灶可呈多灶性或多中心性分布,且 Paget 病合并的乳腺癌可以远离乳头乳晕区。Paone 与 Baker 的研究显示,12% 的 Paget 病患者(6/50)在离乳头 2cm 或 2cm 以上的组织中发现了肿瘤的存在。而 Ikeda 研究了 11 例不伴乳腺肿块、乳腺 X 线检查无阳性发现的 Paget 病患者,均施以乳房切除术,6 例在乳头远处发现了 DCIS,5 例呈多中心分布。

因此,对于 Paget 病患者,若手术仅切除乳头乳晕复合体,则外周的乳腺癌可能不被发现,常推荐采用乳房切除术。

若病理证实 Paget 病合并乳腺癌,应按照乳腺癌治疗标准进行腋窝淋巴结清扫或前哨淋巴结活检,若仅为单纯的乳房 Paget 病,可以仅行乳房切除术或乳房切除 + 前哨淋巴结活检术。

(2)保乳手术:保乳手术 + 术后全乳放疗也是乳房 Paget 病的治疗方法之一。相关方面最早的一份前瞻性研究来自 EORTC。研究发现,乳房 Paget 病患者接受保乳手术 + 全乳放疗(50Gy,25 野)后 5 年的局部复发率为 5.2%,大部分患者(97%)临床未发现肿块,84% X 线检查阴性,93% 合并 DCIS。

有学者研究了 36 例接受保乳手术 + 放疗的乳房 Paget 病患者,所有病例术前均未发现乳房肿块或乳腺 X 线检查异常,83% 患者合并乳腺癌。随访 10 年发现,患者的局部复发率为 11%,无病生存率为 97%,总生存率为 90%。有学者对 1642 例乳房 Paget 病患者研究发现,对于合并 DCIS 或浸润性乳腺癌患者,保乳术后 15 年乳腺癌特异生存率为 92% 及 87%,乳房切除术后为 94% 及 60%,而且仅肿块大小与淋巴结状态是预后的独立预测指标。这里需要说明,该研究为回顾性研究,保乳组较乳房切除组较高的 15 年特异生存率也许来自于选择偏移,选择保乳手术更倾向于肿瘤较小的患者。以上研究结果提示,在有效的术前评估及选择性的个体化治疗前提下,保乳手术可以提供有效的局部控制。

研究发现,乳房 Paget 病患者单纯行保乳手术而不接受术后放疗的局部复发率较高。来自 Polgar 等的研究显示,33 例乳头 Paget 病患者,其中 30 例伴有 DCIS,3 例不伴 DCIS,行保乳手术未加放疗,中位随访 6 年,11 例(33%)局部复发,10 例为浸润性癌而 6 例有远处转移灶存在。而 Dixon 等则发现,10 例 Paget 病不伴乳腺肿块、乳腺 X 线检查阴性患者,对乳头乳晕复合体行锥形切除术,10 例皆有 DCIS,1 例伴有浸润性乳腺癌。中位随访 56 个月后,40% 的患者局部复发。综合上述研究结果,单纯保乳手术并不推荐。

(3)前哨淋巴结活检(SLNB):近两年来前哨淋巴结活检技术(SLNB)已经应用到 Paget 病的诊治过程中。数据显示,Paget 病的前哨淋巴结检出率为 97% ~ 100%。有学者对 39 例 Paget 病患者行 SLNB,成功率为 98%,阳性率为 28%(11/39),其中在无症状及影像学检查阴性的乳房 Paget 病患者中阳性率为 11%,而在有症状及影像学检查阳性的乳房 Paget 病患者中阳性率为 45%(9/20)。其中 19 例没有临床或放射学上的发现(单纯 Paget 病),20 例有临床或放射学上的发现(Paget 病影像学阳性),两组术后病理学均被证实伴有较高比例的深部浸润性癌(单纯 Paget 病组为 27%),伴临床或放射学上发现的 Paget 病组为 55%。

显然,若病理证实 Paget 病合并浸润性癌,应按照乳腺癌治疗标准进行前哨淋巴结活检或腋窝淋巴结清扫。对于这样的患者,如拟行保乳手术,则腋窝淋巴结评估可暂缓直到浸润性癌成分被确诊。但若准备实施乳房切除术,则建议同时行前哨淋巴结活检,因为乳房切除后的标本中存在浸润性癌可能,而此时已丧失了再进行前哨淋巴结活检的机会。但对于一个单纯 Paget 病并拟行保乳术的患者,是否手术时行腋窝淋巴结评估仍然有所争议。

(4)全身性治疗:对于合并乳腺浸润癌或原位癌的乳房 Paget 病患者,应按照乳腺浸润癌或原位癌治疗标准给予合适的辅助治疗。对于单纯乳房 Paget 病患者,全身性治疗的证据较少,一般认为适当的局部治疗已经足够。

### (四)原位癌外科治疗的进展

乳腺原位癌是一类乳腺导管或小叶上皮细胞异常增生但不超过基底膜的病变。包括两大类:导管内癌(DCIS)和小叶原位癌(LCIS)。乳腺原位癌作为浸润性乳腺癌的前驱病变或者高危因素,人们对其自然病程知之甚少,更缺乏高级别循证医学证据的临床研究数据,导致在针对乳腺原位癌这类特殊人群患者的治疗路径上,一直存在争议。

1.多形性小叶原位癌的外科处理

多形性 LCIS(PLCIS)是一种相对特殊的 LCIS,这种组织病理学类型与 DCIS 相似,且临床特性也与普通型小叶原位癌有所不同。Bentz 等评估了 12 例多形性浸润性小叶癌(ILC),其中 7 例伴有多形性 LCIS 存在,在有随访的 12 例患者中,中位生存时间为 2.1 年。而 Middleton 等分析了 38 例多形性 ILC,45% 的病例伴有多形性 LCIS,在有随访的 19 例患者中,9 例因肿瘤死亡(2 个月至 9 年),6 例出现了对侧乳腺癌。这些研究结果显示,多形性 LCIS 发展成为 ILC 的危险性高,尤其是多形性 ILC,且伴有相应 LCIS 的多形性 ILC 预后较差。与典型 LCIS 相比,需要采取不同的治疗策略。

NCCN 指南建议,对于 PLCIS,外科处理策略不同于普通型 LCIS,医师应考虑完整切除并达到切缘阴性。

对于多形性 LCIS,需要更多的结论性数据来指导其外科处理。但就目前的数据,可以推测 PLCIS 与普通型 LCIS 相比,临床特性更倾向于浸润性癌的癌前病变,因此其临床处理策略应尤为谨慎。

2.DCIS 治疗中保乳手术的选择

大量研究结果显示,DCIS 患者乳房切除术后,局部复发率为 0~2.1%。乳房切除术通过切除了几乎所有可能发生乳腺癌的组织而提供了良好的局部控制率。但在保乳手术盛行的时代,即便浸润性癌都进行保乳手术,很难判断乳房切除是否正当。尤其研究报道,与保乳手术相比,乳房切除术在总生存率上差异无统计学意义。

而单纯肿瘤切除手术是否有效,目前研究结果显示出高的局部复发率,特别是增加局部浸润性癌的复发风险。Wong 等设计了一项前瞻性研究,原本希望入组例数可达到 200 例,但由于局部复发率过高而被迫中止。最后入组 158 例,中位随访时间 40 个月,13 例局部复发,5 年局部复发率为 12%。

Silverstein 等建立的南加利福尼亚大学/van Nugys 预后指数（USC/VNPI），试图依据四个因素即肿瘤大小、手术切缘宽度、组织学分类及年龄，简化 DCIS 患者制定治疗决策。它根据不同分值界定了三个风险级别：4～6 分为低危，适合单纯肿块切除；7～9 分为中危，需要附加放射治疗；10～12 分为高危，需要进行乳房切除术。但是，至今它未被前瞻性对照研究验证，因此 VNPI 至今仍不能被确定为对 DCIS 患者在接受乳腺局部治疗选择时的一个直接有效的评价与预测风险的工具。

3.DCIS 保乳手术术后放疗的作用及地位

面对 DCIS 的单纯局部肿块切除治疗可能带来的高复发率，21 世纪初期的三个里程碑式的前瞻性随机临床研究即 NSABP B-17、EORTC 10853 及 UK 试验，给出了肯定的答案：尽管联合放疗未显示出总生存的优势，DCIS 患者术后应用放射治疗比单纯肿块切除治疗患者减少复发风险 50%～60%。而最新的随访资料进一步加强了先前的结论，局部切除联合放疗组与单纯局部切除组 DCIS 患者同侧浸润癌或非浸润癌复发率降低分别为：45%（NSABP，HR＝0.56，95% $CI$ 为 0.44～0.73）、47%（EORTC，HR＝0.53，95% $CI$＝0.40～0.70），10 年无复发生存率显著提高（EORTC，85% 比 74%，$P$＜0.000 1）。强有力的数据证明了，至今为止局部肿块切除联合放疗是 DCIS 患者最常选择的局部治疗方式。

DCIS 治疗过程中最重要的问题之一：什么样的患者保乳术后需要放疗，NSABP B-17 及 EORTC10853 中，亚组分析并未发现无法从术后放疗中获益的亚组人群，放疗对切缘阴性或阳性患者均有益处。

4.DCIS 保乳手术切缘状况的研究

大部分研究都认为切缘状态与局部复发相关，对于行保乳手术的 DCIS 患者，0mm 的阴性切缘与＞10mm 切缘相比，其局部复发率明显增高。然而，迄今为止没有一个前瞻性随机对照研究表明在何种切缘宽度（例如 2mm、4mm 或 10mm）下，患者获益最大。

目前关于 DCIS 保乳手术加术后放疗的手术切缘研究证据级别最高的文章之一来自 Dunne 等的 Meta 分析，其研究了保乳手术加放疗的 4660 例患者的手术切缘情况，结果显示：阴性切缘为 2mm 时单侧的复发危险度明显低于切缘不足 2mm 时（$OR$＝0.53；95% $CI$ 为 0.26～0.96），2mm 的手术切缘与 5mm 以上的手术切缘在单侧复发率上差异无统计学意义（$OR$＝1.51；95% $CI$ 为 0.51～5.0；$P$＞0.05）。研究者据此认为，对于保乳手术加术后放疗的患者，2mm 是一个适当的手术切缘。

5.DCIS 同侧腋窝淋巴结的处理策略

对于开放手术术后最终病理诊断为纯 DCIS 者，由于病灶中没有浸润成分，理论上不应出现腋窝淋巴结转移，然而进行前哨淋巴结活检，其前哨淋巴结活检的阳性率为 0.39%～12.5%，这也许是由于常规病理诊断的取样误差导致了肿瘤可能存在隐匿性，即常规病理无法发现的浸润成分。

更常见的则是在术前对病灶进行空芯针活检病理诊断为 DCIS 患者发生组织学低估，有13%～35% 患者在术后病理升级为浸润性导管癌或微浸润，使用真空辅助活检装置可以使这种"低估"降低约 15%。而前哨淋巴结活检阳性率在 4.8%～18.6%。

但是,实际手术操作过程中,由于快速病理组织学检查不能完全排除微浸润的存在,当有微浸润存在时,前哨淋巴结的阳性率明显增高。有学者的 Meta 分析搜集了已发表的 22 篇报道共 3166 例患者的资料,结论:术前诊断为 DCIS 的患者有 7.4%(95% CI 为 6.2~8.9)存在前哨淋巴结的转移,术后证实为 DCIS 的患者有 3.7%(95% CI 为 1.15~2.93)存在前哨淋巴结的转移。OR 值为 2.11(95% CI 为 1.15~2.93),差异有统计学意义。而 Katz 等汇报了 109 例纯 DCIS 及 21 例 DCIS 伴微浸润患者的前哨淋巴结活检情况,结果显示,两者前哨淋巴结阳性率分别为 9.5% 和 7.2%。

根据上述观点,显然 DCIS 患者行 SLN 活检的主要原因是空芯针活检在组织学上往往对浸润性癌成分估计不足,而另一方面则取决于拟定的手术方式,如果拟行保乳手术,则 SLNB 不是必须的,因为如果最终病理为浸润性癌,还可以再行 SLNB。而乳房切除术后,则无法再行 SLN 活检。

因此,对于由空芯针穿刺诊断的 DCIS 或是拟行乳房切除术的患者,推荐行 SLNB。另一方面,对于高度怀疑有浸润成分的 DCIS 患者应该建议前哨淋巴结活检,其中考虑的因素应包括年龄、钙化灶范围大小(>4cm)、高级别或粉刺型病灶。而关于前哨淋巴结活检对于 DCIS 患者的预后影响,尚需要大型随机临床研究结果。

对前哨淋巴结阳性者是否应行 ALND,目前尚无定论。Deurzen 等进行了一项小样本的回顾性研究,对 29 例前哨淋巴结阳性的患者行 ALND,没有新发现的淋巴结转移。

## 四、前哨淋巴结活检

### (一)联合化学治疗方案

#### 1.含蒽环类药物方案

(1)含蒽环类药物方案的有效性:20 世纪 80 年代以后蒽环类药物逐步被应用于乳腺癌的辅助治疗,并取得了较好的疗效。美国乳腺癌和结直肠癌外科辅助治疗计划(NSABP)进行了一系列临床研究。1990 年 B-15 的研究比较了 4 个疗程的 AC(A:ADM,多柔比星 60mg/m²。C:CTX,环磷酰胺 600mg/m²,静脉注射,3 周 1 个疗程)与经典的 6 个疗程 CMF 及 AC+CMF 对他莫昔芬无效、淋巴结阳性乳腺癌的疗效。经过 3 年的随访,在 2194 例入组患者中 DFS、无远处转移生存率(DDFS)、OS 均无显著差异。认为 AC 与 CMF 等效,而完成时间不同,AC 仅需 63 日,CMF 却需要 154 日。同系列 B-16 的研究则显示了 AC 对他莫昔芬有效、淋巴结阳性乳腺癌同样具有优势,从而初步奠定了蒽环类药物在乳腺癌治疗中的地位。2001 年,NSABP 公布了 B-23 的研究结果。该研究对比了 4 个疗程的 AC 与 6 个疗程的 CMF,2008 例淋巴结阴性、受体阴性的乳腺癌患者随机分组发现 AC 与 CMF 的 5 年 DFS(88%:88%,P=0.9)及 OS(90%:89%,P=0.41)均无差异。由此得出结论,4 个疗程的 AC 与 6 个疗程的 CMF 疗效相等,而 AC 相对疗程较短,有更好的耐受性。

含蒽环类药物的方案不仅被证实等效于经典的 CMF,更有临床试验显示含蒽环类药物其他方案(FAC/FEC)优于 CMF。例如,国际肿瘤合作组织在 1996 年发表了一项大型随机临床试验,比较两组不同剂量的 FEC(E:表柔比星)与 CMF 治疗绝经前淋巴结阳性的乳腺癌的疗效。结果 6 个疗程的 FEC（F：600mg/m²，E：50mg/m²，C：600mg/m²，静脉注射，4 周为 1 个疗程）比 6 个疗程的 CMF（C：600mg/m²，M：40mg/m²，F：600mg/m²，静脉注射，4 周为 1 个疗程）有更好的 OS 和 DFS。加拿大国家癌症协会 1998 年报道了 MA05 的结果，淋巴结阳性的绝经前乳腺癌患者随机分组接受 CEF（C：75mg/m²，口服，第 1～第 14 日。E：60mg/m²，静脉注射，第 1、第 8 日。F：500mg/m²，静脉注射，第 1、第 8 日。每月 1 个疗程）、CMF（C：100mg/m²，第 1～第 14 日，口服。M：40mg/m²，静脉注射，第 1、第 8 日。F：600mg/m²，静脉注射，第 1、第 8 日。每月 1 个疗程）。随访 5 年显示 CEF 具有更好的 DFS（63%：53%，$P=0.09$）和 OS（77%：70%，$P=0.03$）。该试验随访 10 年的更新报道再次肯定了 CEF 的优势。对于淋巴结阴性的乳腺癌患者，英国国家表柔比星辅助治疗试验和苏格兰癌症研究乳腺组的 BR9601 试验也证实了含蒽环类药物方案要好于 CMF。

　　早期乳腺癌临床试验协作组自 1985 年开始，每 5 年进行一次临床试验的 Meta 分析。1998 年报道显示含蒽环类药物的化学治疗方案能使复发率减少 12%，病死率下降 11%。2005 年报道了最新分析结果，这些临床试验的随访时间有 10～15 年之久。其中有关含蒽环类药物方案（含 A 方案 60%，含 E 方案 40%）与传统 CMF 疗效的对比研究共有 14 000 例患者，分析显示含蒽环类药物方案能更有效地预防复发（危险系数 0.89，$P=0.001$）、提高生存率（危险系数 0.84，$P<0.000\ 011$），小于 50 岁的乳腺癌患者病死率减少 38%，50～69 岁的乳腺癌患者病死率减少 20%，从而再次验证了含蒽环类药物方案优于 CMF 的结论。目前，含蒽环类药物方案（CAF、CEF 等）已作为新的标准化学治疗方案应用于乳腺癌的辅助治疗中。

　　（2）表柔比星与量效的关系：早期的蒽环类药物多柔比星由于对心肌存在较大影响，很大程度上阻碍了它在临床上的广泛应用。第 2 代蒽环类药物——表柔比星，则由于具有较小的心脏毒性而获得人们的重视。在产生相同可能性的充血性心力衰竭时，表柔比星累积剂量是多柔比星的 0.8 倍。法国表柔比星研究小组在 1988 年发表研究结果证实表柔比星对于进展期乳腺癌在相同的剂量下（50mg/m²）疗效相同而毒性更小。继而在 1999 年法国辅助治疗小组公布了三期临床试验 FASG01 的结果，共有 602 例绝经前淋巴结阳性的术后乳腺癌患者入组，比较了 6 个疗程 FEC50（F：500mg/m²，E：50mg/m²，C：500mg/m²，静脉注射，3 周 1 个疗程）、3 个疗程 FEC50、3 个疗程 FEC75（F：500mg/m²，E：75mg/m²，C：500mg/m²，静脉注射，3 周 1 个疗程）3 组方案的疗效。随访 8 年的结果显示 6 个疗程 FEC50 在 DFS、OS 上都具有显著优势，从而将 6 个疗程 FEC50 作为淋巴结阳性乳腺癌标准治疗方案之一。该小组在 2001 年又进一步完成了一项三期随机对照多中心临床试验 FASG05，比较 6 个疗程 FEC100（F：500mg/m²，E：100mg/m²，C：500mg/m²，静脉注射，3 周 1 个疗程）与 6 个疗程 FEC50 对于淋巴结阳性、受体阴性乳腺癌的辅助治疗结果，随访 5 年的结果显示 FEC100 组的 DFS 和 OS 均高于 FEC50 组（66.3%：54.8%，$P<0.05$；77.4%：65.3%，$P<0.01$），复发危险性降低了 32%，而死亡危险性降低了 31%，分组分析中还发现 HER-2 阳性的患者增加表柔比星剂量获益更大。血液毒性比较上 FEC100 方案出现的急性和迟发性毒性反应都是可控制的。FASG05 试验显示出表柔比星的疗效随剂量的增加而明显提高，进一步提高了量效关系，这一点优于多柔比星，后者达到 60mg/m² 后再增加剂量并不能提高疗效。

　　目前多柔比星（60mg/m²）和表柔比星（100mg/m²）是乳腺癌辅助治疗的标准方案。但蒽环类药具有心脏毒性,可抑制心肌细胞代谢,导致心肌炎、心内膜炎及心律失常,严重者可导致充血性心力衰竭,故临床应用 ADM 总剂量不可超过 $550mg/m^2$,EADM 总剂量不可超过 $1000mg/m^2$。因曲妥珠单抗、环磷酰胺等药物同样具有心脏毒性,因此其他包含蒽环类药物的辅助化学治疗方案同时使用时,可增加充血性心力衰竭风险。蒽环类药物相关心脏毒性和充血性心力衰竭症状将随着时间的推移越来越明显。因此,在使用含蒽环类化学治疗方案前,应该评估患者的心脏功能或者使用脂质体多柔比星,以减少相关心脏毒性。

2.紫杉类与蒽环类药物联合或序贯方案

20 世纪 90 年代紫杉类药物的问世被称为肿瘤化学治疗的重大突破,其代表药物是紫杉醇和多西他赛,该类药物在 1983 年进入了临床试验阶段。1994 年美国 FDA 批准紫杉醇用于治疗复发转移的乳腺癌,2000 年批准用于早期乳腺癌术后的辅助治疗。

(1)AC→P 方案:2003 年 ASCO 会议上 Mamounas 报道了 NSABP B-28 的研究报告,该研究旨在比较 4 个疗程 AC(A:$60mg/m^2$,C:$600mg/m^2$。静脉注射,3 周 1 个疗程)与 4 个疗程 AC 序贯 4 个疗程 P(AC→P,P:$225mg/m^2$)治疗淋巴结阳性乳腺癌的疗效。有 3060 例患者被随机分为两组,中位随访 65 个月时的分析,AC→P 和 AC 组的 5 年生存率分别为 76％和 72％,AC→P 能降低复发风险 17％($P=0.008$)。亚组分析发现无论患者受体状况如何,均能从序贯使用 P 中获益,从而降低了复发风险,但对总生存率没有观察到有显著影响。

NSABP B-28 的部分结果得到了同年发表的 CALGB9344 结果证实,同样显示了 AC→P 能显著改善乳腺癌患者预后。该研究采用了 $2×2$ 设计。AC 设有 3 组不同剂量,用以同时考察提高多柔比星剂量能否改善患者生存:A:$60mg/m^2$＋C:$600mg/m^2$;A:$75mg/m^2$＋C:$600mg/m^2$;A:$90mg/m^2$＋C:$600mg/m^2$,共 4 个疗程后,再随机分为加 4 个疗程 P,$175mg/m^2$ 或不加 P。共 3121 例淋巴结阳性患者,中位随访时间 68 个月的结果显示,序贯 P 组的 5 年 DFS 和 OS 均有显著改善,复发风险降低 17％($P=0.002\,3$),死亡风险下降 18％($P=0.006\,4$),从而确定了紫杉醇在早期乳腺癌辅助治疗中的地位。但未计划的亚组分析中,受体阳性患者并没有从序贯使用紫杉醇中获益。研究发现提高多柔比星剂量并不能获得更好的疗效。这个重要结论促使人们寻找新的增加化学治疗疗效的途径。CALGB9344 研究虽然没有和 B-28 的研究结果完全吻合,但还是进一步确认了紫杉醇在标准 AC 化学治疗 4 个疗程后能进一步提高疗效。

(2)AC→P 剂量密度疗法方案:2003 年发表的 CALGB9741 研究比较了在腋窝淋巴结阳性乳腺癌术后辅助治疗中剂量密度与常规化学治疗治疗乳腺癌的结果,2005 例患者随机分为 4 组:①常规序贯给药组:A,$60mg/m^2$,每 3 周 1 次→P,$175mg/m^2$,每 3 周 1 次→C,$600mg/m^2$,每 3 周 1 次。②剂量密度序贯给药组:A,每 2 周 1 次→P,每 2 周 1 次→C,每 2 周 1 次。③常规联合给药组:AC,每 3 周 1 次→P,每 3 周 1 次。④剂量密度联合给药组:AC,每 2 周 1 次→P,每 2 周 1 次。中位随访 36 个月的结果显示,剂量密度化学治疗组 4 年 DFS 和 OS 优于常规化学治疗组(82％：75％,92％：90％),复发风险下降 26％($P<0.01$),死亡风险下降 31％($P<0.05$),而同为剂量密度化学治疗或常规化学治疗的单药序贯和联合用药的疗效并无显著差异。在 2005 年第 28 届圣安东尼奥乳腺癌会议上公布了随访 6.5 年的结果,再次肯定了剂量密度方案的疗效。乳腺癌辅助化学治疗原则上已经从追求最大耐受剂量过渡到最低有效

剂量,从强调大剂量化学治疗向剂量密度转变。淋巴结阳性的乳腺癌患者术后辅助化学治疗应采用每 3 周为 1 个疗程的观点已经动摇。

(3)TAC 方案:BCIRG001 试验由国际乳腺癌研究组设计,比较含紫杉醇的 6 个疗程 TAC($T$:75mg/m²,$A$:50mg/m²,$C$:500mg/m²,静脉注射,3 周 1 个疗程)与 6 个疗程 FAC($F$:500mg/m²,$A$:50mg/m²,$C$:500mg/m²,静脉注射,3 周 1 个疗程)对腋窝淋巴结阳性乳腺癌辅助治疗的效果。2002 年在 ASCO 会议上报道了对 1491 例患者中位随访 33 个月的结果,DFS 从 FAC 的 74% 提高到 TAC 的 82%($P<0.01$)。分层分析显示,TAC 方案辅助治疗的无瘤生存效益主要集中在 1~3 个淋巴结阳性的患者中,而对于 4 个或 4 个以上淋巴结阳性的患者,TAC 方案辅助化学治疗时的 DFS 并不优于 FAC 方案。雌激素受体(ER)阳性和 ER 阴性组中,TAC 疗效均优于 FAC,HER-2 过表达组 TAC 的优势更为明显。2003 年又报道了该实验随访 55 个月的结果,TAC 相对 FAC 的无病生存的危险系数为 0.72($P=0.01$),总生存的危险系数为 0.70($P=0.008$),再次显示出 TAC 的优越性。

(4)FEC→P:由 GEICAM9906 研究在 2005 年圣安东尼奥乳腺癌会议上公布,该研究比较了淋巴结阳性乳腺癌术后接受 FEC(氟尿嘧啶+表柔比星+环磷酰胺)方案 4 个疗程序贯紫杉醇每周治疗与常规 6 个疗程 FEC 治疗的疗效。中位随访 46 个月的结果显示,与单纯 FEC 方案相比,接受 FEC 序贯紫杉醇每周方案辅助化学治疗明显延长了患者的无瘤生存时间,使疾病复发危险降低了 37%($P=0.0008$),并且其无瘤生存效益不依赖于患者的淋巴结状态、激素受体及表皮生长因子受体 2(HER-2)状态。

(5)FEC→T:PACS01 试验由法国癌症中心联盟的研究者实施,比较 6 个疗程 FEC100($F$:500mg/m²,$E$:100mg/m²,$C$:500mg/m²,静脉注射,3 周 1 个疗程)与 3 个疗程 FEC100 序贯 3 个疗程多西他赛(FEC→T,$T$:100mg/m²,3 周 1 个疗程)治疗淋巴结阳性乳腺癌的效果。该研究入组了 1999 例患者,FEC→T 序贯组和 FEC100 组 5 年 DFS 分别为 78.3% 和 73.2%($P=0.014$),OS 分别为 90.7% 和 86.7%($P=0.017$),FEC→T 组复发危险降低了 17%,死亡危险降低了 23%。根据年龄分组后发现,FEC→T 组对 50 岁以上患者的生存优势更明显($P=0.001$),风险系数为 0.67。5 年随访中未发现任何非预期的安全性问题,序贯方案组的心脏不良反应及白血病的发生率也少于 FEC100 组。

(6)AC→T 方案:E1199 是有关紫杉类药物术后辅助治疗的临床试验。患者先用 AC 方案($A$:60mg/m²,$C$:600mg/m²,3 周为 1 个周期,共 4 个周期),然后随机分入 4 组:

1)$P_3$ 紫杉醇每 3 周 1 次(175mg/m²×4 个周期)。

2)$P_1$ 紫杉醇每周 1 次(80mg/m²×12 个周期)。

3)$D_3$ 多西他赛每 3 周 1 次(100mg/m²×4 个周期)。

4)$D_1$ 多西他赛每周 1 次(35mg/m²×12 个周期)。

4 组患者的 DFS 分别为 76.9%、81.5%、81.2% 与 77.6%,$P_1$ 和 $D_3$ 组患者的 5 年 DFS 优于其他组;4 组患者的 OS 分别为 86.5%、89.7%、87.3% 与 86.2%,$P_1$ 组患者的 OS 也优于其他组(差异均有统计学意义)。$D_3$ 组患者有更严重的中性粒细胞减少或中性粒细胞减少伴发热和感染,而 $P_1$ 组患者更多见神经病变。

在 2008 年 12 月召开的圣安东尼奥会议上报告的 NSABPB-30 和 BCIRG005 结果则回答

了联合方案和序贯方案哪个更有优势这个问题，显示序贯方案（AC→T）较联合方案（TAC）在疗效或安全性上更占有优势，是含紫杉类辅助治疗的较优方案。

（7）TC方案：传统的AC方案由于其心脏毒性而在临床上应用受到一定限制。Jones等报道了AC方案和TC方案在Ⅰ～Ⅲ期乳腺癌患者辅助治疗的前瞻性随机临床研究。该研究共入组1016例Ⅰ～Ⅲ期已手术切除者，随机分成A、B二组，A组用TC方案（75/600mg/m²）×4个疗程，B组用AC方案（60/600mg/m²）×4个疗程，中位随访66个月的结果显示，无病生存率TC组86%，AC组81%（$P=0.027$），而总生存率无显著性差异（89%：88%）。因此，Jones建议TC可作为AC的替代方案。

目前一般认为，对ER阴性、淋巴结阳性等高危者，可以考虑在辅助治疗中使用含紫杉类药物的联合化学治疗方案。

紫杉类药物包括紫杉醇和多西他赛，关于两药在辅助治疗乳腺癌中孰重孰轻问题，ECOG1199研究是第一个直接比较紫杉醇和多西他赛在序贯方案辅助治疗乳腺癌的试验，同时也是一个直接比较紫杉类药物3周方案和单周方案的关键试验。2008年的新英格兰医学杂志报道显示：紫杉醇单周方案和多西他赛3周方案可能是较好的方案；安全性方面，紫杉醇与多西他赛比毒性反应较少、治疗指数较高；紫杉醇方案与多西他赛方案的疗效无明显差别。有意思的是，亚组分析显示，在紫杉醇治疗组中，ER阴性患者的RFS更高，而在多西他赛治疗组中+ER阳性患者的RFS更高。也许这个结果可以帮助我们在辅助治疗中选择最合适的紫杉类化学治疗药物。但至此我们认为没有更有力的证据证明紫杉醇和多西他赛孰优孰劣，两者在乳腺癌辅助治疗中的临床疗效相近。根据试验的结果我们认为：含多西他赛方案中，3周序贯方案应作为常规推荐；对于紫杉醇而言，单周序贯方案是首选，该方案可能是目前最具优势的紫杉类辅助化学治疗方案，并可能存在独特的作用机制。

3.含曲妥珠单抗治疗的联合化学治疗方案

曲妥珠单抗作为靶向治疗药物，主要用于治疗HER-2阳性的转移性乳腺癌。其作用机制是，该药与HER-2受体结合后干扰后者的自身磷酸化及阻碍异源二聚体形成，抑制信号传导系统的激活，从而抑制肿瘤细胞的增殖，在人体内诱导针对肿瘤细胞的抗体介导的细胞毒效应。曲妥珠单抗单用有效率为11.6%～21%。与紫杉类、长春瑞滨及铂类化合物有协同作用。2005年几项大规模的Ⅲ期临床研究证实了曲妥珠单抗的治疗价值。

由乳腺癌国际组织牵头的国际多中心HERA试验发表的中期研究报告，共5081例HER-2阳性乳腺癌患者在手术后完成化学治疗后，随机分成3组，A组曲妥珠单抗治疗2年，B组曲妥珠单抗治疗1年，C组观察。中位随访1年后显示：化学治疗加用曲妥珠单抗治疗可减少约50%的复发率，尤其是远处转移率。2年的DFS绝对获益率达到6%～8.4%，预计在第4年绝对获益达到18%。

BCIRG006研究，入组3222例HER-2阳性患者，随机分3组：①AC（60/600mg/m²，每3周1次，用4个周期）→T（100mg/m²，每3周1次，用4个周期）。②AC→T（同前）+曲妥珠单抗（每周1次，用52周）。③TC（卡铂）+曲妥珠单抗（75mg/m²，AUC6每3周1次，连用6个周期，曲妥珠单抗：每周1次，用52周）。在中位随访23个月时，应用曲妥珠单抗的两组在

DFS 上显示具有同样良好的效果。AC→TH 及 TCH 组与 AC→T 相比,风险比 HR 分别为 0.49 及 0.61,$P$ 值有差异,OS 尚未达到。

NSABPB-31 和 N9831 研究将 HER-2 过表达的淋巴结阳性或淋巴结阴性的高危乳腺癌患者在术后随机分为 2 组,对照组患者接受单纯 AC 序贯紫杉醇治疗,试验组患者接受 AC 序贯紫杉醇联合曲妥珠单抗治疗。综合分析显示,术后在 AC 序贯紫杉醇的基础上加用曲妥珠单抗辅助治疗 1 年,可以显著提高患者的无瘤生存率和总生存率,与单纯应用 AC 序贯紫杉醇治疗相比,疾病复发和死亡危险分别降低 52% 和 33%,两组相比差异显著。

因此,对 HER-2 阳性的乳腺癌患者的治疗,2006 年 NCCN 治疗指南中制定了新的规范:HER-2 阳性、腋窝淋巴结阳性的乳腺癌患者,除非具有明确的禁忌证,术后标准辅助治疗中均应包括曲妥珠单抗治疗。对 HER-2 阳性、腋窝淋巴结阳性的乳腺癌患者,肿瘤达到 1cm 也应使用曲妥珠单抗治疗。目前曲妥珠辅助治疗建议的使用时间是 1 年。

4.其他方案

其他方案包括含铂类的辅助化学治疗以及卡培他滨、长春瑞滨、吉西他滨等新药的辅助化学治疗等,如吉西他滨＋顺铂(GC 方案)、吉西他滨＋紫杉类药物(GT 方案)、长春瑞滨＋EPI(NE 方案)。对于这些药物在辅助化学治疗中的作用,一些大规模临床试验才刚刚起步,缺少长期的随访结果。

5.含紫杉类方案与含蒽环类的使用

从目前的临床试验结果来看,很难评价在乳腺癌辅助治疗中蒽环类和紫杉类药物的优劣,因为在大多数临床试验中,含紫杉类药物方案往往同时包括了蒽环类药物,因此,增加了和蒽环类药物方案比较的难度。紫杉类药物用于早期乳腺癌患者术后辅助治疗可以改善患者生存的观点已被学术界接受,但是我们仍不能摒弃基于蒽环类药物的辅助化学治疗方案。蒽环类药物仍然是淋巴结阳性高危患者辅助治疗方案中的重要组成部分,并且随着近几年在辅助治疗中紫杉类药物和曲妥珠单抗的应用,含蒽环类药物方案的疗效被进一步增强。目前认为,对于腋窝淋巴结阳性或者复发激素受体阴性等高危患者,在蒽环类化学治疗基础上加用紫杉类药物能进一步提高疗效,但在制定方案时,仍应根据患者的疾病特点及治疗的最终目的来进行个体化治疗。

**(二)辅助化学治疗的措施**

1.术后辅助化学治疗的必要性

乳腺癌是一种全身性的疾病,在早期即可发生血行转移,微小转移灶的存在成为乳腺癌治疗失败的主要原因。早已证实术后患者的生存时间与肿瘤的大小、淋巴结是否转移明显相关。$T_1$、$T_2$、$T_3$ 的 5 年生存率分别为 91%、80%、63%,10 年生存率分别为 79%、57%、40%。淋巴结阴性与淋巴结阳性的 5 年生存率分别为 78%、32%,10 年生存率分别为 65%、13%。术后辅助化学治疗的目的是消灭体内可能存在的微小转移灶或微小残余病灶,提高疗效,减少乳腺癌的复发率及降低死亡危险性,延长患者无病生存期和总生存期。1998 年 EBCTCG 文献回顾分析得出结论:乳腺癌术后辅助化学治疗不论对淋巴结阳性,还是淋巴结阴性患者均可减少其复发及死亡危险性。总的来说,辅助化学治疗对乳腺癌淋巴结阳性患者绝对有益,而对部分淋巴结阴性患者也有其合理性。也就是说,术后辅助化学治疗已是乳腺癌治疗中的一种标准治疗手段,而且这一标准治疗手段不仅适用于局部晚期,还适用于早期乳腺癌患者。

但并非每个患者均能从化学治疗中获益。有研究提示,在被诊断为雌激素依赖型乳腺癌,且无淋巴结转移的患者中,至少有半数可以不用化学治疗,而不影响预后,HER-2(+)的乳腺癌患者则对化学治疗较不敏感,术后复发率高,需要采取更有效的措施。近年来的研究发现,乳腺癌并非单一的疾病,而是包括几种不同的亚型,它们各具有不同的发展规律,需要采用不同的治疗方案。例如,HER-2 蛋白过度表达的乳腺癌就是一个独特的亚型。

2.术后辅助化学治疗病例选择的一般原则

(1)腋窝淋巴结阳性患者的辅助化学治疗:对腋窝淋巴结阳性乳腺癌患者术后行全身性辅助化学治疗已取得较为一致的认识。对于 1～3 个腋窝淋巴结阳性患者的化学治疗效果显著优于 4 个或 4 个以上腋窝淋巴结阳性者,对绝经前患者疗效显著,而对绝经后患者则报道不一。传统观点认为,绝经前患者以化学治疗为主,绝经后患者以内分泌治疗为主。研究表明,化学治疗不但能延长绝经前患者的生存期,而且对绝经后乳腺癌亦有效。如果 ER 阳性,加服 TAM 能进一步提高生存率。另有学者探讨了 ER(+)乳腺癌根治术后辅助内分泌治疗与辅助化学治疗的疗效比较,结果表明,绝经后患者的内分泌治疗组和化学治疗组 5 年无病生存率分别为 78.4% 和 45.4%($P<0.01$),5 年总生存率分别为 83.3% 和 52.9%($P<0.05$);绝经前患者的内分泌治疗组和化学治疗组 5 年无病生存率分别为 72.8% 和 35.7%($P<0.01$),5 年总生存率分别为 80.7% 和 60.0%($P<0.05$)。

(2)腋窝淋巴结阴性患者的辅助化学治疗:研究表明,约 70% 的腋窝淋巴结阴性乳腺癌患者可单用手术治疗治愈,术后辅助治疗只有 30% 的病例可能受益,而目前的辅助化学治疗仅能使复发率降低约 1/3。因此,如果对全部腋窝淋巴结阴性的患者均给予术后辅助治疗,会使 90% 的患者无辜遭受化学治疗药物导致的痛苦,并加重患者的经济负担。故对腋窝淋巴结阴性的患者是否需要采取术后辅助化学治疗,应根据其他预后因素判断,如肿瘤直径>1cm、ER 阴性、浸润性小叶癌、脉管癌栓、年龄<35 岁、妊娠哺乳期乳腺癌和 HER-2 基因扩增者则应考虑给予术后辅助化学治疗。

(3)个体化辅助化学治疗:既往研究认为,乳腺癌腋窝淋巴结阴性患者无需进行辅助化学治疗,辅助化学治疗的主要适应证是腋窝淋巴结阳性,即 10 年生存率小于 50%。但大约 25% 腋窝淋巴结阴性的患者会复发,故现在认为腋窝淋巴结阴性和原发灶小于 1cm 的患者亦可接受辅助化学治疗。目前常规推荐:腋窝淋巴结阳性乳腺癌患者需用含紫杉类药物的化学治疗方案。腋窝淋巴结阴性乳腺癌患者如 HER-2 阳性则需用含蒽环类药物的化学治疗方案,如 HER-2 阴性则可选用 CMF、AC 和 EC 方案化学治疗。不需要辅助化学治疗的条件包括腋窝淋巴结阴性、雌激素受体和(或)孕激素受体阳性、肿瘤直径≤1cm、病理组织学分级 Ⅰ 级和年龄≥35 岁患者。

3.术后辅助化学治疗病例选择的其他原则

对于淋巴结(+),原发瘤>1cm 的乳腺癌术后辅助化学治疗已为共识,但对于淋巴结(-),原发瘤<1cm 的患者是否行术后辅助化学治疗一直都有不同的看法。多个数据表明肿瘤<1cm,淋巴结(-)者预后良好。BCDDP 报道 $T_1N_0M_0$ 的 8 年存活率为 96%。Rosen 等报

道 20 年的术后随访,肿瘤<1cm 的无复发存活率(RFS)为 88%,而 1.1～3.0cm 的为 72%,而且组织学类型好的患者 20 年的 DFS 为 87%。NSABP 在汇总 B-06、B-13、B-14、B-19 和 B-20 研究的 1257 例肿瘤瘤体直径<1cm 的患者,8 年存活率为 92%。术后辅助化学治疗对 ER(-),TAM 或 TAM/化学治疗对 ER(+)都能提高其 RFS,而对 OS 无明显差异。

针对术后辅助化学治疗对更小肿瘤的患者是否有利的问题,最近的 NCCN 指南则并未对肿瘤瘤体直径<0.5cm 患者推荐使用术后辅助化学治疗,认为这样接受辅助化学治疗并无足够证据证明患者可能受益。但对于肿瘤大小在 0.6～1.0cm 的患者,一旦存在着不良危险因素,如激素受体阴性、血管和淋巴管浸润、高增殖活性、分化差,及 HER-2 过表达等都应行手术后的辅助化学治疗。

对于年龄大于 70 岁的患者术后辅助化学治疗是否有益的问题,Muss 等在 CALGB 研究的 6489 例乳腺癌术后辅助化学治疗中发现,在减少术后复发及病死率上,老年患者与年轻人一样受益。但非肿瘤相关的病死率明显增加。可惜的是在这组资料中,大于 65 岁患者的比例很小,还不到 10%。由于多种原因,现在很难准确地评价老年乳腺癌患者术后辅助化学治疗的合理性。但有一点是明确的,那就是要全面考虑患者的身体状况、各主要器官的功能、社会的支持力度等多种因素,给予患者一个受益最大的治疗方法。

在目前的几个治疗指南中可以看出,乳腺癌术后辅助化学治疗的主要获益人群是年龄较轻的患者,对于激素受体阳性的老年患者(70 岁以上)并不常规推荐术后辅助化学治疗,原因是缺乏有力的获益支持证据。

### (三)术后化学治疗方案的选择

乳腺癌的辅助治疗已有 50 多年的历史了,初期主要以单药为主,而 20 世纪 70 年代开始使用的 CMF 是过去 30 年来临床应用最为广泛的乳腺癌术后辅助化学治疗方案,但自 70 年代后期多柔比星(治疗乳腺癌有效的单一药物)应用临床后,含蒽环类联合化学治疗方案作用明显优于非含蒽环类化学治疗方案,现已成为乳腺癌手术后的标准化学治疗方案。临床上含蒽环类联合化学治疗的方案也很多,如 AC、CAF、CEF 等,但到目前为止也未有一大样本、多中心、随机分组对照的临床试验来说明它们之间到底有多大的差异,不同方案之间还缺乏有明显差异的证据,仅根据各地习惯来选择使用。

由于人口老龄化的问题,老年乳腺癌患者也逐渐增多,这部分患者术后的辅助化学治疗使用什么方案为标准至今仍未得到满意的结果。由于蒽环类化学治疗药物有一定的心脏毒性,所以 CMF 方案化学治疗仍为目前临床上对于有蒽环过敏、有心血管疾病的老年患者的一个不错的选择方法。

20 世纪 90 年代上市的紫杉类化学治疗药物使得乳腺癌的治疗又上了一个新台阶,从初期蒽环类耐药的二线治疗,到晚期病例的一线治疗,使得紫杉类已成为乳腺癌治疗中不可缺少的药物了。国际上多个临床研究结果表明,蒽环类与紫杉类的联合化学治疗有望成为乳腺癌更有效的辅助化学治疗方案。含紫杉类的化学治疗在乳腺癌术后辅助治疗中逐渐显示出优势的同时,不可忽视这些受益的临床研究都是淋巴结阳性的患者,而目前并未有足够的证据可以支持淋巴结阴性的乳腺癌患者需要含紫杉类化学治疗药物进行术后的辅助治疗。

1.乳腺癌对内分泌治疗的反应性分型和危险度分级

2005 年《St.Gallen 共识》关于早期乳腺癌辅助治疗选择的基本原则,提出首先要考虑肿瘤对内分泌治疗的反应性,分为内分泌治疗敏感型、内分泌治疗不敏感型、内分泌治疗不确定型,再按照其他因素如月经状况和风险,细分为低度危险、中度危险和高度危险,其中淋巴结的状况被认为是决定危险度分级的最主要因素,根据危险度分级和内分泌反应选择不同的治疗方案。

(1)乳腺癌对内分泌治疗的反应性分型。

1)内分泌治疗敏感型:患者的乳腺癌细胞有雌激素和(或)孕激素受体的强表达(免疫组化或生物化学方法检测)。对这部分患者,内分泌治疗可以有效提高无病生存率和总生存率。

2)内分泌治疗不敏感型:患者乳腺癌细胞不表达激素受体。

3)内分泌治疗不确定型:患者的乳腺癌细胞激素受体表达低或活力低下,表现为雌激素和(或)孕激素受体低表达(一般认为小于 10% 的肿瘤细胞 ER/PR 阳性),孕激素受体不表达,某些指标提示对某些内分泌药物耐药,例如 HER-2/neu 表达患者接受他莫昔芬(TAM)治疗,淋巴结转移数目较多,尿激酶纤溶酶原激活因子和(或)纤溶酶原激活因子抑制剂 I-1(uPA/PAI-1)高表达以及增生活性相关指标增高。这些患者单用内分泌治疗并不能获得确切的疗效,常需要联合辅助化学治疗。目前认为内分泌治疗不确定型和内分泌治疗敏感型之间没有明确的界限,不同的条件下其界限也会有所变化(如淋巴结受累数目和月经状态都可影响这一界限)。

(2)乳腺癌的危险度分级。

1)低度危险:腋窝淋巴结阴性,并同时具备以下所有条件者:①病理上肿瘤浸润直径(pT)≤2cm。②组织学分级或核分级 1 级。③未侵犯肿瘤周边血管。④无 HER-2 过表达或 neu 基因扩增,年龄≥35 岁。

2)中度危险:①腋窝淋巴结阴性同时具备以下 1 个或以上条件者:pT>2cm、病理分级为 2~3 级、有肿瘤周边血管侵犯、HER-2 基因过表达或扩增、年龄<35 岁。②腋窝淋巴结 1~3 个转移且无HER-2 过表达或 neu 基因扩增。

3)高度危险:①1~3 个腋窝淋巴结阳性且 HER-2 或 neu 基因过表达或扩增。②腋窝淋巴结 4 个或 4 个以上受累。

2.乳腺癌化学治疗方案

(1)低危的腋窝淋巴结阴性患者可以选择的化学治疗方案。

CMF×6(环磷酰胺/甲氨蝶呤/氟尿嘧啶)。

AC×4~6(多柔比星/环磷酰胺)或 EC×4~6(表柔比星/环磷酰胺)。

(2)有高危复发因素的腋窝淋巴结阴性患者可以选择的化学治疗方案。

CAF×6(环磷酰胺/多柔比星/氟尿嘧啶)。

或 CEF×6(环磷酰胺/表柔比星/氟尿嘧啶)。

(3)腋窝淋巴结阳性患者可以选择的化学治疗方案。

AC×4→P/T×4(AC 序贯紫杉醇或多西他赛,每 3 周方案)。

FEC×3→T×3(FEC 序贯多西他赛)。

FEC×4→P×4(FEC 序贯紫杉醇)。

TC×6(多西他赛/环磷酰胺,每3周方案)。

TAC×6(多西他赛/多柔比星/环磷酰胺,每3周方案,所有周期均用G-CSF支持)。

剂量密集AC×4→P/T×4(AC序贯紫杉醇或多西他赛,每2周方案)。

剂量密集A→T→C方案(多柔比星序贯紫杉醇序贯环磷酰胺),密集化学治疗(每2周方案)。

(4)HER-2过表达的患者,考虑采用含曲妥珠单抗的辅助化学治疗方案:AC→T/P+曲妥珠单抗(多柔比星/环磷酰胺序贯多西他赛/紫杉醇+曲妥珠单抗);TCH方案(多西他赛/卡铂+曲妥珠单抗);TH→FEC方案

3.化学治疗注意事项

(1)首选含蒽环类药物联合化学治疗方案。

(2)回顾性资料表明,经IHC检测HER-2过表达患者含多柔比星化学治疗方案优于不含多柔比星方案。

(3)CMF化学治疗可以同时进行放射治疗,也可以先以CMF化学治疗再行放射治疗。所有其他的方案都应该在放射治疗前给予。

(4)淋巴结阳性的患者优先选用含蒽环类和紫杉类的化学治疗方案,目前的临床研究尚不支持对淋巴结阴性的患者选用含紫杉类的化学治疗方案。

(5)HER-2过表达(IHC+++或FISH扩增)、腋窝淋巴结阳性的乳腺癌患者应考虑含曲妥珠单抗的辅助化学治疗。淋巴结阴性、肿瘤≥1cm、HER-2过表达的患者也应考虑曲妥珠单抗治疗。曲妥珠单抗可以与AC→T方案中的紫杉醇同时开始使用,也可以作为化学治疗结束后的治疗。考虑到心脏毒性,曲妥珠单抗不应与蒽环类药物同时使用。曲妥珠单抗按照每周或每3周方案治疗1年,监测心功能。

(6)育龄妇女进行妊娠试验,确保不在妊娠期进行化学治疗。化学治疗期间应避孕。

(7)老年、较低风险、蒽环类禁忌或不能耐受的患者可选用非蒽环类联合化学治疗方案,常用的有CMF(环磷酰胺、甲氨蝶呤、氟尿嘧啶)或TC(多西他赛、环磷酰胺)。

(8)不同化学治疗方案的周期数不同,一般为4~8个周期。若无特殊情况,不建议减少周期数和剂量。70岁以上患者需个体化考虑辅助化学治疗。

(9)辅助化学治疗不与内分泌治疗同时进行,化学治疗结束后再开始内分泌治疗。

(10)蒽环类药物有心脏毒性,使用时须评估LVEF,至少3个月1次,如果患者使用蒽环类药物期间发生有临床症状的心脏毒性或无症状但LVEF<45%或较基线下降15%以上,应先停药,充分评估患者的心脏功能,后续治疗应该慎重。

(11)一般来说,辅助化学治疗的剂量、强度较晚期乳腺癌要大,在门诊病历和住院病史中须给出药物的每平方米体表面积的剂量强度,一般推荐首次给药剂量不得低于推荐剂量的85%,后续给药剂量应根据患者的具体情况和初始治疗后的不良反应,可以一次下调20%~25%,每个辅助化学治疗方案仅允许下调2次剂量。

(12)在化学治疗周期的休息期中病情恶化者,应停止原方案,酌情选用其他方案。化学治疗不良事件达Ⅲ~Ⅳ级,对患者生命有明显威胁时,应停药,下次治疗时改用其他方案或剂量下调,但是最多只能下调2次。

(13)最重要的是所有进行化学治疗患者均需要先行签署化学治疗知情同意书。

4.术后辅助化学治疗的代表方案

(1)CMF 方案。

环磷酰胺 500mg/m²,静脉注射,第1、第8日。

甲氨蝶呤 50mg/m²,静脉注射,第1、第8日。

5-FU 500mg/m²,静脉注射,第1、第8日。

28 日为 1 个周期,共 6 个周期。

(2)AC 方案。

多柔比星 60mg/m²,静脉注射,第1日。

环磷酰胺 600mg/m² 静脉注射,第1日。

21 日为 1 个周期,共 4 个周期。

(3)CE 方案。

表柔比星 100mg/m²,静脉注射,第1日。

环磷酰胺 600mg/m²,静脉注射,第1日。

21 日为 1 个周期,共 4~6 个周期。

(4)CAF 方案。

环磷酰胺 500mg/m²,静脉注射,第1日。

5-FU 500mg/m²,静脉注射,第1日。

多柔比星 50mg/m²,静脉注射,第1日。

21 日为 1 个周期,共 6 个周期。

(5)FEC 方案-1。

环磷酰胺 500mg/m²,静脉注射,第1日。

表柔比星 60mg/m²,静脉注射,第1、第8日。

5-FU 500mg/m²,静脉注射,第1、第8日。

28 日为 1 个周期,共 6 个周期。

(6)FEC 方案-2。

环磷酰胺 500mg/m²,静脉注射,第1日。

表柔比星 100mg/m²,静脉注射,第1日。

5-FU 500mg/m²,静脉注射,第1、第8日。

28 日为 1 个周期,共 6 个周期。

(7)FTC 方案。

环磷酰胺 500mg/m²,静脉注射,第1日。

吡柔比星 50mg/m²,静脉注射,第1日。

5-FU 500mg/m²,静脉注射,第1、第8日。

28 日为 1 个周期,共 6 个周期。

(8)TAC 或 TEC 方案。

多西他赛 75mg/m²,静脉注射,第1日。

多柔比星 $50mg/m^2$，静脉注射，第 1 日或表柔比星 $100mg/m^2$，静脉注射，第 1 日。

环磷酰胺 $500mg/m^2$，静脉注射，第 1 日。

21 日为 1 个周期，共 6 个周期（所有周期均用 G-CSF 支持）。

（9）AC→紫杉醇方案。

多柔比星 $60mg/m^2$，静脉注射，第 1 日或表柔比星 $100mg/m^2$，静脉注射，第 1 日。

环磷酰胺 $600mg/m^2$，静脉注射，第 1 日。

21 日为 1 个周期，共 4 个周期。

续以：

紫杉醇 $175mg/m^2$，静脉注射，第 1 日。

21 日为 1 个周期，共 4 个周期。

（10）FEC→多西他赛方案。

5-FU $500mg/m^2$，静脉注射，第 1 日。

表柔比星 $100mg/m^2$，静脉注射，第 1 日。

环磷酰胺 $500mg/m^2$，静脉注射，第 1 日。

21 日为 1 个周期，共 3 个周期。

多西他赛 $75\sim100mg/m^2$，第 1 日。

21 日为 1 个周期，共 3 个周期。

（11）密集 AC→密集紫杉醇方案。

多柔比星 $60mg/m^2$，静脉注射，第 1 日或表柔比星 $100mg/m^2$，静脉注射，第 1 日。

环磷酰胺 $600mg/m^2$，静脉注射，第 1 日。

14 日为 1 个周期，共 4 个周期。

续以：紫杉醇 $175mg/m^2$，静脉注射，3 小时，第 1 日。

14 日为 1 个周期，共 4 个周期。

（12）密集 A-T-C 方案。

多柔比星 $60mg/m^2$，静脉注射，第 1 日或表柔比星 $100mg/m^2$，静脉注射，第 11、第 14 日，共 4 个周期。

紫杉醇：$175mg/m^2$，静脉注射，第 11、第 14 日，共 4 个周期。

环磷酰胺：$600mg/m^2$，静脉注射，第 11、第 14 日，共 4 个周期。

所有周期均用 G-CSF 支持。

需要指出的是，每种化学治疗药物，如多西他赛计算时为 $75mg/m^2$，但实际应用时往往为整数支（例如 6 支、7 支，不可能是 6.3 支），因此下医嘱和病程记录可能为 $76mg/m^2$ 或 $78mg/m^2$。

2003 年 St.Gallen 会议已经意识到激素受体阴性患者对化学治疗的敏感性要高于激素受体阳性患者，并且认为激素受体阴性和阳性（包括激素受体低表达）的患者可能为两种不同类型的乳腺癌，2005 年 St.Gallen 会议认为患者内分泌治疗反应敏感性越高，从化学治疗中的获益可能越少，因此对于那些内分泌治疗敏感型的高危患者，即使给予密集或高剂量的包括紫杉类的化学治疗方案，其疗效可能与每 3 周 1 次的含蒽环类的标准剂量化学治疗方案相同（AC，

FEC100,CAF 等）。对于有化学治疗指征的内分泌治疗反应敏感型患者,无论其淋巴结状况如何,大多数专家都不支持含紫杉类的化学治疗方案,4 个疗程的 AC 为合理的化学治疗方案;而对于内分泌治疗反应不敏感型的中、高危患者,建议使用含紫杉类的化学治疗方案,同时多数专家认为化学治疗应该在术后的 3～4 周内开始施行;对内分泌治疗反应不敏感型患者,多数专家不赞同采用剂量密集的化学治疗方案,也不支持为避免化学治疗剂量的减量或化学治疗实施的延迟而使用造血生长因子药物。

### （四）辅助化学治疗的时机

既往认为,乳腺癌术后根据疾病分期可考虑进行放射治疗。随着对乳腺癌不断深入的研究发现,乳腺癌应作为一种全身疾病来处理,不少学者认为能手术根治的癌肿,在患者血液中已有癌细胞扩散的可能,而且手术操作引起的癌细胞播散亦不少见,单纯依靠手术治疗往往不能达到理想的疗效,需要术后辅助化学治疗。

理论上,术后化学治疗应及早进行,其依据有三:①术后尽早化学治疗能消灭术中遗漏到循环系统中的肿瘤细胞。②有学者认为,原发肿瘤切除后,体内已经存在的微量肿瘤细胞的生长加速使肿瘤负荷继续增加,加之术后辅助化学治疗的延迟,容易导致肿瘤微小转移灶的扩散。另外,随着肿瘤细胞数量的增加,其耐药细胞数量会相应增加,因而即使术后的首次化学治疗有一个较短的延期,也都可能造成对化学治疗的极不敏感。③肿瘤原发病灶切除 24 小时之后,微转移灶的肿瘤细胞增殖指数和外周血液循环中的生长因子浓度出现升高,并可持续 7～10 日,这种现象提示肿瘤原发病灶切除后,转移病灶中大量周期外的 $G_0$ 期肿瘤细胞进入增殖期,转移肿瘤会很快出现快速增长的现象,从而提供了微转移灶肿瘤细胞对化学治疗极为敏感的可能性。同时,细胞的增殖在术后 24 小时即开始,2～3 日达到高峰,7～10 日则恢复到正常水平,这种动力学改变迅速且时期相对较短,这就为切除原发肿瘤后尽快进行辅助化学治疗提供了理论依据。

因此,实施乳腺癌辅助化学治疗的原则之一,就是手术后尽早地开始辅助化学治疗。这种在手术后早期便实施的辅助化学治疗称为乳腺癌的早期辅助化学治疗。一般认为,应该在手术后 2 周内开始实施,如无特殊情况,最迟不宜超过手术后 4 周,如果待病灶明显后再用,将降低疗效。这在乳腺癌以及结直肠癌的治疗中已经得到证实。近年来有的国外学者已将术后的早期辅助化学治疗提早到手术后第 1 日开始,并未出现更多的并发症,远期疗效尚有待于进一步追踪观察。目前,有学者认为,化学治疗的时机应是越早越好,甚至可以提早到术前。3 周期 AC 与 6 周期 CMF 方案的疗效相等,此结果得到 2003 年 St.Gallen 会议专家组的认同,法国 FASG01 比较了绝经前淋巴结阳性患者乳腺癌术后,6 周期与 3 周期 FEC 方案辅助化学治疗的疗效,经 10 年随访证实 6 周期较 3 周期效果好。米兰的研究表明,12 周期 CMF 方案辅助化学治疗并不优于 6 周期。NSABPBG15 也证实,AC 后增加 3 周期 CMF 辅助化学治疗并未能增加任何好处。因此一般认为,乳腺癌术后 4～6 周期的辅助化学治疗是目前被普遍接受的合理方案,对于低危患者术后给予 6 周期 CMF 或 4 周期 AC 等方案辅助化学治疗,高危患者给予 8 周期的辅助化学治疗。延长化学治疗时间或给予更多周期化学治疗并不能提高疗效,反而增加了化学治疗的不良反应和治疗费用。

不同化学治疗方案的周期数不同,一般为 4～8 周期。因此,术后辅助化学治疗 6～8 个疗程已足够,没有证据表明大于 8 个疗程的治疗能带来更好的疗效,而且若无特殊情况,不建议减少周期数和剂量。目前,也没有证据表明手术前开始化学治疗(新辅助化学治疗)比手术后疗效要好。

### (五)化学治疗剂量强度和密度

一般认为,乳腺癌的化学治疗效果与剂量强度有关。CALGB 对 FAC 方案的剂量强度进行对比,中位随访 9 年发现高剂量组($600/60/600 mg/m^2$,每 28 天 1 次×4 次)DFS 与 OS 均明显超过低剂量组($300/30/300 mg/m^2$,每 28 天 1 次×4 次)。说明化学治疗效果与剂量强度有关,也就是说化学治疗药物需达到一定的剂量强度(标准量)才能取得预期效果。达到标准量的 85% 时效果较好。减少化学治疗剂量会降低疗效,但没有证据表明增加剂量,包括大剂量化学治疗加自体骨髓移植(或干细胞移植)的疗效能超过常规剂量的疗效,即使在腋窝淋巴结转移 10 个以上的患者也是如此。因此,提高化学治疗药物的剂量不一定提高疗效,超过标准剂量时,疗效并未得到提高,相反有可能增加不良反应,但是降低剂量一定会减效。

NSABPB-25 比较 AC 方案增加环磷酰胺的剂量对疗效的影响,将环磷酰胺增加到 $2400 mg/m^2$ 与标准剂量($600 mg/m^2$)相比均未发现 DFS 与 OS 的提高,反而在 2548 名患者中有 6 人发生了粒系白血病。CALGB934 比较了固定环磷酰胺剂量($600 mg/m^2$),将多柔比星设定为 $60 mg/m^2$、$75 mg/m^2$ 和 $90 mg/m^2$ 3 个剂量组,经 5 年随访证实除不良反应升高外,DFS 和 OS 均未能改善。以上两组试验证明,提高环磷酰胺和多柔比星的剂量均不能提高疗效,从而也确定了 AC 方案标准剂量($60\sim600 mg/m^2$)的地位。与多柔比星不同,表柔比星则存在明显的剂量效应关系。法国 FASG05,比较 FEC(F:$500 mg/m^2$,C:$500 mg/m^2$,每 3 周 1 次×6 次)方案不同剂量表柔比星 FEC100(E:$100 mg/m^2$)与 FEC50(E:$50 mg/m^2$)对疗效的影响,发现 FEC100 疗效明显优于 FEC50,但前者的血液学毒性明显增加。乳腺癌术后高剂量化学治疗合并骨髓移植,目前的研究结果显示并不能改善生存率,故不建议临床推广应用。

剂量密集化学治疗近年来备受关注,其将常规每 3 周方案缩短为每 2 周,是目前辅助化学治疗的新概念,从理论上讲,给予间隔更短的化学治疗有助于杀灭肿瘤细胞,因而更加符合乳腺癌细胞的生物学特点。

CALGB 9741 临床研究正是采用了密集化学治疗的理念,比较含紫杉类药物常规序贯、密集序贯、常规联合与密集联合四种不同的用药方法在腋窝淋巴结阳性乳腺癌术后辅助治疗的疗效。结果提示:无论是联合治疗还是序贯治疗,缩短化学治疗间歇的密集化学治疗较常规化学治疗的无复发风险下降 26%($P=0.01$),死亡风险下降 31%($P=0.031$),因 G-CSF 支持,密集化学治疗未见血液学毒性增加。

另一项随机研究也比较了每 2 周的表柔比星联合紫杉醇 4 个疗程序贯 CMF3 个疗程方案和每 3 周的表柔比星联合 CTX4 个疗程序贯 CMF3 个疗程方案,结果同样提示在 4 个或 4 个以上淋巴结阳性的患者中,含紫杉类的剂量密集辅助化学治疗方案的疗效明显优于常规每 3 周方案。

ECOG(美国东部肿瘤协作组)的 E1199 试验研究提示,AC 序贯紫杉醇周疗是具有更佳疗效和治疗指数的紫杉类辅助化学治疗方案。

NCICCTG MA5 是比较 CEF 方案与剂量密集 EC 序贯紫杉醇以及 AC 序贯紫杉醇在淋

巴结阳性或淋巴结阴性高危乳腺癌患者的随机临床试验，中位随访 30.4 个月，结果显示，对于高危可手术乳腺癌患者，CEF 和剂量密集 EC→T 在疗效提高方面显著优于 AC→T。所以我们有理由认为，剂量密集方案是一个安全且能有效提高生存获益的方案。剂量密集方案已经被证明在淋巴结阳性尤其是 ER 阴性患者中应用有光明前景，乳腺癌辅助化学治疗原则已经从追求最大耐受剂量过渡到最低有效剂量，从强调大剂量化学治疗向剂量密度转变。

在 2005 年 NCCN 治疗指南中，已推荐 AC→T 密集化学治疗方案作为具有高危复发因素乳腺癌术后辅助化学治疗的标准方案。研究表明，含蒽环类方案密集化学治疗可以降低 HER-2 高表达对乳腺癌患者无病生存和总生存的负面影响。

## 五、乳腺癌的术后重建

若乳腺癌患者选择了乳房重建，则手术治疗不仅仅是乳房切除，还应包括乳房重建术，只有完成了这两部分手术，其手术治疗才结束。乳腺癌患者因乳房切除术可产生心理障碍，而无论是即刻乳房重建术还是延期乳房重建术都可以降低或消除患者的心理障碍。但是，即使是最完美的乳房重建术，也无法复制原有乳房的手感、活动度、性感受等，尽管也有自发性感觉恢复的情况发生。

当医生在制订初步的手术治疗计划时，即使患者倾向于延期乳房重建术甚至不选择乳房重建术，也应告知患者所有可行的乳房重建术方案，以使患者得到足够的信息后选择恰当的手术治疗方案。乳房重建术的最终目标是重建术后的新"乳房"，达到患者的愿望，同时达到与健侧乳房的对称，并尽可能改善术前乳房的美观度。乳房重建术可以是自体的、非自体的，也可以是两者的结合，有必要时还可行乳房固定术、乳房缩小术、乳房增大术等，以使两侧乳房保持对称。患者和多学科乳腺癌小组，包括能实施所有常见乳房重建术术式的医生均应参与乳房重建术手术时机和方式的决定。

### （一）时机

乳腺癌外科手术的主要目标是提供安全、有效的肿瘤学治疗。若预期需行术后辅助治疗，当决定行延期或即刻乳房重建以及确定重建的方式时，应考虑对术后辅助治疗的影响。

1.即刻乳房重建术

即刻乳房重建术的主要优点是患者不会有术后乳房缺失的体验。它保留了乳房的皮肤和乳房下皱襞，因此，重建乳房的外形更接近自然形态。乳房切除术的皮瓣是柔软的，不受软组织挛缩和瘢痕以及放射治疗的影响。保留皮肤的乳房切除术和全乳房皮下切除术有更好的美学效果，多不需要行健侧乳房的对称性手术。

即刻乳房重建术的缺点是由于患者首先需行肿瘤学手术，因此关于是否需要行乳房重建术做出决定的时间有限，总的手术时间增加，需要协调乳腺外科医生和整形外科医生分别行乳房切除术和乳房重建术。尽管有个别病例因行乳房重建术后并发症使辅助治疗开始时间延迟，但即刻乳房重建一般不会影响辅助治疗。

根据乳房切除术后放疗适应证，部分乳房重建术患者需接受放疗。因此在行即刻乳房重建术之前，应考虑到术后患者是否需要放疗。放疗可能对乳房重建有不利影响，但可以通过选择自体重建而非应用假体重建的方式来减少这种影响。应用现有的放疗技术和方案，大多数病例可以得到较好的乳房美容效果。当预期术后需行放射治疗时，可选择延迟即时乳房重建术。

现有的证据已明确即刻乳房重建术不会对乳腺癌的预后产生不利的影响。乳房重建术甚至也可应用于进展期乳腺癌。在控制局部病变的同时，可改善生活质量。也有证据表明切除原发病灶可能会提高患者的生存率。

当不能保证乳房切除术后皮瓣的生存力时，选择行延期乳房重建是必要的，这样可以避免假体暴露的风险。在自体乳房重建的病例中，不应对可能发生坏死的皮瓣部位之下的皮岛去表皮化，除非皮瓣的那些坏死区域在术后数天内已显露出来。

**2.延期乳房重建术**

延期乳房重建术的优点是使患者有充裕的时间选择乳房重建的术式，在乳腺癌诊断和乳房切除术后进行心理适应以及在重建术之前有完整的病理学检查结果。它避免了术后延迟辅助治疗的潜在因素，也避免了辅助治疗对乳房重建的不利影响。另外，延期乳房重建可以在皮瓣愈合后或放射治疗引起的皮肤损伤切除后进行。延期乳房重建术的主要缺点是由于术后皮肤挛缩，全乳房皮下切除技术不能应用。因此行延期重建术需要更大的皮瓣。另外，患者需再次手术和住院，相比即刻乳房重建，其治疗费用增加。

**3.延期-即刻乳房重建术**

延期-即刻乳房重建术既有即刻乳房重建术的优势，又有延期乳房重建术的优势。先行保留皮肤的乳房切除术，再行即刻乳房重建术并置入组织扩张器。一旦得到最终的病理结果，不需行辅助治疗的患者可以继续行即刻乳房重建术。对于需要放疗的患者，应在放疗前先抽出组织扩张器中的液体，以保证最佳的放疗效果。在放疗完成后数周，应再次注水使组织扩张器扩张以防止乳房皮肤囊袋的收缩，从而利于延期乳房重建。

**4.禁忌证**

乳房重建术的禁忌证有严重的合并症、不可切除的胸壁局部疾患、进展快且不可控制的转移性肿瘤。

## （二）技术

乳房重建术既包括对乳房体积的恢复，也包括对乳房皮肤和乳头乳晕复合体的恢复。重建术的手术方式有假体重建、组织扩张器或扩张器假体重建、自体组织重建或自体组织加假体重建。最常用的外科技术有组织扩张器置入、伴或不伴假体的背阔肌肌皮瓣重建或使用游离的腹部组织皮瓣。

应用假体的手术技术优势在于手术用时最短、住院时间短、术后患者恢复快。其局限性在于假体的使用年限是有限的，因此在将来需要对其进行替换；乳房的美观度随时间推移而降低；重建的乳房与对侧乳房出现不对称，特别对侧乳房越大越下垂，重建的乳房越难保持对称性，除非行对侧乳房提升手术。这种手术技术适用于那些仅期望戴上胸罩后能保持双侧乳房对称，而对假体重建乳房外观无要求的女性。

自体重建术和自体加假体重建术后乳房的美观度不随时间变化而变化，且在自然外观、触感、持久性上效果更佳。自体组织也能更好地承受放疗。

1.非自体重建术

应用组织扩张技术的乳房重建术涉及对胸壁组织的连续扩张,以替代乳房切除术中切除的皮肤。其主要方式是反复地将生理盐水注射至置于胸大肌后方的可膨胀的硅胶扩张器中(图1-19)。一旦扩张完成,可以选择替换永久性假体,也可选择带扩张器的硅胶假体,这种乳房假体多由硅胶外腔和可扩张的盐水内腔构成。只有这个内腔未与假体设备融合时,才需将注液泵取出。

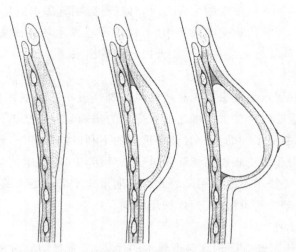

**图1-19 乳房重建与胸大肌后方组织扩张器**

合适的患者和假体决定着这项技术的手术效果。假体重建技术较简单,多能较好地恢复乳房体积。但是这项技术却很难达到乳房下垂的效果,因此为了保持双侧乳房对称性,最好行对侧乳房提升或缩乳手术。

(1)适应证:这项技术最适于乳房较小且不下垂的患者,也适用于愿意接受双侧乳房重建术、乳房固定术或对侧乳房增大术的患者。对于那些希望术后仅留下较小瘢痕的患者以及不愿意或不适宜行自体重建术的患者,这项技术是非常理想的选择。

(2)禁忌证:以下情况不适宜假体乳房重建术:胸壁组织薄弱,不能确定乳房切除术后皮瓣生存能力,先天性胸大肌缺失或根治性乳房切除术后胸大肌缺失。放疗显著增加了假体或扩张器乳房重建术后并发症发生的风险,也降低了乳房重建的美观度。因此对于计划行辅助放疗或者已经放疗的患者,假体乳房重建术不是最佳的手术选择。

(3)外科技术:对于假体乳房重建术,乳房下皱襞是一个重要的体表标志,应在乳房切除术中将其安全地保留。若在术中受到破坏,应该用缝线将其复原。选择组织扩张器很重要,选择扩张器的大小时应考虑正常完整乳房的基底宽度、高度以及凸度。

组织扩张器被放置于胸大肌后,其下侧部可以被前锯肌筋膜、异体或异种移植物、前锯肌和外斜肌的肌肉所覆盖,避免假体暴露于皮下。现今流行使用脱细胞真皮基质(ADM)来覆盖假体的下侧部,应用最普遍的是来源于人类或猪的皮肤,还有来源于牛的皮肤和心包膜的ADM。这使得应用一步法即刻假体重建成为可能,并缩短了组织扩张所需的时间。这项技术使乳房大、下垂的患者也能进行即刻假体重建,但同时患者也需为这种材料付出更多的费用。

但总体来说,应用这种材料所付出的费用与不用材料而行二期重建手术的费用相当。应用 ADM 可为乳房下皱襞塑造出更好的轮廓。但使用 ADM 同样也有并发症,血肿、感染的发生率会更高,重建术失败的概率也更大。而避免并发症的关键在于将乳房切除术的切口选择在肌肉的表面,而不是在被置入的 ADM 表面,同时通过多次清洁伤口来保证伤口的一期愈合。因此,在手术结束时应将创伤的皮肤边缘切除。对于乳房大而下垂的患者,另外一种很好的即刻乳房重建方式是减少皮肤的乳房切除术,并使用去上皮的低位皮瓣,将其缝合于胸大肌下方,作为血管化的真皮皮瓣覆盖假体的下外侧部。但对侧乳房缩小也是必需的。

组织扩张器既可用于即刻乳房重建术也可用于延期乳房重建术。扩张器在置入时仅部分注水,以保证乳房切除术皮瓣能无张力地闭合。为了保证伤口的愈合,术后 2～4 周才开始进行真正的组织扩张,扩张频率多为每周 1 次。至于每次扩张的体积,应该以患者能感到舒适为准。过度扩张是一项用于产生一定程度的下垂效果从而使乳房外观更自然的技术,但当应用组织补片时则没有必要进行过度扩张。一旦扩张完成,扩张器应置于原位 1～3 个月,以使皮肤外层保持永久性的伸展状态。然后移除扩张器,行包膜囊切除术,并植入基于囊袋宽度、高度、凸度的永久性假体。乳头的重建则需将组织扩张器置于乳房中 6 个月。在完成扩张后,常植入相对稍大的解剖型假体,以降低假体发生旋转的风险。修正后的操作要求要对重建后的乳房美观效果进行改善,超过 1/3 的患者在应用假体的乳房重建术后 5 年内需要进一步手术。另外,乳房固定术、对侧乳房缩小术或增大术、注脂术多用于改善双侧乳房的对称性。但应用假体重建的乳房美观度随时间推移而降低,这与假体的类型和体积无关,而是因为对侧乳房随时间推移会逐渐下垂但应用假体重建的乳房不会像正常乳房一样下垂,因而在后期会造成两侧乳房的不对称。该手术持续时间约为 1 小时,需要短期的住院和术后 2～4 周的休息。

(4)并发症:早期并发症包括血肿、感染、乳房切除术后皮瓣坏死和伤口裂开。晚期并发症包括假体破裂/渗漏,包膜挛缩,假体位置不正/旋转,假体皱褶、突出,乳房不对称。即使应用最新的假体材料和现代放射技术,假体乳房重建的患者在乳房切除术及放疗后,并发症的发生率也高达 41%,假体突出率达 15%。应用假体的乳房重建最常见、最难以预料的并发症包膜挛缩发生率可达 40%,假体突出发生率达 15%。包膜挛缩可致乳房坚硬、乳房形态改变,后期患者还可感到疼痛,可能需要手术治疗。而且在放疗后,包膜挛缩发生率有所增加。一些证据表明,应用毛面假体可以降低包膜挛缩的发生率。注脂法似乎能改善包膜挛缩并帮助改善乳房美观度,同时,注脂术有利于改善假体皱褶,并使双侧乳房更加对称。

2.自体乳房重建术

(1)背景:相比应用假体乳房重建术,自体乳房重建术可以重建出在手感和外观上更接近原来的乳房。另外,自体乳房重建的乳房美观度会随时间推移而日渐改善。

背阔肌肌皮瓣和横形腹直肌肌皮瓣目前仍为乳房重建常用选择方式,腹壁下深动脉穿通支皮瓣的重建因能减少腹部供区的损伤率也越发普及。

自体乳房重建术适用于计划辅助放疗的即时乳房重建的患者、延期乳房重建术后需辅助放疗的患者、乳房大而下垂的患者、先前乳房重建术失败的患者。对于可因腹壁成形术而得到额外腹部整形的患者来说,应用腹部皮瓣的重建术是非常理想的选择。

(2)背阔肌肌皮瓣乳房重建术:背阔肌瓣包括肌肉瓣和肌皮瓣。它有着丰富的血供,供应着覆盖它的后背的皮肤,由此可设计出能隐藏在胸罩后背带下的皮岛(图 1-20)。该重建术多需与假体植入相配合,但同时也显著减少了临床上包膜挛缩和假体皱褶的发生率。扩大背阔肌肌皮瓣还包括覆盖于背阔肌上深达浅筋膜的皮下脂肪,其增加了皮瓣体积从而减少了对假体的需求。若采用扩大背阔肌肌皮瓣重建术后乳房体积仍然不足,可在后期行脂肪注入术,这样也减少了对假体的需求。

在自体重建术的术式中,带蒂的背阔肌肌皮瓣乳房重建失败率最低,适用于那些行自体乳房重建术风险较高的患者。最佳适应证是腹部组织不适宜作为皮瓣供区,而不适宜的原因有腹部组织体积不足、腹部有多道瘢痕、腹壁下血管蒂已被结扎。这种术式的局限性在于术后背部留有瘢痕,可有肩部僵硬以及上肢功能障碍,术后上肢运动功能减弱。关于上肢功能降低的研究表明,大圆肌可对缺失的背阔肌的功能进行较好代偿,但仍需就这一并发症与那些对上肢功能需求高的患者进行充分沟通,特别是需肩部扩展和内收动作的运动,如攀爬、游泳等。术后还需额外的物理治疗,以恢复肩部的灵活性。

还需要考虑的是,来源于背部的皮肤比来源于胸部的皮肤更厚且两处皮肤存在色差。该手术平均耗时 3～4 小时,扩大背阔肌肌皮瓣乳房重建术较背阔肌肌皮瓣重建术和假体重建术耗时更长,平均住院时间为5～7 天,术后恢复时间为 4～8 周。

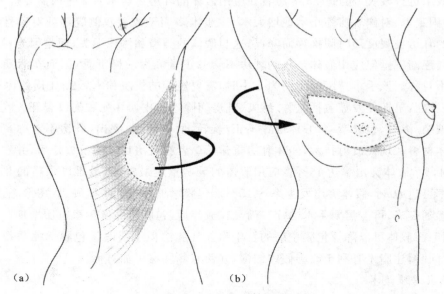

(a)　　　　　　　　　　　　(b)

**图 1-20　背阔肌肌皮瓣乳房重建**

1)适宜人群:适用于乳房大而下垂的患者、胸壁组织不适于组织扩张者以及乳房切除术后还需要额外皮肤者。另外还适用于局部晚期乳腺癌患者、保乳术后需部分乳房重建的患者以及对腹直肌肌皮瓣丢失补救者。

2)禁忌人群:该术式不适用于高度怀疑既往手术中皮瓣血管蒂已损坏的患者,如胸廓切开术后、广泛而彻底的腋窝手术后。也不适用于先天性背阔肌缺失者或有其他明显合并症的患者。即使需要行术后放疗,即刻背阔肌肌皮瓣乳房重建也能产生满意的结果。

3)皮瓣的选择:背阔肌肌皮瓣是最常用的肌皮瓣,可为斜形或横形的岛状皮瓣。在重建术中,当不需要额外的皮肤时,可采用肌肉瓣;当需额外皮肤移植时,可使用保留肌肉的胸背动脉穿通支皮瓣。

4)术前计划:首先,在手术前确认背阔肌是否存在,可让患者做双手在臀上向下按压的动作,如可于腋前皱襞触及肌肉收缩,则表明背阔肌存在。在先前腋窝手术后,确认血管蒂和周围的神经是否受损伤。接下来要确定需要被替换的皮肤的面积,并测量在能够关闭供区的前提下可从背部取得的皮肤面积,同时应考虑到皮褶的厚度。一般情况下皮瓣取 6～9cm 宽,对于高危人群(如吸烟的患者),应取相对较少的皮肤,以防止伤口裂开。皮瓣一般取 20～25cm长。根据经验在取扩大背阔肌肌皮瓣时,若患者背部较瘦弱,则能取到总体积约 200mL 的肌皮瓣;若患者背部脂肪量较适中,能取到 400～700mL;若患者背部脂肪较多,可取得更多的肌皮瓣。

5)手术技术:患者取侧卧位,用带衬垫的附件将其固定于手术台上,固定手臂保持 90°弯曲。在切口线处皮下浸润注射加入肾上腺素的局麻药,以减轻术后疼痛及出血。扩大背阔肌皮瓣的剥离平面应深达 Scarpa 筋膜,以保障背部皮瓣的血供,但这个平面在某些患者身上不易定位。处理这种情况,最简单的方法是从皮瓣的尾部开始剥离,因为此处剥离平面较易定位。可取皮下脂肪的其他区域包括肩胛旁区脂肪、背阔肌前缘区脂肪和髂骨上脂肪。

通常最先剥离背阔肌前缘,接下来将肌肉的头端、后下端提起。在背阔肌前缘下继续剥离肌皮瓣,但要注意避免损伤及钳夹带皮瓣的前锯肌、胸背神经血管蒂及其前锯肌分支。若损害了胸背神经血管蒂,则可致皮瓣灌流不足,术中必须证实并保留。若要求肌皮瓣有更大的移动度,可离断插入肱骨结节间沟的背阔肌肌腱。为将背阔肌肌皮瓣转移至胸壁,需制造出一个高位的腋窝隧道,同时在背部充分游离背阔肌止点,以避免肌皮瓣偏向腋窝后方,否则会导致在平卧位时游离或离断部分背阔肌止点肌肉困难。在将肌皮瓣转移至胸壁前,应先检查肌皮瓣的止血情况,再将其转移至乳房切除术后伤口中,在此过程中要注意不要扭转血管神经蒂。在转移肌皮瓣前,为避免神经血管蒂被压迫,重要的是检查隧道是否有足够大的空间,通常隧道要有 4 指的宽度。当需要肌皮瓣有更大的延展性时,可完全分离插入肱骨结节间沟的背阔肌肌腱或结扎前锯肌支。某些外科医生习惯于在神经血管蒂的水平分离并切除一段胸背神经,以避免术后肌肉的收缩和皮瓣的移动。尽管过去认为去神经术会导致肌肉萎缩,从而使其肌皮瓣体积随时间推移而缩小,但最近的研究表明肌皮瓣体积不会随时间而减小。在那些保留胸背神经的病例中,肌肉收缩的发生也随时间推移而减少,并被认为是一个非常次要的问题。供区皮肤可以采用连续褥式缝合,以降低切口张力和背部血肿发生风险,置入引流管后,按 3个层次关闭背部切口。再将患者置于仰卧位,以便于肌皮瓣的置入。然后固定肌皮瓣并塑形创建出乳房的形状,置入引流管,按解剖层次关闭皮肤切口。应将背阔肌肌皮瓣缝合于乳房切除术皮瓣的边缘上,而不是胸壁上。

术后,建议患者戴具有良好支持功能的胸罩 6 周。也可开始物理疗法以帮助肩部功能的恢复。

6)并发症:早期术后并发症包括血肿、感染、乳房皮肤坏死、皮瓣部分或完全丢失、伤口裂开。晚期并发症有血肿、假体破裂、包膜挛缩。在肌皮瓣供区处采用连续褥式缝合的方式可减少血肿的形成,若血肿一旦形成,可行类固醇的腔内注射。

7)硅胶问题:在1998年,英国独立调查小组做出了一份全面的调查报告,得出的结论是硅胶假体是安全的。自这份调查报告发表以来,尚未出现新的反对证据。

3.下腹部组织的乳房重建术

下腹部的血管网是自体乳房重建的绝佳组织来源,而且患者对下腹部皮瓣供区的伤口接受度较高,同时也施行了具有整形美容效果的腹壁成形术(图1-21)。该技术可获得长期稳定的美学效果。这是一项被认可的技术,但任何破坏腹直肌前鞘的技术都有供区膨隆和腹壁疝形成的风险。

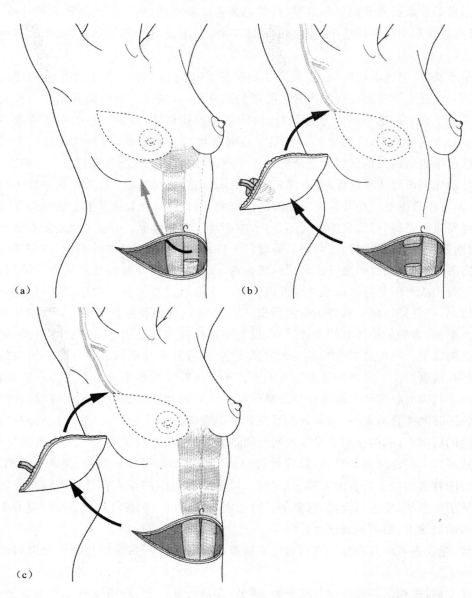

图 1-21 应用腹部组织的乳房重建

(1)适应证：对于任何有足够下腹部组织的患者来说，可将其应用于即刻或延期乳房重建术。应用显微外科技术时，必须选择合适的患者。由于下腹部皮瓣具有多功能性，重建的乳房与正常乳房形态相似且美观度可长期保持稳定，因而下腹部组织皮瓣已经成为许多外科医生行乳房重建术的首选。

(2)禁忌证：绝对禁忌证是曾经施行过下腹壁血管蒂结扎或腹壁成形术。相对禁忌证是下腹部有多道瘢痕及曾经施行过腹部抽脂术，而血管成像可反映出这些情况。当瘢痕位于腹壁中线上时只能取得一半的肌皮瓣，在某些情况下也可使用双蒂肌皮瓣。放疗后的自体重建术是最安全、结果最可预料的。在即刻乳房重建术后行放射治疗，自体组织对放疗的耐受性更好。

(3)外科技术：下腹部血管网的血供主要来源于穿过腹直肌的腹壁下深动脉穿通支和髂外动脉分支。该血管通过在肌肉中的穿支小血管和腹壁上深动脉连接，乳内动脉终末支是带蒂皮瓣的血供来源，因此取皮瓣时应包括肌肉和可回流的静脉。下腹部皮瓣也接受腹直肌前鞘表面的腹壁下浅动脉(SIEA)血供，而这些穿支血管在腹壁的位置不固定。

具有三重血供的下腹部组织可应用于多种手术方式，包括带蒂 TRAM 皮瓣、游离 TRAM 皮瓣、游离 DIEP 皮瓣及游离 SIEA 皮瓣。游离 TRAM 皮瓣和游离 DIEP 皮瓣利用主要的血供，并且较带蒂 TRAM 皮瓣发生皮瓣并发症的风险更小。此外，若能完全或部分保留腹直肌及其肋间运动神经，可减少皮瓣供区并发症的发生率。因此，在考虑最合适的乳房重建方式时，要仔细询问患者的病史，充分了解其活动习惯和兴趣爱好。但不论哪种术式，术后在新的脐和腹部切口间形成的三角形区域内都可能存在持续性的感觉恢复障碍。

1)带蒂 TRAM 皮瓣：带蒂 TRAM 皮瓣的血供依赖于通过腹直肌实质肌腹的腹壁上深血管。通过一条大的腹上部皮下隧道将皮瓣转移至胸壁，皮下隧道可位于血管蒂同侧或其对侧。采用对侧血管蒂的重建减小了上腹部的凸起并且可以避免乳房下皱襞的中断，因而术后美观度更佳。该术式唯一的绝对禁忌证是曾经施行过腹壁上深动脉蒂的结扎。该皮瓣的应用不需显微外科技术，但灌流来源于非主要血供的带蒂 TRAM 皮瓣较游离皮瓣发生并发症的风险更高，如脂肪坏死。因此，某些外科医生提倡"延迟"皮瓣，即在转移皮瓣前先结扎同侧的腹壁下深、浅动脉，以增加保留血管的血供，特别是针对脂肪坏死的高危患者，如吸烟患者或肥胖患者。

由于供区一侧肌肉的缺失，需要利用假体材料在供区处进行腹壁重建。但带蒂 TRAM 与采用游离皮瓣的术式相比，供区并发症发生率更高。双蒂 TRAM 皮瓣重建术可能会进一步增加供区并发症发生率。

2)游离 TRAM 皮瓣：许多医疗中心将下腹部游离皮瓣的重建术作为自体重建的首选术式。游离 TRAM 皮瓣的主要血供来源于腹壁下深血管。将带有部分腹直肌、腹壁下深血管的下腹壁皮肤转移至受区，使之与位于肩胛下轴或乳房系统内部的受区血管相吻合。同侧的血管蒂能更有利于血管支靠近中线放置。现今广泛地应用保留肌肉和筋膜的技术以避免在供区置入合成补片。由于改善了血供，脂肪坏死的发生率降低，并且相比带蒂皮瓣，该术式可安全地转移更大面积的皮瓣。已证实保留肌肉的游离 TRAM 皮瓣技术能降低供区并发症发生率。许多大型医疗机构报道,游离皮瓣移植总体失败率约为 1%。

完成该手术通常需要 6~8 小时,住院时间为 7~10 天,而术后恢复时间为 2~3 个月。

3)游离 DIEP 皮瓣:DIEP 皮瓣保留了完整的腹直肌,同时需极其仔细地剥离腹直肌中的腹壁下深动脉穿通支并保留肌间运动神经。与 TRAM 皮瓣相比,该术式降低了供区发病率。该术式不切下肌肉,很少或不切下筋膜,并且在关闭供区时不需使用合成补片。

4)游离 SIEA 皮瓣:SIEA 皮瓣基于腹壁下浅动脉和浅静脉,它们分别起始于股总动脉和大隐静脉球部。由于切断了 Scarpa 筋膜平面上的血管且保留了完整的腹直肌筋膜,SIEA 皮瓣供区的并发症发生率是最低的。SIEA 皮瓣最大的局限性在于其血管数量、血管管径、皮肤供血范围均具有解剖变异性。在切口下水平,皮瓣血管直径至少要达到 1mm 才能安全地移植皮瓣。由于皮瓣的血管蒂短,因此首选受区的乳内血管为吻合血管。植入皮瓣时需注意血管蒂的周围区域。而跨过中线的皮瓣灌流是不稳定的,因此它仅应用于只需一半皮瓣的地方和需行双侧手术时。

(4)手术技术:通过标准腹壁成形术切口取得皮瓣,切口需向侧面延伸直至髂前上棘。再从侧面向中间剥离,注意识别腹壁下浅血管蒂。若发现足够大的动脉,就可以获得 SIEA 皮瓣,否则应切下一小段腹壁下浅静脉以备之后的静脉吻合的需要。术中可见穿通支,若有 1 支主要供血的穿通支或 2~3 支较小的合适的穿通支位于同一肌间隔内,即可取得 DIEP 皮瓣,要注意连接至血管蒂的穿通支的肌间剥离,该血管蒂位于肌肉底面。在剥离时,若未发现适于 DIEP 皮瓣的穿通支,应剥离肌肉(尽可能包含其中的穿通支),继续剥离直至取得合适长度和管径的血管蒂。支配皮瓣的感觉神经通常与侧部穿通支伴行,也可与第 4 肋间神经侧支相联系,但也时常发生自发性感觉恢复的情况。

两个手术小组同时进行皮瓣受区准备和皮瓣剥离的方法是很有效的。切除一部分第 3 肋软骨或在该肋软骨下的间隙内找到内乳血管,它是用于吻合皮瓣血管的首选供区血管。接着行皮瓣血管穿支与受区的内乳血管吻合,将皮瓣置入重建区,同时根据保留原乳房皮肤面积的多少,决定去除表皮的量,皮瓣置入后放置引流管。由于皮瓣常有血供不足的情况,多需切除离蒂最远部分的皮瓣(Ⅳ区)。最后按解剖层次关闭切口,行具有腹部整形作用的腹壁成形术并重建脐部,并置入引流管。

(5)并发症:早期并发症有动脉或静脉吻合口血栓形成、血肿、部分或全部皮瓣丢失、脂肪坏死、伤口裂开,若使用合成补片还可能出现感染。晚期并发症有供区膨隆或供区疝、腹壁薄弱。超重(BMI 25~29)和肥胖(BMI≥30)患者伴发皮瓣或供区并发症的概率显著增加。吸烟患者术后并发乳房切除术区皮瓣坏死、供区皮瓣坏死以及腹壁疝的概率较非吸烟患者增加,但发生吻合口血栓形成以及皮瓣丢失的危险性并未增加。

(6)臀上动脉穿通支皮瓣和臀下动脉穿通支皮瓣:当不能应用腹部组织作为皮瓣,如腹壁组织不足、腹壁有多道瘢痕或患者希望供区瘢痕更隐蔽时,可以应用臀上动脉穿通支(SGAP)皮瓣和臀下动脉穿通支(IGAP)皮瓣。但该皮瓣仅能用于小体积的乳房重建,并且该皮瓣组织较腹部组织更结实,更不易制造出下垂的效果。对于一些严格筛选的患者,臀部供区的皮瓣,特别是 IGAP 皮瓣重建的乳房效果较佳,并且与腹部组织皮瓣相比,术后恢复时间更短。由于臀部组织皮瓣的血管蒂相对较短,在吻合皮瓣和受区时,首选乳内血管作为受区吻合血管。

（7）横形上股薄肌皮瓣：横形上股薄肌（TUG）皮瓣是取自大腿上部的横向椭圆形皮肤，在传统的大腿内侧减肥美容术中已不再使用。它由始于旋髂内动脉的穿过股薄肌的肌皮瓣穿通支供血。与臀动脉穿通支一样，其局限性在于只能进行小体积的乳房重建，而且与腹部组织相比，TUG 皮瓣组织更结实，但患者对供区瘢痕的隐蔽效果较满意。

（8）其他的游离皮瓣供区：对于不适于取上述供区皮瓣而又要行自体乳房重建的患者来说，还可选择以下皮瓣：大腿前外侧皮瓣、以旋髂深动脉为血管蒂的网膜皮瓣和 Rubens 皮瓣。对于与切除乳房同侧的先天性背阔肌缺失的患者，还可以应用对侧 LD 皮瓣进行重建。

### （三）完成后续手术

乳房重建术后，还可能需要对重建的乳房、健侧乳房和自体重建组织供区行进一步的手术。包括乳头乳晕复合体重建的完整的乳房重建术。

1.针对重建乳房的手术

可能需要对重建乳房的大小和形态进行调整，调整方式包括吸脂、切除坏死的脂肪、乳房固定术或隆胸术。脂肪移植术将吸脂术取得的脂肪细胞应用于自体乳房的重建，如自体 LD 肌皮瓣重建或 DIEP 皮瓣重建。这项技术对乳房轮廓的不规则或辅助放疗后乳房广泛体积缩小特别有效。脂肪移植术可用于增加重建乳房的体积和调整轮廓的不规则，也可对放疗后创面注入脂肪，为假体乳房重建术做准备。进一步调整乳房位于胸壁上的位置，改善其凸度，调整乳房下皱襞或对包膜挛缩的修正术都是很有必要的。

2.针对对侧乳房的手术

促进两侧乳房对称的术式有乳房固定术、乳房缩小术及隆胸术。隆胸术在应用假体的乳房重建术后增强乳房对称性方面特别有效。还有一些患者在对乳腺癌患病基因进行风险评估后，选择了降低患癌风险的对侧乳房切除术。

3.针对皮瓣供区的手术

在皮瓣供区行瘢痕整形、抽脂术、注脂术、持续性血肿的治疗，修正腹部切口两侧"狗耳朵"状的不规则突出，修复腹部膨隆、腹壁疝都是有必要的。

4.乳头乳晕重建术

在重建了乳头乳晕复合体（NAC）后，才算完成了完整的乳房重建术，但也有部分患者更喜欢定制的假体乳头。由于 NAC 的位置不易更改，因此 NAC 的重建常常是在乳房重建术的最后一个阶段才完成。NAC 重建的目标是与对侧 NAC 相对称，包括大小、颜色、质地、位置和凸度。目前尚无理想的 NAC 重建技术，已了解的技术的相关数据可以证明这一点，重建后结局多是乳头凸度随时间推移而降低。

乳头重建的技术类型可大致分为对侧乳头组织移植重建以及局部皮瓣重建。对于对侧乳房大且下垂的患者来说，对侧乳头组织移植重建是最理想的。然而，这种技术可致正常乳头的不健全，移植术也可能失败，长时间后乳头凸度不佳。几乎所有应用局部皮瓣重建的乳头凸度都会随时间推移而降低，且多与皮瓣组织的厚度呈反比，因此应用局部皮瓣法时应重建乳头的大小、凸度都应较对侧明显大和高。在局部皮瓣中置入自体或假体植入物也被认为是为了延长和维持乳头凸度。

乳晕重建的方法有全厚皮片的移植或者文身。为达到与对侧乳晕颜色及质感相匹配的目的,用于移植的组织多来自对侧乳晕或大阴唇。若对侧乳晕不适宜移植术,文身常为首选的重建方式。文身技术简单、快捷,并发症发生率极低,可在乳头重建术前或术后实施,但随时间推移会出现乳晕褪色的现象。

5.乳房重建术后并发症

乳房切除术后皮瓣坏死是即刻乳房重建术后常见并发症。若皮瓣坏死区域较小,可以采用敷料覆盖保守处理或切除后利用游离周围皮瓣直接缝合、自体岛状皮瓣或中厚层皮片植皮以关闭该区域。若自体皮瓣部分丢失,则需行清创术以及相关处理,包括使用敷料、切除坏死组织、尽可能地进行植皮术。若皮瓣移植完全丢失,则需移除坏死的皮瓣,接着根据患者的需求,可选择直接关闭皮瓣或置入一个组织扩张器、假体或行即刻背阔肌肌皮瓣乳房重建术。发生假体感染后可冲洗和重置假体进行补救,若发生严重的感染或者假体膨出,则需要移除假体,在组织愈合且机体不受感染影响时再更换新的假体。因脂肪坏死、肌肉萎缩或放疗造成的乳房轮廓不规则可通过应用假体的隆胸术或脂肪移植术对其进行矫正。

6.局部复发

当胸壁发生乳腺癌复发时,补救性手术最好是通过多学科会诊决定。手术的目的是局部控制疾病、缓解症状和提高生活质量。可能需要行胸壁重建术,并且患者可能因为植入了血管状况良好且未被辐射的皮瓣组织而可以接受进一步的放疗。胸壁缺损的重建往往需要进一步手术,可以借助局部皮瓣、腹部皮肤移位、区域皮瓣(如背阔肌、胸大肌的皮瓣,大网膜的移植,带蒂或游离的腹部皮瓣),完成或联合应用上述技术。

### (四)总结

乳房重建术的目的是在乳房切除术后再造出尽可能与原来乳房相似的新乳房。关于乳房重建术的决定,应将重建相关信息充分告知患者,通过多学科乳腺癌小组的会诊,选择既符合肿瘤外科治疗又涵盖常用的乳房重建技术的治疗方案。乳房重建术为患者带来了更高的满意度,同时为患者提供大量的术前信息以及心理支持。肿瘤外科医生和重建外科医生的密切合作或肿瘤整形外科医生合理的治疗方案以及严格筛选患者并提供咨询,可为大多数接受乳房重建的患者带来良好的预后。

(娄 春)

# 第六节 乳腺癌的辅助化疗

## 一、乳腺癌辅助化疗的选择

乳腺癌的辅助化疗是指手术或放疗后给予的化疗,目的是清除隐性转移灶,延期复发。临床经验表明,未接受辅助化疗闭经前妇女的复发率是接受辅助化疗妇女的1.5倍,但是对于闭经后妇女,其淋巴结阴性的患者,是否用辅助化疗尚有争议。

### (一)早期乳腺癌术后辅助化疗

早期乳腺癌术后辅助化疗加用蒽环类药物显著提高疗效,而且常规剂量并不增加心脏毒性。蒽环类基础上加紫杉类药物可进一步提高早期乳腺癌术后辅助化疗的疗效。

对早期乳腺癌辅助治疗的基本原则,首先要考虑肿瘤对内分泌治疗的反应性,将其分为对内分泌治疗有反应、无反应和反应不确定型;再按照其他因素分为低度危险、中度危险和高度危险。

1.低度危险

淋巴结阴性,同时具备以下 5 条:①标本中病灶大小(pT)≤2.0cm。②病理分化为 1 级。③肿瘤周围脉管未见癌细胞侵犯。④HER-2/neu 基因没有过度表达或扩增。⑤年龄>35 岁等。

2.中度危险

(1)淋巴结阴性,以下 5 条至少具备 1 条:标本中病灶大小(pT)>2.0cm;病理分化为 2～3 级;肿瘤周围脉管肿瘤细胞侵犯;HER-2/neu 基因过度表达或扩增;年龄<35 岁等。

(2)淋巴结 1～3 个阳性,未见 HER-2 过度表达和扩增。

3.高度危险

(1)淋巴结 1～3 个阳性,HER-2 过度表达和扩增。

(2)淋巴结>4 个阳性。

上述情况应注意以下问题:①组织学分级/核分级。②肿瘤周脉管侵犯存在争议,它只能影响腋窝淋巴结阴性患者的危险度分级,但并不影响淋巴结阳性者的分级。③HER-2 的测定必须是经严格质量把关的免疫组化(IHC)或荧光免疫原位杂交法(FISH)、显色免疫原位杂交法(CISH)和检测。

乳腺癌术后全身辅助治疗的选择原则如下。①低危者:ER/PR 阳性——内分泌治疗或不用;内分泌反应不确定——内分泌治疗或不用;ER/PR 阴性——不适用内分泌治疗。②中危者:ER/PR 阳性——内分泌治疗或化疗→内分泌治疗;内分泌反应不确定——化疗→内分泌治疗;ER/PR 阴性——化疗。③高危者:ER/PR 阳性——化疗→内分泌治疗;内分泌反应不确定——化疗→内分泌治疗;ER/PR 阴性——化疗。

全身术后辅助化疗方案的选择如下。

(1)低度危险者的化疗方案:CMF(环磷酰胺、甲氨蝶呤、氟尿嘧啶)×6 周期;AC(多柔比星/环磷酰胺)×(4～6)周期或 EC(表柔比星/环磷酰胺)×(4～6)周期。

(2)中度危险的可选择方案有:FAC(氟尿嘧啶、多柔比星、环磷酰胺)×6 周期或 FEC(氟尿嘧啶、表柔比星、环磷酰胺×6 周期)。

(3)高度危险者可选择方案有:AC×4→T×4(AC 序贯紫杉醇);FECX3→T×3(FEC 序贯紫杉醇);FEC×3→T×3(FEC 序贯多西地赛);TAC×6(多西他赛/多柔比星/环磷酰胺)。也可以在重组人粒细胞集落刺激因子(rhG-CSF)支持下采用每 2 周 1 次的剂量密度(dd)化疗:dd AC×4～dd T×4;或 A→T→C(多柔比星序贯紫杉醇序贯环磷酰胺,每两周为 1 周期方案)。

中国专家据危险度推荐化疗方案的原则:建议根据患者情况和每个研究的背景合理选择上述化疗方案,如淋巴结阴性的激素依赖性患者如果化疗可以选择 AC/CE[多柔比星(表柔比星)/环磷酰胺]或 TC(多西他赛/环磷酰胺);淋巴结阴性的三阴性患者可以选择 FAC(FEC)

或 AC→T；HER-2 阳性患者可以选择 AC→TH 或 TCH；HER-2 阴性、腋窝淋巴结阳性（St. Gallen 中高危）患者可以选择 AC→T（多西他赛 3 周疗程）、FEC×3→T×3、TAC（多西他赛/多柔比星/环磷酰胺）或者剂量密集化疗，密集 AC（多柔比星/环磷酰胺）→密集紫杉醇 2 周疗程。

### （二）辅助化疗的开始时间和疗程

许多学者的研究发现，原发肿瘤灶的存在，转移灶受到抑制，当原发灶肿瘤切除后，体内残留的微小转移灶癌细胞的倍增时间（DT）缩短、生长加速，同时药物较容易累积在转移灶上，对化疗较敏感，因此，术后及早开始化疗有利于药物杀伤肿瘤细胞，一般主张在术后 7～14 天开始化疗。

辅助化疗的疗程应该进行多长时间，系列研究结果提示较短的治疗期与较长的治疗期效果是一样的。据报道，乳腺癌术后用 CMF 方案治疗 12 个周期和 6 个周期的 6 年无病生存率（DFS）分别为 62.9% 和 69.4%，无明显差异。术后给予 6 个周期化疗已足够消灭可能存在的敏感肿瘤细胞，余下不敏感的肿瘤细胞，即使继续给药也无济于事。而延长化疗给药期限并不能提高疗效，只能增加药物的毒性反应，降低机体的免疫力。我国有的学者建议术后辅助化疗 6 个月至 1 年。通过报道应用 CMFVP 方案辅助化疗 4 个月，初步结果比过去一年的效果毫不逊色。有学者认为化疗对乳腺癌细胞的杀伤力在 6 个月以内。从抗药观点看 6 个周期不能消灭的肿瘤细胞，已对该方案产生耐药，继续用原方案不可能再起作用。乳腺癌的倍增时间为 4 个月，所以辅助化疗 6 个月（周期）是合理的。

### （三）辅助化疗的联合方案

国内外临床经验表明，联合化疗方案明显优于单药治疗。CMF、CAF 或 CA、ACT、TAC 等方案，凡接受足量者，其无瘤生存率均提高。米兰组用 CMF 方案辅助化疗后，5 年无瘤生存率比对照组提高 15%。美国 MD. Andeson 医院，术后采用 CAF＋BCG 8 个疗程，以后用 MTX 代替 ADM，改用 CFM 化疗，用药 2 年，122 例 3 年无瘤生存率为 78%，对照以往 155 例为 55%，3 年生存率用药组为 89%，对照组为 58%。有学者将 138 例 Ⅱ 期淋巴结阳性乳腺癌患者分为两组，82 例用 AC 方案 8 个周期 6 个月，56 例用 AC 方案加放疗，观察 6 年以上，此 138 例与 540 例采用单纯手术后的病例对比，其无复发生存 RFS 显著延长（$P<0.001$）。

### （四）辅助化疗的影响因素

腋窝淋巴结阳性越多，预后越差。从肿瘤组织学上看，低分化癌对化疗敏感，而原来肿瘤的大小与化疗敏感性无关。多组试验结果表明，ER 阳性者的无瘤生存率的提高比 ER 阴性者较明显，有统计学意义。有学者观察用 CMF 方案辅助化疗，5 年无瘤生存率在绝经前妇女 ER 阳性者为 64.9%，ER 阴性者为 48.7%；绝经后妇女 ER 阳性者为 62.5%，ER 阴性者为 59.8%。

辅助化疗的同时合并各种形式的免疫治疗是否增加疗效？多数学者认为不能增加化疗疗效，免疫治疗无增效作用的报道不少，因此，一致认为辅助化疗加免疫治疗并无价值。

## 二、乳腺癌的新辅助化疗

新辅助化疗，亦称术前化疗或先期化疗，是近 20 年来的发展趋向。近些年来的资料表明，术前辅助化疗的疗效显著提高,其主要意义在于:①及早控制微小转移灶。②使原发病灶及其周围组织扩散的癌细胞发生蜕变或部分被杀灭,以减少术后复发及转移。③进展期乳腺癌和炎性乳腺癌先行化疗,可以使肿瘤缩小,以便于手术切除或缩小切除范围。④可以根据切除肿瘤标本来评价化疗药物的效果和肿瘤细胞对化疗方案的敏感性,作为术后或复发再次化疗的选择。

2007年NCCN认为,乳腺癌新辅助化疗的适应人群如下:①一般适合临床Ⅱ、Ⅲ期患者。Ⅰ期患者行术前化疗的意义尚不肯定。Ⅳ期患者化疗为姑息性解救治疗手段,而非新辅助治疗适应证。②对隐性乳腺癌(定义:找不到其他原发灶的腋窝淋巴结阳性的转移性乳腺癌,尽管临床体检和现有的影像学检查均不能发现乳腺肿块,甚至术后病理也未发现乳腺癌的原发灶,但是可以诊断这是一种特殊类型乳腺癌,手术处理也是合理的)行新辅助化疗是可行的。

新辅助化疗的方案及疗程:为了提高缓解率,一般采用联合化疗方案。早年意大利米兰癌症研究所,应用多柔比星加长春新碱的联合化疗方案,取得了较好的结果。此后临床上有很多联合化疗方案,都取得了一定的效果。在一些非随机化临床试验中,如美国NSABP B-18试验采用4个周期AC方案,及EORTC 10902临床试验采用4个周期FEC方案等,其总的有效率可达47%～88%,病理完全缓解率(pCR)为3.7%～13.7%,转移的区域淋巴结经新辅助化疗后23%～37%可转为阴性。因而含蒽环类的联合化疗方案,也是目前新辅助化疗的标准方案,近些年来随着新药的研制和在临床上取得较好的临床缓解率,如紫杉类(紫杉醇、多西他赛)以及长春碱类药物(诺维本、长春瑞滨)等相继作为新辅助化疗方案,取得了满意的效果,其中紫杉类药物对一些蒽环类无效的局部晚期乳腺癌仍有效。Aberdeen试验(Tax 301)中对应用蒽环类无效病例改用紫杉醇(酒石酸长春瑞滨胶囊),提高了临床缓解率。即对用4周期蒽环类方案无缓解后的病例分为两组:一组再用相同方案4个周期,其pCR为2%,而另一组改用紫杉醇的pCR则为34%。新辅助化疗的最适宜疗程,目前尚无一致的意见,根据NSABP和EORTC的临床试验,一般新辅助化疗通常以3～4个周期比较适宜。但一些非随机化的临床试验发现,如果在不增加化疗毒性的前提下,化疗至6～8个周期可以明显提高肿瘤的完全缓解率,也就有助于提高患者的生存率。

新辅助化疗方案的选择:据乳腺癌NCCN推荐,宜用联合方案,常用的有:①以蒽环类为主的化疗方案,例如CAF、AC、CEF方案[C:环磷酰胺,A:多柔比星(或同等剂量的吡柔比星TH-PADM),E:表柔比星,F:氟尿嘧啶]。②蒽环类与紫杉类联合方案,例如A(E)T、TAC(T:多西他赛)。③蒽环类与紫杉类序贯方案,例如AC→P(P紫杉醇)。④其他含蒽环类的化疗方案,如NE(长春瑞滨、表柔比星),具体化疗方案、剂量、用法、周期等可参阅术后辅助化疗的相应方案。

疗效评价以及化疗的周期:①化疗第1个周期的最后一天,即计划第2个周期化疗之前,进行细致的体检,初步了解化疗的反应,如明显增大,考虑早期进展的可能。②一般情况下,建议在化疗第2个周期的最后一天,即计划第3个周期化疗之前全面评价疗效。③应当从体检和影像学两方面,全面评价乳腺原发灶和腋窝淋巴结转移灶对化疗的疗效。评价结果按照RECIST标准或WHO标准分为CR、PR、SD和PD。④无效的患者建议更改化疗方案,重新进入评价程序或改变总体治疗计划,改用手术、放疗或者其他全身治疗措施。⑤对CR或者

PR 患者的处理尚有争议。一般可以根据个体情况而作以下选择：a.直接手术切除。b.继续 2～4 个周期的相同方案（总计 4～6 周期）化疗后，评价化疗的效果及手术。c.若采用 AC→P 方案，则再继续 2 个周期的 AC 方案，然后更换为 4 个周期的 P（紫杉醇）方案化疗后，评价化疗的效果及手术。

关于行术前辅助化疗的乳腺癌术后的辅助治疗：①术后辅助化疗，尚有争议。一般可以根据术前化疗的周期数、疗效以及术后病理结果，而再继续选择相同化疗方案或更换新的化疗方案以及不辅助化疗，鉴于目前尚无足够证据，故无法统一。②术后辅助放疗，尚有争议。一种意见认为，无论化疗反应如何都应该根据化疗前的肿瘤临床分期，决定是否需要辅助放疗以及辅助放疗的范围；另一种意见认为应当根据术后的病理分期来决定。该指南倾向按照化疗前临床分期予以处理。③辅助内分泌治疗、辅助分子靶向治疗。

1998 年陈少华等报道，应用内乳动脉及锁骨下动脉置管方法行术前后区域性动脉化疗 Ⅱ、Ⅲ 期乳腺癌 50 例，Ⅱ 期 18 例，Ⅲ 期 32 例，年龄 29～71 岁。用 ADM $50mg/m^2$、CDDP $80mg/m^2$、MMC $12mg/m^2$、5-FU $1000mg/m^2$，分 2～4 次经导管灌注化疗。位于内侧者用药以内乳动脉途径为主，位于外侧者以锁骨下动脉途径为主。化疗结束后 1～2 周行根治术或改良术，术后皮瓣愈合良好，血象恢复，可再灌注化疗 3～5 次，术后 2～3 个月拔管，并继续随访化疗，部分患者辅以放射治疗或内分泌治疗。结果该组乳腺癌患者术前区动脉灌注化疗有效率为 96％（48/50）。随访 1 年、3 年和 5 年生存率分别为 95.8％、78.8％和 66.7％。有学者认为区域灌注化疗，能够在癌灶组织中获得较高的抗癌药物浓度，提高切除率，全身毒性反应明显低于静脉化疗。术后转移复发的因素中除血行转移外，创面肿瘤细胞残留以及淋巴结引流区域的癌细胞存在是重要因素，术后保留导管化疗数次，仍可使手术创面、内乳、锁骨上下及腋窝淋巴引流区保持高浓度抗癌药，故仍优于静脉化疗。

1988 年有学者报道，对局部进展期乳腺癌（LABC）行术前辅助化疗的 Ⅱ 期试验，按传统习惯这种患者被认为不宜首先进行外科治疗，此研究目的是探讨多种方法治疗的程序，以减少远处转移和局部病变复发。55 例可以或不可以手术的 Ⅲ 期乳腺癌患者，中数肿瘤最大体积为 $7cm×8cm$，采用 MVAC 方案做术前化疗。方法：MTX $30mg/m^2$ 静脉注射，第 1 日，VLB $3mg/m^2$ 静脉注射，第 2 日，ADM $30mg/m^2$ 静脉注射，第 2 日，CDDP $70mg/m^2$ 静脉注射 2 小时以上，第 2 日以及 MTX $30mg/m^2$ 静脉注射，第 15、第 22 日，VLB $3mg/m^2$ 静脉注射，第 15、第 22 日，在用 MTX 后 24 小时内，口服四氢叶酸钙（CF4）10mg，每 4 小时 1 次，共 6 次，每 28 天为 1 个周期。在获得临床最大效果后，随之做改良根治术，辅助化疗 6 周期和胸壁放射治疗。这些患者中，37 例为 Ⅲ A 期和 18 例 Ⅲ B 期或炎性乳腺癌。结果术前化疗 49 例有效，包括 16 例临床完全缓解（CR）。全部病例进行了组织病理学评价，其中 9 例病理消失和 6 例仅有腺管内残留。中位随访 47 个月后（8～76 个月），有 24 例复发转移、6 例局部复发和 18 例远处转移。5 年无病生存率和总生存率分别为 51％和 63％，发现转移淋巴结的数量不能作为复发的预示。有学者认为此法取得良好的局部控制率和 5 年无远处转移率。术前化疗后的腋窝淋巴结切除，为提供判定预后的信息以及对下一步治疗 LABC 患者的计划亦有重要意义。

（史润泽）

# 第七节 乳腺癌的辅助内分泌治疗

## 一、复发转移乳腺癌内分泌治疗

复发转移乳腺癌的治疗目的是改善患者生活质量,延长生存期。复发转移乳腺癌是否选择内分泌治疗,要考虑患者肿瘤组织的激素受体状况、年龄、月经状态以及疾病进展程度。原则上疾病进展迅速的复发转移患者应首选化疗,而进展缓慢的激素反应性乳腺癌,即过去所说的激素依赖性乳腺癌,可以首选内分泌治疗。

### (一)激素反应性乳腺癌的概念

根据患者可能从内分泌治疗中获益的角度来界定哪些患者适合内分泌治疗,满足下列条件中一条或数条的患者有可能从内分泌治疗中获益。

(1)原发灶和(或)复发转移灶 ER 和(或)PR 阳性。

(2)老年患者。

(3)术后无病间期较长。

(4)曾经从既往内分泌治疗中获益。

### (二)进展缓慢的复发转移乳腺癌的特点

(1)激素受体阳性。

(2)术后无病生存期较长。

(3)仅有软组织和骨转移或无明显症状的内脏转移,如非弥散性的肺转移和肝转移,肿瘤负荷不大,不危及生命的其他内脏转移。

### (三)复发转移乳腺癌内分泌治疗的基本原则

(1)复发转移乳腺癌的治疗原则是控制疾病发展和改善患者生活质量,所以尽量避免不必要的强烈化疗。

(2)激素受体阳性、进展缓慢的复发转移乳腺癌,绝经后患者首选内分泌治疗;绝经前患者可以选择化疗,也可以考虑采用卵巢功能抑制联合其他内分泌药物治疗。

(3)激素受体阳性患者,在化疗无效、肿瘤未控制的治疗间隙或患者因任何原因不能耐受继续化疗时,应及时给予内分泌治疗。激素受体不明或既往检测阴性的患者,也应通过测定新近出现复发病灶或重新测定以往病灶受体结果,争取内分泌治疗的机会。

(4)在治疗阶段,严格疗效评价标准,本着"有效不更方、无效必改"的原则。在某一治疗手段失败后,提倡化疗和内分泌治疗合理的序贯使用。疾病发展相对缓慢阶段可以序贯应用不同类别的内分泌药物治疗。

(5)晚期患者治疗后疾病长期保持稳定视为临床获益,因为临床研究表明,治疗后病情持续稳定 6 个月以上患者的总生存期,与获得临床缓解,即病灶缩小的患者相同。基于内分泌治疗更适合长期用药,所以内分泌治疗应尽量保持连续治疗用药时间,延长疾病控制时间及总生存期。

　　绝经后复发转移乳腺癌的内分泌治疗首选第三代芳香化酶抑制剂,包括阿那曲唑、来曲唑、依西美坦。国际多中心临床研究证明,他莫昔芬治疗失败的复发转移乳腺癌二线治疗,第三代芳香化酶抑制剂比甲地孕酮更有效。复发转移乳腺癌一线内分泌治疗,第三代芳香化酶抑制剂疗效明显优于他莫昔芬。绝经前复发转移乳腺癌患者可以首选化疗,如化疗失败或疾病适合或需要内分泌治疗时,可以采取药物性卵巢去势联合芳香化酶抑制剂。

　　2006 年美国 NCCN 乳腺癌治疗指南中,关于绝经的判断有以下几条明确的定义。

　　(1)双侧卵巢切除(或有效的放疗去势)术后。

　　(2)年龄 60 岁以上。

　　(3)年龄 60 岁以下,没有接受化疗、他莫昔芬、托瑞米芬和抑制卵巢功能治疗,自然停经 12 个月以上,且血 $E_2$、FSF 达到绝经后水平。

　　(4)年龄 60 岁以下,接受三苯氧胺、托瑞米芬治疗,血 E2、FSF 达到绝经后水平。

　　(5)正在接受 LH-RH 类似物或激动剂治疗的患者无法判定是否绝经。

　　(6)正在接受辅助化疗的绝经前妇女,停经不能作为判断绝经的依据。

　　复发转移乳腺癌首选芳香化酶抑制剂治疗失败后,可以考虑化疗;适合连续用内分泌治疗时,可以选择孕激素、雌激素受体调节剂 Fasolodex(氟维司群)和其他芳香化酶抑制剂。而由于目前第三代芳香化酶抑制剂之间存在交叉耐药的临床研究证据不足,因此当某一芳香化酶抑制剂治疗失败后,选择另一个第三代芳香化酶抑制剂应谨慎。因为目前尚无临床试验证据表明联合比单药效果更好,故不主张不同类别内分泌药物联合应用。

　　内分泌药物和化疗合用是否增效尚无定论,尽管有他莫昔芬、托瑞米芬联合化疗可能逆转化疗耐药的试验和小样本临床研究报告以及孕激素联合化疗增加疗效、减轻化疗不良反应的临床研究报告。但目前仍不主张内分泌药物和化疗联合应用,尤其是第三代芳香化酶抑制剂没有与化疗合用的成功经验。单孕激素可以改善转移晚期乳腺癌患者的一般状况,与化疗合用可以增加患者对化疗的耐受性。

## 二、术前新辅助内分泌治疗

　　术前新辅助内分泌治疗的理念已越来越多地被接受,那些不适合化疗的老年患者,可以通过新辅助内分泌治疗缩小肿瘤后,再考虑手术切除。术前内分泌治疗有效的患者,手术后可以采用同样的药物作为术后辅助内分泌治疗。第三代芳香化酶抑制剂来曲唑对绝经后患者新辅助治疗疗效优于他莫昔芬,可以提高有效率,增加保乳机会。

## 三、早期乳腺癌术后辅助内分泌治疗

　　他莫昔芬是早期乳腺癌术后辅助治疗最常用的内分泌治疗药物,目前关于他莫昔芬在乳腺癌辅助治疗中应用的基本共识如下。

　　(1)辅助内分泌治疗的决定因素为激素受体状况,ER 阳性的效果最好,部分 ER 阴性、PR 阳性的患者也可以使用他莫昔芬。

　　(2)他莫昔芬合适的服药时间为 5 年,再延长用药时间不能提高疗效。

（3）他莫昔芬的疗效与患者年龄关系不大，绝经前后都可以使用。

（4）服用他莫昔芬能显著降低对侧乳腺癌的发生，但只能预防那些雌激素受体阳性的乳腺癌发生。

（5）长期服用他莫昔芬会增加子宫内膜癌的发生风险。

（6）ER 阳性患者化疗后加他莫昔芬，比单用化疗和单用他莫昔芬效果都好，而且化疗后序贯合用他莫昔芬的效果优于同时合用。

他莫昔芬作为乳腺癌内分泌治疗的代表性药物，不良反应比化疗药物明显轻，大多数患者和健康妇女可以耐受 5 年甚至更长时间的连续治疗。

第三代芳香化酶抑制剂在绝经后早期乳腺癌术后辅助治疗中，疗效超过他莫昔芬。ATAC 试验结果显示在早期乳腺癌术后辅助治疗中，5 年阿那曲唑比 5 年他莫昔芬疗效更好而不良反应更低。BIG-98 试验结果显示，5 年来曲唑比 5 年他莫昔芬疗效更好。IES-031 试验结果表明，乳腺癌术后辅助治疗，他莫昔芬服用 2～3 年后，再序贯使用依西美坦 2～3 年，疗效明显优于服用他莫昔芬 5 年。ITA、ARNO 试验结果也显示他莫昔芬服用 2～3 年后再序贯使用阿那曲唑 2～3 年，疗效明显优于服用他莫昔芬 5 年。MA-17 临床试验结果证明，乳腺癌术后辅助治疗他莫昔芬 5 年后，再加用来曲唑 5 年的疗效明显优于他莫昔芬 5 年。

我国妇女乳腺癌发病年龄比西方妇女低，绝经前比例较高。1996 年 Lancet 发表 EBCTCG 关于卵巢去势在辅助治疗中的作用，该研究总结 12 项试验 3456 例患者随访 15 年的结果，显示无论术后是否有淋巴结转移，绝经前妇女卵巢去势可提高疗效。2000 年发表在 Lancet 上的临床研究显示，化疗后闭经对于 ER 阳性、年龄 35 岁以下的患者可以显著降低复发转移风险，提示对于这些年轻患者，乳腺癌术后单纯辅助化疗疗效不够，加上卵巢去势治疗效果可能会更好。在各种卵巢去势方法中，卵巢切除术的优点是彻底阻断卵巢来源的雌激素，缺点是手术创伤及不可逆性；放疗卵巢去势的缺点是所需时间较长，阻断卵巢功能可能不完全，也有可能造成毗邻器官的放射损伤。药物性卵巢去势，具有手术切除卵巢同样的疗效，在绝经前晚期乳腺癌治疗中，药物性卵巢去势联合芳香化酶抑制剂取得明显疗效。药物性卵巢去势安全有效，克服了手术和放疗去势的缺点，符合保证疗效和提高生活质量的科学人文结合的现代乳腺癌治疗原则，更能为众多年轻患者所接受。而在早期乳腺癌术后辅助治疗已经有临床试验证明，对绝经前激素受体阳性患者，药物性卵巢去势与 CMF 化疗等效。而在标准化疗后再加药物性卵巢去势是否提高疗效尚无定论。

目前为止，他莫昔芬仍然是乳腺癌辅助内分泌治疗的基本药物，绝经后患者不同阶段加用第三代芳香化酶抑制剂，疗效优于单用他莫昔芬 5 年。而药物性卵巢去势联合芳香化酶抑制剂，在绝经前乳腺癌内分泌治疗中的疗效可能会更好。但基于欧美国家乳腺癌患者多为绝经后，该领域的临床研究不多，所以更需要我国学者针对我国乳腺癌年轻患者较多的具体特点积极开展多中心临床研究，探索符合我国人群特点的治疗方案。

综上所述，对于绝经后激素受体阳性患者，术后辅助内分泌治疗可以选择以下两种方案。

（1）术后使用 5 年阿那曲唑或来曲唑。

（2）使用他莫昔芬 2～3 年后，再序贯使用 2～3 年依西美坦或阿那曲唑。

（史润泽）

# 第八节　乳腺癌辅助抗 HER-2 治疗

## 一、曲妥珠单抗治疗的适宜人群

曲妥珠单抗治疗的靶向人群是 HER-2 阳性浸润性乳腺癌患者(肿块≥1cm 或者淋巴结阳性)。2007 年美国临床病理协会以及美国临床肿瘤学会(ASCP/ASCO)推荐 HER-2 阳性的定义标准是 HER-2 免疫组化(IHC)检测 3＋(30％肿瘤细胞细胞膜完全染色)或者原位荧光免疫杂交(FISH)检测阳性(HER-2 基因拷贝数＞6 或者 HER-2/CEP17＞2.2)。但是来自曲妥珠单抗的辅助治疗临床试验显示,基于不同 HER-2 阳性判定标准进行的亚组分析发现,曲妥珠单抗均可显著改善患者的预后。故 2011 年 St.Gallen 乳腺癌专家共识中,提到基于辅助治疗临床试验的入组标准(IHC 检测 10％肿瘤细胞细胞膜完全染色或者 FISH 检测 HER-2/CEP17≥2.0)也作为 HER-2 阳性的定义。

随着乳腺癌早期诊断的开展,$T_1$ 期患者所占的比例也越来越高。对于 T＜1cm、$N_0$ 的 HER-2 阳性的乳腺癌患者,由于早期曲妥珠单抗的临床试验并未入组该类人群,故其在该人群中的疗效尚不明确。2009 年的 St.Gallen 专家共识不推荐曲妥珠单抗成为 T＜1cm、$N_0$、HER-2 阳性乳腺癌的标准治疗方案。考虑到 T＜1cm、$N_0$、HER-2 阳性乳腺癌患者比例较低,需要入组较多的患者并随访较长的时间,开展相应的辅助治疗临床试验存在一定的困难,故需要我们平衡该组患者的预后和治疗获益情况,选择合适的患者接受曲妥珠单抗治疗。回顾性研究显示,在 T＜1cm、$N_0$ 的乳腺癌患者中,有 6％～12％的患者为 HER-2 阳性乳腺癌;同时这些研究提示,对于 $T_1N_0$ 的患者,HER-2 阳性患者的预后较 HER-2 阴性患者差具有显著性(表 1-13)。HERA 临床试验的亚组分析显示,对于 T≤2cm 的患者,曲妥珠单抗可显著改善其预后(HR＝0.53);同时,来自 BCIRG006 的亚组分析显示,对于 T＜1cm、$N_0$ 的 HER-2 阳性乳腺癌患者,也可从辅助曲妥珠单抗治疗中获益(HR＝0.36)。另外,两个小样本的非随机回顾性研究显示,在 $T_{1a\sim 1b}$、$N_0$、HER-2 阳性乳腺癌患者中,使用曲妥珠单抗的患者,没有一例患者复发,而未使用曲妥珠单抗患者的 25 个月和 36 个月的远处转移率分别为 9％和 10％。2012 版的 NCCN 指南推荐,肿瘤大小为 6～10mm、淋巴结阴性的 HER-2 阳性乳腺癌患者可考虑接受曲妥珠单抗治疗。2011 年 St.Gallen 大会最后专家组也对这个问题进行了投票讨论,78.7％的专家同意在肿瘤大小为 6～10mm、$N_0$ 的患者中使用曲妥珠单抗,23.9％的专家推荐在 T≤5mm、$N_0$ 的患者中使用曲妥珠单抗治疗。

表 1-13　$T_1N_0$ 乳腺癌患者 HER-2 状态与预后的关系

| 研究名称 | 预后 | $P$ 值 |
| --- | --- | --- |
| Finland 研究(852 例 $T_1$) | 9 年 DFS(％) | ＜0.000 1 |
| HER-2 阳性(134 例) | 72 | |
| HER-2 阴性(718 例) | 88 | |

| 研究名称 | 预后 | $P$ 值 |
|---|---|---|
| MD Anderson 研究(965 例 T≤1cm) | 5 年 RFS(%) | ＜0.000 1 |
|   HER-2 阳性(98 例) | 77.1 | |
|   HER-2 阴性(867 例) | 93.7 | |
| Columbia 研究(326 例 T≤1cm) | 10 年 RFS(%) | 10 年 OS(%) |
| ER 阳性 | | |
|   HER-2 阳性 | 77.5 | 75.0 |
|   HER-2 阴性 | 78.8 | 77.4 |
| ER 阴性 | | |
|   HER-2 阳性 | 68.3 | 68.8 |
|   HER-2 阴性 | 78.2 | 76.5 |

## 二、含曲妥珠单抗治疗方案的选择

目前共有五个大型临床试验,入组了超过 10 000 例 HER-2 阳性乳腺癌患者,比较曲妥珠单抗 1 年治疗和不用曲妥珠单抗在辅助治疗中的疗效。Meta 分析显示,曲妥珠单抗 1 年治疗可以显著改善患者的预后。目前,对于 HER-2 阳性早期乳腺癌患者,曲妥珠单抗 1 年辅助治疗仍是最合适且具有最多循证医学证据的方案。St.Gallen 专家共识推荐曲妥珠单抗 1 年的辅助治疗方案是 HER-2 阳性早期乳腺癌标准治疗方式。目前可供选择的含曲妥珠单抗辅助治疗方案有以下 3 种。

### (一)化疗联合曲妥珠单抗方案

1.A(E)C→PH 方案(NSABP B-31、NCCTG 9831)

多柔比星 60mg/m²,静脉注射,第 1 天或表柔比星 90～100mg/m²,静脉注射,第 1 天。

环磷酰胺 600mg/m²,静脉注射,第 1 天,每 3 周一次×4 次。

序贯

紫杉醇 80mg/m²,静脉注射,第 1 天。

曲妥珠单抗 2mg/kg,首剂 4mg/kg,每周一次×12 次。

后续曲妥珠单抗 2mg/kg,每周一次;或 6mg/kg,每 3 周一次,共 1 年。

2.A(E)C→TH 方案(BCIRG006)

多柔比星 60mg/m² 或表柔比星 90～100mg/m²。

环磷酰胺 600mg/d,每 3 周一次×4 次。

序贯

多西他赛 75～100mg/m²,每 3 周一次×4 次。

曲妥珠单抗 2mg/kg,首剂 4mg/kg,每周一次×12 次。

后续曲妥珠单抗 6mg/kg,每 3 周一次,共 1 年。

3.TCbH 方案(BCIRG006)

多西他赛 75mg/m²,每 3 周一次×4 次。

卡铂 AUC＝6,每 3 周一次×4 次。

曲妥珠单抗 2mg/kg,首剂 4mg/kg,每周一次×12 次。

后续曲妥珠单抗 6mg/kg,每 3 周一次,共 1 年。

### (二)化疗序贯曲妥珠单抗方案

1.A(E)C→P→H 方案

多柔比星 60mg/m²,静脉注射,第 1 天或表柔比星 90～100mg/m²,静脉注射,第 1 天。

环磷酰胺每日 600mg,静脉注射,第 1 天,每 3 周一次×4 次。

序贯

紫杉醇 80mg/m²,静脉注射,第 1 天,每周一次×12 次。

序贯

曲妥珠单抗 2mg/kg,首剂 4mg/kg,每周一次×52 次。

或曲妥珠单抗 6mg/kg,首剂 8mg/kg,每 3 周一次,共 1 年。

2.化疗→H 方案(HERA 试验模式)

任何化疗方案至少 1 个疗程＊。

( ＊多柔比星累积剂量＜360mg/m²;表柔比星累积剂量＜720mg/m²。)

序贯

曲妥珠单抗 6mg/kg,首剂 8mg/kg,共 1 年。

### (三)曲妥珠单抗 9 周治疗方案

TH→FEC 方案(FinHcr 试验模式)

多西他赛 75～100mg/m²,静脉注射,第 1 天,每 3 周一次×3 次。

曲妥珠单抗 2mg/kg,首剂 4mg/kg,每周一次×9 次。

序贯

氟尿嘧啶 600mg/m²,静脉注射,第 1 天。

表柔比星 60mg/m²,静脉注射,第 1 天。

环磷酰胺 600mg/m²,静脉注射,第 1 天,每 3 周一次×3 次。

对于曲妥珠单抗辅助治疗的疗程,2007 年 St.Gallen 专家共识认为,1 年的辅助治疗方案是其标准治疗方式,而对于较短的 9 周方案,没有被广泛认可。FinHer 临床试验 5 年随访结果显示,化疗联合 9 周曲妥珠单抗治疗方案并没有较化疗显著改善患者的预后。另外,由于该临床试验入组的 HER-2 阳性亚组乳腺癌患者例数较少,在统计学设计方面,检测两组疗效真实差别的能力较小,从而限制了 9 周方案在临床的应用,目前正在进行的 SOLD 大型Ⅲ期临床试验,直接比较曲妥珠单抗 9 周方案和 1 年方案在乳腺癌辅助治疗中的疗效,从而可以判断曲妥珠单抗较短疗程治疗是否有效。

另外,HERA 临床试验的最新随访结果证实,HER-2 阳性乳腺癌的复发风险在术后 4 年内一直持续存在,从而可以提示,延长曲妥珠单抗的治疗时间(如曲妥珠单抗治疗 2 年)有可能会改善 HER-2 阳性乳腺癌患者的预后。目前,正在进行 HERA 临床试验比较曲妥珠单抗 1 年治疗与 2 年治疗的疗效差别。该试验预先假设 2 年治疗组较 1 年治疗组能提高 4.9％的 5 年 DFS(74.9％比 70.0％),同时规定两组发生事件数大于 750 例且 $P<0.014$,则可在 2008 年提前公布这两组比较的结果。但是在 2008 年 6 月,独立数据监测委员会(IDMC)的中期分析显示,两组共有 500 例患者发生疾病复发,未达到提前公布结果的要求,故 IDMC 决定继续该试验,计划在达到事件数后公布临床试验数据。目前我们尚不知道曲妥珠单抗 2 年与 1 年治疗的疗效及心脏毒性等方面的差别。

对于 HER-2 阳性乳腺癌患者,大多数患者需要进行术后辅助化疗,可考虑使用含蒽环类及紫杉类药物的方案。那么曲妥珠单抗与化疗的顺序如何呢? 是联合给药还是序贯给药? St.Gallen 专家共识推荐这两种给药方式都是合适的。目前共有 6 个临床试验报道评价曲妥珠单抗在 HER-2 阳性早期乳腺癌辅助治疗中的疗效。4 个临床试验是曲妥珠单抗联合化疗的给药方式:NCCTG 世界上 N9831/NSABP B-31 方案,BCIRG 006 的 AC→TH、TCH 方案和 FinHcr 的 TH→FEC 或 NH→FEC 的方案,均显示曲妥珠单抗联合化疗组患者,其预后显著优于单用化疗的患者。另外有 2 个临床试验比较化疗→曲妥珠单抗与单用化疗的疗效 (HERA 试验和 PACS 004 试验),其中 PACS 004 试验显示化疗→曲妥珠单抗较对照组,没有显著改善患者的预后。另外,2009 年 SABCS 公布的 NCCTG N9831 临床试验显示,曲妥珠单抗联合化疗组(AC→PH→H)5 年无病生存率为 81.2％,高于化疗序贯曲妥珠单抗组(AC→ P→H)的 79.8％,但是由于该试验入组的患者预后好于预期,复发的事件数较少,$P$ 值没有达到显著统计学意义。故曲妥珠单抗与化疗无论是联合还是序贯都是可以选择的,期待 NCCTG N9831 临床试验的进一步随访来回答该问题。

(郑立影)

# 第九节　乳腺癌的放射治疗

术后放射治疗、手术和全身治疗均为乳腺癌治疗的重要组成部分。近年来,乳腺癌的放疗在治疗计划系统和照射方式方面都取得了一些改进,其中包括保乳术后和乳房切除术后放疗地位的变化、部分乳腺照射以及照射分割方式的改变等。

基于 CT 定位的三维适形放疗计划系统和调强放射治疗(IMRT)的广泛应用在提高乳腺癌的局部控制率和生存率的同时减少了放疗的急性和晚期不良反应。

采用 CT 定位的三维适形计划系统不仅改善了乳腺和(或)区域淋巴引流区的剂量分布,还减少了正常组织的受照剂量,尤其是肺、心脏和臂丛神经的受照剂量。另外,呼吸门控技术还减少了心脏的受照剂量。

由于乳腺的轮廓在头脚方向和矢状方向上变化较大,因此很难达到靶区剂量分布均匀。主要是靶区的上份和下份剂量均匀性较差,在远离射野中心处会出现一些剂量"热点"。通过对切线野照射计划的优化,可以尽量减少超过处方剂量 105％的体积。IMRT 通过动态调整剂量强度,使治疗剂量更好地"贴合"乳腺/胸壁和区域淋巴引流区的轮廓,并减少邻近重要脏器的照射剂量。"野中野"技术(增加更多的子野)可以减少乳房皱襞和较小乳房的乳头乳晕区的剂量"热点"范围。

# 一、乳腺癌术后放疗概述

## (一)放射治疗

### 1.术后辅助放疗的适应证

(1)保乳术后。

1)原则上,所有接受保乳手术的患者均需要接受术后放射治疗。

2)但是对于年龄≥70岁(有研究建议≥65岁),且肿瘤≤2cm、无淋巴结转移、ER受体阳性并接受规范内分泌治疗的患者,可以考虑省略术后放疗。

(2)乳腺切除术后:符合以下任一条件的患者,应考虑给予术后辅助放疗:①$T_3$或$T_4$。②$N_2$及以上。③$T_{1\sim2}N_1$的患者,推荐术后辅助放疗,但对其中的无明显高危复发因素,即年龄≥50岁、肿瘤分级Ⅰ~Ⅱ级、无脉管瘤栓、腋窝淋巴结转移数1~2个、激素受体阳性的患者,可考虑省略放疗。

(3)新辅助化疗后。

1)保乳术后的患者即使病理完全缓解,也需要术后放疗。

2)乳腺切除术后的患者,$cT_{3\sim4}$、$cN_{1\sim3}$或$pN+$者需术后放疗。

3)以上放疗指征基于目前的研究证据,主要依据新辅助化疗前的分期决定放疗与否,但多项研究显示新辅助化疗后达病理完全缓解(pCR)的患者局部复发率较低,因此还有待进一步研究。

### 2.放疗定位

(1)根据手术方式、乳腺形态、肿瘤位置、放疗范围等可选择仰卧位或俯卧位两种体位方式。对于乳腺体积较大、悬垂型、不需要照射淋巴引流区的保乳术后的患者可考虑俯卧位放疗。

(2)仰卧位定位,选择合适的乳腺托架固定,双上肢外展上举,充分暴露乳腺/胸壁和锁骨上区,保乳术后患者触诊乳腺腺体放置金属丝标记乳腺范围,乳腺切除术后的患者胸壁切口放置金属标记。等中心标记点放置在患侧乳腺皱褶下1~2cm处骨性胸廓相对平坦处。

(3)俯卧位定位,选择合适的俯卧位托架固定,双上肢上举,患侧乳腺自然下垂,健侧乳腺应用托板托起,避免影响切线野的入射。

### 3.放疗靶区范围

(1)保乳术后。

1)腋窝淋巴结清扫或前哨淋巴结活检证实无淋巴结转移的患者,照射范围为患侧全乳腺(图1-22),且原则上推荐行瘤床加量。

2)对于浸润性乳腺癌保乳术后,具备下列任一项需要瘤床补量照射:①年龄≤50岁。②年龄51~70岁伴组织高分级。③切缘阳性。同时满足下列全部条件者可考虑免除瘤床补量照射:年龄>70岁、ER/PR阳性、中低组织分级、广泛切缘阴性(≥2mm)。

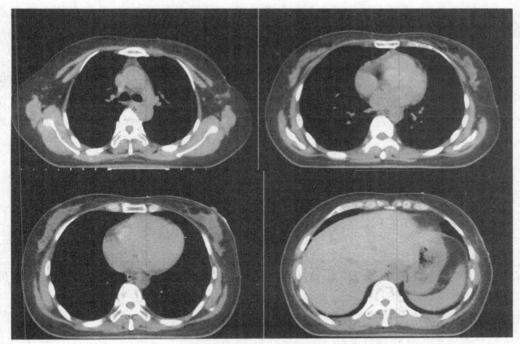

**图 1-22 乳腺保乳术后全乳靶区勾画**

3）对于导管原位癌保乳术后，具备下列任何一项者应考虑瘤床补量照射：①年龄≤50岁。②高组织学分级。③切缘阳性或切缘近端阳性（<2mm）。

4）前哨淋巴结活检无转移、孤立癌细胞转移或淋巴结微转移者，不需要腋窝清扫或腋窝放疗。

5）前哨淋巴结活检发现淋巴结转移1～2个，不需要腋窝清扫，可考虑行全乳腺高切线野放疗。

6）对于哨位淋巴结活检显示3枚以上淋巴结转移者，需行腋窝淋巴结清扫或腋窝放疗。

7）对于哨位淋巴结或腋窝淋巴结3枚以上转移者，建议行相应淋巴引流区放疗，淋巴引流区的指征和具体范围参考乳腺切除术后。

8）对于同时满足以下条件的低危患者，也可考虑行部分乳腺照射：①年龄≥50岁；乳腺浸润性导管癌单灶病变且肿瘤直径≤2cm；手术切缘阴性≥2mm；经腋窝清扫或前哨淋巴结活检证实无腋窝淋巴结转移；无脉管瘤栓；且ER受体阳性。②低中级别导管内癌；且肿瘤直径≤2cm；手术切缘阴性≥3mm。

（2）乳腺切除术后。

1）需要术后放疗的患者，大多数情况下照射范围应包括胸壁及锁骨上下区；对于$T_3N_0$的患者，且无淋巴结转移高危因素，可以考虑只做胸壁野的放疗。

2）对腋窝淋巴结转移≥4个的患者或者腋窝淋巴结转移1～3个，且肿瘤位于内象限并伴有一些高危因素的患者，在保证心肺安全的前提下，考虑照射内乳引流区。

3）前哨淋巴结活检发现淋巴结转移，但未行腋窝清扫或腋窝清扫不彻底的患者，应考虑行腋窝淋巴引流区的放疗。

（3）新辅助化疗后：目前建议依据新辅助化疗前的分期和手术方式，放疗范围参考无新辅助化疗的患者。

4.剂量及分割模式

（1）保乳术后：全乳＋/－区域淋巴结照射剂量为 50Gy/2Gy/25 次，瘤床可序贯或同步加量照射至 60～65Gy。对不需要淋巴引流区照射的患者，大分割放疗可替代常规分割放疗作为标准方案。推荐大分割放疗的剂量为 40Gy/15 次或 42.5Gy/16 次或参加不同分割剂量的临床试验。

（2）乳腺切除术后：乳腺切除术后的照射剂量为 50Gy/25 次。

5.放射治疗与全身治疗的时序安排

（1）有辅助化疗的患者，术后放疗应在化疗结束后开展。目前不支持同步放、化疗。

（2）无辅助化疗的患者，在切口愈合良好的前提下，建议术后 4～8 周开始放射治疗。

（3）术后曲妥珠单抗治疗的患者，可以和放疗同时进行。但放疗开始前，要确认左心室射血分数（LVEF）大于 50%，同时放疗计划尽可能降低心脏的照射剂量，对于左侧乳腺癌的患者，应谨慎考虑内乳照射的适应证。

（4）辅助内分泌治疗可以与术后放射治疗同期开展。

6.局部区域复发后的放射治疗

（1）胸壁和锁骨上区是乳腺癌根治术或改良根治术后复发最常见的部位。

（2）对于根治术或改良根治术后胸壁复发的患者，能手术切除者应先争取切除病灶，切口愈合后即可进行放疗；胸壁多发病灶无法手术切除者，可直接进行放疗；既往未做过放射治疗的患者，放射治疗范围应包括胸壁（图 1-23）和锁骨上下淋巴引流区（图 1-24），腋窝及内乳区不做预防性照射。

（3）单纯锁骨上区复发的患者，研究显示颈部淋巴结清扫不提高生存率，因此首选放、化疗。如既往未接受术后放射治疗，照射靶区需包括患侧全胸壁及锁骨上下淋巴引流区。

（4）单纯腋窝复发的患者，对于单发或数量较少的孤立结节，可首先考虑手术治疗，而后再行放、化疗等综合治疗；而对于弥散性的腋窝淋巴结肿大，与周围组织发生粘连或造成周围组织水肿，无法行外科手术切除者，放疗和化疗是局部控制的主要手段。

（5）既往做过放射治疗的复发患者，需要参考肿瘤复发间隔时间、首程放疗的剂量范围和副反应程度及再程放疗的可能疗效和副反应，来决定是否进行再程放疗。再程放疗时，仅照射复发肿瘤部位，不推荐大范围预防照射。

（6）预防部位的放射治疗剂量为 DT 45～50Gy/25 次/5 周，复发部位缩野补量至 DT 60～66Gy/30～33 次/6～6.5 周。

局部区域复发患者在放射治疗前应取得复发灶的细胞学或组织学诊断。

7.晚期乳腺癌的姑息和减症放疗

（1）骨转移放射治疗主要目的是缓解骨痛和降低病理性骨折的危险，放射治疗缓解骨疼痛率为 50%～80%。对于脊椎及股骨等负重部位的骨转移，建议及时放疗。

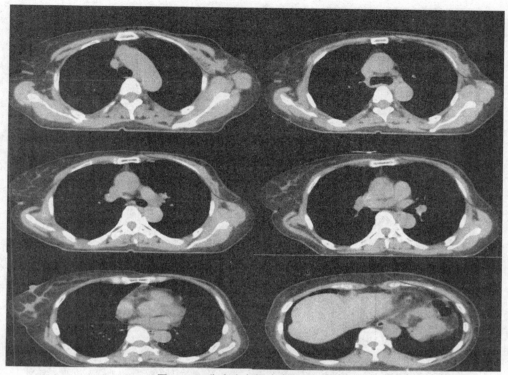

**图 1-23　乳腺改良根治术后胸壁靶区**

（2）目前临床常用的照射剂量及分割方法主要有：30Gy/10 次、24Gy/6 次、20Gy/5 次和8Gy/1 次。这几种照射剂量在缓解骨疼痛方面具有相同的疗效，而分次放疗疼痛复发再次放疗的比率低于单次放疗患者。

（3）由于乳腺癌骨转移患者的生存期相对较长，对于单发的骨转移或者当照射野内有重要器官和照射野比较大时，宜进行多次分割照射。

（4）放疗是脑转移治疗的重要手段，放射治疗控制乳腺癌脑转移的总有效率可达 66%。但具体的放疗范围和方式尚存在争议。

## （二）放疗毒副反应

**1.放射性皮肤损伤**

（1）皮肤反应是乳腺癌最常见的急性副反应，表现为皮肤水肿、红斑、疼痛和干湿性脱皮等。一般出现在放疗 3～6 周及放疗结束后 2 周内。

（2）根据 RTOG 急性放射损伤分级标准，皮肤放疗反应分级：0 级为皮肤无变化；1 级为滤泡样黯红色斑、脱发、出汗减少、干性脱皮；2 级为触痛性或鲜红色斑、皮肤皱褶处片状湿性脱皮、中度水肿；3 级为皮肤皱褶以外部位的融合的湿性脱皮，凹陷性水肿；4 级为溃疡、出血、坏死。

（3）个人的护理对减轻放射性皮肤损伤很重要。穿宽松透气的衣物，注意保持照射野皮肤的干燥、清洁，避免摩擦及抓挠，避免使用刺激性的洗浴用品。放疗期间可涂抹一些放射防护性的乳膏。一旦出现湿性脱皮，需要酌情暂停放疗，给予创面的换药，预防继发感染。

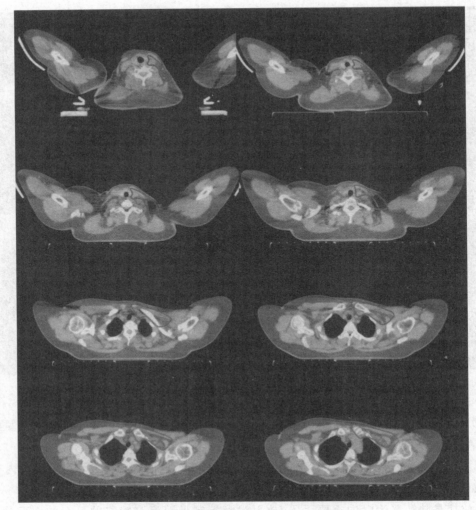

**图 1-24　乳腺改良根治术后锁骨上下区的勾画**

2.放射性肺损伤

(1)接受乳腺癌术后全乳或胸壁放疗的患者,肺部不可避免的接受一定射线的照射,但有症状的放射性肺炎发生率并不高。多数仅为影像学上的轻度渗出性表现。只有少数患者会有咳嗽、发热、胸痛等症状。

(2)急性放射性肺炎多发生在放疗后的1~3个月。

(3)放射性肺损伤的发生与肺的照射体积和剂量、基础肺功能及是否接受化疗等因素有关。

(4)急性放射性肺损伤 RTOG 分级标准为 0 级:无变化;1 级:轻度干咳或劳累时呼吸困难;2 级:持续咳嗽需麻醉性止咳药/稍活动即呼吸困难,但休息时无呼吸困难;3 级:重度咳嗽,对麻醉性止咳药无效或休息时呼吸困难/临床或影像学有急性放射性肺炎的证据/间断吸氧或可能需类固醇治疗;4 级:严重呼吸功能不全/持续吸氧或辅助通气治疗;5 级:致命性。

(5)对于有明显症状的急性放射性肺炎的治疗包括:①吸氧、祛痰及支气管扩张剂的应用。

②应用肾上腺皮质激素减轻病变部位的炎性反应和间质水肿。③抗生素的应用。放射性肺炎是一种淋巴细胞性肺炎,因此当没有并发感染时,抗生素仅作为预防性用药。

3.放射性心脏损伤

(1)轻度急性心脏损伤仅表现为心电图或放射学的改变,重度可出现心力衰竭。

(2)放射治疗对心脏的影响往往在放射治疗后许多年才会出现临床表现,晚期心脏损伤主要为心肌损伤,临床为类似于缩窄性心包炎或者严重心力衰竭的表现。

(3)左侧乳腺癌的放疗,特别是左侧内乳区的放疗会大大增加心脏受照射的体积及剂量,从而增加放射性心脏损伤的发生率。现代放射治疗技术,包括调强放疗、呼吸门控技术、质子放疗等均可以降低心脏受照射的体积及剂量,从而可能减少放射性心脏损伤的发生。

4.上肢淋巴水肿

(1)上肢淋巴水肿是由于治疗后淋巴回流受阻,组织液积聚造成的上肢肿胀,是严重影响患者生活质量的并发症。

(2)临床表现为患侧上肢肿胀、沉重、疼痛、麻木,皮肤紧绷、僵硬、增厚或皮革样感觉,不能握拳,上肢活动及功能受限,进一步发展可形成"象皮肿"。

(3)多数学者将健患肢体积差>200mL以及上肢周径差>2cm作为诊断标准。

(4)对于上肢淋巴水肿发生的影响因素,不同研究报道不尽相同。多数研究认为腋窝淋巴结清扫、淋巴引流区的放疗、诊断时体重指数≥30、术后并发症是上肢淋巴水肿发生的高危因素。

(5)对于临床腋窝淋巴结阴性的患者,前哨淋巴结活检术可取代腋窝淋巴结清扫术,这样可以明显降低上肢淋巴水肿的发生率。

(6)上肢淋巴水肿一旦出现很难治愈,但早期干预可以减缓进展并改善症状。非手术治疗为首选治疗。对于重度特别是出现纤维化的患者,保守治疗效果有限,可考虑手术治疗重建淋巴回路。

5.臂丛神经损伤

(1)放射性臂丛神经损伤在术后辅助放疗的患者中很少见。但是对于区域复发而行锁骨上下区二次放射治疗的患者,应警惕放射性的臂丛损伤或者组织纤维化造成的臂丛神经受压。

(2)臂丛神经损伤重在预防,应严格掌握二次放疗的指征,谨慎选择放疗的范围和剂量。对于已经发生特别是有临床症状的患者,早期可以给予肾上腺皮质激素及营养神经的药物,包括维生素 B、甲钴胺及神经节苷脂等治疗,晚期在排除肿瘤复发后,可以给予松解疗法。

(三)随访

(1)临床体检:前 2 年每 4~6 个月一次,其后 3 年每 6 个月一次,5 年后每年一次。

(2)乳腺超声:每 6 个月一次。

(3)乳腺 X 线检查:每年一次。

(4)胸片或胸部 CT:每年一次。

(5)腹部超声:每 6 个月一次,3 年后改为每年一次。

(6)存在腋窝淋巴结转移 4 个以上等高危因素的患者,行基线骨显像检查,全身骨显像每年一次,5 年后可改为每 2 年一次。

（7）血常规、血液生化、乳腺癌标志物的检测每 6 个月一次,3 年后每年一次。

（8）应用他莫昔芬的患者每年进行一次盆腔妇科检查。

## 二、导管原位癌保乳术后放疗

初诊 DCIS 的治疗以局部治疗为主,全乳切除术对绝大多数 DCIS 患者是一种治愈性处理方法。有学者报道了一组法国调查数据显示,在病灶<10mm 的患者中,行全乳切除术的约占 10%,而>20mm 的患者中约占 72%;在低级别和高级别 DCIS 中,分别有约 11% 和约 54% 的患者行全乳切除术。对于影像学诊断包括钼靶、核磁共振等以及体检、活检显示的多中心病灶、多象限,全乳切除是合适的治疗手段。

随着肿块切除的保乳术在浸润性癌中的尝试以及 NSABP B06 研究和米兰研究的开展,自 20 世纪 80 年代起,全球共有 4 项大型多中心随机临床研究评估 DCIS 患者肿块切除联合放疗的疗效。这 4 项研究分别为 NSABPB-17、EORTC 10853、Swe DCIS 和 UK/ANZ DCIS。相比于最晚开始入组的 UK/ANZ DCIS 研究,前 3 项研究的设计相对比较简单,患者入组标准均为可接受保乳术、腋窝淋巴结阴性的 DCIS 患者,随机分为单纯肿块切除组和肿块切除联合全乳放疗（WBI）组,放疗剂量均推荐为全乳 50Gy/25 次,不推荐瘤床区加量。UK/ANZ DCIS 研究的设计采用了 2×2 析因分析法,将患者随机分为 4 组:单纯肿块切除、肿块切除＋放疗、肿块切除＋他莫昔芬、肿块切除＋放疗＋他莫昔芬治疗。UK/ANZ DCIS 研究中的放疗剂量同前 3 项研究,为 50Gy/25 次。总体而言,上述 4 项研究的长期随访结果（超过 12 年）一致,均表明 DCIS 患者接受保乳术联合 WBI 的治疗策略,可显著降低同侧乳腺癌的复发风险（约 50%）,包括浸润性癌和 DCIS 的复发,但并不改善患者的总生存率（OS）和无远处转移生存率。

虽然 DCIS 保乳手术后行 WBI 可以降低约 50% 的同侧复发风险,但目前对于临床评估为低复发风险患者的治疗决策仍有争议,根据《NCCN 指南》,循证医学推荐仅接受手术切除治疗（《NCCN 指南》,循证医学 2B 类推荐）。目前仅有回顾性研究证实,部分低复发风险 DCIS 患者仅行保乳术而不行术后放疗。然而,长期随访结果显示,按危险度分组可能仅筛选出部分复发时间点延迟的患者,而非低复发风险患者。RTOG 9804 研究显示,对部分 DCIS 复发低危患者进行了保乳术后放疗对比观察研究,入组患者为乳腺 X 线显示单病灶,术后病理低/中级别,肿瘤<2.5cm,术后切缘离墨染>3mm,放疗组推荐 50Gy/25 次的 WBI,无瘤床加量。共 636 例患者随机参加此研究,经过 7 年的中位随访,放疗组局部复发率仅为 0.9%,而观察组为 6.7%。RTOG 9804 研究的结果显示,即便是部分中危或低危患者,放疗后的局部复发率显著低于未放疗的患者。

基于以上研究证据,对于初发 DCIS 的治疗,目前推荐肿块切除的保乳术联合 WBI,推荐放疗剂量 50Gy/25 次。全乳切除术可作为保乳术联合放疗的替代治疗,但需要提供患者切除术后乳腺重建的条件和可能。DCIS 保乳术后经多学科治疗团队谨慎评估后认为,局部复发风险极低危的情况下或可免除术后 WBI,仅给予部分乳腺照射（PBI）或密切随访。

### 三、早期乳腺癌保乳术后放疗

#### (一)保乳术后局部-区域放疗的价值和适应证

1.局部管理模式及其演变

通常情况下,全乳常规分割放疗45～50Gy、瘤床加量10～16Gy被视为早期乳腺癌BCS后局部管理的标准模式。

有6项大型前瞻性研究比较了保乳术(BCS)后加或不加术后放疗对局部复发率(LR)的影响,这些研究一致发现无论是腋窝淋巴结阴性还是阳性的患者,术后的乳腺放疗均可降低LR,提高乳房保留成功率。2011年更新的早期乳腺癌协作组(EBCTCG)的Meta分析包括了17项临床研究入组的10 801例接受乳房保留治疗的患者。分析结果证实,与单纯手术相比,全乳照射(WBI)不但降低了2/3的局部复发率,而且还降低了10年包括局部区域复发(LRR)和远处转移(DM)在内的任何形式的首次复发事件,降低幅度为15.7%,15年乳腺癌特异生存率提高了3.8%。在首次复发转移事件降低和生存率提高方面呈现4∶1的比例。由此证实了放疗作为一项局部治疗手段,不仅在局部-区域疾病控制方面有肯定的贡献,还可以提高生存率。所以,原则上所有BCS后的患者都具有术后WBI适应证。

近年来,局部管理模式的研究进展主要体现在以下4个方面。

(1)豁免瘤床加量:尽管瘤床加量照射能够给所有保乳术后人群带来局部控制率的改善,但不同亚群的相对或绝对获益差异较大。年轻(年龄<50岁)、局灶切缘阳性或组织学高级别患者获益较大,是瘤床加量照射的指征,可作为保乳术后标准治疗模式的一部分。反之,不含有这些高危因素患者的相对或绝对获益较小,可在临床实践中考虑豁免瘤床加量照射。

迄今,有3项前瞻性随机研究比较了WBI 50Gy后的瘤床加量的研究结果。这些研究一致发现,与单纯WBI相比,WBI后瘤床加量照射能够进一步降低局部复发率,但并不改善总生存率。样本量大且切缘一致阴性的EORTC 22881研究10年随访结果显示,加量照射组与对照组间局部复发率的差别随着年龄增加而减少。更新后的20年随访发现,患者年龄仍然与同侧乳腺内复发的绝对风险强度相关。20年累积复发风险从年龄≤35岁年龄组的34.5%降低至年龄>60岁年龄组的11.1%。瘤床加量照射带来的相对获益对于年龄≤40岁和41～50岁年龄组有显著意义,对于年龄较大亚组(51～60岁和年龄>60岁)则无显著意义。瘤床加量照射的绝对获益在最年轻亚组最大,年龄≤40岁亚组的20年绝对复发风险从对照组的36%降低至加量组的24.4%,41～50岁亚组从19.4%降低至13.5%,51～60岁亚组从13.2%降低至10.3%,年龄>60岁亚组则从12.7%降低至9.7%。这些数据说明不同年龄亚组从瘤床加量照射中的获益存在差异,瘤床加量照射在年龄≤50岁患者中意义更大。

除年龄因素外,影响瘤床加量照射组与对照组局部复发率差异的因素还包括切缘状态及组织学级别。其中,局灶切缘阳性者或组织学高级别者能够从瘤床加量照射中显著获益。

(2)全乳大分割照射:从理论上讲,乳腺癌细胞增殖速度缓慢,加大分次剂量照射可能增加生物学效应;由于分次剂量加大,在总的生物等效剂量不变的前提下,治疗次数减少,因而可以节约放疗资源,方便门诊患者治疗。

从肿瘤控制、乳房外形改变和纤维化的 α/β 值来看，乳腺癌对分次剂量的敏感性与正常乳腺组织相似，为开展大分割照射提供了生物学基础；在不考虑瘤床加量的前提下，可供选择的全乳大分割方案有两种，即英国方案 40Gy/15 次和加拿大方案 42.5Gy/16 次。

根据 ASTRO 的共识，符合全乳大分割照射指征的人群需满足以下条件：①年龄≥50 岁者。②接受了 BCS，病理分期为 $T_{1\sim2}N_0M_0$。③术后未行辅助化疗。④靶区剂量相对均匀。

（3）部分乳腺照射（PBI）：仅限于瘤床的 PBI 是近年来挑战传统全乳放疗模式的另一趋势。其主要理论基础在于：保乳术后复发模式以瘤床及其周围为主，而瘤床以外部位的复发较为少见。PBI 将术区和周边 1～2cm 边界的范围定义为临床靶体积（CTV），给予根治性剂量，以替代传统的 WBI。无论采用哪种照射方法，整个疗程均在 1 周左右完成，而不是常规的 6 周左右。其潜在优势包括：疗程较标准模式大幅缩短，因而有可能使更多的 BCS 患者接受术后照射；减少急、慢性损伤，并提高生存质量；PBI 后即使发生局部复发仍有可能接受保守治疗。

目前，关于 PBI 的主要争议是哪些患者可接受 PBI，但仍然能够保持跟 WBI 相似的局部控制率。总体而言，与成熟的 WBI 相比，PBI 所对应的复发风险仍然稍高。目前，关于 PBI 的指征可以参考北美洲或欧洲对低危患者群的定义（表 1-14）。根据 2016 年更新的北美 ASTRO 关于部分乳腺加速照射（APBI）的共识，在临床试验以外开展 APBI 的患者必须具有复发风险低危的特征。除低危浸润性乳腺癌外，纯粹的导管原位癌，若是经乳腺 X 线筛查发现，核分级为低—中，肿瘤直径≤2.5cm，并且切缘阴性≥3mm 的导管原位癌保乳术后，也可考虑 APBI 治疗。

PBI 实施技术分为两大类：一类是 APBI，通过分次照射来完成；另一类是术中放疗（IORT），在手术中单次照射完成。就 APBI 的技术而言，包括近距离治疗和外照射技术，近距离治疗技术又分为组织间插植技术和球囊技术。通常采用高剂量率照射，每次 340cGy，每日 2 次，总剂量 3400cGy；外照射技术以 3D-CRT 为主，每次 385cGy，每日 2 次，总剂量 3850cGy。曾经被视为 PBI 技术禁区的 IMRT，近年来也得到越来越多的关注。IORT 技术有 X 线或电子线照射等多项技术可供选择。技术上依据运用的广泛性，大致顺序为 3D-CRT，近距离照射和 IORT。近几年，关于这些 PBI 技术均有临床Ⅲ期研究正在进行，目的是验证 PBI 与 WBI 在局部控制率方面的等效性。

表 1-14　欧洲和北美洲关于推荐 APBI"低危"患者的定义

| 项目 | GEC-ESTRO（欧洲）2010 | ASTRO（北美洲）2009 | ASTRO（北美洲）2016 |
| --- | --- | --- | --- |
| 年龄 | ＞50 岁 | ≥60 岁 | ≥50 岁 |
| 肿瘤大小 | ≤3cm | ≤2cm | ≤2cm |
| BRCA-1/2 突变 | 未限定 | 不存在 | 不存在 |
| T 分期 | $pT_{1\sim2}$ | $T_1$ | Tis 或 $T_1$ |
| 切缘 | 阴性（≥2mm） | 阴性（≥2mm） | 阴性（≥2mm） |
| 分级 | 任何 | 任何 | 任何 |
| 脉管癌栓 | 不允许 | 不允许 | 不允许 |

| 项目 | GEC-ESTRO（欧洲）2010 | ASTRO（北美洲）2009 | ASTRO（北美洲）2016 |
|---|---|---|---|
| ER 状态 | 任何 | 阳性 | 阳性 |
| 多中心性 | 单中心 | 单中心 | 单中心 |
| 多灶性 | 单病灶 | 临床单病灶，总的大小 ≤2cm | 临床单病灶，总的大小≤2cm |
| 组织学类型 | 浸润性导管癌、黏液腺癌、小管癌、髓样癌 | 浸润性导管癌或其他预后较好的浸润性癌 | 浸润性导管癌或其他预后较好的浸润性癌 |
| 纯导管内癌 | 不允许 | 不允许 | 允许，若是经乳腺 X 线筛查发现，核分级低—中，≤2.5cm，并且切缘阴性≥3mm |
| 广泛导管内癌成分 | 不允许 | 不允许 | 不允许 |
| 小叶原位癌成分 | 允许 | 允许 | 允许 |
| N 分期 | $pN_0$ | $pN_0(i-,i+)$ | $pN_0(i-,i+)$ |
| 淋巴结评价（手术方式） | 前哨淋巴结活检术或腋窝淋巴结清扫术 | 前哨淋巴结活检术或腋窝淋巴结清扫术 | 前哨淋巴结活检术或腋窝淋巴结清扫术 |
| 新辅助化疗 | 不允许 | 不允许 | 不允许 |

关于 APBI 的临床Ⅲ期研究，以 NSABP B-39/RTOG 0413、RAPID-OCOG 和意大利研究为代表。其中，规模最大的是 RTOG 0413 研究，共入组了 4216 例 18 岁以上的Ⅰ～Ⅱ期（阳性淋巴结＜3 个）患者。PBI 技术包括 3D-CRT、导管插植技术或球囊技术。该研究已于 2013 年关闭，研究结果尚未报道。RAPID 研究共入组了 2315 例年龄＞40 岁 0～Ⅱ期患者，PBI 技术以 3D-CRT 为主，目前只有 3 年的不良反应结果。与 WBI 组相比，APBI 组的毛细血管扩张、乳房纤维化和脂肪坏死等更为常见，不良美容效果所占比例更高。意大利研究入组的患者数目最少，仅 520 例年龄＞40 岁、原发病灶＜2.5cm 的患者，PBI 技术采用 IMRT，分次剂量为 6Gy，共 5 次，总照射剂量 30Gy，2 周内完成，已经有随访 5 年的报道。APBI 组与全乳常规分割组在局部控制率和生存率方面均无统计学差异。按年龄、脉管状态、T 分期、N 分期、受体状态等因素分层，进行亚组分析，也未找到高复发风险的亚组存在，因此该研究并不能回答将 APBI 的人群扩大到含有中、高危复发因素者以后其肿瘤控制的安全性问题。主要原因在于复发例数和总例数均较少。在不良反应方面，包括急性皮肤反应和晚期皮肤反应，与全乳照射组相比，APBI 组的不良反应更少；医生评估的美容效果方面，也是 APBI 组好，差异均有统计学意义。因此，从不良反应的角度来看，对 IMRT 实施的 APBI 更为有利。造成这种差异的可能原因包括：3D-CRT 技术中受到 50％处方剂量照射的乳房体积大；剂量均匀性较调强放疗差；每日两次照射有更大的生物学效应，两次照射间正常组织修复不完全。

关于 IORT 实现的 PBI 的临床Ⅲ期研究以意大利 ELIOT 和 TARGIT-A 为代表。ELIOT 采用移动式直线加速器 Mobetron 产生的高能电子线在术中单次照射瘤床 21Gy。特点是自屏蔽、剂量率高、治疗时间短，通常 2 分钟左右即可完成。在入选的患者中包括了部分含有 ASTRO 定义的中、高危因素个体（$T_1$ 以上占 15％，ER 阴性占 10％，$N_1$ 占 21％），5 年随访结果显示，IORT 组的同侧乳房内复发（IBTR）高于对照组（4.4％对比 0.4％，$P < 0.000\ 1$），区域复发率亦高于对照组（1.0％对比 0.3％，$P = 0.03$），但尚未影响 OS（96.8％对比 96.9％，$P = NS$）。多因素分析显示，增加局部复发率的因素包括 $T_2$、G3、ER 阴性，及 TNBC。因此，将 PBI 的人群扩大到 ASTRO 定义的中、高危人群仍然需要慎重。

TARGIT-A 研究的 IORT 组和 WBI 组分别入组了 1113 例和 1119 例 $T_{1\sim2}$、0～3 个腋窝淋巴结阳性、接受 BCS、切缘阴性的患者。研究中采用 Intrabeam 产生的低能（50Kv）X 线，术中单次照射瘤床 20Gy，其特点是剂量跌落快，这对于正常组织保护而言是优点，但对肿瘤控制而言可能是潜在的不足。该研究 5 年随访结果显示，IORT 组的 IBTR 高于对照组（3.3％对比 1.3％，$P < 0.042$），但尚未影响乳腺癌死亡率（2.6％对比 1.9％，$P = 0.51$）和 OS（96.1％对比 94.5％，$P = 0.099$）。因此，IORT 实施的 PBI 只能用于经过筛选的患者。

总之，临床实践中 APBI 的指征应限于 ASTRO 共识限定的低危人群，适宜人群能否扩大有待Ⅲ期临床研究结果进一步确认，不良反应和美容效果的优劣可能取决于采用的 PBI 技术，IORT 实施的 PBI 证据在增加。但是，目前的Ⅲ期临床研究提示，IORT 实施的 PBI 患者局部复发率较高，因此需要进一步随访和筛选 IORT-PBI 的适宜人群。

（4）豁免放疗：虽然部分 PBI 和全乳大分割照射在某种程度上减少正常组织损伤以及患者负担和花费，但并不能消除局部复发的风险，这也是考虑豁免放疗的基础。理论上，只有局部复发风险极低、放疗绝对获益较小的患者才能考虑省略放疗。基于临床与病理特征，筛选低复发风险人群的研究一直在进行。其中，改变或有可能改变临床实践的临床研究主要有 CALGB-9343 研究和 PRIMEⅡ研究。

CALGB-9343 研究的纳入标准，包括年龄≥70 岁，临床分期 $T_1N_0M_0$、ER 阳性或未知。符合标准的患者 BCS 术后按是否给予 WBI 随机分组，研究组给予单纯他莫昔芬（TAM）治疗，对照组给予 WBI 45Gy/25 次＋TAM 治疗，共有 636 例患者入选。从 5 年的研究结果来看，两组在 OS、DM 或因局部复发率接受全乳切除的比例均无显著性差异，唯一有统计学差异的是 5 年局部或区域复发率（1％对比 4％）。尽管未放疗患者的复发率略高，但是因复发接受全乳切除的比例未增加，DM 和总生存率未受影响，可见放疗的获益有限。10 年后的更新结果显示，单纯 TAM 组的 10 年复发率为 10％，放疗组为 2％，仍有统计学差异，但依然没有影响到乳腺癌死亡率和总生存率。该研究结果改变了临床实践，因此被《NCCN 指南》引用。根据《指南》，年龄≥70 岁、临床分期 $T_1N_0M_0$、ER 阳性者可以免予放疗，给予单纯 TAM 治疗。

PRIMEⅡ也是一项Ⅲ期临床试验，目的是评估低危乳腺癌患者保乳术后放疗的价值。纳入标准包括年龄≥65 岁，保乳术后切缘阴性，组织病理学提示原发肿块<3cm，腋窝淋巴结阴性，并且 ER/PR 阳性。符合条件的患者随机分组，对照组接受 WBI 40～50Gy 及内分泌治疗，试验组给予单纯内分泌治疗。2003～2009 年共有 1326 例患者入选，中位随访 4.8 年。试验组和对照组的 5 年 IBTR 分别是 4.1％和 1.3％，从次要终点来看，除无癌生存率外，其他终点结果均无统计学差异，无癌生存率从 96.4％提高至 98.5％，主要归因于 IBTR 的降低。由于放疗的绝对获益有限，该研究有可能像 CALGB-9343 一样改变临床实践。

毫无疑问，放疗仍然是多数保乳术后患者的标准治疗，但在选择放疗时有必要确保患者有净获益。目前,能够豁免放疗的人群是年龄≥70 岁、$T_1$、$N_0$ 及 ER 阳性者。根据 PRIME-Ⅱ 的结果,未来豁免放疗的人群年龄有可能降低至 65 岁。

2.区域淋巴照射

对于可进行手术的乳腺癌,通常根据腋窝淋巴结状态决定是否进行区域淋巴照射(RNI)。根据目前的《NCCN 指南》,对于接受了 BCS＋ALND 后,腋窝淋巴结 4 枚以上阳性者,毫无疑问有确定的 RNI 指征;对于 1～3 枚阳性者,强烈建议给予锁骨上、下区和内乳区的照射。RNI 不仅可降低复发,还可以降低乳腺癌死亡,因而有生存的获益。对于保乳术后的患者,放疗后 10 年能避免 4 例复发,就能在放疗后 15 年时避免 1 例乳腺癌死亡(即 4∶1)。

在腋窝手术趋势发生变化、新辅助化疗可降低分期的背景下,如何对 RNI 进行取舍是放疗医生必须面对的问题。

(1)腋窝清扫时代的 RNI:加拿大 MA.20 研究目的是探讨 RNI 是否改善区域控制率或生存率。在研究中,保乳术后腋窝淋巴结阳性或腋窝淋巴结阴性,但合并高危特征(原发肿瘤≥5cm 或原发肿瘤≥2cm 但腋窝淋巴结清扫数目＜10 枚,并且含有至少一项以下因素,如组织学Ⅲ级、ER 阴性或脉管阳性者随机分成 WBI＋RNI 组和单纯 WBI 组。RNI 的靶区包括内乳区和锁骨上、下区,采用分野照射技术。2000 年 3 月至 2007 年 2 月,共有 1832 例入组,从入组患者的病理特征来看,80％为腋窝淋巴结 1～3 枚阳性,5％为 4 枚以上阳性,腋窝淋巴结阴性但属于高危者占 10％。中位随访 9.5 年。结果证实,RNI 降低了 RR 及 DM,改善了 10 年 DFS(82.0％对比 77.0％,$P＝0.01$),但不影响总生存率(82.8％对比 81.8％,$P＝0.38$)。然而,RNI 增加了Ⅱ级以上放射性肺炎(1.2％对比 0.2％,$P＝0.01$)和上肢淋巴水肿(8.4％对比 4.5％,$P＝0.001$)。与区域控制率和生存率方面的获益相比,适度增加的不良反应并非不可接受。该研究因此确认了腋窝淋巴清扫术后 1～3 枚阳性患者行 RNI 的价值。

(2)前哨淋巴结活检时代的 RNI:近年来,有关 BCS＋SLNB 以后,SLN 阳性者后续区域管理方面的研究主要有 IBCSG 23-01、ACOSOG Z0011 以及 EORTC 10981-22023 AMAROS 等Ⅲ期非劣效临床试验。其中,IBCSG 23-01 和 Z0011 两个研究都报道了 5 年结果,其 LRR、DFS 和总生存率均无显著性差异,其结论是单纯 SLNB 不劣于 ALND。因此,在 2015 年更新的《SLNB 指南》中明确指出,对于早期乳腺癌 1～2 个 SLN 阳性,并将接受 BCS 及全乳常规分割放疗者,不应推荐 ALND。需要注意的是,《SLNB 指南》中提到的放疗范围是全乳腺,什么情况下需要 RNI,在《SLNB 指南》中并没有明确说明。因此,有必要对以上涉及区域管理研究的患者特征和放疗技术进行梳理,并讨论有限个数的阳性 SLN 者 RNI 的指征。

从 IBCSG 23-01 研究入组患者的特征来看,92％的原发病灶＜3cm,ER 阳性者占 90％,95％为 1 个前哨淋巴结微转移,可以说多数患者肿瘤负荷小,预后好。从治疗角度来讲,91％的患者接受了 BCS,ALND 组和无 ALND 组分别有 98％和 97％的患者接受辅助性放疗,96％的患者接受某种全身治疗。就辅助性放疗的策略而言,两组均有 19％的患者接受 IORT,70％的患者接受术后放疗,接受 IORT＋术后放疗者分别占 9％和 8％。在 ALND 组,除阳性 SLN 外,仅 13％的患者有阳性淋巴结。可以理解为,辅助治疗前单纯 SLNB 组还有 13％的患者腋窝有亚临床肿瘤残留。但治疗后 5 年出现区域复发的比例＜1％。区域复发率低可能得益于入组患者的腋窝肿瘤负荷较小,预后较好,全身治疗尤其是内分泌治疗的作用以及 WBI 对低位腋窝偶然照射的作用。既然早期乳腺癌保乳术后 SLN 1 个微转移者辅助全身治疗及全乳放疗后区域复发率低，不给予 RNI 是合理的。

从 Z0011 研究入组患者的特征来看，80％为受体阳性，80％以上有 1～2 个阳性淋巴结，其中 41％为微转移，因此腋窝肿瘤负荷较小，即多数患者的预后相对较好。在 ALND 组，除阳性 SLN 外，有高达 27％的患者还有其他阳性淋巴结。也可理解为，辅助治疗前单纯前哨组有 30％的患者腋窝有亚临床病变残留。但是，治疗后 5 年出现区域复发的比例＜2％。与 IBCSG 23-01 研究相似，导致区域复发率低的原因包括多数患者的预后较好，腋窝肿瘤负荷较小以及全身治疗的作用。此外，放疗对区域控制率的作用也不容忽视。有学者分析了 Z0011 研究的放疗照射野设置以及区域淋巴结的覆盖情况。有完整病例报告的患者共 605 例，其中 89％的患者接受了 WBI，15％的患者还接受了锁骨上区的 X 线照射。在有详细放疗记录的 228 例患者中，有 81％的患者接受了单纯乳房切除，对腋窝部分 Ⅰ/Ⅱ 区形成了偶然照射，有 43 例(18.9％)患者违反研究方案的规定，接受了直接区域照射(照射野数目≥3 个)，ALND 组和 SLNB 组分别有 22 例和 21 例。相比之下，这些接受直接区域照射的患者有更多的腋窝淋巴结受累，因而主要是针对区域复发风险较高者。此外，有 142 例切线野上界可评估，ALND 组和 SLNB 组分别有 50％(33/66)和 52.6％(40/76)的患者接受了高切线野(切线野上界距离肱骨头≤2cm)，因此有更多的腋窝 Ⅰ/Ⅱ 区、部分腋窝 Ⅲ 区受到了照射。由此可见，乳房切线野、高切线野以及直接区域照射均在某种程度上增加了区域控制率。对于区域复发风险较高的患者，例如阳性 SLN≥3 枚者，增设包括腋窝和锁骨上、下区的直接区域照射野是必要的；对于阳性 SLN 1～2 枚者，可在全身治疗的基础上给予乳房切线野或高切线野，是否需要增设直接区域照射野有必要结合患者的临床与病理特征来判断。

AMAROS 研究的目的是评估对于 SLN 1 枚阳性者腋窝放疗(AxRT)能否取得与 ALND 类似的区域控制率，并减少上肢淋巴水肿等不良反应。原发肿瘤分期 $T_{1\sim2}$，SLN 有一个阳性者随机分成 ALND 组和 AxRT 组，共入选了 1425 例 SLN 1 枚阳性者。其中，ALND 组 744 例，AxRT 组 681 例。SLN 阳性者中位随访时间为 6.1 年。在 ALND 组，有 33％的患者腋窝还有其他阳性淋巴结。ALND 组有 4 例出现腋窝复发，而 AxRT 组有 7 例出现腋窝复发。ALND 后和 AxRT 后 5 年腋窝复发率分别为 0.43％和 1.19％。

对比 AMAROS 和 Z0011 研究不难发现，AMAROS 研究中患者的腋窝肿瘤负荷略小，SLN 仅 1 枚阳性；ALND 组患者有其他阳性腋窝淋巴结者所占比例相似，均为＜30％；5 年腋窝复发率相似，均＜2％。但是，放疗的差别在于 AMAROS 研究中 AxRT 组针对腋窝设置了直接照射野，包括全腋窝，况且与 Z0011 中未做 ALND 的患者相比，AxRT 增加了上肢水肿发生率，并且影响患者的生活质量。因此，AMAROS 研究中针对腋窝的直接照射野在某种程度上有过度治疗的嫌疑。换个角度来说，对于 SLN 1 个阳性者，无论是微转移，还是宏转移，可能并不需要广泛的 RNI。

毫无疑问，Z0011 等有关 SLN 阳性者后续管理的研究还不能直接回答是否给予 RNI 的问题。在临床实践中，当我们面对有限个数的 SLN 转移患者时，需要综合分析患者的临床与病理特征，包括原发病灶的大小，SLN 总数、阳性个数以及转移灶大小，从而评估腋窝其他淋巴结受累及的概率以及腋窝＞4 个淋巴结受累及的概率，进而判断多大程度需要给予 RNI，并确定合适的照射野。

（3）新辅助治疗背景下的 RNI：对于化疗前评估为 $cT_{1\sim3}N_1M_0$、化疗后腋窝淋巴结阳性者，需要考虑 RNI；对于化疗前评估为 $cT_{1\sim3}N_1M_0$、化疗后腋窝淋巴结达 $pN_0$ 者，是否需要 RNI 尚有争议，临床实践中应个体化考虑。

Mamounas 对 NSABP B-18 和 B-27 两个关于新辅助化疗的试验进行了联合分析，调查了新辅助化疗后 LRR 的预测因素。B-18 和 B-27 研究分别随机入选 1523 例和 2411 例细针或空心针穿刺证实的可手术乳腺癌患者（临床分期为 $T_{1\sim3}N_{0\sim1}M_0$）。应用的新辅助化疗方案包括单纯 AC 或 AC 序贯新辅助/辅助多西他赛，保乳术后的患者只给予乳腺照射。这两个研究共涉及保乳治疗的患者 1890 例，10 年随访中共有 224 例患者出现 LRR，保乳治疗后 10 年 LRR 为 10.3%（LR 占 8.1%，RR 为 2.2%）。多因素分析结果显示，保乳治疗后 LRR 的独立预测因素包括年龄（≥50 对比＜50 岁）、新辅助化疗前临床腋窝淋巴结状态（cN＋对比 cN－）、病理淋巴结状态及乳腺肿瘤反应（ypN－/乳腺肿瘤未达 pCR 对比 ypN－/乳房肿瘤达 pCR）。依据这些独立预测因素，可评估临床分期为 $T_{1\sim3}N_{0\sim1}M_0$ 的可手术乳腺癌患者新辅助化疗后的 LRR 风险，可能有助于术后放疗的决策。显然，新辅助化疗前临床评估腋窝淋巴结阳性（即 cN＋），新辅助化后腋窝未达到 ypN 者 10 年 LRR 风险高达 20%。对于接受了 BCS 的患者，尤其是年龄＜50 岁者，乳腺照射的基础上应该另外增加 RNI。相比之下，新辅助化疗前临床评估腋窝淋巴结阴性（即 cN－），新辅助化疗后腋窝淋巴结仍然阴性（即 ypN－）者 10 年 LRR 风险较低，保乳术后不给予区域照射可能是合理的选择。然而，新辅助化疗前临床评估腋窝淋巴结阳性（即 cN＋），但新辅助化疗后腋窝达到 ypN－者 10 年 LRR 风险中等，BCS 后是否应该给予 RNI 目前尚存在争议。2013 年启动的 NSABP B-51/RTOG 1304 研究试图评估 RNI 是否改善新辅助化疗后腋窝淋巴结达到 $pN_0$ 患者的无病生存率。该研究的结果将有助于明确新辅助化疗前分期为 $cT_{1\sim3}N_1M_0$，化疗后达 $pN_0$ 患者的 LRR 风险和 RNI 的价值。

### （二）保乳术后放疗体位与固定

患者一般取仰卧位，患侧或双侧上臂外展＞90°。乳房托架或臂托是较理想的固定装置。另外也可以采用真空垫固定，但其重复性较托架或臂托为差。全乳腺或部分乳腺照射时可考虑首选臂托，双手上举，头居中。如果需要照射锁骨上区，则首选乳房托架，头部偏向健侧，以减少喉或气管照射。

### （三）照射技术

1.常规照射定位技术

（1）全乳腺照射：靶区范围包括完整的乳房、腋尾部乳腺组织、胸肌和乳房下的胸壁淋巴引流区。通常采用 4～6MV 的 X 射线，部分体格宽大患者可考虑采用 8～10MV 的 X 线。常规技术一般采用 X 线模拟机下直接设野，基本照射野为乳房内、外切线野，内界为体中线，外界为乳房组织外侧缘 1cm；上界为可触及乳房组织最上缘 1～2cm，一般在锁骨头下缘（若同时照射锁骨上、下区，则与锁骨上、下野衔接）；下界为乳房皱褶下 1～2cm；后界一般包括 1～2cm 厚的肺组织，最多＜2.5cm；前界皮肤开放 1.5～2cm，目的是使散射充分，并防止照射过程中因乳房肿胀而使射野显得局促。同时，各个边界需要根据病灶具体部位进行调整，以保证瘤床剂量充分。切线野照射可采用 SSD 或 SAD 技术，使用半野技术或旋转机架角度，可使内、外切线野后界成为无散射的一直线。切线野加用适当角度的楔形板，可以改善乳房内剂量均匀性。通过治疗计划系统优化剂量参考点和楔形板的角度。

（2）瘤床加量照射：在保乳手术中于手术床周围放置钛夹标记，对于提高瘤床加量照射的准确性有很大帮助。肿瘤床加量照射技术可选择在模拟机下包括术腔金属夹或手术瘢痕周围外放 2～3cm，选用合适能量的电子线；在瘤床基底深度＞4cm 时建议选择 X 线小切线野，以保证充分的剂量覆盖瘤床并避免高能电子线造成皮肤剂量过高。常规技术条件下，全乳腺照射与瘤床加量一般序贯进行。

（3）淋巴引流区的照射：锁骨上、下野上界位于环状软骨下缘或锁骨肩峰端上 1cm，下界为锁骨头下缘下 0.5～1cm，内界位于胸锁乳突肌内侧缘，外界为肱骨头内侧。需完整照射腋窝时，锁骨上、下区与腋窝区合并，成为腋窝锁骨联合野。联合野的上界、内界同锁骨上、下野，下界在第 2 肋间，外界包括肱骨颈，需保证射野的外下角开放，射野外上角挡铅保护肱骨头。治疗时头偏向健侧，机架角向健侧偏斜 10°～15°，以减少喉、气管、食管和脊髓照射。

腋窝需要照射时，腋窝-锁骨联合野照射 40Gy/20～22 次后，通过腋窝后野补充腋窝剂量至 50Gy，同时缩野至锁骨上、下区范围，采用电子线追加剂量至 50Gy。腋窝后野的范围如下：上界平锁骨上、下野下缘，内界位于肋缘内 1.5cm，下界同腋窝锁骨联合野的下界，外界与前野肱骨头挡铅相接，一般包括约 1cm 的肱骨头。腋窝后野的参考点为腋中群淋巴结位置，投影相当于锁骨中点下 2cm 处。深度可以中心平面作为参考，一般为 6～7cm。

内乳淋巴引流区需要预防照射时设置内乳野，上界为锁骨头下缘或与锁骨上、下野下界衔接，内界过中线 1cm，野宽 5cm，下界位于第 4 肋间。常规内乳野参考点设于内乳血管处，通常达 2.5～3cm，也可根据胸部 CT 扫描实测。为了减少心脏照射剂量，建议采用光子线-电子线混合照射或单纯电子线照射。

区域淋巴引流区分野照射时，尤其需要注意的是相邻照射野的衔接问题。即使采用常规模拟机下透视定位，仍然需要在定位 CT 图像基础上进行正向的剂量优化，尽可能降低相邻照射野衔接处存在的剂量冷点和热点。

2.三维适形和调强照射技术

三维放疗计划可在保证靶区覆盖的同时减低正常组织的照射体积剂量，是目前推荐的放疗技术。

（1）临床靶区（CTV）勾画及安全边界。

1）全乳腺 CTV：患侧全部的乳腺组织，其上界为可触及或定位 CT 图像可见乳腺组织的上缘，下界为乳腺皱襞，内界位于可触及或定位 CT 图像上可见乳腺组织的内侧缘，外界位于可触及或定位 CT 图像上可见乳腺组织外侧缘，后界位于肋骨前方或胸大肌筋膜表面，前界为皮下 3～5mm，视皮肤厚度或乳腺腺体到皮肤表面的距离而定，包括脂肪组织。全乳腺 CTV 外放安全边界 0.5～1cm 为全乳腺 PTV，各边界可根据需要适当调整（图 1-25）。

2）肿瘤床和部分乳腺 CTV：手术残腔或肿瘤床外放 1～1.5cm 的范围，其前界位于皮下 3～5mm，后界（基底）位于胸大肌筋膜表面或肋骨/肋间肌表面。精准地确定手术残腔或肿瘤床的位置是实现精确治疗的关键，而确定肿瘤床的位置关键在于依据术中放置的钛夹（通常为 5～6 枚）标记的范围，并结合残腔内残留的血肿块或术后改变。肿瘤床外放 1～1.5cm 形成肿瘤床 CTV 时,前界仍位于皮下 3~5mm,后界位于胸大肌筋膜表面或肋骨/肋间肌表面。肿瘤床 CTV 再外放 0.5~1cm 为肿瘤床或部分乳腺 PTV,外放后的 PTV 大小可根据需要适当调整,允许包括 4mm 厚的肺组织,但应避开心脏。

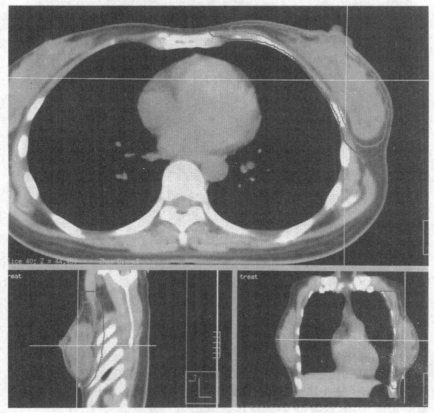

**图 1-25 全乳腺 CTV 及 PTV**

3)区域淋巴结 CTV:根据肌肉和骨骼标记可以在定位 CT 图像上勾画锁骨上、内乳和腋窝各区域范围。锁骨上淋巴引流区解剖上定义为由锁骨、胸锁乳突肌和舌骨肌构成的锁骨上三角内的淋巴结。由于肩部存在斜面,并且治疗时患肢上举,使锁骨肩峰端拉高,所以断层 CT 扫描将锁骨上淋巴引流区定义为在任何有锁骨显示的横断面上位于同侧锁骨内侧的淋巴结区域,勾画时上界平锁骨肩峰端(可能高于环状软骨下缘,图 1-26)。内乳区淋巴结 CTV 外放 0.5~1cm 为内乳区 PTV,内乳血管深面一般外放 0.5cm,从而在靶区覆盖和心脏、正常肺保护方面取得平衡,内乳血管内侧和外侧可外放 0.5~1cm。

(2)三维适形和调强照射技术的潜在优势:CT 模拟定位技术的出现不仅为开启 3D-CRT 时代提供了基础,也使我们对二维时代以腺体和骨性标记定位的传统有了定量认识和反思。CT 模拟定位勾画乳腺局部和区域靶区以后设计的照射野与根据骨性标记定位的二维射野角度存在相当程度的区别。有学者对 254 例患者做了 CT 模拟定位后,与其预设的二维定位对比,发现有 65% 患者的内界或(和)外界需要调整。

三维计划早期的剂量学比较证实,三维计划较二维计划可以改善乳腺靶区的覆盖程度。全乳调强照射技术与常规楔形板技术相比,显著提高了靶区的剂量均匀性。随后的临床随访资料也证实,调强放疗技术对剂量学分析上的优势已转化为临床优势,主要体现在降低了皮肤湿性脱皮的发生率,代表性研究包括 Donovan 和 PignoI 等开展的Ⅲ期临床研究。

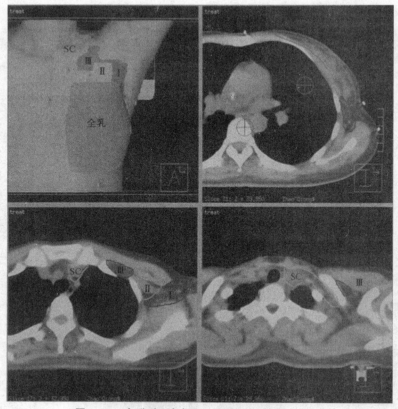

**图 1-26 全乳腺、腋窝Ⅰ～Ⅲ水平及锁骨上 CTV**

与全乳照射相比,关于 RNI 技术的优化探讨较少。事实上,在断层 CT 图像上分析乳腺癌主要区域淋巴引流区的个体化解剖差异,发现既往以骨性标记射野既有合理之处,也有不合理之处。Bentel 等在断层 CT 图像上分析了锁骨上区、腋窝淋巴结分布的个体差异及其与体厚的相关性。锁骨上淋巴结的最大深度是 4.3cm,并且随体厚的增加而增加,大多数腋窝淋巴结深度与锁骨上淋巴结的最大深度相似。此外,以内乳血管为解剖标记,内乳淋巴结的分布也存在较大的个体差异,而且内乳血管在起始点、胸骨角处以及第 3 至第 5 肋间的深度都是不同的。说明个体化 CT 模拟定位及三维计划的重要性。

(3)照射靶区及剂量分割:通常全乳腺加或不加区域淋巴引流区外照射剂量 45～50Gy/25～28次,1.8～2Gy/次,5 次/周(图 1-27、图 1-28)。需要瘤床加量者,一般在全乳腺加或不加 RNI 后序贯加量 10～16Gy/5～8 次。在瘤床能够准确勾画的前提下尝试全乳腺照射同步肿瘤床加量技术(图 1-29)也是可行的。在无 RNI 及肿瘤床加量的情况下也可考虑全乳"大分割"方案治疗,即 2.67Gy/次或 2.66Gy/次,共计 15 次或 16 次,总剂量为 40Gy 或 42.5Gy,或其他等效生物剂量的分割方式。对于正常组织包括心脏和肺照射体积较大或靶区内剂量分布梯度偏大的患者,不推荐采用大分割治疗。

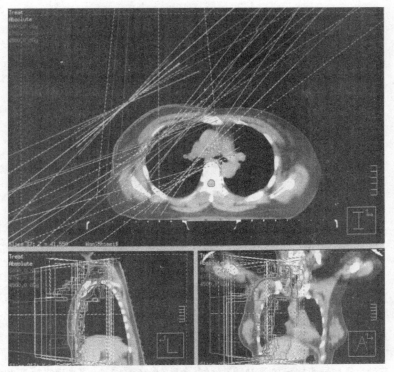

图 1-27 右侧全乳腺及锁骨上区一体化 IMRT 计划

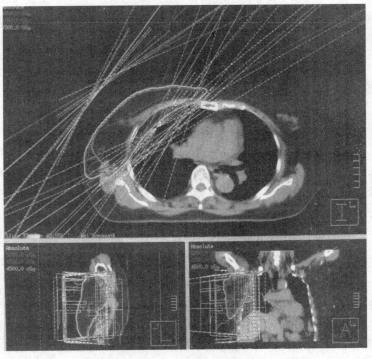

图 1-28 右侧全乳腺及腋窝Ⅰ～Ⅱ水平（高切线）一体化 IMRT 计划

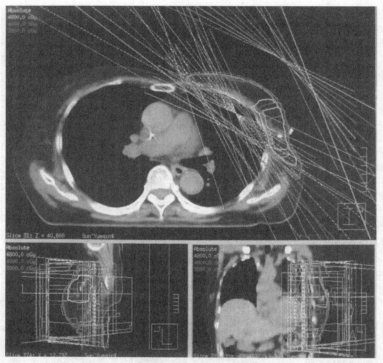

**图 1-29　左侧全乳腺同步瘤床加量 IMRT 计划（全乳 39.9Gy/15 次，同步瘤床加量 48Gy/15 次）**

具备 PBI 指征者，可考虑 3D-CRT 38.5Gy/10 次，3.85Gy/次，每天 2 次，5～8 天内完成；或尝试 IMRT 40Gy/15 次，2.67Gy/次，5 次/周，3 周内完成（图 1-30）或尝试其他等效生物学剂量的分割方式。其他技术如组织间插植近距离治疗技术，电子线或低能 X 线 IORT 技术实施的 PBI 可在具备相关技术条件或资质的医院内开展。组织间插植近距离放疗可考虑照射 34Gy/10 次，每天 2 次，5～8 天完成；电子线 IORT 可考虑术中单次照射 21Gy，而低能 X 线 IORT 可考虑术中单次照射 20Gy。

（4）靶区剂量分布要求及危及器官限量：对于乳腺放射剂量的分布要求，因采用的技术不同而不同。3D-CRT 如 RTOG 0413 研究要求乳腺靶区最高剂量不超过处方剂量的 115%，肿瘤床剂量等于或超过处方剂量的 90%；而采用 IMRT 技术，其剂量均匀性可以限制。

危及器官，即非靶区正常组织的限量主要针对双肺、心脏和对侧乳腺的剂量，其他危及器官如气管、脊髓、甲状腺、臂丛神经和肱骨头等在同时有 RNI 的时候应予以考虑，这些危及器官的具体限量应随照射靶区的范围或大小不同进行适当的调整。当全乳腺照射 50Gy/25 次时，同侧肺 V20＜20%，对侧肺 V10＜10%，对侧乳腺平均剂量＜2Gy；当病变位于左侧时，心脏平均剂量＜8Gy；当全乳腺＋低位腋窝（Ⅰ、Ⅱ水平），即"高切线"照射 50Gy/25 次时，同侧肺 V20＜25%；当全乳腺＋锁骨上、下区照射 100Gy/25 次时，同侧肺 V20＜30%，同时需要将气管和肱骨头的平均剂量限制在 25Gy 以下，脊髓的最大剂量限值在 40Gy 以下；当全乳腺＋锁骨上、下区＋内乳区照射 50Gy/25 次时，同侧肺 V20＜35%，病变位于左侧者，心脏平均剂量可放宽至 10Gy。APBI 38.5Gy/10 次时，同侧肺 V12（处方剂量的 30%）＜15%，对侧肺 V2（处方剂量的 5%）＜15%；病变位于左侧者心脏 V2＜40%，同侧乳腺 V38.5＜35%，对侧乳腺平均剂量<1.2Gy；当 PBI 采用其他等效生物学剂量的分割方式时，上述限量需作相应调整。

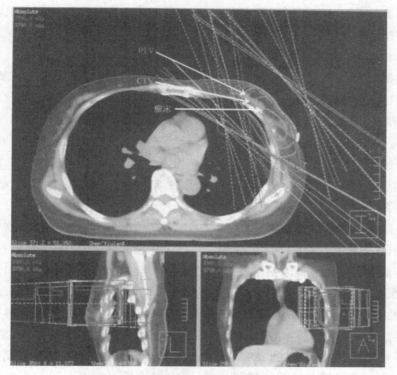

**图 1-30 左侧部分乳腺靶区及 IMRT 计划**

（5）验证和质量保证：与常规技术相比，3D-CRT 与 IMRT 技术不仅改善了乳腺或区域靶区内的剂量均匀性，也改善了靶区的适形性，使周围的正常组织得到了更好的保护。然而，这些技术的剂量学优势要转化为临床优势，就必须对其计划实施采取一定的质量保证措施。逆向设计的 IMRT 计划应在临床实施前进行剂量学验证，摆位误差的验证和纠正。摆位误差验证的频率需视靶区照射范围和放疗技术而定。当全乳腺 IMRT 时，可每周验证一次；当部分乳腺短疗程 3D-CRT 或 IMRT 时，需要每天验证一次。若任何方向的摆位误差>5mm，均应纠正后再行治疗。

## 四、全乳切除术后的辅助放疗

### （一）全乳切除术后放疗适应证

对于局部晚期乳腺癌或原发肿瘤最大直径≥5cm 或肿瘤侵及乳腺皮肤、胸壁或腋窝淋巴结转移≥4 枚。乳腺癌术后放疗（PMRT）不仅能降低 LRR，还能降低乳腺癌死亡风险。因此，通常认为该亚群患者全乳切除术后有明确的放疗指征。

### （二）全乳切除术后放疗临床研究进展与争议

PMRT 的争议人群主要包括①$T_{1\sim2}$、腋窝淋巴结 1～3 枚阳性者，改良根治术后。②临床 Ⅰ～Ⅱ期患者接受了新辅助全身治疗后行改良根治术。③接受了乳房单纯切除术及 SLNB，并且病理检查提示 SLN 1 枚阳性者。除此之外，由于年轻女性对全乳切除术后胸部外观的需求与日俱增,越来越多的女性选择乳房重建以重塑外观和增强信心,PMRT 与乳房重建问题也得到越来越多的关注。在靶区范围方面,不断出现的关于内乳照射的证据也改变着放疗学者对内乳照射指征的认识。

1.全乳切除术后、$T_{1\sim2}$、腋窝淋巴结 1~3 枚阳性(行 ALND)

支持改良根治术后 $T_{1\sim2}$、腋窝淋巴结 1~3 阳性者辅助放疗的主要循证医学证据包括 British Columbia 研究以及 Danish 82b 及 82c 研究。这些研究均包括了相当比例的腋窝淋巴结 1~3 枚阳性者,并且一致证实,加用放疗能够降低 LRR 和改善总生存率。其中,British Columbia 研究包括了>55%的 1~3 枚腋窝淋巴结阳性者。该研究发现,腋窝淋巴结 1~3 枚阳性者术后未放疗组和放疗组的 20 年总生存率为 50%和 57%($RR=0.76$)。Danish 82b 及 82c 研究则包括了>70%的腋窝淋巴结 1~3 枚阳性者,研究发现,对腋窝淋巴结 1~3 枚阳性者,PMRT 可降低 LRR(从 27%降低为 4%),提高 15 年总生存率(从 48%~57%)。根据这 3 个随机研究的结果,对 $T_{1\sim2}$、腋窝淋巴结 1~3 枚阳性者在根治术后及辅助全身治疗后应做辅助放疗。但是,以上研究存在的不足也导致了当前关于腋窝淋巴结 1~3 枚阳性者 PMRT 的争议。这些不足主要包括腋窝清扫淋巴结中位数仅 7 枚,显示了部分患者 ALND 可能不充分,因此可能低估了腋窝肿瘤负荷,从而低估了 LRR 风险。后续报道的研究也证实,在补充 ALND 后,多达 30%的患者从腋窝淋巴结 1~3 枚组跃变为≥4 枚组,即腋窝淋巴结分期因补充手术而改变。研究的对照组,即未做 PMRT 患者的 LRR 高达 27%。然而,20 世纪 90 年代以后发表的其他文献,包括北美洲、欧洲及亚洲的多个研究中报道的 LRR 明显较低,10 年 LRR 甚至<10%。并且随着治疗年代的延迟,LRR 还有降低趋势。研究中的辅助全身治疗方案,包括 CMF 和 TAM,仅代表了 20 世纪 60~80 年代的放疗水平,对局部控制的作用可能较小。

鉴于对该亚组患者是否需要辅助放疗存在争议,放疗学者一直在探讨争议的解决方案。开展进一步的临床试验可能是最终解决之道。目前,有一个大规模的随机临床研究,即欧洲 SUPREMO 试验已经完成患者的入组,现处于随访阶段。有学者于 2005 年报道 542 例 $T_{1\sim2}$ $N_1$ 患者淋巴结转移比例(NR)的预后意义。10 年 LRR 在 NR≤25%组为 13.9%,>25%组为 36.7%($P<0.0001$);总生存率在 NR≤25%组为 62.6%,>25%组为 43.4%($P<0.0001$)。有学者对 1999 年 4 月至 2001 年 12 月的 1010 例患者进行多因素回归分析后认为,ER、脉管状态(LVI)、年龄及腋窝淋巴结转移个数是影响 LRR 的主要因素。多数淋巴结阳性≥4 枚者为高危组,需给予辅助放疗;淋巴结 1~3 枚阳性者,如不合并其他预后不良因素,可不给予辅助放疗;淋巴结 1~3 枚阳性者如果年轻、ER 阴性,LVI 阳性时属于高危患者,需给予辅助放疗。有学者报道了 Danish 82b 及 82c 研究中乳腺癌术后放疗疗效与 ER 及 HER-2 状态的关系。未放疗者的 15 年 LRR 在 ER 阳性/HER-2 阴性组为 32%,ER 阳性/HER-2 阳性组为 48%,ER 阴性/HER-2 阴性组(三阴性组)为 32%,ER 阴性/HER-2 阳性组为 33%;放疗组中 ER 阳性/HER-2 阴性或阳性组为 3%,三阴性组为 15%,ER 阳性或阴性/HER-2 阳性组为 21%。提示三阴性患者和 ER 阴性/HER-2 阳性者从术后放疗的获益较小。王淑莲等报道了 ER 和 PR 及 HER-2 对改良根治术后腋窝淋巴结阳性乳腺癌放疗疗效的影响。共计 437 例患者分为 4 个亚组:ER 阴性/HER-2 阴性、ER 阴性/HER-2 阳性、ER 阳性/HER-2 阳性及 ER 阳性/

HER-2 阴性。随访结果显示，上述亚组的 5 年 LRR 放疗获益分别为 20.2％、11.9％、37.3％和 12.2％。除 ER 阳性/HER-2 阴性亚组外，其他亚组的 5 年总生存率放疗获益分别为 48.7％、28.3％和 58.2％。这些研究提示，基于患者特征、病理因素及生物学因素定义的不同亚组，其放疗获益不尽相同，并且，不同研究中达到统计学意义的临床因素并不一致。因此，需要进一步研究明确不同临床与病理因素在预测复发风险和放疗获益中的价值。

2014 年，EBCTCG 所做的 Meta 分析进一步探讨了 PMRT 在 $T_{1\sim2}$、腋窝淋巴结 1～3 枚阳性患者中的作用。该分析包括了 1967～1986 年开展的 22 个研究，共 8135 例患者，中位随访 9.4 年。分析时对腋窝清扫术进行了定义，即腋窝淋巴Ⅰ、Ⅱ群清扫，中位数 10 枚或至少 10 枚淋巴结，从而排除了那些因腋窝淋巴结清扫术不充分而低估复发风险的患者。其中，腋窝淋巴结 1～3 枚阳性患者 1314 例。分析结果显示，10 年 LRR 从未放疗组的 20.3％降低至放疗组的 3.8％，10 年总复发率从未放疗组的 45.7％降低至放疗组的 34.2％，20 年乳腺癌死亡率从未放疗组的 50.2％降低至放疗组的 42.3％。进一步分析显示，腋窝淋巴结 1 枚与 2～3 枚阳性患者的获益并无差异；排除了未接受辅助全身治疗的患者后，在局部复发率、总复发率和乳腺癌死亡率方面仍有获益。换句话说，即使给予辅助全身治疗，PMRT 仍然能够降低腋窝淋巴结 1～3 枚阳性者的复发率和乳腺癌死亡风险。

然而，在过去的 30 年中，乳腺癌的诊断技术进步，乳房 X 线和 MRI 的应用发现了更多早期患者，腋窝清扫淋巴结的数目增加（≥10 枚），提示腋窝淋巴结清扫更彻底。3D-CRT 和 IMRT 计划与实施技术的应用减少了 PMRT 的并发症。辅助全身化疗方案已经处于紫杉和蒽环时代，辅助全身内分泌治疗已进入后芳香化酶抑制剂（AI）时代，包括卵巢功能抑制＋AI，甚至延长内分泌治疗获得越来越广泛的应用；同时，以抗 HER-2 治疗为主的靶向治疗药物也呈现多元化，这些更有效的全身治疗进展进一步降低了复发的风险。相比之下，PMRT 带来的绝对获益可能有所减少。显然，2014 年 EBCTCG Meta 分析并未从根本上解决腋窝淋巴结 1～3 枚阳性 PMRT 的争议，未反映乳腺癌诊疗的进展，因此不能代表当前乳腺癌的治疗实践。由此可见，将该 EBCTCG Meta 分析结果简单外推到当前接受了标准腋窝淋巴结清扫术和现代辅助全身治疗的腋窝淋巴结 1～3 枚阳性人群并不合理。

在 SUPREMO 等随机研究结果尚未报道之前，将 $T_{1\sim2}$、腋窝淋巴结 1～3 枚阳性患者提交多学科讨论是最为现实的应对策略，结合患者是否合并存在其他影响复发风险的因素（患者因素如年龄，病理因素如肿瘤大小、组织学分级、腋窝淋巴结转移比例、脉管状态等，生物学因素如受体状态以及预测全身治疗疗效的因素），综合判断 LRR 的风险。在决策过程中，应考虑患者的想法，充分告知患者，让其有知情选择。在患者理解复发风险大小以及放疗并发症大小的基础上决定是否给予 PMRT。

当前，对于 $T_{1\sim2}$、腋窝淋巴结 1～3 枚阳性者 PMRT 的基本共识是，应针对所有患者讨论 PMRT 的指征，当同时包含至少下列一项因素的患者可能复发风险更高，PMRT 更有意义：年龄≤40 岁、腋窝淋巴结清扫数目＜10 枚时转移比例＞20％、激素受体阴性、HER-2/neu 过度表达等。

2.全乳切除术后、$T_{1\sim2}$、SLN 1 枚阳性（未行 ALND）

对于术前评估临床分期为 $T_{1\sim2}$、腋窝淋巴结阴性（$cN_0$）的患者，乳房单纯切除的同时通常会做 SLNB,若结果提示 SLN 阴性,可考虑豁免 ALND;若 SLN 阳性,通常会考虑进一步采取 ALND 处理方案。然而,尤其是当腋窝仅有有限的肿瘤负荷时,ALND 的必要性面临争议。

乳房单纯切除+SLNB 术后 SLN 阳性,不再做 ALND 这样的实践,很大程度上是从早期乳腺癌 BCS+SLNB 术后区域管理的相关随机临床研究,包括 ACOSOG Z0011、IBCSG 23-01 及 AMAROS 等外推而来。支持者认为,接受了全乳切除术的患者,只要其 SLNB 术后发现与符合随机研究入组条件患者的结果相似,就可以豁免进一步的 ALND,尤其是做了 PMRT 的患者。然而,这些研究中仅入组了少数接受全乳切除术的患者。例如,在 IBCSG 23-01 研究中,仅有 9%($n=84$)的患者接受了全乳切除术,其中既未做 ALND,又未做 PMRT 的患者 42 例,在随访中未发现区域复发。再如 AMAROS 研究,接受全乳切除术者占入组患者的 18%,其中 ALND 组和 AxRT 组分别有 127 例和 121 例接受了胸壁照射,但研究结果中并未单独报道这些患者是否出现区域复发。因此,对于接受了乳房单纯切除+SLNB,术后病理检查提示 $T_{1\sim2}$、SLN 1 枚阳性者是否需要给予 PMRT 缺乏充分的直接证据。

由于手术范围较小、未清扫的腋窝淋巴结中很可能还有非 SLN 残留,与接受了 ALND 术后 1 枚淋巴结阳性的情况相比,单纯 SLNB 后淋巴结 1 枚阳性的临床意义可能并不相同。因此,那些支持全乳切除术+ALND 术后 $T_{1\sim2}$、腋窝淋巴结 1~3 阳性 PMRT 的证据也并不完全适用于这些单纯 SLNB 术后仅有有限腋窝肿瘤负荷的患者。

总之,在缺乏循证医学证据的情况下,将做了乳房单纯切除+SLNB,并且 SLN 只有有限个数阳性的患者提交多学科讨论是负责任且现实的做法。当选择豁免 ALND 时,若有足够的证据确认 PMRT 有价值,并且潜在的放疗并发症也在合理的可接受范围内,应给予 PMRT;反之,当缺乏给予 PMRT 的足够证据时,应选择进一步 ALND。

3.新辅助治疗前临床分期Ⅰ~Ⅱ期,改良根治术后

最初新辅助化疗的应用主要限于不可切除的局部晚期乳腺癌患者,化疗后病变缓解从而使全乳切除术得以进行,这些患者因复发风险高,通常都需要术后辅助放疗。然而,可切除早期乳腺癌患者新辅助全身治疗后是否有辅助放疗的必要正日益成为一个重要问题。遗憾的是,目前有关这部分患者局部区域复发风险以及危险因素的研究很少。潜在的危险因素对接受了新辅助全身治疗后手术的患者和辅助全身治疗前手术的患者局部-区域复发的影响可能并不相同。

在 Mamounas 对 NSAB PB-18 和 B-27 两个关于新辅助化疗的试验进行的联合分析中,包括临床分期为 $T_{1\sim3}N_{0\sim1}M_0$、新辅助化疗后接受了全乳切除术但未行辅助放疗的患者共 1071 例,全乳切除术后 10 年 LRR 为 12.3%(LR 占 8.9%,RR 占 3.4%)。多因素分析结果显示,全乳切除术后 LRR 的独立预测因素包括新辅助化疗前乳房肿瘤大小(>5cm 对比≤5cm)、临床腋窝淋巴结状态(cN+对比 cN-)、病理淋巴结状态及乳房肿瘤反应(ypN-/乳房肿瘤未达 pCR 对比 ypN-/乳房肿瘤达 pCR)。依据这些独立预测因素,可评估临床分期为 $T_{1\sim3}N_{0\sim1}M_0$ 的可手术乳腺癌患者新辅助化疗后全乳切除术后的 LRR 风险,并有助于术后放疗的决策。新辅助化疗前临床评估腋窝淋巴结阳性(即 cN+),新辅助化后腋窝未达到 ypN-者 10 年 LRR 风险高达 20%,应常规给予术后辅助放疗。相比之下,新辅助化疗前临床评估腋窝淋巴结阴性(即 cN-),新辅助化后腋窝淋巴结仍然阴性(即 ypN-)者 10 年 LRR 风险较低,全

乳切除术后不给予辅助放疗可能是合理的。然而,新辅助化疗前临床评估腋窝淋巴结阳性(即 cN+),但新辅助化疗后腋窝淋巴结达到 ypN-者 10 年 LRR 风险中等,全乳切除术后是否考虑辅助放疗,目前存在争议。2013 年启动的 NSABP B51/RTOG 1304 研究,试图评估 RNI 是否改善新辅助化疗后腋窝淋巴结达到 $pN_0$ 患者的无病生存率。该研究的结果将有助于明确新辅助化疗前分期为 $cT_{1\sim3}N_1M_0$、化疗后达 $pN_0$ 患者的 LRR 风险和全乳切除术后辅助放疗的价值。

4.全乳切除术后放疗与重建手术

原则上无论手术方式是哪一种,乳房重建患者的术后放疗指征都需遵循同期别的全乳切除术后。无论是自体组织或假体重建术,都不是放疗的禁忌证。全乳切除术+重建术后放疗中需要注意的关键问题在于重建乳房与放疗的相互影响。

总体而言,放疗对乳房重建产生一定的负面影响。但是,并发症的发生率和对美容效果的影响与重建及放疗间隔时间、重建方法有关。

运用组织扩张器或植入物行即刻乳房重建,且需要术后放疗的,放疗可在重建过程的不同阶段进行。放疗可以在更换为永久性假体前开始,组织扩张器的容量可以调节,方便放疗计划及实施,放疗结束半年后进行假体置换。更为常用的方法是在化疗期间快速扩张,在放疗开始前更换为永久性假体,这种方法可以稍稍延迟放疗的开始时间。Sloan-Kettering 纪念癌症中心的一项回顾性研究发现,化疗结束至放疗开始间隔平均为 8 周,不会影响 5 年局部控制率和总生存率。

此前曾经接受胸壁放疗的患者(延期重建或 BCS 后补救性全乳切除)进行组织扩张器或植入物重建时,并发症较多,美容效果较差。在一项回顾性研究中,补救性全乳切除术后 20% 的患者放置扩张器重建有困难,导致最终重建乳房的突起不足。扩张的过程给患者带来更明显的疼痛,而且无法过度扩张;重建的乳房触感更硬,不规则感更明显,相比未放疗者需要对包囊挛缩实施多次的包囊切除术,患者对美观的满意度较低。最近一项回顾性分析显示,在植入物重建完成前接受过放疗的患者,相比未放疗者,出现更多的并发症,需要取出或更换植入物(18.5% 对比 4.2%),总的并发症也更多(40.7% 对比 16.7%)。

在需要放疗的情况下,自体组织重建较植入物重建可明显改善美容效果,减少并发症。自体组织重建可在曾接受过放疗的患者或在放疗开始前进行。保乳术后实施补救性全乳切除的患者,采用自体组织重建乳房后美容效果较满意,并发症少。已经接受过放疗的患者,游离 TRAM 皮瓣比带蒂 TRAM 皮瓣重建,脂肪坏死发生率较低,美容效果更好。但是,放疗对自体组织重建的不良影响包括纤维化、形状改变和体积缩小。重建乳房的形状和体积改变有时会非常显著,造成双侧的不对称,还需另行组织转移修复畸形。预测哪个患者可能发生放疗后重建乳房并发症往往是很困难的。

无论是自体组织重建还是假体植入重建,均可认为其电子密度与水等效,因此从射线与物质的作用原理上来讲,重建材料不影响放疗。然而,重建的术式和技巧的确会影响放疗计划的设计和实施。Motwani 通过剂量学研究定量分析了即刻乳房重建对术后放疗计划的影响,在 112 例重建术后放疗计划中,有 52% 的计划因重建乳房"受损",而同期别全乳切除术后未重建的对照组中只有 7% 的计划"受损"($P<0.0001$)。计划"受损"主要体现为胸壁及内乳区剂量

覆盖差,肺的体积-剂量和心脏保护未达预期;"受损"的计划更多见于病变位于左侧的病例。此外,植入假体的位置过于偏向内侧会影响计划时照射角度的选择,可能造成对侧乳腺照射剂量过高。

5.内乳区照射

尽管内乳淋巴结复发的比例相对较低,但是支持内乳照射的证据似乎在增加。支持全乳切除术后辅助放疗的 2014 年 EBCTCG Meta 分析中共纳入了 22 个研究,其中有 20 个研究的照射野包括了内乳区。更为引人注目的是,EORTC 22922 等 4 个符合现代放疗规范的研究结果的发表。其中,EORTC 22922、加拿大 NCICMA 20 以及法国研究均为随机研究,入组患者的腋窝淋巴结既有阳性者,也有阴性者。EORTC 22922 和 MA 20 主要评估了 BCS 后 WBI 加或不加包含内乳区在内的 RNI(两个研究)以及全乳切除术后是否给予胸壁加包含内乳区在内的 RNI(仅 EORTC 22922 研究)对生存的影响。法国研究则评估了胸壁,锁骨上、下区照射基础上加或不加内乳区照射对生存的影响。丹麦研究是一个回顾性研究,入组患者的腋窝淋巴结均阳性,研究方法是将左侧乳腺癌患者作为对照,仅照射左侧胸壁和锁骨上、下区,不照射内乳区;右侧乳腺癌患者作为研究组,除胸壁和锁骨上、下区外,加照内乳区。这些研究结果均显示,由于内乳区或包括内乳区在内的区域照射,DFS、DDFS、乳腺癌专项死亡率和总生存率方面都有 1%～5%的获益。其中,有些研究终点的组间差异达到了统计学意义(例如 EORTC 和丹麦研究中的总生存率),因而成为支持内乳区照射的重要循证医学证据。

然而,这些研究在设计和结果细节方面存在较大的差异,对研究的解读也因此变得复杂。例如,法国研究只包括接受全乳切除术的患者;MA20 研究只包括接受 BCS 的患者;EORTC 22922 研究人群以 BCS 后患者为主,但有 24%的患者接受了全乳切除术。3 个随机研究都入组了腋窝淋巴结阴性者,但每个研究中淋巴结阴性者所占比例不同。法国、加拿大和 EORTC 研究中淋巴结阴性患者分别占 15%、10%和 44%。任何淋巴结阴性患者,只要原发灶位于中央区或内侧,都符合法国和 EORTC 研究的入组条件。可是,只有合并高危特征的淋巴结阴性患者才符合加拿大研究的入组条件(≤5cm,≥2cm,腋窝淋巴结清扫数目≤10 枚,ER 阴性,Ⅲ级或 LVI 阳性)。在 EORTC 研究中,接受了全乳切除术的患者随机化决定是否 RNI,胸壁是否照射则由治疗医师决定。此外,这些研究在照射野设计和技术方面存在明显的差异。例如,法国研究中的内乳照射野包括了第 1～第 5 肋间的内乳淋巴结,加拿大研究只包括了第 1～第 3 肋间,EORTC 研究一般包括第 1～第 3 肋间,原发灶位于内下象限者则包括第 1～第 5 肋间。法国研究中所有患者都接受锁骨上、下区照射,随机化决定是否照射内乳区。然而,MA20 和 EORTC 研究则是随机化决定是否做同时包含内乳区和锁骨上、下区的照射。因此,锁骨上、下区照射与内乳区照射的效应是无法分开评估的。

根据 EBCTCG Meta 分析及加拿大和 EORTC 研究,当考虑全乳切除术后辅助放疗时,似乎应该同时包括内乳区和锁骨上、下区。不过,某些患者广泛区域照射的获益可能有限,并且照射范围越广泛,放疗引起的不良反应也会越多,尤其是心、肺损伤。即便是改进放疗的技术,不良反应仍不可能避免。因此,需要进一步研究明确哪些患者在内乳区照射或内乳区加锁骨上、下区照射的获益有限,从而避免不必要的区域照射。

**（三）照射靶区**

由于胸壁和锁骨上、下区是最常见的复发部位,占所有复发部位的 80% 左右,所以该两区域是术后放疗的主要靶区。但是,$T_3N_0$ 患者可以考虑单纯胸壁照射。

尽管内乳区照射的证据在增加,从放疗获益和毒性两方面考虑,放疗实践中仍需谨慎选择内乳区照射指征。对于治疗前影像学诊断内乳淋巴结转移可能性较大或经术中活检病理诊断证实为内乳淋巴结转移的患者,需考虑内乳区照射。原发肿瘤位于内侧象限同时腋窝淋巴结有转移的患者或其他内乳淋巴结转移概率较高的患者,在三维治疗计划系统上评估心脏剂量安全性后可谨慎考虑内乳区照射。原则上 HER-2 过表达的患者为避免抗 HER-2 治疗和内乳区照射心脏毒性的叠加,决定内乳区照射时应慎重。

淋巴结清扫后的腋窝复发罕见,并且腋窝照射会增加并发症特别是上肢淋巴水肿发生率,因此,ALND 后的患者通常不照射全腋窝。但是,有些情况下还是需要考虑腋窝照射的,如腋窝淋巴结未清扫,包括仅做 SLNB,病理证实有限个数的淋巴结转移或做了 ALND,但腋窝淋巴结广泛受累或侵犯包膜外时。

**（四）全乳切除术后放疗体位与固定**

全乳切除术后放疗的体位要求与保乳术后基本相似,患者一般取仰卧位,患侧或双侧上臂外展 >90°。相比之下,采用乳房托架固定更为理想,一方面可以调节托架角度使胸骨保持水平,便于设野;另一方面,可以兼顾淋巴引流区的照射,通过调整头枕的位置,使患者体位舒适,并且重复性好。

**（五）照射技术和照射剂量**

所有术后放疗靶区原则上给予 50Gy/25 次/5 周的剂量,对于影像学(包括功能性影像)上高度怀疑有残留或复发病灶的区域可局部加量至 60Gy 或以上。

1.常规照射技术

(1)锁骨上、下野:上界为环甲膜水平,下界位于锁骨头下 0.5～1cm,与胸壁野上界相接,内界为胸骨切迹中点沿胸锁乳突肌内缘向上,外界与肱骨头相接,照射野需包括完整的锁骨。可采用 X 线和电子线混合照射以减少肺尖的照射剂量。治疗时为头部偏向健侧以减少喉照射,机架角向健侧偏斜 10°～15°以保护气管、食管和脊髓。内上射野必要时沿胸锁乳突肌走向作铅挡保护喉和脊髓。

(2)胸壁切线野:上界与锁骨上野衔接,如单纯胸壁照射上界可达锁骨头下缘,下界为对侧乳腺皮肤皱褶下 1cm。内界一般过体中线,外界为腋中线或腋后线,参照对侧腺体附着位置。同保乳术后的全乳照射,各边界也需要根据原发肿瘤的部位进行微调,保证原肿瘤部位处于剂量充分的区域,同时需要包括手术瘢痕。

胸壁照射如果采用电子线照射,各设野边界可参照切线野。无论采用 X 线或电子线照射,都需要给予胸壁组织等效填充物以提高皮肤剂量至足量。

(3)腋窝照射。

1)锁骨上和腋窝联合野:照射范围包括锁骨上、下野和腋窝,与胸壁野衔接。腋-锁骨联合野的上界和内界都同锁骨上野,下界在第 2 肋间,外界包括肱骨颈,需保证射野的外下角开放。采用 6MVX 线,锁骨上、下区深度以皮下 3～4cm 计算。达到锁骨上区肿瘤量 50Gy(5 周,25

次)的剂量后,腋窝深度根据实际测量结果计算,欠缺的剂量采用腋后野补量至 DT 50Gy,同时锁骨上区缩野至常规锁骨上野范围,采用电子线追加剂量至 50Gy。

2)腋后野:作为腋-锁骨联合野的补充,采用 6MVX 线,上界平锁骨下缘,内界位于肋缘内 1.5cm,下界同腋-锁骨联合野的下界,外界与前野肱骨头铅挡相接,一般包括约 1cm 肱骨头。光栏转动使射野各界符合条件。

(4)内乳野:常规定位的内乳野需要包括第 1~第 3 肋间,上界与锁骨上野衔接,内界过体中线 0.5~1cm,宽度一般为 5cm。原则上,2/3 及以上剂量需采用电子线,以减少心脏的照射剂量。

2.三维适形与调强放疗技术

与二维放疗相比,基于 CT 定位的三维放疗计划可以显著提高靶区剂量均匀性和减少正常组织不必要的照射,提高照射野衔接处剂量合理性,所以即使采用常规定位,也建议在三维 TPS 上进行剂量参考点的优化、楔形滤片角度的选择和正常组织体积剂量的评估等,以更好地达到靶区剂量的完整覆盖和放射损伤的降低(图 1-31)。胸壁和区域靶区勾画可以参照 RTOG 标准或其他勾画指南,乳房重建后放疗的技术可以参照保乳术后的全乳放疗。由于重建的乳房后期美容效果在很大程度上取决于照射剂量,而重建后放疗的患者一般都有 RNI 指征,所以尽可能提高靶区剂量均匀性,避免照射野衔接处的热点,是减少后期并发症的关键。在此前提下,建议采用 3D-CRT 技术,尽可能将淋巴引流区的照射整合到三维放疗计划中。

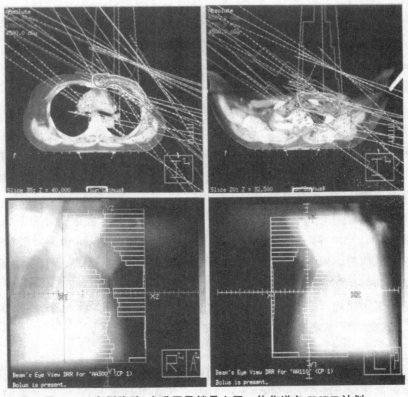

图 1-31　左侧胸壁、内乳区及锁骨上区一体化逆向 IMRT 计划

IMRT 计划在全乳切除术后放疗中的应用尚有一定争议,例如,全乳切除术后的胸壁通常很薄,导致切线方向的靶区厚度很小,剂量散射不充分,计划设计的剂量分布与实际实施的剂量分布之间的一致性难以保证。根据学者的临床工作经验,以下情况可以考虑施行 IMRT 计划:①有内乳区照射指征者,将内乳区与胸壁和其他淋巴引流区勾画成一个整体靶区。针对整体靶区设计 IMRT 计划,与常规技术相比,可以消除内乳野与胸壁内切野的重叠造成的高剂量区,显著改善靶区剂量均匀性,从而减少重叠区域的皮肤不良反应。②锁骨上、下区已有淋巴结转移,IMRT 计划可以达到更好的剂量覆盖,并避免常规技术存在的锁骨上、下区与胸壁切线区接野造成的锁骨下剂量欠缺。③乳房单纯切除＋SLNB 术后,病理证实 SLN 有限个数的转移、未进一步 ALND 者,若有放疗指征,IMRT 计划可以更好地覆盖腋窝。④特殊胸壁结构,如胸廓畸形、胸廓过于膨隆,若常规技术的靶区剂量覆盖不佳或有明显缺损,或心脏过于贴近胸壁或胸壁瘢痕过长,常规技术往往会造成心肺剂量过高。⑤即刻重建术后,如果采用 IMRT 计划,一定要严格控制照射野的角度,避免对侧乳腺和其他不必要的正常组织照射。

## 五、局部晚期乳腺癌的放疗

初诊不可切除的局部晚期乳腺癌包括临床分期 ⅢA（除 $T_3N_1M_0$）、ⅢB、ⅢC 期的非炎性局部晚期乳腺癌及炎性乳腺癌,是目前临床上面临的一个难题。虽然这些患者在初诊时并没有发生远处的器官转移,因为本身极大的肿瘤负荷（炎症或广泛皮肤浸润、腋窝淋巴结固定融合、锁骨上下或内乳淋巴结转移）而无手术切除机会,5 年和 10 年的生存率一般仅达到 40％～60％和 25％的水平,患者预后因初诊时不同的肿瘤负荷而有所差异。炎性乳腺癌的预后更差,大部分患者接受积极的综合治疗后仍然会出现复发和死亡,其 5 年生存率仅为 20％～40％。

目前临床已经对不可切除局部晚期乳腺癌的综合治疗策略达成共识,即化疗、靶向、手术及放疗等治疗方法的综合应用,具体的治疗方案优先推荐先进行全身治疗（蒽环联合紫衫类或 HER-2 阳性则联合相应的靶向治疗）,对那些经过治疗后肿瘤降期并且得到手术切除机会的患者才会考虑进行手术。部分患者不仅能够在全身治疗后获得手术切除机会,手术也会给这类患者带来生存获益,对这部分患者仅进行化疗和放疗等非手术治疗,其局部区域复发风险要显著高于手术组,无疑也将严重影响患者的生活质量。从手术方式来讲,多数选择进行全乳切除术联合腋窝淋巴结清扫术;小部分全身治疗疗效较好的患者,在影像学评估充分的前提下,可尝试 BCS。然而,不管新辅助全身治疗的效果如何,这部分患者术后的复发风险仍然很高,术后通常都需要结合放疗对未行外科处理的部位进行相应的补充性局部治疗。换句话说,局部晚期乳腺癌的术后放疗指征不受新辅助化疗的影响。

对于不可切除的局部晚期乳腺癌,经新辅助全身治疗无效或进展、术前评估仍不可切除者可考虑术前放疗。照射靶区针对患侧乳房,腋窝,锁骨上、下区和（或）内乳区照射 50Gy/25 次,放疗后 2～3 个月再次检查评估是否可手术切除。若经评估可手术切除,可考虑全乳切除术。对于放疗前已有内乳区或锁骨上区淋巴结转移的患者,可在术后针对区域加量放疗至根治量（≥60Gy）。

局部晚期乳腺癌需要单纯放疗作为根治性治疗手段的情况可能包括:①因存在的伴发疾

病或虚弱不可手术的局部晚期乳腺癌。②经多学科评估技术上不可切除的炎性乳腺癌。③已有锁骨上区淋巴结转移。通常需要针对患侧全乳腺及区域淋巴结包括腋窝、锁骨上区和(或)内乳区照射 45～50Gy,然后针对原发病灶局部及已有淋巴结转移的区域加量至根治量(≥60Gy)。未手术患者根治性放疗时放射性心、肺等正常组织损伤的风险显著增加,需要密切关注周围正常组织特别是心、肺的剂量。

## 六、乳腺癌复发的治疗

### (一)局部和区域复发的定义

局部复发是指早期乳腺癌乳房保留治疗后同侧乳腺内或可手术乳腺癌全乳切除术后同侧胸壁再次出现肿瘤。区域复发是指患侧的淋巴引流区,包括腋窝,锁骨上、下区及内乳区出现肿瘤。孤立性复发是指在发现局部-区域复发时,通过常规检查未发现合并其他部位的转移。

### (二)诊断

完整全面地检查以明确复发时有无合并远处转移。细针穿刺虽然可以提供复发的依据,但仍需要获得复发灶的组织学诊断,并确定复发病变的生物学标志物(ER、PgR 和 HER-2)状态。胸部 CT 等影像学检查,需要覆盖完整的胸壁和区域淋巴结。如果复发患者既往曾接受术后放疗,则诊断复发时的影像学检查需要明确复发病灶在放射野内还是放射野外以及距离放射野边缘的距离。此外,还需要评估有无放射性肺损伤。如接受过术后放疗的患者出现臂丛神经症状或上肢水肿,且临床无明显淋巴结肿大,推荐行增强 MRI 或 PET-CT 扫描,有助于鉴别复发和放射性纤维化。PET-CT 可与 CT 同时进行,有助于评估复发患者复发的完整范围,尤其是当胸部 CT 表现可疑或不能确定性质时,有助于评估有无远处转移以及鉴别治疗后的改变与复发。

### (三)治疗原则

无论乳房保留治疗后复发还是全乳切除术后复发,均需要多学科评估和治疗,以最大限度优化治疗原则,目的在于有效地控制局部疾病,尽可能地减少或延迟再次复发或远处转移的发生。

1.保乳术后同侧乳房复发

(1)单灶复发或可手术的复发:补救性全乳切除是最主要的局部治疗手段,可以获得 60%～70% 的 5 年局部控制率和约 85% 的总生存率。如果首次手术时未行腋窝淋巴结清扫,全乳切除术的同时可行 Ⅰ、Ⅱ 组腋窝淋巴结清扫。若以往曾经行腋窝淋巴结清扫,经临床或影像学检查发现淋巴结侵犯证据时可行腋窝手术探查或补充淋巴结清扫。

(2)若复发范围广泛或累及皮肤,甚至呈现炎性乳腺癌:需先行全身治疗,然后再考虑局部手术和(或)放疗。

(3)补救性全乳切除术后:一般不考虑胸壁放疗,如果腋窝淋巴结有转移而既往未行区域淋巴结照射的患者需补充锁骨上、下淋巴结的照射。

2.全乳切除术后复发

与保乳术后孤立乳房内复发患者相比,全乳切除术后胸壁和区域淋巴结复发的患者预后较差。首发胸壁复发患者,后续锁骨上淋巴结复发率较高。首发区域淋巴结复发的患者,后续胸壁复发率也可高达30%。所以,在既往没有接受过术后放疗的患者,在首次复发行放疗时需包括易再次复发的高危区域。

(1)胸壁复发:胸壁结节可切除者,推荐局部广泛切除。但是,单纯手术切除的后续再次复发率可达60%~75%,放疗可以显著降低再次复发率,是局部区域性复发患者综合治疗的主要手段之一。首次复发患者局部小野照射会带来高达50%以上的再次复发率,且小野照射后再次复发中有2/3位于原射野以外。所以,对于既往没有接受过术后放疗的患者其照射靶区需要覆盖患侧全胸壁,并需要对锁骨上、下淋巴引流区进行预防性照射。弥散性复发患者需要先行全身治疗,根据局部病变的退缩情况并排除远处转移后再行胸壁和区域淋巴结的放疗。

对于以往曾经行术后放疗的患者,再次照射的价值尚未证实。若复发病变不能手术或切除不完全,在充分考虑术后放疗与复发的间隔时间、放疗后正常组织改变的程度、局部-区域复发的风险,并且平衡了再照射的风险和益处之后,可针对复发病变局部再照射。

(2)孤立的腋窝淋巴结复发:手术切除为主要的治疗手段,若以往未行腋窝淋巴结清扫,则需要补充清扫。而腋窝淋巴结清扫后复发患者如可手术,则对复发灶行补充切除。在既往手术后放疗的患者补充腋窝淋巴结清扫后,需对锁骨上、下淋巴引流区和胸壁行预防性照射。对于复发病变无法完全切除的患者,照射范围还包括腋窝。

(3)锁骨上淋巴结复发:如既往未行放疗,放疗靶区包括锁骨上、下淋巴引流区和胸壁。如既往有乳房和胸壁照射史,可单独给予锁骨上、下淋巴引流区的放疗,照射野需与原照射野衔接。对既往无放疗史患者,可考虑行锁骨上淋巴结清扫术。

(4)内乳淋巴结复发:内乳淋巴结复发的治疗原则与锁骨上淋巴结复发相同,如既往无胸壁照射史,放疗范围除包括内乳区外,还包括患侧胸壁。但胸壁和其他区域淋巴结复发患者,在放疗靶区的选择上,原则上不需要对内乳区进行预防性照射。

### (四)放疗技术

与二维放疗相比,推荐在复发患者中尽可能采用基于CT定位的3D-CRT或IMRT计划,可以显著提高靶区覆盖程度,并合理评估正常组织照射体积和剂量。全胸壁和区域淋巴结照射剂量达到50Gy/25次或相应的生物等效剂量后对复发灶加量至60Gy,对未切除的复发灶照射剂量需要达到60Gy以上,但必须控制正常组织损伤。加热配合局部放疗可以在一定程度上改善局部控制率。

### (五)全身治疗策略

下列情况需要考虑全身治疗:①孤立的局部区域复发在得到有效的局部治疗后,巩固化疗有可能改善无病生存期和总生存率,应考虑化疗,尤其是复发病灶对内分泌治疗不敏感或无效者。②激素受体阳性患者的内分泌治疗,具有可持续治疗和降低再次复发率的作用。③复发灶广泛乃至放疗难以覆盖完整的靶区。④同期放、化疗可以提高局部控制率。⑤HER-2阳性患者可以联合靶向治疗。与其他复发转移患者的治疗原则一致,应密切跟踪治疗方案的疗效,并适时调整治疗方案。推荐局部区域复发患者参加前瞻性临床研究。

## 七、乳腺癌放疗并发症

乳腺癌放疗常见并发症包括放射性皮肤损伤、乳房纤维化、肺损伤、心脏损伤、上肢淋巴水肿、臂丛神经损伤以及肋骨骨折。

### （一）皮肤损伤

在乳腺癌放疗中，皮肤损伤的发生率最高，分急性和晚期两类。

#### 1.急性皮肤损伤

急性皮肤损伤主要表现为皮肤红斑和湿性脱皮，发生率为 10%～60%。其影响因素包括手术方式和照射技术、体重指数等。接受全乳切除术后放疗者，胸壁皮肤作为靶区的一部分受到处方剂量的照射，为保证皮肤剂量充分，常常加填充物，因此皮肤红斑和湿性脱皮的发生率较高。湿性脱皮常常发生于腋窝皱褶处，常规技术放疗时胸壁切线野与锁骨上、下野交接处或胸壁内切野与内乳野重叠处也常发生湿性脱皮。接受保乳术后放疗者，由于瘢痕和皮肤复发罕见，同侧乳房皮肤常作为正常组织加以保护，因此皮肤损伤往往程度较轻，多表现为轻度红斑，少许发生中度红斑或湿性脱皮。脱皮的部位多数位于乳房下皱褶、乳头周围或腋窝前皱褶。与常规技术相比，IMRT 可以降低急性皮肤损伤的发生率。此外，体重指数也是影响急性皮肤损伤发生率的重要因素，高体重指数者更容易发生红斑和湿性脱皮。

#### 2.晚期皮肤损伤

晚期皮肤损伤主要表现为皮肤、皮下组织纤维化和毛细血管扩张。通常发生于放疗后 4～12 个月。其影响因素主要包括放疗技术与剂量、遗传因素、结缔组织疾病、同步全身治疗及糖尿病等。例如，常见于全乳切除术后采用常规技术放疗者，以照射野衔接处或重叠处存在高剂量的区域更为明显；术后放疗同步应用 TAM 也可能增加皮下组织纤维化的发生率。

### （二）乳房纤维化

乳房纤维化表现为全乳腺或局部乳腺质地变硬。同皮下组织纤维化相似，其影响因素主要包括放疗技术与剂量、遗传因素、结缔组织疾病、同步全身治疗以及糖尿病等。与常规技术相比，IMRT 通过改善靶区剂量分布的均匀性可降低乳房纤维化的发生率，并减轻其程度。当总剂量＞60Gy 时，纤维化的发生率更高。如 EORTC 22881-10882 研究显示，全乳腺照射50Gy 后，瘤床加量 10～16Gy，在增加局部控制的同时，也增加了乳房纤维化的发生率。剂量分割也可能影响乳房纤维化的发生。如在 OCOG-RAPID 研究中，APBI 组采用 3D-CRT 技术，剂量分割为 3.85Gy/次，每天 2 次，总剂量为 38.5Gy/10 次。3 年随访结果显示，3D-CRT实施的 APBI 组乳房纤维化发生率显著高于常规分割对照组。

### （三）肺损伤

早期肺损伤表现为症状性放射性肺炎（RP），发生率为 1%～6%。其影响因素包括照射体积、总剂量、分次剂量和放、化疗时序安排。RP 的发生率在单纯切线照射野治疗患者中为0.5%～1.5%，在同时接受锁骨上、下区或锁骨上、下区及内乳区放疗的患者中则为 3%～5%。据 EORTC 22922 研究报道，单纯胸壁或 WBI 后 RP 发生率为 1.3%，加包括内乳区在内的区域照射后，RP 发生率为 4.3%，差异有统计学意义（$P<0.0001$）。接受序贯放、化疗者 RP 发

生率为 1.3%，接受同步放、化疗者则为 8.8%。晚期肺损伤表现为肺纤维化，CT 扫描以照射野范围内的斑片状致密影为主要特征，发生率在 50%～90%。

### (四)心脏损伤

乳腺癌放疗的心脏不良反应包括冠状动脉、心肌、心包、瓣膜或传导系统受损伤，具体表现取决于受照射的部位及剂量，与采用的放疗技术关系密切。以往用于照射胸壁、乳腺或内乳区"老的"放疗技术往往使心脏受到高剂量的照射；而现代放疗技术使心脏受到的剂量明显减少，从而可能减少心脏损伤。然而，尚不清楚是否有不增加心脏损伤风险的安全剂量。最近的一个病例对照研究显示，即使受到较低剂量(约 2Gy)照射后，心脏损伤的风险也会增加，在照射后相当长的随访时间内都可以观察到损伤的具体表现，而且，已有的心脏危险因素如缺血性心脏病史、其他循环系统疾病、糖尿病等会显著增加基线风险以及放疗对发生风险的影响。据估计，心脏受到的平均剂量为 4.9Gy，左侧乳腺癌高于右侧(6.6Gy 对比 2.9Gy)，随心脏平均剂量递增，冠状动脉事件的发生风险逐渐增加，平均剂量每增加 1Gy，冠状动脉事件的风险增加7.4%。因此，通过技术手段降低心脏或其亚结构的剂量是预防放射性心脏损伤的关键。

### (五)上肢淋巴水肿

上肢淋巴水肿的发生率在不同临床报道中差异很大，与其诊断标准和手术范围有关。上肢淋巴水肿的发生主要与 ALND 或 AxRT 有关，在接受完整 ALND 后再行 AxRT 的患者中，上肢淋巴水肿比例可高达 79%，所以 ALND 后应该尽量避免 AxRT。随着腋窝 SLNB 的应用日益广泛，在 SLN 有限个数转移的情况下，外科医生可能选择放弃 ALND，那么 AxRT 的应用可能会相应增加。据 AMAROS 研究报道，SLN 1 枚转移时，若进一步做 ALND，上肢淋巴水肿发生率为 28%；若用 AxRT 代替 ALND，上肢淋巴水肿的发生率则为 14%。

### (六)臂丛神经损伤

臂丛神经走向基本沿腋静脉上缘，与锁骨上和腋窝淋巴引流区紧邻。当锁骨上野和腋窝-锁骨联合野及腋后野照射时，臂丛神经均受到不同程度的剂量，其损伤发生率为 0.5%～5%。临床表现为同侧上臂和肩部疼痛、麻木和麻刺感以及上肢无力，可在放疗结束后数月至数年才出现。臂丛神经损伤发生率与锁骨上和腋窝淋巴结照射剂量有关，<50Gy 和≥50Gy 者发生比例分别为 1% 和 5.6%；接受化疗者与单纯放疗者分别为 0.6% 和 4.5%，剂量超过 50Gy 并接受化疗者发生率达 7.9%。

(史润泽)

# 第十节 乳腺癌的预后

乳腺癌的预后相对较好，乳腺癌患者的 5 年总生存率约 79%。血行播散是乳腺癌失败的主要原因。因此，乳腺癌即使是早期患者也应作为全身疾病来看待。乳腺癌的治疗包括手术治疗、化学治疗、放射治疗、内分泌治疗、免疫治疗及中药治疗等。法国巴黎 IGR 提示，对预后良好的患者应避免过度的治疗；对预后较差或有远处转移者应给与充分的治疗。因此在治疗前和治疗初期能够根据患者的具体情况，对患者的预后进行判断，为制定治疗方案是很有必要的。影响患者预后的因素很多，各预后因素之间的关系密切，非常复杂。乳腺癌患者的预后因素包括:临床因素、病理因素、激素受体、胸腺嘧啶标记指数(TIL)、DNA 倍数等,其中腋窝淋巴结转移及其受累数目,雌、孕激素受体水平,分期 3 项因素是临床评估乳腺癌预后最重要的因素。癌细胞 HER-2、Ki67、δ 期细胞、p53 水平等是评估乳腺癌预后的新指标。

# 一、临床因素

## (一)年龄

一般认为,年轻患者肿瘤发展迅速,淋巴结转移率高,预后差;老年患者肿瘤生长缓慢,出现淋巴结转移较晚,预后较好。

## (二)妊娠期及哺乳期

妊娠期或哺乳期乳腺癌的预后较差。

## (三)肿瘤情况

1.肿瘤大小

肿瘤的大小对预后有直接的影响。肿瘤体积越大,预后越差。相反,肿瘤体积越小,预后越好。在无腋窝淋巴结转移时,肿瘤直径小于 2cm 的患者预后明显优于肿瘤 > 2cm 的患者(表 1-15)。

表 1-15　肿瘤大小对生存率影响

| 肿瘤大小(cm) | 10 年生存率(%) |
|---|---|
| <2 | 80 |
| 3~4 | 55 |
| 5~7.5 | 45 |

2.肿瘤部位

肿瘤的部位不是预后的独立指标。一般认为腋窝淋巴结阴性时位于乳腺外侧及中央区的乳腺癌比位于内侧者预后好。如已出现腋窝淋巴结转移,无论位于什么部位,均对预后无影响。

3.肿瘤与周围组织的关系

肿瘤侵及皮肤及深部组织者预后较差。

## (四)区域淋巴结

乳腺癌的区域淋巴结情况是影响预后的重要因素之一。乳腺癌的淋巴结转移常累及腋窝、内乳区、锁骨下、锁骨上等。其中腋窝淋巴结和内乳淋巴结是首站淋巴结。无淋巴结转移的患者,10 年生存率可达 75% 左右,而有淋巴结转移的患者仅为 30% 左右。受累淋巴结的绝对数目及累及程度与患者的生存时间也有密切关系。多数认为术后至少应检查 15 个以上的淋巴结。通过报道原发病灶小于 2cm、淋巴结阴性的病例,18 年死亡率为 19%,1~3 个淋巴结阴性为 28%,4 个或 4 个以上为 51%。NSABP BO-4 研究也有类似的结果(表 1-16)。

表 1-16　NSABP BO-4 研究的腋窝淋巴结状况与 10 年治疗失败率的关系

| 腋窝淋巴结状况 | 病例数 | 5 年治疗失败率(%) | 10 年治疗失败率(%) |
|---|---|---|---|
| 阴性 | 279 | 13 | 20 |

| 腋窝淋巴结状况 | 病例数 | 5 年治疗失败率(%) | 10 年治疗失败率(%) |
|---|---|---|---|
| 阳性 1～3 个 | 160 | 39 | 47 |
| 4 个以上 | 175 | 69 | 71 |
| 4～6 个 | 65 |  | 59 |
| 7～10 个 | 55 |  | 69 |
| 13 个以上 | 55 |  | 87 |

## 二、病理因素

乳腺癌的病理类型、分化程度是影响预后的重要因素。在组织学分型中,以导管内癌、黏液癌预后较佳,而广泛小叶及浸润癌预后较差,髓样癌及管状癌的预后介于两者之间。分化好的肿瘤比分化差的肿瘤预后好,非浸润型肿瘤比浸润型肿瘤预后好。原位癌的 5 年生存率可达 100%。按照 Scarff-Bloomd-Richardson(SBR)分级方法,对脉管形成,细胞核大小、形状及染色质不规则程度和染色质增多及核分裂象 3 个指标进行评分。3～5 分者为低度恶性(Ⅰ级);6～7 分者为中度恶性(Ⅱ级);8～9 分者为高度恶性(Ⅲ级)。Bloomd 等对 38 例乳腺癌分化程度进行分析,Ⅰ、Ⅱ、Ⅲ级乳腺癌腋窝淋巴结转移率分别为 41%、55% 及 69%($P <$ 0.05),表明肿瘤的分化程度与其转移能力和生存率明显相关。

## 三、甾体激素受体

雌激素受体(ER)和孕激素受体(PR)的测定不仅可以作为激素治疗的参考,也可作为估计预后的一个指标,受体阳性的患者预后较阴性者好。患者的 ER 和 PR 综合状况对乳腺癌预后的影响中,ER 和 PR 均为阳性的患者预后最好,而 ER 和 PR 均为阴性的患者预后最差,有一项受体阳性的患者介于两者之间。ER 阳性 PR 阴性患者的预后优于 ER 阴性 PR 阳性的患者。在激素受体对乳腺癌预后的影响中,对绝经前患者的判断价值优于绝经后患者,对中、晚期患者的判断价值大于早期患者。

## 四、HER-2

原癌基因 HER-2 也称为 CerbB-2 或 HER-2/neu,是人类表皮生长因子受体(EGFR)家族的第 2 个成员,该家族中的受体均位于细胞膜上,在许多组织中都能发现。HER-2 在 EGFR 家族中发挥关键作用,它与其他表皮生长因子受体一起,通过复杂的信号网络调节细胞生长、分化。1987 年,Slamon 在一项 189 名乳腺癌的研究中,首次报道了原癌基因 HER-2 的扩增,并指出因该基因多拷贝的性质而导致肿瘤易复发和临床预后较差。在 20%～30% 乳腺癌中可检测到 HER-2 基因扩增,其阳性表达较其他癌高 3～4 倍。进一步研究表明 HER-2 在浸润性乳腺癌中有明显扩增和(或)过度表达,在发生腋窝淋巴结转移的病例中,与无病存活期缩短及复发有独立的关联关系。

## 五、肿瘤细胞的增殖状态和 DNA 倍体

肿瘤细胞的增殖状态反映细胞有丝分裂的能力。肿瘤细胞增殖快时细胞有丝分裂能力高,预后差,而肿瘤细胞增殖慢时,有丝分裂能力低,则预后就好。在了解肿瘤细胞的增殖状态的指标中,胸腺嘧啶标记指数(TLI)和 Ki-67 抗原的检测应用较多。TLI 为较早应用于临床的细胞动力学指标,Meyer 等研究表明,TLI 低与 TLI 高组的 4 年无瘤生存率分别为 85% 和 50%,且 TLI 影响复发不依赖肿瘤分期、腋窝淋巴结情况、雌激素受体及绝经情况等。Ki-67 抗原现已证明是目前较好的细胞增殖标记,除了可以了解 S 期之外,还可对晚 G1 期、G2 期、M 期进行分析。因此,Ki-67 阳性部分,基本可囊括大部分处于增殖状态的细胞。Versonese 等用免疫组织化学方法检测了 129 例乳腺癌的 Ki-67 表达,结果发现,Ki-67 阳性低者 4 年总生存率和无瘤生存率均优于阳性高者(表 1-17)。

表 1-17  129 例乳腺癌 Ki-67 抗原与生存率关系

| Ki-67 | 4 年无瘤生存率 | 4 年总生存率 |
| --- | --- | --- |
| 阳性低组(<20%) | 79.1% | 95.6% |
| 阳性高组(≥20%) | 55.3% | 71.0% |
| $P$ 值 | 0.003 | 0.000 05 |

在恶性肿瘤中 DNA 非整倍体高于 DNA 二倍体数。恶性肿瘤中 50%～60% 为非整倍体含量。非整倍体乳腺癌患者的 5 年生存率较二倍体者低。在非整倍体乳腺癌患者中,激素受体测定大多为阴性。

## 六、其他

随着分子生物学的发展,在肿瘤癌基因及其蛋白产物的研究中,发现一些肿瘤基因和某些受体对乳腺癌的预后有影响(表 1-18)。

表 1-18  乳腺癌患者的预后因素

| 预后因素 | 意义 |
| --- | --- |
| 肿瘤大小 | 肿瘤大小与预后差有直接的关系 |
| 腋窝淋巴结 | 最重要的预后变量,至少检查 15 个淋巴结才能正确评价预后。微小转移灶的确定也是一个预后因素 |
| 内乳淋巴结 | 内乳淋巴结侵犯是一个重要的预后因素,但是手术切除内乳淋巴结并不能改善预后 |
| 血管侵犯 | 血管侵犯的存在提示预后较差,特别是淋巴结阴性的患者 |
| 组织学分级 | 组织学分级是一个预后因素。核的分级大多数认为是最重要的组成。有丝分裂数可能是最好的预后标志 |
| 受体状态 | |
| 　雌、孕激素受体状态水平 | 雌激素受体的表达与辅助性和姑息性内分泌治疗的疗效增加有关。孕激素受体的表达也有相似的预后关系,特别在绝经前妇女 |

| 预后因素 | 意义 |
| --- | --- |
| 细胞增殖指数 | |
| 　胸腺嘧啶脱氧核苷 | 局部水平提示预后差 |
| 细胞周期检查(S期) | 高的S期细胞比例提示预后差 |
| Ki-67 | 抗Ki-67抗体染色阳性百分比较高提示预后差 |
| 受体(生长因子或调节基因,包括肿瘤基因) | |
| 　上皮生长因子受体(CerbB-1) | 高的比例可能预示预后差 |
| 　HER-2/neu(CerbB-2)过度表达提示预后差 IGFIR(胰岛素样生长激素受体) | 过度表达与对治疗的抗拒性有关 |
| 　Somatostatin受体 | 在肿瘤中存在提示预后较好 |
| 肿瘤抑制基因 | |
| 　p53 | 在乳腺癌患者血清中p53突变蛋白的存在与预后差有关,也与CMF联合化疗方案的抗拒性有关。在DCIS中p53变异似乎与预后相关 |
| 　nm23 | 在肿瘤中nm23低的表达与高的潜在转移有关,因此提示预后差 |
| 其他 | |
| 　热休克蛋白(Hsp27) | 在肿瘤细胞中含量高提示预后差 |
| 　Ps2 | 预计内分泌治疗的疗效 |
| 　肿瘤生长因子α(TGFα) | 在肿瘤组织中表达与预后差有关 |
| 　组织蛋白酶D | 在肿瘤组织中含量高与预后差有关 |
| 　尿激酶、纤维蛋白溶解酶活化剂(uPA)和纤维蛋白溶解酶活化剂的抑制剂(PAI-1) | 在组织中含量增高与预后差有明显关系,无论是淋巴结阴性和阳性 |
| 　血管生成素 | 血管生成素增高与预后差有关 |
| 　cAMP凝固蛋白 | 在肿瘤组织中含量高与预后差有关 |
| 　Lanumn受体 | 在肿瘤细胞中含量高与预后差有关 |

(侯建勋)

# 第十一节　特殊类型的乳腺癌

## 一、乳房 Paget 病

乳房 Paget 病又称湿疹样癌,是一种较罕见、预后较好的皮肤恶性肿瘤,以表皮内具有透明胞质的 Paget 细胞为特征,并常常伴有潜在的乳腺浸润性癌或原位癌。其乳头、乳晕皮肤的湿疹样改变是由 Velpean 于 1856 年首次描述的,但是直到 1874 年才由 James Paget 首次提出乳头乳晕区皮肤的改变与乳腺深部癌块的关系。

## (一)流行病学

乳房 Paget 病的发病率很低,占乳腺原发恶性肿瘤的 1%～3%。美国癌症协会监控流行病学结论(SEER)登记显示:在 1973～1987 年间,158 621 例浸润性乳腺癌中有 1775 例组织学证实是 Paget 病,占全部病例的 1.1%。

病理上,Paget 病较临床常见。研究显示,在乳腺癌标本中,有 0.5%～4.7% 的乳头可发现 Paget 细胞。Lagios 等统计 3000 例乳腺癌患者,其中 21 例具有 Paget 病的临床特征,而 147 例具有 Paget 细胞的组织学证据,相差 7 倍。

有学者对 1738 例乳房 Paget 病患者进行回顾性分析发现,本病平均发病年龄为 62.6 岁,其中伴发浸润性导管癌的平均发病年龄为 60.8 岁;伴发原位导管癌的为 63.8 岁;单纯乳房 Paget 病为 66.2 岁。来自中国的数据,有学者的研究显示,本病占纳入统计的乳腺癌的 1.6%(68/4211),平均发病年龄较国外数据低,为 48.1 岁。另外,本病在男性中也有报道。

## (二)临床特点

乳房 Paget 病最早期的临床表现是乳头乳晕区持续刺痛、瘙痒,进而出现典型的表现如乳头红斑、皮肤湿疹、结痂等。疾病进展后可出现皮肤破坏,乳头内陷、破坏等。约 50% 的患者临床可触及肿块,类似浸润性乳腺癌的表现。乳房肿块不是乳房 Paget 病的典型临床表现,但若触及肿块,常提示合并有乳腺癌。一项对 15 个研究的 965 例临床乳房 Paget 病患者的综合分析发现,454 例(47%)有乳房肿块,511 例(53%)无肿块;在有乳房肿块的患者中,93% 有浸润性乳腺癌,7% 有导管原位癌(DCIS),无肿块患者中,34% 有浸润性乳腺癌,65% 有 DCIS。

## (三)诊断与鉴别诊断

### 1.辅助检查

患者乳头出现典型的湿疹样改变,临床医师应怀疑到乳房 Paget 病,并进一步检查有无其他乳房 Paget 病的典型表现。本病的辅助检查主要有乳腺 X 线、B 超、MRI 及病理学活检。

(1)乳腺 X 线检查:乳房 Paget 病乳腺 X 线检查的主要表现为乳头回缩、乳晕区皮肤增厚、乳晕下弥漫的恶性微小钙化等,但是部分 Paget 病患者可能乳腺 X 线检查无异常表现。

(2)B 超:B 超对乳房 Paget 病的诊断也有帮助,尤其对乳腺 X 线检查阴性的患者,B 超可以发现额外的乳腺癌。

(3)乳腺 MRI:乳腺 MRI 也用于 Paget 病的诊断,有助于发现乳腺 X 线检查阴性的 Paget 病患者,对于 Paget 病合并的浸润性乳腺癌或 DCIS 也有极高的敏感性,并且有助于术前病变范围的评估。对于合并乳房肿块的 Paget 病,应行常规乳房辅助检查评估肿块性质。Amano 等曾报道,应用 MRI 确诊 1 例伴发导管原位癌的乳房 Paget 病,该患者临床及乳腺 X 线检查结果均为阴性,后经组织学证实为本病。

(4)细胞及病理学检查:对于有典型临床表现的患者,建议行病理学检查,包括刮片细胞学检查、表皮刮取活检、楔形切除活检及乳头切除活检。诊断标准为镜下找到 Paget 细胞。活检取标本时应注意揭去乳头表面结痂,清除分泌物后涂片或切取活检,尽可能提高阳性率。

### 2.鉴别诊断

乳房 Paget 病的鉴别诊断主要有乳头湿疹、乳房原位鳞癌(Bowen 病)及浅表扩散型黑色素瘤。

（1）乳头湿疹：一般而言，乳房 Paget 病多位于单侧，常累及乳头及乳晕，可有乳头凹陷；若病变为双侧或局限于乳晕区而乳头正常，则倾向于乳房湿疹，但确诊仍需要细胞学或组织学检查。

（2）乳房原位鳞癌（Bowen 病）：乳房原位鳞癌是一种皮肤恶性肿瘤，临床也可表现为局部皮肤红肿、糜烂与破溃等，但一般皮肤较粗糙，质硬，表面隆起或呈颗粒状。镜下可见大片的瘤细胞，常伴有异型的鳞状细胞，而 Paget 细胞常单个散在分布于鳞状上皮之间，偶尔聚集成团或呈线样分布。可以通过免疫组化检测确定细胞类型，包括 CK7、CAM-5.2 和黏蛋白等，以此来鉴别乳房原位鳞癌与乳房 Paget 病。

（3）浅表扩散型黑色素瘤：Paget 细胞可从邻近的表皮黑色素细胞内吞噬黑色素，导致 Paget 细胞内黑色素沉积过多而酷似黑色素瘤，但乳房 Paget 病一般病程较长，发展较慢；而黑色素瘤病程短，进展快，常在数月或一年内出现溃疡、出血等。最终确诊仍依靠病理检查。

### （四）治疗

乳房 Paget 病的治疗方式主要为手术治疗。以前 Paget 病的标准手术方式是乳房切除术，乳房切除术的倡导者的证据是术后标本证实了 Paget 病深面有极高的癌灶发生率。然而，随着人们对于浸润性和原位乳腺癌采用保乳手术的尝试取得令人欣慰的结果，对于 Paget 病的保乳手术日益获得人们的关注。

#### 1.乳房切除术

乳房切除术一直以来是乳房 Paget 病的标准治疗方法。研究显示，Paget 病病灶可呈多灶性或多中心性分布，且 Paget 病合并的乳腺癌可以远离乳头乳晕区。Paone 与 Baker 的研究显示，12% 的 Paget 病患者（6/50）在离乳头 2cm 或以上的组织中发现了肿瘤的存在。而 Ikeda 研究了 11 例不伴乳腺肿块、乳腺 X 线检查无阳性发现的 Paget 病患者，接受乳房切除术后，6 例在乳头远处发现了 DCIS，5 例呈多中心分布。

因此，乳房切除术的支持者认为，对于 Paget 病患者，若手术仅切除乳头乳晕复合体，则剩余乳腺组织的乳腺癌不可能被发现。

若病理证实 Paget 病合并乳腺癌，应按照乳腺癌治疗标准进行腋窝淋巴结清扫或前哨淋巴结活检，若仅为单纯的乳房 Paget 病，可以仅行单纯乳房切除术或行乳房切除术＋前哨淋巴结活检术。

#### 2.保乳手术

保乳手术＋术后全乳放疗也是乳房 Paget 病的治疗方法之一。相关方面最早的一份前瞻性研究来自 EORTC，研究发现，乳房 Paget 病患者接受保乳手术＋全乳放疗（50Gy，25 野）后 5 年的局部复发率为 5.2%，大部分患者（97%）临床未发现肿块，84% 乳腺 X 线检查阴性，93% 合并导管原位癌（DCIS）。

Marshal 等研究了 36 例接受保乳手术＋放疗的乳房 Paget 病患者，所有病例术前均未发现乳房肿块或乳腺 X 线检查异常，83% 患者合并乳腺癌，随访 10 年发现患者的局部复发率为 11%，无病生存率为 97%，总生存率为 90%。有学者对 1642 例乳房 Paget 病患者研究发现，对于合并 DCIS 或浸润性乳腺癌患者，保乳术后 15 年乳腺癌特异生存率为 92% 及 87%，乳房切除术后为 94% 及 60%，而且仅肿块大小与淋巴结状态是预后的独立预测指标。以上研究结果提示，在有效的术前评估及选择性的个体化治疗前提下，保乳手术可以提供有效的局部控制。

研究发现，乳房 Paget 病患者单纯行保乳手术而不接受术后放疗的局部复发率较高。

### 3.前哨淋巴结活检(SLNB)

近两年来，前哨淋巴结活检技术(SLNB)已经应用到 Paget 病的诊治过程中。数据显示，Paget 病的前哨淋巴结检出率为 97%～100%。有学者对 39 例 Paget 病患者行 SLNB，成功率为 98%，阳性率为 28%(11/39)，其中在无症状及影像学检查阴性的乳腺 Paget 病的患者中阳性率为 11%；而在有症状及影像学检查阳性的乳腺 Paget 病患者中阳性率为 45%(9/20)。其中 19 例没有临床或放射学上的发现(单纯 Paget 病)，20 例有临床或放射学上的发现(Paget 病影像学阳性)，两组术后病理学均被证实伴有较高比例的深部浸润性癌(单纯 Paget 病组为 27%，伴临床或放射学上发现的 Paget 病组为 55%)。

显然，若病理证实 Paget 病合并浸润性癌，应按照乳腺癌治疗标准进行腋窝淋巴结清扫或前哨淋巴结活检。对于这样的患者，如拟行保乳手术，则腋窝淋巴结评估可暂缓，直到浸润性癌成分被确诊。但若准备实施乳房切除术，则建议同时行前哨淋巴结活检，因为乳房切除后的标本中存在浸润性癌可能，而此时已丧失了再进行前哨淋巴结活检的机会。但对于单纯 Paget 病并拟行保乳术患者，手术时是否行腋窝淋巴结评估依旧有争议。

### 4.全身性治疗

对于合并乳腺癌的乳房 Paget 病患者，应按照乳腺癌治疗标准给予合适的辅助化疗、内分泌治疗及靶向治疗，对于单纯乳房 Paget 病患者，全身性治疗的证据较少，一般认为适当的手术治疗已经足够。

## 二、男性乳腺癌

流行病学与病因学显示，乳腺癌是男性少见的恶性肿瘤，发病率显著低于女性。男性乳腺癌约占所有乳腺癌的 1%。男性乳腺癌其中位发病年龄为 67 岁，较女性发病晚 5～10 年。美国癌症协会统计数据显示，男性乳腺癌平均发病年龄为 71 岁，2010 年估计全美新发男性乳腺癌 1970 例，死亡 390 例，与女性乳腺癌相似，北美洲及欧洲国家发病率较高，而亚洲地区则较低。

美国国立癌症研究所 SEER 数据显示，1973～1998 年的 25 年间，男性乳腺癌的发病率呈显著上升趋势，从 0.86/10 万升至 1.08/10 万；同女性乳腺癌相比，男性乳腺癌在诊断时较多出现淋巴结转移、分期较晚，但其激素受体阳性的肿瘤更常见。

### (一)发病危险因素

男性乳腺癌的具体发病因素目前尚不明确，但下列危险因素可能会增加男性发生乳腺癌的风险。

#### 1.与遗传基因相关

(1)BRCA1,BRCA2(BRCA 乳腺癌易感基因)基因突变。BRCA2 突变的男性一生患乳腺癌的风险上升 6%。

（2）遗传代谢疾病：Klinefelter 综合征是发生男性乳腺癌最危险的因素，其风险较染色体表型为 46，XY 男性上升 20～50 倍。

（3）乳腺癌家族史：有乳腺癌家族史的男性患乳腺癌的风险是正常男性的 2.5 倍。20％的男性患者有可以追溯的乳腺癌家族史。

（4）德系犹太人种男性。

（5）多发性错构瘤综合征（Cowden 综合征）。

（6）其他还包括雄激素受体基因、抑癌基因 PTEN、错配修复基因等相关基因的突变。

2.与内分泌相关

如因肝脏疾病或受外源性雌激素影响导致体内雌激素水平异常升高，男性泌乳素瘤导致体内睾丸激素一直处于较低水平。

3.其他因素

（1）胸壁放射治疗史。

（2）睾丸功能异常：包括睾丸未下降、先天性腹股沟疝、睾丸切除、睾丸炎及不育。

（3）不良的生活方式：肥胖、嗜酒和不良的饮食习惯。

（4）职业及环境暴露因素：接触工业排泄物及电磁辐射等。

**（二）临床与病理特点**

男性乳腺癌临床表现与女性相似，最常见为无痛性乳房肿块，75％患者都以肿块为主要就诊原因，肿块伴疼痛者小于 5％。肿块最易发生于乳头乳晕区，其次为乳房外上象限。肿块形状一般不规则、边界不清、质地偏硬、活动差，尤其当肿块与胸壁肌肉或皮肤发生粘连时，肿块更加固定。不同于女性患者，由于男性乳房中乳腺组织较少，可较早表现出乳头、乳晕受累，约9％患者会发生乳头回缩，6％发生乳头溢液、溢血，6％发生乳头破溃。双侧乳腺癌病例十分少见，小于男性乳腺癌的 1％。以腋窝淋巴结肿大为主要表现，而乳房内无可触及肿块临床上十分少见。

女性患者中可见的病理类型在男性患者中均可发生，但构成比有所差异。美国国立癌症研究所统计资料显示，93.7％男性乳腺癌为导管癌或未分类乳腺癌，小叶癌只占 1.5％，而在女性患者中，小叶癌比例为 12％～15％。男性患者中 90％为浸润性导管癌，其他类型乳腺癌包括黏液腺癌、浸润性乳头状癌、髓样癌以及鳞癌等。肿瘤的组织学分级情况有以下特点，12％～20％为Ⅰ级，54％～58％为Ⅱ级，17％～33％为Ⅲ级，与女性患者相似。

导管原位癌占男性乳腺癌的比例约 10％。小叶原位癌及乳房 Paget 病在男性患者中非常少见。

病理组织学特征方面，男性乳腺癌通常高表达激素受体，其中近 90％患者有雌激素受体（ER）表达，92％～96％有孕激素受体（PR）表达，而女性中 60％～70％表达 ER 或 PR。男性中 34％～95％的肿瘤还表达雄激素受体（AR），这一数据范围较大可能与男性乳腺癌发病率低相关。但目前认为 AR 与患者预后无关。女性患者中 18％～20％的肿瘤过表达 HER-2，而男性患者只有 2％～15％。

### （三）诊断与鉴别诊断

由于男性乳腺癌发病率较低,患者对疾病的认识不足,通常容易漏诊、误诊,其平均延迟诊断时间为 6～21 个月。诊断时Ⅰ、Ⅱ、Ⅲ及Ⅳ乳腺癌比例分别为 37％、21％、33％及 9％。

**1.诊断要点**

临床诊断男性乳腺癌包括体格检查、乳腺 X 线检查或超声影像学诊断、细针穿刺或空芯针穿刺细胞学或组织学诊断。

临床体检发现乳晕后方质硬、形状不规则、活动性差的肿块,伴有乳头回缩、破溃、腋窝淋巴结肿大时,需要考虑男性乳腺癌。对于临床可疑病灶,可进一步行乳腺 X 线检查,其诊断男性乳腺癌的敏感性和特异性分别高达 92％及 90％,主要表现为乳头、乳晕后方偏心性、边界不清的肿块,而钙化较少见。炎症、男性乳房发育及脂肪坏死在乳腺 X 线片的表现容易与乳腺癌混淆。超声是很好的辅助诊断工具,同时可对腋窝淋巴结进行评估,主要表现为不规则、边界不清肿块,血供较为丰富。MRI 在男性乳腺癌影像学诊断中的地位并不明确。在完善体格检查、乳腺 X 线检查及超声评估后,可行细针穿刺或空芯针穿刺活检进一步明确诊断,同时对肿瘤的 ER、PR 以及 HER-2 状态进行检测。

**2.鉴别诊断**

以乳房肿块为首要临床表现的乳腺癌需与男性乳房发育、乳腺脓肿、乳腺转移性癌及来源于间叶组织的恶性肿瘤等进行鉴别。因健康男性中近 30％可有男性乳房发育,临床上相对常见,所以是男性乳腺癌鉴别的重点。

男性乳房发育多见于 60 岁左右男性,一部分青春期男性也可发生,通常为双侧,也可单侧发生。临床体检可在乳房内触及正常的乳腺组织,通常没有明确的肿块,质地韧,活动性好,不与周围组织发生粘连,可与男性乳腺癌的经典临床表现相鉴别。另外,男性乳房发育在乳腺 X 线片上主要表现为乳晕后方区域密度增高、呈类圆形分布的腺体,无明确边界,而乳腺癌则表现为边界较清、边缘呈毛刺样的肿块,偶可伴钙化。除乳腺 X 线检查外,超声可进一步进行鉴别诊断,帮助评估腋窝淋巴结状态,对于临床可疑肿块,还可行细针穿刺或空芯针穿刺活检取得病理依据。

### （四）治疗及预后

手术是男性乳腺癌最主要的治疗方法,其他还包括辅助放疗、化疗、内分泌治疗以及靶向治疗。由于男性乳腺癌发病率较低,缺乏大规模高循证医学证据指导辅助治疗,目前其临床治疗方案的选择基本参照女性乳腺癌进行。

**1.手术治疗**

男性乳腺癌标准手术治疗方案为改良根治术,如肿瘤已侵犯胸肌,则可考虑行乳腺癌根治术。与女性乳腺癌患者相比,男性患者的乳房体积较小,肿块多位于乳头乳晕复合体,同时,在诊断时分期较晚,部分患者有乳头、乳晕侵及,因此并不推荐进行保乳手术。但一些小规模的研究认为,对于乳头、乳晕未受侵犯的男性患者,保乳手术亦可考虑。在临床腋窝淋巴结处理方面,常规采用腋窝淋巴结清扫,但是存在一定的术后并发症。最近的研究提示,如肿瘤小于 2.5cm,腋窝淋巴结临床评估为阴性,也可考虑行前哨淋巴结活检。

**2.辅助放疗**

男性乳腺癌在诊断时分期较晚,大多有乳头皮肤或胸壁的侵犯,术后局部复发风险较女性乳腺癌患者高,辅助放疗可显著降低这部分患者的局部复发风险,具体患者的选择可参考女性乳腺癌患者的标准。

3.全身治疗

化疗被广泛应用于女性乳腺癌的系统性治疗,尤其是对于 ER 阴性、HER-2 阳性以及内分泌治疗耐药的患者。男性乳腺癌患者的化疗原则及策略与女性乳腺癌患者相同,临床推荐使用含蒽环类/紫杉类的化疗方案。对 HER-2 阳性的男性乳腺癌患者,可考虑使用曲妥珠单抗治疗 1 年。

在术后辅助内分泌治疗方面,他莫昔芬是激素受体阳性男性乳腺癌患者首选的内分泌治疗药物,但男性患者对其耐受性较差,常见的不良反应包括性欲下降(29%)、情绪改变(21%)、潮热(21%)及抑郁(17%)等。男性发现发生严重毒副作用如深静脉栓塞的比例更高,有文献报道为 4.0%;女性患者中仅 4%~7%因不能耐受而停药,而男性患者这一比例高达 21%。

对于绝经后激素受体阳性的女性患者,第三代芳香化酶抑制剂(AI)已被证实能显著改善患者的无病生存率。但在男性患者中,由于存在垂体-下丘脑的负反馈作用,AI 并不能有效地降低体内雌激素水平,因此其在男性乳腺癌患者治疗中的地位尚不明确,临床上并不推荐进行 AI 的辅助治疗。

4.晚期男性乳腺癌的治疗

晚期男性乳腺癌的治疗原则与女性也无显著性差异。双侧睾丸切除手术对晚期男性患者有一定疗效,其他有创方法还包括双侧肾上腺切除及垂体切除术,其有效性分别为 55%、80%及 56%。随着药物的研究进展,目前这些手术治疗方式已逐渐被内分泌药物所取代。

他莫昔芬仍是晚期男性乳腺癌治疗的首选药物,其他还包括孕酮、睾酮、抗雄激素类药物、类固醇、雌激素等,但由于不良反应都显著超过他莫昔芬,在临床上并未得到广泛应用。另外一些小型研究结果显示,AI 对于晚期乳腺癌患者具有一定的疗效。有研究显示 5 例接受阿那曲唑治疗的转移性男性乳腺癌患者,其中 3 例疾病稳定;有研究显示 1 例晚期转移性男性患者经来曲唑治疗后疾病得到完全缓解。有学者也同样报道了来曲唑有效治疗 1 例局部进展期男性患者。男性乳腺癌患者在使用 AI 之后,其体内睾丸激素的上升减弱了 AI 降低患者体内雌激素水平的效应,因此可以考虑 AI 联合 LHRHa 的治疗策略,可能较单用 AI 更有效。SWOG-S0511 是一项正在进行的小型、Ⅱ期临床研究,计划入组 56 例复发或晚期患者,接受的治疗方案包括 LHRHa 联合阿那曲唑,我们等待这一临床试验的结果。

氟维司群在晚期男性乳腺癌中的作用仍未知,仅一篇报告中报道了 2 例接受氟维司群治疗的晚期患者,1 例部分缓解,另 1 例病情稳定。

晚期男性乳腺癌患者化疗药物的选择与女性患者相似,对于激素受体阴性、疾病进展快速、伴内脏转移、病情凶险或对内分泌治疗耐药的晚期患者可考虑采用化疗。HER-2 阳性的转移性男性乳腺癌患者的治疗原则与女性患者相同。

5.男性乳腺癌预后

对于男性乳腺癌患者,其独立预后因素包括肿瘤大小、组织学分级、腋窝淋巴结状态、分期等。男性乳腺癌患者中位发病年龄较高,诊断时疾病分期较晚,但 EL-Tamer 的研究显示,男性乳腺癌患者的 5 年生存率反而高于女性,影响因素包括男性患者可能更多接受了改良根治术及术后辅助治疗。2005 年有学者对 229 例男性患者的研究却显示,男性与女性患者预后并无差异。同时,美国国立癌症研究所的 SEER 数据显示,对比 2537 例男性患者及 383 146 例女性乳腺癌患者发现,在调整了种族、性别及年龄这些影响因素之后,相同分期的男性乳腺癌患者预后与女性无显著性差异,Ⅰ、Ⅱ、Ⅲ 及 Ⅳ 期患者的 5 年生存率分别为 96%、84%、52% 及 24%,而女性为 99%、84%、55% 及 18%。

值得一提的是,男性乳腺癌患者对侧乳腺癌的发病风险要显著高于女性患者,上升 30 倍,而女性患者再发对侧乳腺癌的风险上升 2~4 倍。同样对于该类患者,黑色素瘤、前列腺癌等第二肿瘤的发病风险也显著上升。

男性乳腺癌与女性乳腺癌有许多相似之处,但也有各自特点。男性乳腺癌虽是一类少见类型的肿瘤,但近年来其发病率有所上升,而目前临床治疗策略均基于对女性患者的研究。临床上总结更多的治疗经验将会帮助我们更好地了解这类肿瘤的特性,预测患者的复发转移,为男性乳腺癌患者制订更有效、个体化的治疗方案。

## 三、家族性乳腺癌

随着遗传因素在乳腺癌发病中的作用被人们不断认识,家族性乳腺癌越来越受到关注。家族性乳腺癌在整个乳腺癌人群中占相当大的比例,且具有发病早、双侧发病和多中心病灶等特点,具有特殊性。

### (一)家族性乳腺癌的定义和流行病学研究

#### 1.家族性乳腺癌的定义

具有家族聚集性的乳腺癌称为家族性乳腺癌。1990 年,通过研究发现,有 20%~25% 的乳腺癌患者至少有一个亲属患有乳腺癌,他将这部分乳腺癌定义为家族性乳腺癌。日本将家族性乳腺癌诊断标准定为:一个家族中除了先证者外,在一级亲属中有 3 例或更多的乳腺癌患者;或者一个家族中除了先证者外,在一级亲属中有 2 例或更多的乳腺癌患者,并且至少有 1 例满足下列条件之一:①发病时年龄小于 40 岁。②同时或先后出现的双侧乳腺癌。③同时或先后出现的非乳腺恶性肿瘤。目前国内还没有对家族性乳腺癌做出明确规定。一般来说,一个家族中有 2 个具有血缘关系的成员患乳腺癌,就可作为家族性乳腺癌看待。

家族性乳腺癌和遗传性乳腺癌并不是同义词。在家族性乳腺癌中有明确遗传因子的称为遗传性乳腺癌。这部分乳腺癌占整个乳腺癌人群的 5%~10%。大部分遗传性乳腺癌都具有家族聚集性,属于家族性乳腺癌;但是有一小部分遗传性乳腺癌在流行病学分布上表现为散发性而没有家族史。这可能是因为与乳腺癌相关的突变基因由男性家族成员携带,而无法形成乳腺癌表型。大部分的遗传性乳腺癌与 BRCA-1 和 BRCA-2 基因有关。与所有的遗传性乳腺癌一样,BRCA-1 和 BRCA-2 相关性乳腺癌大部分属于家族性乳腺癌,但仍有部分家族性乳腺癌并未发生这 2 个基因的突变,属于散发性乳腺癌。

#### 2.家族性乳腺癌的流行病学研究

关于家族性乳腺癌危险性影响的报道见于 20 世纪上叶,尽管许多研究方法不甚完整,但其证明乳腺癌患者的母亲和姐妹患乳腺癌危险性比一般人高 2~3 倍。第一个关于乳腺癌与家族史关系的大量人群研究在瑞典进行,包括 2660 名妇女。在该研究中,有家族史成员患乳腺癌危险性比无家族史者高 1.7 倍,加拿大和美国护士健康研究也发现同样的结果。最近,来自加拿大乳腺癌研究的大样本分析表明,20％乳腺癌患者其一级亲属患乳腺癌。这些资料表明与以前的研究比较,人群中乳腺癌发病率的增加、社会公众意识以及妇女用家族史的观点讨论乳腺癌发病率有助于发现更多的患病家族成员。Anderson 第一个提出乳腺癌不是单一的病种,乳腺癌的发生也不是由单一的遗传因素引起的,他指出由于大多数乳腺癌是由多因素引起的,可能掩盖了一小部分家族的患病危险性,该家族患病危险性是由单基因缺陷造成的。Anderson 收集的关于家族性乳腺癌的资料表明,家族性乳腺癌患病危险性的首要因素是绝经前状态。

直到 1980 年,才有大量证据支持遗传性因素在乳腺癌家族聚集性中的作用,研究重点也转移到对家族性乳腺癌遗传模式的研究。1984 年 Willian 和 Anderson 研究了 200 个丹麦家系,并提出了常染色体显性乳腺癌遗传易感基因,该基因的外显率为年龄相关性。这些发现被 Newman 等在 1988 年证实。现已了解遗传因素对大多数西方白人妇女乳腺癌发病率的影响,对其他人群的了解则较少。一些研究对非洲、亚洲和部分欧洲国家妇女的调查表明其结果与白人的研究相似,遗传因素也在乳腺癌的发生中起了重要作用。我们国家尚无大宗的有关遗传因素与乳腺癌的流行病学报道。

### (二)遗传性乳腺癌综合征

家族性乳腺癌占所有乳腺癌的 20％～25％,其中遗传性乳腺癌为 5％～10％。遗传性乳腺癌的发生与明确的基因突变有关,其中最多见的为 BRCA-1 和 BRCA-2 相关性乳腺癌,还有 Li-Fraumeni 综合征等。

1.BRCA-1 和 BRCA-2 相关性乳腺癌

(1)BRCA-1 和 BRCA-2 基因突变的流行病学分布:癌细胞有两种导致恶性表型的遗传性损伤:①原癌基因激活在细胞中获得功能。②抑癌基因失活丧失功能。Knudson 提出"二次打击"学说,提示癌症的发生来源于一个子细胞中二次基因的改变,肿瘤抑癌基因的 2 个拷贝都失活。在散发性癌症患者,两个事件发生在同一个子细胞的可能性很低。但来自癌症家族的个体遗传了一个因突变而处于失活状态的抑癌基因,因此使得其比一般人更易患癌。现在已知的乳腺癌易感基因除了 BRCA-1 和 BRCA-2 之外,还有 p53、PTEN 等抑癌基因。利用基因突变直接检测法发现 BRCA-1 和 BRCA-2 突变率在随机抽取的乳腺癌患者中为 2％～3％,但是在家族性乳腺癌中 BRCA-1 突变的频率在 20％～30％。女性 BRCA-1 突变导致罹患乳腺癌的终身风险为 11％～12％。BRCA-1 的突变具有明显的种族差异,例如在 Ashkenazi 的犹太人中 BRCA-1 突变率可达 1/40～1/50。这也可部分解释 Ashkenazi 的犹太人女性的乳腺癌高危险性。

有研究表明,在乳腺癌和卵巢癌高危家庭中,有 10％～20％的成员具有 BRCA-2 突变。在发病年龄＜32 岁的乳腺癌患者中,仅有 2.7％的患者具有 BRCA-2 突变。不同于 BRCA-1 突变,在遗传性乳腺癌家族中,14％的男性乳腺癌患者有 BRCA-2 突变,其可使男性乳腺癌易感性增加。一项 Meta 分析的结果表明,70 岁时 BRCA-1 突变携带者患乳腺癌和卵巢癌风险分别是 65％和 30％,相比较 BRCA-2 突变携带者该风险分别为 45％和 11％。

（2）BRCA-1 和 BRCA-2 基因结构：BRCA-1 基因定位于人类染色体 17q21，BRCA-1 长约 100kb，含有 24 个外显子（其中 22 个具有编码功能），外显子 11 较大，编码 60% 的蛋白质，22 个外显子转录出 7.8kb 的 mRNA，编码一个含有 1863 个氨基酸残基、分子量为 220kD、带有保守氨基末端环指结构域和羧基末端转录激活域（TAD）的核内磷酸化蛋白。BRCA-1 蛋白质 N 端为锌指结构域，富含半胱氨酸和组氨酸，能与另一环指蛋白 BARD-1 作用，两者均具有泛素连接酶的作用。BRCA-1 BARD-1 异二聚体可使泛素链与其他蛋白特异的赖氨酸残基连接，导致靶蛋白降解。C 末端为一酸性结构域，为含有两个长约 95 个氨基酸残基的羧基端 BRCT 的串联重复序列，对细胞周期监控 DNA 损伤修复起重要作用。此结构为 BRCA-1 激活 p53 反应启动子所必需。两个 BRCT 交界处形成一个疏水沟，能够识别磷酸化的丝氨酸、苏氨酸和苯丙氨酸等，乳腺癌时这一区域常发生突变。

BRCA-2 基因是 1994 年由学者发现，并定位于 13q12～q13。BRCA-2 编码序列长约 11.2kb，由 26 个外显子组成，编码蛋白含 3418 个氨基酸。BRCA-2 大约是 BRCA-1 的 2 倍，为单个最大的基因之一。由于 BRCA-2 基因较大，研究其基因突变困难较大。

与 BRCA-1 相同，BRCA-2 也是一种核蛋白，但对它的功能了解甚少。初步认为 BRCA-2 具有氨基末端反式激活域，像 BRCA-1 一样，能调节其他基因的表达。BRCA-2 唯一重要的功能性结构域是位于该蛋白中心位置的 8 个连续 BRC 重复序列，现在已明确该重复序列在介导 BRCA-2 和 RAD51 的相互作用中起关键作用。

（3）BRCA-1 和 BRCA-2 基因生物学功能：BRCA-1 在维持细胞正常增殖、分化中发挥重要作用。目前的研究发现 BRCA-1 基因的主要功能包括参与细胞周期调控、参与 DNA 损伤修复、对细胞周期检测点控制、参与蛋白质泛素化和染色质重构。RAD51 蛋白是 DNA 损伤后同源重组修复机制中的关键成分。DNA 损伤后，BRCA-1 和 RAD51 结合于损伤部位，这一过程中 BRCA-1 发生磷酸化，BRCA-1 和 RAD51 的详细反应机制还不十分清楚。BRCA-1 同时可以对其他基因的表达进行调控，通过 p53 依赖性途径调控转录。目前认为，BRCA-1 直接与 p53 结合，后者是转录激活因子，是 DNA 损伤反应的主要成分。BRCA-1 与 p53 的相互作用增加了 p53 对其反应启动分子的转录活性，包括 p21、BAX、GADD5 等，p21 可导致细胞周期停滞、DNA 损伤修复；BAX 诱导凋亡；GADD5 是重要的介导 DNA 损伤凋亡反应因子。如果 BRCA-1 缺失或突变，细胞周期无法调节或不能诱导凋亡，细胞则容易恶变。BRCA-1 作为一种辅助阻遏物调控对雌激素反应的转录。BRCA-1 通过作用于细胞周期检查点调控细胞周期。当 DNA 发生损伤时，BRCA-1 能阻断细胞周期的进行，使细胞停留在特定检查点或使细胞发生凋亡。另外，在 DNA 局部损伤修复过程中，BRCA-1 通过传感损伤及启动分子信号级联而驱动修复过程。研究表明，DNA 损伤部位快速被磷酸化的组蛋白 H2-A-X 覆盖并扩散至整个损伤区域，局部重建染色体以利于修复大蛋白复合物。BRCA-1 与 MRE11-RAD50-NBS1 复合体相互作用，该复合体在 DNA 修复之前负责修饰 DNA 双链断裂末端。随后，BRCA1-MRE11-RAD50-NBS1 复合体形成更大的蛋白复合体——BRCA-1 相关超级复合体，即 BRCA-1 相关基因组-监视复合体。除了 BRCA-1，BASC 包含 BLM 的产物（放射敏感相关性基因突变，Bloom 综合征），ATM（DNA 损伤修复缺陷综合征，毛细血管扩张症突变基因，患淋巴瘤高度危险性），MSH2-MSH6 和 MLH1-PMS2 复合体（错配修复缺陷遗传性非息肉结肠癌综合征突变基因），以上基因产物为维持基因组稳定性和限制癌症易患性提供了保障。另外，BRCA-1 和 SW1/SNF 复合体相互作用在 DNA 损伤修复中也有一定作用。泛素化是把需由蛋白酶降解的蛋白质加以标记的过程，BRCA-1 和其反应蛋白 BRAD-1 形成的复合体参与蛋白质的泛素化过程。染色质重构对 DNA 的复制和修复是必需的，多种机制参与染色质的重构，包括 BASC。BRCA-1 作为组蛋白脱乙酰酶，在染色质重构中和其他蛋白发生反应，参与重构过程。

BRCA-2 在维持基因组稳定方面较局限，主要是在一定的位点通过调节 RAD51 的活性而实现对基因组受损的修复，但这是双链断裂随机错误同源组合调节修复途径的必要组成部分，BRCA-2 与 RAD51 和 BRCA-1 结合是双链 DNA 断裂修复所必需。截断 BRCA-2 蛋白小鼠模型首次提供了 BRCA-2 在 DNA 损伤修复的作用。缺失 BRCA-2 的小鼠在胚胎早期就死亡，但保留大部分或全部 BRCA-2 重复序列的小鼠仍能存活，虽然比野生型的重复序列少。这类小鼠常患疾病、生长迟缓，一些成年小鼠常患胸腺淋巴瘤。

（4）BRCA-1 和 BRCA-2 突变的种类和种族差异：BRCA-1 和 BRCA-2 具有一些共同的特点：两者都具有很多种类的突变，且突变位点遍布整条基因，找不到固定的突变"热点"，这给基因的普查带来很大的困难。两者的突变都罕见于散发性乳腺癌，提示对散发性乳腺癌的形成作用不大。现已发现的 BRCA-1 突变超过 500 种，已有超过 250 种 BRCA-2 基因突变被发现。所有的突变均为剪切突变，对其功能区了解甚少。与 BRCA-1 不同，BRCA-2 基因组区域的重复因子并不多，由 BRCA-2 突变导致的基因缺失仅在两个家族中发现。BRCA-2 在多数组织中呈低表达状态，仅在睾丸和胸腺中表达较高。

BRCA-1 和 BRCA-2 突变的种类有明显的种族差异性，不同的种族具有不同的"基础突变"。基础突变至少已经存在于多个独立亚种族人群中，包括冰岛、芬兰、匈牙利、俄罗斯、法国、荷兰、比利时、以色列、瑞典、丹麦和挪威。BRCA-1 和 BRCA-2 突变也因不同的种族而改变。例如 BRCA-1 在俄罗斯人中最常见，为 79%，以色列人为 47%，意大利人 29%。只有冰岛人 BRCA-2 突变率比 BRCA-1 高，该人群乳腺癌和卵巢癌患者几乎都发生了 BRCA-2 单基因突变。

在德系犹太人群中，由于原始突变的存在，促进了对 BRCA-1 和 BRCA-2 突变的研究。德系犹太人群 BRCA-1 两个原始突变为 185delAG 和 5382insC，这两个突变之一或 BRCA-2 的 6174delT 突变至少 2% 发生在德系犹太人后裔中。对 BRCA-1 突变的几个协同研究显示，20% 的 40 岁以下的妇女存在 BRCA-1 或 BRCA-2 的原始突变。所以，德系犹太人后代个体的遗传检测应当首先检测上述 3 个基本突变。对于基因 BRCA-1 或 BRCA-2 突变高风险的特殊人群，应全序列检测。另外，在冰岛妇女中，8.5% 的年龄＜65 岁的乳腺癌患者都具有 BRCA-2 基因 999de15 的突变。在非洲的美国后裔中，发现 18 个有害的 BRCA-2 突变基因，其中 56% 尚未在白人中报道，至少在两个非相关的家族中，9 个 BRCA-1 和 BRCA-2 突变。3 个经常发生的 BRCA-1 突变是 943insl0、1832del5、5296de14。西班牙的研究报道 BRCA-1 或 BRCA-2 突变发生率与欧洲其他人群相似。越来越多的资料显示，亚洲地区 BRCA-1 或 BRCA-2 的突变与乳腺癌发病率有关，和白人相似。有学者对 41 例中国家族性或早发性乳腺癌患者的 BRCA-1 基因全部编码区序列进行了检测，发现 3 例疾病相关性突变，2 例为无义突变，1 例为移码突变,这 3 例突变都发生在不同的位置。在发病年龄＜35 岁的乳腺癌患者中,突变的发生率为 9.1％(2/22),与西方国家的同类报道(10％左右)相近。在具有家族史的乳腺癌患者中,突变的发生率仅为 5％,明显低于西方国家(20％～30％)。学者应用 DHPLC 技术研究中国上海家族性乳腺癌 BRCA-1 和 BRCA-2 基因突变,在 BRCA-1 基因中发现有 4 个突变位点,其中 2 个为新发现位点——拼接点突变(IVS17-1G＞T;IVS21＋1G＞C);未在相关文献或 BIC 网站上查到,它们有可能是中国上海人群特有的突变位点,值得今后进一步的研究验证。另两个为已报道的致病突变位点——移码突变是首次在中国人群中发现,各在 BIC 数据库中报道 2 次和 1 次。1100delAT 分别在 1 个非犹太族的白种人乳腺癌家庭和一个利比亚的犹太人家庭中报道过,5640delA 则只在一个美国乳腺癌家庭中发现过。BRCA-2 基因的 1 个致病突变位点位于 11 号外显子上,为移码突变。另外,共发现有 12 个新的单核苷重复多态位点,都未引起氨基酸编码改变;其中,8 个在 BRCA-1 基因上,4 个在 BRCA-2 基因上。在家族性乳腺癌中,BRCA-1 突变频率高于 BRCA-2 基因。

(5)BRCA-1 和 BRCA-2 相关乳腺癌的病理学特点:BRCA-1 和 BRCA-2 突变的乳腺癌组织病理学不同,也不同于散发性乳腺癌。BRCA-1 突变的乳腺癌雌激素受体阴性率高达 90％,同时伴有高核组织学分级。雌激素受体阳性多发于 BRCA-2 突变携带者。BRCA-1 相关性乳腺癌中髓样癌的比例高于非 BRCA-1 相关性乳腺癌,且常伴有边缘清晰和淋巴细胞浸润等特点。有人对早发性乳腺癌中 BRCA-1 和 BRCA-2 突变携带者的分子病理学特点进行研究,发现 BRCA-1 突变携带者主要表现为 p53 和 Ki67 表达水平增高,CerbB-2、cyclin D1、ER 等的表达较低;BRCA-2 携带者的 cyclin D1 的表达水平也比无突变者低。众所周知,CerbB-2 阳性乳腺癌常表现为组织分化差和雌激素受体阴性,这与 BRCA-1 相关性乳腺癌所具备的特点相吻合。但是研究者们发现 BRCA-1 相关性乳腺癌中 CerbB-2 阳性率低于非 BRCA-1 相关性乳腺癌。这一发现提示,在 BRCA-1 相关性乳腺癌中,CerbB-2 是一个相对独立的预后指标。

目前对 BRCA-2 相关性乳腺癌的病理学特点研究较少,还未发现 BRCA-2 相关性乳腺癌的特有病理学特点,各家研究未能得出统一的结论。在病理学类型的研究中,有人发现多形性小叶癌及导管小叶癌多见于 BRCA-2 相关性乳腺癌,但其他研究则未发现这一现象。有人研究冰岛妇女具有同一突变位点 999de115 的乳腺癌病理类型,发现她们并不相同,提示这些患者的乳腺癌病理类型可能是由 BRCA-2 以外的因素决定的。最后,与 BRCA-1 不同的是这些研究没有发现 BRCA-2 相关性乳腺癌中 p53 和 CerbB-2 的阳性率与对照组存在不同。

2.其他遗传性乳腺癌综合征

(1)Li-Fraumeni 综合征(LFS):最早报道于 1969 年,是一种罕见的常染色体显性遗传病,主要表现为家族聚集性恶性肿瘤,包括早发性乳腺癌、软组织肉瘤、骨肉瘤、脑瘤、白血病和肾上腺皮质恶性肿瘤等。该综合征中乳腺癌所占比例非常高。研究发现 p53 基因的突变和该综合征密切相关,50％～70％ 的 LFS 家族携带有 p53 基因的突变。近来,LFS 的几个家族发现 CHEK2 基因(1100delC)潜在突变,然而,这些家族的肿瘤谱与 p53 突变者是否存在不同尚不明确。CHEK2 基因是细胞周期检查点激酶 2 基因,位于染色体 22q,编码检查点激酶 $G_2$,其主要功能在于 DNA 损失后调节 $G_2$/M 检查点,抑制受损细胞进入有丝分裂,保持基因组稳定性;同时激活推动 DNA 损失修复通路,在 DNA 损失后细胞反应调节中起重要调节作用。

CHEK2 基因 c1100delC 作为低外显性的肿瘤抑制基因位点在乳腺癌，特别是 BRCA-1/BRCA-2 基因阴性的家族性乳腺癌的遗传易感性中起重要作用。学者研究发现 CHEK2 基因 c1100delC 可能是中国人群罕见的突变位点，1111C＞T 可能与上海地区遗传倾向乳腺癌低度外显的易感性有关。

LFS 是一种高外显的遗传性肿瘤的症状，大约 50％的携带者在 30 岁发生肿瘤，90％的携带者在 70 岁发生肿瘤。这些家族乳腺癌的发生特别值得关注，一项研究 200 位来自 24 个 LFS 家族的报道发现了 45 例乳腺癌，其中 73％确诊时不到 45 岁。这些妇女中 25％为多发性乳腺癌，25％以上有其他原发肿瘤。这些肿瘤多发生于放射治疗野内。

（2）共济失调毛细血管扩张症：是一种常染色体隐性遗传病。患者表现为免疫缺陷、小脑退化、眼皮毛细血管扩张、白血病和淋巴瘤等的易患性。其易感基因是 ATM。ATM 定位于人类染色体 11q，人群中的突变率为 1％。ATM 作为 BRCA-1 双链 DNA 修复通路的上游基因发挥作用。ATM 基因克隆后不久，一项研究就表明，无法证实 ATM 携带者患乳腺癌危险升高。但有研究显示，ATM 突变基因杂合体的携带者患乳腺癌的危险性是非携带者的 4 倍。ATM 在人乳腺癌发病及治疗上的意义还有待进一步研究。

另外有人认为 ATM 突变基因杂合体的携带者接受放射线照射后患乳腺癌的危险性增加，也有人认为未增加。因此，X 线乳房照射是否增加 ATM 杂合体乳腺癌患病危险性尚不清楚，估计作用不明显。而对检测早期乳腺癌意义重大。所以，目前认为不管是否 ATM 突变，都应当提倡 X 线乳房照射进行早期乳腺癌普查。

（3）Cowden 综合征：是罕见的常染色体显性遗传病。临床表现包括多发性错构瘤样病变、早发性乳腺癌和甲状腺癌。错构瘤样病变常见于皮肤、口腔黏膜、乳腺和肠道。黏膜的错构瘤是特例，包括嘴唇和黏膜的乳头状瘤，指端皮肤角化症，称为毛膜瘤的粗糙的面部丘疹。Cowden 综合征的患者在绝经前患乳腺癌为 25％～50％，且往往没有乳腺癌家族史。75％的 Cowden 综合征患者伴有乳腺良性疾病，包括导管增生、管内乳头状瘤、乳腺病、小叶萎缩、纤维腺瘤和囊性纤维样变。良、恶性疾病的双侧发生率都升高。

Cowden 综合征另一普遍特征是甲状腺癌，发生率为 10％，常见为滤泡型癌。一半以上的 Cowden 综合征患者为甲状腺滤泡性腺癌或多结节甲状腺肿。近来，子宫内膜癌和肾癌加入 Cowden 综合征的肿瘤谱。由于该综合征表现形式复杂，常需要多个学科的医生（外科、妇科和皮肤科）共同完成对患者的诊治。PTEN/MMAC1/TEP1 基因是 Cowden 综合征的易感基因，它位于人类染色体 10q22-23 上。

（4）Peutz-Jeghers 综合征：Peutz-Jeghers 综合征（PJS）患者部分可同时伴发乳腺癌。Peutz-Jeghers 综合征是一种常染色体显性遗传病，常见病包括胃肠道错构瘤样息肉和皮肤黏膜黑色素沉着。常见口腔黏膜、唇、指和趾黑色素沉着。PJS 好发的胃肠道肿瘤为结肠癌（终身危险性为 40％）、胰腺癌（35％）、胃癌（30％）。肠外癌症以乳腺癌最多见，终身危险性为 55％，与 BRCA-1 和 BRCA-2 携带者的发病危险性接近。患卵巢癌的危险性约为 20％，多为非上皮的性索间质肿瘤。遗传性研究表明位于人类染色体 19P13 的 STK11（一种丝氨酸/苏氨酸激酶基因）与该病的发生密切相关。

（5）Muir-Torre 综合征：Muir-Torre 综合征是遗传性非息肉病性结直肠癌（HNPCC）的一

种异变体,也称作 Lynch 综合征 II 型。Muir-Torre 综合征是一种常染色体显性遗传性疾病,表现为多发性皮脂腺和皮肤肿瘤,同时伴有小肠、大肠、喉、胃、子宫内膜、肾、膀胱、卵巢和乳腺的肿瘤。在一些患者的肿瘤中 HNPCC 的 5 个基因中都检测到微卫星不稳定性(MSI),种系突变在错配修复基因 bMLH1 和 bMLH2 中常见。尽管一些研究证实 HNPCC 患者的乳腺肿瘤存在 MSI,但此结果并未得到证实。因此,尽管 HNPCC 患者的乳腺癌危险性可能没有上升,但 DNA 错配修补系统的缺陷可能影响肿瘤进展,并导致较早发病。女性患者绝经后乳腺癌的发病危险度增高。

### (三)家族性乳腺癌危险因素分析和评价

普查是乳腺癌早期诊断和治疗的基础,对于具有乳腺癌家族史的高危妇女尤为重要。分析和评价乳腺癌的危险因素,确定高危人群的范围,有助于普查的顺利进行。

1.危险评价模式

家族性乳腺癌危险因素的评估有几个模式,如家谱模式、基础突变和经验模式等。

影响女性乳腺癌危险的众多因素中,家族史和年龄是最有意义的。20%~30%患乳腺癌的女性至少有一个亲属患此病,5%~10%有真正的乳腺癌遗传性素质。因此,有家族史的大多数女性并未患遗传性乳腺癌,但有该疾病的家族基础。遗传性乳腺癌的特点包括多个亲属患乳腺癌和(或)卵巢癌-早发性患者占主体;女性多于一个原发肿瘤,尤其是乳腺癌和卵巢癌;垂直传播——包括两代及两代以上的传播和提供男性亲属的传播(与常染色体显性遗传一致)。此外,罕见恶性肿瘤的发生或其他典型的特征可能暗示某一特有的基因突变。如早发性骨肉瘤和乳腺癌暗示 LFS,错构瘤暗示 Cowden 综合征。

评价遗传性乳腺癌的危险,除了获得家族史外,必须问明患者的种族背景,因为 BRCA-1 和 BRCA-2 特有突变的发生率在特定人群中升高,即存在“基础突变”。例如 Ashkenazi 犹太人血统的个体常见 BRCA-1 突变 187delAG、5385insC 以及 BRCA-2 突变 6174delT。

综合考虑,患者的家族史确实暗示遗传性乳腺癌时,癌症危险评价包括几个因素,如追溯家谱所得的家族潜在基因突变的可能性;孟德尔学说分析的个体携带基因的机会;估计基因外显率所得的癌症危险。当患者的家族史未高度暗示遗传性乳腺癌时,评价乳腺癌危险常用经验模式。

评价危险度的经验性模式有 Gail 模型,它是以乳腺癌检测和证明计划(BCDDP)的资料为基础,使用如下危险因子信息估计乳腺癌的年龄特异危险度:初潮年龄、初产年龄、乳腺活检次数,活检提示有不典型增生或小叶原位癌的病史及患乳腺癌的一级亲属人数。它证实对经常普查的白种妇女来说是一个很好的预测危险因素的方法。Gail 模型存在着局限性,包含了非生物变量即乳腺活检次数,排除了大量的家族史信息,其中包括所有的父系亲属和确诊患癌的年龄。包含活检史可能错误地升高危险,省略家族史可能导致对危险的一定程度的低估。Claus 模型用来评价有乳腺癌家族史妇女的危险度。数据来自于一项大规模、多中心病例的对照研究——癌症和类固醇激素(CASH)研究。该模型同时考虑到了患乳腺癌亲属的血缘关系级别和年龄,能较正确地反映有家族史妇女的乳腺癌危险度。

比较同一妇女分别用 Claus 模型和 Gail 模型评估发病危险,发现存在一些不一致,部分因为模式参数不同所致,因此还没有适合所有患者的模式。

2.BRCA-1 和 BRCA-2 突变携带者的恶性肿瘤发病危险度

BRCA-1 和 BRCA-2 基因突变与早期乳腺癌密切相关,同时也能增加其他癌症的发病危险度,而且两个基因携带者的患癌危险度也不相同。BRCA-1 和 BRCA-2 突变携带者在 80 岁时,患乳腺癌的危险度都为 80%～85%,但是 BRCA-1 突变携带者的外显率开始上升的年龄要早于 BRCA-2。BRCA-1 和 BRCA-2 基因突变都能增加患卵巢癌的危险度,且 BRCA-1 携带者外显率上升年龄也早于 BRCA-2。

如今,研究者们发现这两个基因也能增加前列腺癌的发病危险度,74 岁时的 BRCA-1、BRCA-2 携带者与一般人的前列腺癌危险度分别为 6%、6%～14% 和 2%。最新的研究显示,BRCA-1 突变携带者患结肠癌的危险度显著增加,而 BRCA-2 突变会增加胃癌、胰腺癌、男性乳腺癌、头颈部恶性肿瘤、眼部黑色素瘤、皮肤黑色素瘤和胆囊癌的危险度。但这些恶性肿瘤在一般人群的发病率非常低,所以 BRCA-2 携带者的绝对危险度也很低。在不同的种族中,BRCA-1 和 BRCA-2 突变的外显率也不同。有研究显示,在 Ashkenazi 犹太妇女和冰岛妇女中,BRCA-1 和 BRCA-2 突变乳腺癌的终身外显率低于其他种族,前者为 50%～60%,后者为 37%。同时,Ashkenazi 犹太妇女中基因突变携带者卵巢癌的外显率也较低。

还有研究报道,不同位点的 BRCA-1 和 BRCA-2 突变有不同的乳腺癌或卵巢癌危险度。例如:5′末端的 BRCA-1 突变和中间部分的 BRCA-2 突变有较高的卵巢癌危险度,而这些突变的乳腺癌危险度相对较低(表 1-19)。其原因尚不清楚。

**表 1-19　BRCA-1 和 BRCA-2 突变携带者的患癌危险度**

| | BRCA-1 突变携带者的终身患癌危险度* | BRCA-2 突变携带者的终身患癌危险度 | 一般人群的终身患癌危险度 |
|---|---|---|---|
| 乳腺癌 | 80%～85% | 80%～85% | 12.5% |
| 双侧乳腺癌 | ≥65% | 可能≥65% | 每年 0.5%～1.0% |
| 卵巢癌 | 60% | 27% | 1.4% |
| 患乳腺癌后再患卵巢癌 | 30%～55% | 显著提高 | 2%～3% |
| 结肠癌 | 可能相对危险度为 4 度 | 可能增加 | 约 6% |
| 前列腺癌 | 6% | 6%～14% | 2% |
| 男性乳腺癌 | 有一些病例 | 约 6% | 极其罕见 |
| 胰腺癌 | 没有增加 | 有早发病例的报道 | 罕见 |

**注** * 癌症终生危险一般从出生到 70 岁。

3.评估携带 BRCA-1 和 BRCA-2 基因突变可能性的模型

BRCA-1 和 BRCA-2 是家族性乳腺癌易感基因,一般人群突变率很低。因为其检测费用较高,所以找到一个合适的评估携带 BRCA-1 和 BRCA-2 突变可能性的模型非常必要。

早期研究者们应用 Logistic 回归分析法对 BRCA-1 基因突变的可能性进行了预测。北美洲和欧洲的 20 个医学中心的 798 名乳腺癌和(或)卵巢癌家族史的高危妇女参与调查,发现了 102 名妇女携带 BRCA-1 基因突变。同时发现家族中先证者的发病年龄、肿瘤病史、Ashkenazi 犹太血统和家族史可以显著地影响携带 BRCA-1 研究突变的可能性。家族中先证者每增加 1 岁,携带 BRCA-1 突变的可能性就下降 8%,如果被调查者有个人肿瘤史、Ashkenazi 犹太血统和家族史,则突变携带可能性增加。更新的研究增加了 BRCA-2 基因。样本量最大的研究资料包括 238 名具有家族史的乳腺癌或卵巢癌患者。该研究的预测模型显示,家族中如果出现卵巢癌患者,携带 BRCA-1 或 BRCA-2 突变的可能性会大大增加。例如:如果家族中有两个发病年龄小于 50 岁的乳腺癌患者,携带 BRCA-1 或 BRCA-2 突变的可能性为 25%,但如果有一个小于 50 岁的乳腺癌患者和一个卵巢癌患者,此种可能性则增加到 50%(表 1-20)。

表 1-20　携带 BRCA-1 和 BRCA-2 突变的可能性

| 家族史 | 携带 BRCA-1 突变的可能性 | 携带 BRCA-2 突变的可能性 |
| --- | --- | --- |
| 无家族史的乳腺癌患者 | | |
| 发病年龄<30 岁 | 12 | 不清楚 |
| 发病年龄<40 岁 | 6 | 不清楚 |
| 犹太妇女,发病年龄<40 岁 | 33 | 不清楚 |
| 有两个或更多的一级或二级亲属患乳腺癌或卵巢癌 | 2 | 不清楚 |
| 两个或更多乳腺癌,发病年龄>50 岁 | 10 | 14.5 |
| 两个或更多乳腺癌,发病年龄为 40~50 岁和<50 岁 | 23 | 12.5 |
| 一个为乳腺癌,发病年龄为 40~50 岁,另一个为卵巢癌患者 | 42 | 10 |
| 一个为双侧乳腺癌或卵巢癌,发病年龄为 40~50 岁,另一个为乳腺癌患者,发病年龄<50 岁 | 65 | 6 |

根据美国临床肿瘤协会(ASCO)提出的方案,有乳腺癌家族史且至少有 10% 可能性携带乳腺癌易感基因的个体被列为乳腺癌的高度危险者,这部分人需要行基因检查;至少有 1 个一级亲属患乳腺癌、但易感基因携带可能性<10% 的个体或者根据 Gail 模型,5 年内患乳腺癌的危险性>1.66% 的个体,被认为是中度危险者。重要的是,在基因检查之前,家族史仅仅是需要考虑的一个问题,其他还有基因检查的局限性及带来的社会影响等问题都要仔细考虑。

4.BRCA-1 和 BRCA-2 基因突变的检测

BRCA-1 和 BRCA-2 基因突变的种类繁多,且突变位点都广泛分布在整条基因链上,无固定"热点"可循,这给检测工作带来了困难。大部分突变基因形成"终止密码子"而使蛋白质的翻译中断,从而使突变基因的蛋白产物明显短于正常蛋白质,但仍有 34% 的 BRCA-1 和 38% 的 BRCA-2 基因突变不会中断蛋白质的翻译而仅仅改变肽链上的氨基酸。

测定 BRCA-1 和 BRCA-2 基因突变的方法有很多种,最全面也是最昂贵的方法是直接检测整条基因的所有外显子和内含子的 DNA 序列。该方法被认为具有最高的敏感性和特异性。但是,该方法无法检测到整条外显子的缺失和某些 RNA 上的错误,所以有 15% 的 BRCA-1 和 BRCA-2 突变被漏掉了。比较经济的方法有聚合酶链反应-单链构象多态性法(PCR-SSCP),该方法先通过 PCR 将整段基因分割为 100~200bp 左右的片段,扩增后用 SSCP 电泳来检测其中是否有突变,发现具有突变的片段再进一步进行测序以明确突变的位点。该方法费用低,检测全面,但缺点是工作量大,耗时长。其他方法还有变性梯度凝胶电泳法(DGGE)和结构敏感凝胶电泳法(CSGE)等,其原理都与 SSCP 相似。现在用于快速、大批量筛选 BRCA-1 和 BRCA-2 基因突变的方法有蛋白截断法(PTT),该方法先检测 BRCA-1 或 BRCA-2 基因的蛋白产物,如其分子量显著低于正常蛋白,则提示该基因存在突变。但是该方法无法检测出未中断蛋白质翻译的基因突变。用快速高通量筛选 DNA 序列变异的技术 DHPLC 进行突变检测,为未来的临床基因检测提供了一个值得考虑的筛查模式。所有的方法都有缺点,会造成一定的误差,这在基因检测时应引起注意。

近年来,BRCA-1 基因突变的检测因为有助于乳腺癌的早期诊断和早期预防而越来越受到重视。在一些西方国家,BRCA-1 基因突变的检测已被用于乳腺癌的临床诊断和治疗。在中国,BRCA-1 基因检测的昂贵费用和烦琐程序使其无法普及,为了便于检测工作,我们尚需明确几个重要问题:①BRCA-1 基因突变在中国人群中的流行情况如何。②在中国人群中是否存在 BRCA-1 基因的高发位点。③BRCA-1 突变携带者是否具有某些特殊的临床和病理特点。④是否可利用 BRCA-1 突变携带者的特点来对其进行检测前的筛选。目前尚需对大样本、高选择性人群做进一步的研究。

### (四)家族性乳腺癌的普查

普查是乳腺癌早期诊断和治疗的基础,对于具有乳腺癌家族史的高危妇女尤为重要。常用的普查方法有乳房自我检查、临床检查和钼靶摄片、彩色多普勒检查等,其中最有效的方法是钼靶摄片,但开始进行钼靶摄片的年龄和检查间隔时间仍有争议。

一般认为,普通人群的钼靶摄片可以从 40 岁后开始,间隔时间为每年 1 次,因为随着年龄的增加,乳腺癌的发病危险度提高,而乳腺组织对放射线的致癌敏感度降低。有研究显示,40 岁以后每年 1 次钼靶检查能使乳腺癌的死亡率降低 18%,50 岁后则降低 33%。但是在乳腺癌家族中,特别是 BRCA 基因突变携带者,乳腺癌的发病年龄常常较早,所以,有人认为开始进行钼靶摄片检查的年龄应该提前,甚至可提前到25~30 岁,且进行每年 2 次的钼靶摄片检查。对此也有不同的看法,认为年轻女性的乳腺组织增生活跃,在钼靶片上表现为高密度,这给准确诊断带来困难。同时某些基因突变的携带者(如 BRCA 突变和 ATM 杂合体的携带者)的乳腺组织对放射线非常敏感,早期且频繁地进行钼靶检查反而会增加患乳腺癌的危险度。现在较为统一的观点认为,携带有明显基因突变的妇女于 25~30 岁时开始进行 1 年 1 次的钼靶普查的益处大于害处。因为乳腺 X 线检查在携带者乳腺癌发生中的作用缺乏相应的理论支撑,脱离临床试验的背景,若无特异性指征时一般不建议每年 1 次以上的乳腺 X 线检查。

最近有一些回顾性和前瞻性研究调查遗传高危妇女乳腺 X 线、MRI 以及全乳超声等筛查工具的作用。462 例无症状的 BRCA-1 或 BRCA-2 突变妇女或乳腺癌、卵巢癌家族史妇女接受每年的临床乳腺检查、乳腺 X 线片、高频彩超和乳腺 MRI,检测到 51 例乳腺癌中 MRI 检测到 49 例(灵敏性为 95%,阳性预测值为 57%),乳腺 X 线片检测到 21 例(灵敏性为 43%,阳性预测值为 28%),超声检测到 24 例(灵敏性为 47%,阳性预测值为 18%)。尽管该研究在高危妇女筛查方法 MRI 的作用方面提供了令人振奋的初步证据,但仍需要大型、长期、多机构的研究来明确这一影像学技术的作用。MRI 不能替代乳腺 X 线片但可以补充它,因为导管原位癌的常见指征钙化由乳腺 X 线片检测到的频率高于 MRI。

MRI 由于其检查快捷、安全、灵便,已成为最易为患者接受的乳腺检查方法之一,更由于其诊断准确率的提高,在部分国家乳腺超声成为继乳腺 X 线片之后又一乳腺癌筛查手段。乳腺 X 线片联合乳腺超声诊断乳腺癌的敏感性达 90%,特异性达 98%。目前乳腺超声是乳腺 X 线片的最佳补充诊断手段,是乳腺影像检查的黄金组合,尤其是乳腺致密型患者。MRI 主要适用于①传统影像学检查阴性患者的原发灶寻找。②已用传统方法诊断的乳腺癌术前评估和分期,特别是确定病灶的多中心性和对侧乳腺病变。

### (五)家族性乳腺癌的预防和治疗

多年以来,有关高危妇女和癌症遗传易感个体筛查和预防的不同选择的研究越来越多。

1.家族性乳腺癌的预防

(1)BRCA-1/BRCA-2 突变携带者乳腺癌的预防。

1)化学预防:乳腺癌化学预防的研究对象在高危人群。家族性乳腺癌的健康亲属作为高危因素之一,同样受到关注。乳腺癌的常见化学预防方法有饮食成分的改变和内分泌药物的应用等。近些年,一些大型的临床试验已经开始,但结论尚不统一。

NSABPP-1 乳腺癌预防试验和国际乳腺癌干预研究(IBIS-I)的资料表明,基于家族史、年龄和某些高危状况(如小叶原位癌或不典型增生)的危险升高的健康妇女,5 年的他莫昔芬治疗可降低乳腺癌的危险。然而,他莫昔芬降低突变携带者乳腺癌危险的信息有限。乳腺癌突变携带者的对照研究指出,他莫昔芬降低 BRCA-1 和 BRCA-2 携带者 50% 的对侧乳腺癌的发生率,但是此研究中原发和对侧乳腺癌的激素受体状态不明确。较小的研究显示,不管雌激素受体状态如何,他莫昔芬可能是 BRCA-1 携带者乳腺癌的有效治疗药物。为了进一步强调他莫昔芬作为降低危险的药物在未患遗传性乳腺癌妇女中的潜在作用,对 NSABPP-1 参与者中发生乳腺癌的 288 例患者进行遗传分析,只有 19 例发现携带致病突变。他莫昔芬降低 BRCA-2 携带者乳腺癌风险,但不降低 BRCA-1 携带者的危险。尽管这些结果生物学上可行,但本研究中突变携带者的数量太小,结果没有统计学意义。因此,本研究不能得出关于 BRCA-1 或 BRCA-2 携带者中他莫昔芬作用的结论。Royal Marsden 医院试验选择 30~70 岁有乳腺癌家族史的健康女性为研究对象,共有 2494 名妇女参与,持续 8 年,结果显示实验组与对照组的乳腺癌发病率无显著性差异。总之,当为突变携带者提供他莫昔芬作为降低危险药物的咨询服务时,临床医生必须告知患者没有足够的研究明确这种治疗的益处。

选择性雌激素受体调节剂(如他莫昔芬和雷洛昔芬)、芳香化酶抑制剂和其他药物的化学预防试验也在进行中,已知突变携带者的试验也在设计中。

2)预防性乳房切除术:近年来的研究证明预防性乳房切除术对具有乳腺癌家族史和乳腺癌遗传倾向妇女的功效。在一个随访 14 年的回顾性研究中,639 例具有家族史的中高危妇女行预防性皮下乳房切除术,214 例高危妇女以她们未治疗的姐妹作为对照,结果将高危妇女乳腺癌风险至少降低 90%,高危组的乳腺癌相关死亡率至少下降 81%。另一个前瞻性研究随访了鹿特丹家庭癌症诊所的 139 例 BRCA-1/BRCA-2 突变携带者发现,中位随访 3 年,63 位选择检测的妇女中 8 例发生乳腺癌,而选择接受预防性全乳切除术者无发病患者。这些研究表明预防性乳房切除术明显降低家族性乳腺癌的危险度。因为乳头乳晕复合体发现相当数量的乳腺组织,皮下乳房切除不再被认为是手术选择。随着保留皮肤的乳房切除术和重建的新方法等改良外科技术的应用,多数外科医生建议采用预防性全乳切除术。

3)预防性卵巢切除术:最新研究表明,50 岁以前接受预防性卵巢切除术的健康 BRCA-1/BRCA-2 携带者患乳腺癌的危险明显降低,对 241 例 BRCA-1/BRCA-2 携带者中位随访 8.8 年,接受预防性卵巢切除术者 21％发生乳腺癌,而未行手术者为 42％。同样在一个 170 例 BRCA-1 和 BRCA-2 携带者的前瞻性研究中,3 例发生乳腺癌,而 72 例选择监测的妇女中 8 例发病($P=0.07$)。因此,在<50 岁的 BRCA-1 和 BRCA-2 突变携带者中预防性卵巢切除术不仅降低卵巢癌的危险,而且降低乳腺癌的危险。

(2)BRCA-1/BRCA-2 突变阴性家族性乳腺癌的预防:预防性乳房切除术可以降低乳腺癌的继发危险。一个 425 例家族史暗示中危的妇女进行研究,随访 14 年,发生 4 例乳腺癌,而 Gail 模型预测为 37 例,也就是说乳腺癌危险度降低 90％。虽然 50 岁前预防性乳房切除术和双侧卵巢切除术能有效降低乳腺癌危险,但仅建议真正高危妇女,包括遗传性乳腺癌家庭中遗传检测结果不确定的存在乳腺癌遗传倾向的妇女。

无 BRCA-1 或 BRCA-2 突变的个体发生卵巢癌的危险较低,因此不需要卵巢癌筛查和预防措施。这些人应该个体化处理,建议结果不明确家庭的卵巢癌成员考虑卵巢癌筛查或预防。

2.家族性乳腺癌的治疗

(1)局部治疗:有研究表明突变携带者的 5 年内局部失败率不高于年龄匹配的对照组。然而,长期随访的研究提示,突变携带者同侧乳腺癌危险高于年龄匹配的散发性乳腺癌对照组。此外,突变携带者放射治疗的安全性研究表明,与年龄匹配对照组的急、慢性放疗并发症无明显差异。因此,保乳治疗是新诊断为乳腺癌的突变携带者局部治疗的可行选择。但是,这些妇女必须明白她们同侧和对侧乳腺癌的危险性升高。所以,一些新诊断为乳腺癌的突变携带者可能需考虑双侧乳房切除术以使新发肿瘤的危险降到最小。

(2)系统治疗:目前,有关 BRCA-1/BRCA-2 状态对乳腺癌预后影响的研究尚无定论,所以,突变状态不能整合到制定系统治疗的过程中。

(郑立影)

# 第二章　肺癌

## 第一节　肺癌概述

### 一、流行病学

#### (一)地区分布

1.国外地区分布特点

肺癌的发病率和死亡率均存在明显的地理差异。多发地区依次为欧洲、美洲、大洋洲以及亚洲部分地区。男性肺癌年龄标化发病率分布范围从 2.5/10 万(西非)到 73.6/10 万(北美),说明肺癌标化发病率地区差异较大,最高和最低比值达 29。目前全球肺癌新发病例中 50.1% 发生于发达国家,而在 20 世纪 80 年代,该比例为 69%,说明在过去的 30 年间,发展中国家的肺癌发病率明显增高。欧美国家的肺癌死亡率都有较高水平,亚洲相对低发,发展中国家肺癌死亡率较低。美国的肺癌死亡率男女分别为 57.2/10 万和 25.4/10 万,我国则为 29.7/10 万和 11.7/10 万。

2.国内地区分布特点

(1)不同地区肺癌死亡率:20 世纪 90 年代的恶性肿瘤抽样调查显示,中国肺癌的粗死亡率是 17.54/10 万,其中男性为 24.3/10 万,女性为 10.66/10 万,全国各地肺癌死亡率有所不同,肺癌死亡率范围从 7.84/10 万(甘肃)至 43.58/10 万(上海),女性为 3.54/10 万(海南)至 31.33/10 万(天津)。肺癌死亡率在我国地理位置上有由东北向南、由东向西逐步下降的趋势。

(2)肺癌城乡分布:1994 年全国恶性肿瘤死亡率抽样调查显示,肺癌的城乡差异明显。城市居民中肺癌死亡率为 35.36/10 万,高于农村地区 15.83/10 万,说明城市肺癌死亡率显著高于农村。城市与农村肺癌死亡率之比为 2.23∶1。据 1990~1992 年中国城乡肺癌死亡情况调查结果按性别统计,城市男性肺癌死亡率是 38.1/10 万,而农村只有 19.1/10 万,城市女性肺癌死亡率为 16.2/10 万,农村是 8.8/10 万。无论男女,肺癌死亡率城乡均有明显的不同。

(3)肺癌高发死亡地区:1990~1992 年全国恶性肿瘤抽样调查中,男女合计肺癌死亡率最高的 3 个点是重庆市市中区 58.74/10 万,广州市荔湾区 58.21/10 万和云南省个旧市的 52.50/10 万。其他肺癌死亡率较高的地区基本分布在天津市、东北三省、内蒙古自治区、山东省、江苏省、四川省、广东省等省市及自治区。

### （二）人群分布

**1.性别**

几乎所有国家中男性肺癌发病率和死亡率均高于女性。统计资料中,肺癌男女性别比例法国为6.73∶1、俄罗斯为6.28∶1、德国为4.03∶1、美国为1.85∶1。肺癌的发病率从20世纪30年代开始迅速上升并在50年代成为男性癌症死亡的首要原因,近年来在一些发达国家,女性肺癌发病率上升超过了男性。女性肺癌患者在发病率、病理组织学及治疗预后方面与男性存在差异,而且与女性吸烟率增加和被动吸烟等有关。女性肺癌病理类型以腺癌居多,男性吸烟者以鳞癌多见。塞尔维亚1990年与2003年肺癌流行病学资料分析结果显示,13年间肺癌的总发病数上升了64.83%;女性肺癌患病率显著升高,男女性别比1990年为4.6∶1,2003年为3.7∶1,组织学分类,2003年肺腺癌发病率比1990年明显增高,其中女性1990年为25%,2003年为36.49%;男性腺癌发病率也有所增加,但幅度小于女性。另一项来自西班牙的研究也获得了相似的结果,该研究对2003年来自9个不同地区13所医院的1307例肺癌患者与1990~1999年的肺癌患者进行了比较,发现女性发病率上升迅速,从1990年的7.2%上升到1999年的10.9%,与女性吸烟率改变相平行。我国肺癌男女性别比例为2.24∶1。男性肺癌死亡率上升快、幅度大。近几年来发达国家中女性肺癌明显增加,而且增加速度比男性快,致使其性别比例有所下降。

**2.年龄**

不同的年龄组肺癌发生情况显著不同,可能与免疫状态不同及不同年龄段暴露于致癌物时间长短有关。肺癌的发病率随年龄的增长而上升,10岁前罕见,40岁前迅速上升,70岁左右达高峰,主要死亡年龄为35~69岁,随后有所下降;但近期研究显示,发达国家肺癌发生的年龄段有下移趋势。加州大学洛杉矶分校的一项研究显示,由于发达国家青少年吸烟率上升和人口老龄化,50岁以前和80岁以后的肺癌诊断率上升。该研究对1997~2003年诊断的6407例肺癌患者的流行病学、临床和生存率进行分析,并与正常年龄段进行对比,发现年轻患者与老年患者比例分别为8.8%和6.7%。与正常年龄患者相比,年轻患者具有6个特点:①女性高于男性。②诊断时仍在吸烟者较多,吸烟量较少的患者多。③早年因父母吸烟接触较大环境吸烟量者多。④鳞癌较少。⑤之前较少发生其他恶性肿瘤和非癌性肺部疾病。⑥更多接受化疗和(或)放疗。年轻与老年患者中位生存期分别为1.24年和0.68年,正常年龄组为1.27年,老年患者诊断后死亡率比正常年龄组增加了54%。研究者认为,年轻患者最显著的2个特点是存在吸烟父母的吸烟环境暴露史和诊断时肿瘤分期晚、分化程度高;老年患者则是接受治疗的机会减少和诊断后死亡风险增加。美国俄亥俄大学对1998~2003年登记的2251例肺癌患者中80岁以上老年肺癌患者的特点和治疗方式进行了分析,其结果与上述研究一致。中国肺癌男性和女性年龄组死亡率均是由小到大,逐步上升。男性各年龄组肺癌死亡率无论上升速度和幅度均大于女性。1990~1992年我国调查资料表明,年龄愈大肺癌死亡率越高,到70岁后,肺癌死亡率持续在一定水平。

**3.种族和民族**

多项遗传流行病学研究显示肺癌具有遗传倾向。有学者认为这是由于人群中大部分肺癌由那些高频率的微效基因所致,这也是肺癌易感性具有个体差异的原因。肺癌发病率和死亡率在民族分布上有所不同。女性肺癌中,华人妇女较非华人妇女为多见。有资料表明,女性澳大利亚人肺癌标化死亡率为 11.35/10 万,而女性澳大利亚华人肺癌标化死亡率为 17.38/10 万,两者差异有显著性。新加坡是多民族国家,各民族的肺癌发病率极不相同,华人肺癌发病率较马来人高。肺癌发生还与种族有关。以色列有学者比较了以色列犹太人与阿拉伯人患肺癌的风险,并与美国白种人和黑种人进行对比,结果发现以色列犹太人与阿拉伯人的吸烟率虽高于美国人,但患肺癌的风险却低于美国人,从而认为地中海类型饮食可能具有保护作用。以色列犹太人肺癌发病率低于阿拉伯人,可能与吸烟(阿拉伯人吸烟率为 41.3%,犹太人为 31.6%)或遗传因素有关。

### (三)时间趋势

肺癌在时间趋势上的主要特征是其发病率及死亡率有不断增长的趋势。据学者统计,自 1985 年以来,全球肺癌病例数增加了 51%,其中男性增幅为 44%,女性为 76%,女性肺癌死亡率的增加幅度无论白种人还是非白种人均大于男性。Siegel 等 2011 年的统计结果表明,女性肺癌发病率在 1975~2001 年总体呈下降趋势,而 2006~2008 年则呈上升趋势;1994~2006 年,美国男性肺癌患者死亡率呈每年 2.0% 的幅度下降,而在女性,1995~2005 年间肺癌死亡率以每年 0.3% 的幅度增加。20 年来,我国肺癌死亡率男女性别均有大幅度上升,1973~1992 年肺癌死亡率增长分别为男性 158.94%、女性 122.55%。1973~1992 年肺癌死亡率在所有癌症死亡率中的增长最明显。从发病率来说,如上海市区男女性肺癌调整发病率已由 1972~1974 年的 51.0/10 万和 18.5/10 万上升至 1982~1984 年的 57.1/10 万和 18.9/10 万。

随着肿瘤检测技术的不断发展,与过去相比,肿瘤的分期和分类可能发生改变,从而影响了患者的预后。荷兰在 1999 年以后采用 FDG-PET 对肺癌进行分期。为了解肺癌分期和治疗的变化,有学者对 1989~2001 年荷兰西北地区登记的 17 449 例肺癌患者资料进行了分析,结果显示肺癌分期的分布发生了较大改变,Ⅰ、Ⅱ 期比例在 1989~2001 年间从 36% 降低至 25%,75 岁以下接受手术的病例从 58% 上升为 72%,ⅢA/B 期接受综合治疗的比例从 1989 年的 3% 上升为 2001 年的 21%;75 岁以上手术比例从 28% 上升为 42%,但ⅢB 期接受综合治疗的很少,ⅢA 期综合治疗比例则从 3% 上升为 16%;Ⅰ~Ⅲ 期的 2 年生存率增加,Ⅰ 期和 Ⅱ 期 4 年生存率增加,整个人群的总生存率未上升。研究者认为,随着分期向晚期移行,肺癌患者的分期生存率增高,但总体生存率无改变,ⅢA 期综合治疗比例则从 3% 上升为 16%;Ⅰ~Ⅲ 期的 2 年生存率增加,Ⅰ 期和 Ⅱ 期 4 年生存率增加,整个人群的总生存率未上升。目前肺癌病理组织学类型分布的另一个特点是腺癌比例增加、鳞癌比例降低,其中细支气管肺泡癌发病率的上升不可忽视。细支气管肺泡癌(BAC)是肺腺癌的一个重要亚型,与其他非小细胞肺癌相比,具有独特的临床表现、组织生物学特性、流行病学特点和特殊的治疗反应性和预后。细支气管肺泡癌在 20 世纪初还是一种非常少见的疾病,但最近大量的研究表明,细支气管肺泡癌的发病率明显增加。美国学者分析了 1955~1990 年在该院就诊的 1500 例肺癌病例后发现,肺鳞癌的发生率由 56% 下降至 22%,同时肺腺癌则由 15% 上升为 47%,其中肺腺癌的增加主要归因于细支气管肺泡癌的增加,由最初细支气管肺泡癌占所有肺癌的 5% 上升为 24%。我国学者通过对 1996~2005 年在某医院诊断为肺癌的 4706 例患者进行分析后发现,细支气管肺泡癌占腺癌病例总数的 30.6%,占所有肺癌病例总数的 10.1%,而且细支气管肺泡癌发生率有升高的趋势。在此需指出的是,目前国际上已将 BAC 归为癌前病变,称为原位腺癌。

## 二、病因

原发性肺癌是发达国家的主要肿瘤。以美国为例,2003 年全美肺癌的发生数估计为 171 900 例,死于肺癌的有 157 000 例,居恶性肿瘤发病率第 2 位。我国大中城市肺癌的发病率亦逐年上升,2004 年上海市男性肺癌发病率为 82.57/10 万,女性为 34.81/10 万,分别居男女恶性肿瘤发病率的第一位和第二位。

### (一)吸烟

吸烟与肺癌的关系已在十几个国家进行过 30 多次流行病学的回顾性调查和 7 次大规模的前瞻性调查。尽管调查的国家不同,时间、对象、研究途径不同,但都证实吸烟是引起肺癌的最主要因素。据美国国立癌症研究中心和美国环境保护总署估计,约 85% 肺癌的产生与烟草有关。英国的 Peto 研究表明,长期吸烟者患肺癌的概率是不吸烟者的 16 倍,如果开始吸烟时的年龄在 15 岁以前,则其患肺癌的概率将提高到 30 倍以上。Alberg 的癌症预防计划 II 调查也表明,每天吸烟 1 包(20 支),吸 30 年以上的人,死于肺癌的概率是不吸烟人的 20～60 倍(男性)和 14～20 倍(女性)。如果吸烟的时间在 40 年以上,则概率还要翻 1 倍。吸烟是肺癌的重要病因已不容置疑,而且流行病学的调查还进一步表明,肺癌发生的概率与吸烟者的吸烟量及烟龄有关。肺癌发生的概率与每日吸烟的量,即吸烟的支数有关,每日吸烟的支数增加 3 倍,则肺癌发生的概率也增加 3 倍。

被动吸烟者患肺癌的问题,近年来也广为研究。所谓被动吸烟又称“二手烟”,是指非吸烟者与吸烟者同处一个环境,如办公室、房间,被动吸入烟雾,这种被动吸烟者包括配偶或同事或父母,他们暴露于烟雾的环境,比其他人吸入更多的烟雾。根据美国的调查结果,在美国发生的约 17 万/年肺癌患者中,约 3000 例肺癌是由被动吸烟引起。有关调查也表明,非吸烟者中的肺癌约 1/4 由被动吸烟引起。深入的调查表明,与非吸烟者相比,如果女性非吸烟者的配偶是吸烟者,她们患肺癌的危险性增加 25%;男性非吸烟者的配偶若是吸烟者,则危险性增加 35%;非吸烟者若工作场所的同事是吸烟者则危险性增加 20%。Hecht 等对被动吸烟者的尿液进行化学分析,发现其中存在着烟草中的致癌剂,其含量是吸烟者尿中含量的 1%～5%。因此,减少被动吸烟的现象也成为肺癌预防的一个重要环节。

通过对烟草化学成分的分析,发现烟草中包含了 300 多种化学物质,其中 40 种已证实为致癌剂或致癌突变剂,如 nitrosamine4-(methylnitrosamine)-1-(3-pyridil)-1-butanone(NNA),多环芳香烃(PAH)。这些化学物已成功诱导了动物的肺癌。这些动物肺癌从组织学的表现和基因的改变方面都与人类肺癌一致。如 NNA 诱导 K-ras 基因突变、上调 II 型肺泡细胞 DNA 甲基化转移酶的活力。而人类肺癌中 K-ras 突变率可高达 40%。又如 PHA 可诱导抑癌基因 p53 突变,而在人肺癌中 p53 突变率为 50%～70%。这些动物实验的结果都强烈支持烟草可诱导人类肺癌的产生。

近年来烟草制造商更多地推出有长过滤嘴的香烟,由于过滤嘴的过滤作用,使吸烟者吸入烟雾中的颗粒变细、变小,由此导致这些细微颗粒进入更深的细支气管并积聚在那里。另外烟草商也生产含有更低煤焦油的香烟,当吸烟者吸这类香烟时,常常把烟吸得更深,以补偿他们对成瘾性的满足,从而使烟草中的致癌剂进入更小的细支气管。上述两种现象可能部分解释近年来肺癌中的腺癌发生比例增加的原因,因为肺的周边地带更多地发生肺腺癌。

流行病学的调查和实验室研究都已明确支持吸烟是肺癌的最主要发生原因,因此减少吸烟将有助于肺癌发生率降低。20 世纪 70 年代美国民众的吸烟率:男性 50% 左右,女性 32%。从 70 年代开始美国发动大规模的反吸烟运动,包括反烟草法律和法规的制定、对烟草公司的限制、公共媒体的宣传和群众的运动。经过多年的努力,美国男性的吸烟率下降到 25% 左右,但女性的吸烟率,下降幅度不大(为 25%)。令人欣慰的是,美国男性的肺癌死亡率上升速度减慢,80 年代中期到达顶峰约 85/10 万,并维持在这个水平,从 90 年代中期开始逐步下降,到 21 世纪死亡率下降到 80/10 万。但是女性的肺癌死亡率未见明显改变,仍然维持在 40/10 万。因此,美国的经验从另一个方面再次证实了肺癌主要由吸烟引起的论断。

## (二)职业性因子

流行病学、病理学和实验证实为职业性致癌的因子有无机砷、石棉、铬、镍、煤焦油、烟炱和煤的其他燃烧物以及二氯甲醚和氯甲甲醚等。

### 1.无机砷

美国癌症研究所报道,暴露于三氯化二砷的工人肺癌死亡率 3 倍于对照组,工作 15 年以上者可高达 8 倍。砷引起的肺癌以分化差的癌为多,鳞癌次之,腺癌很少见。由于可溶性无机砷化合物毒性较高,难以使较多的实验动物长期生存,故用砷诱发肺癌的动物实验都无肯定的结果。

### 2.石棉

不同地区生产的石棉纤维长度、弯曲度各异,其中以直径 $<0.5\mu m$ 的石棉致癌力较强。石棉尘肺是石棉工人的常见疾病,据不同研究者报道,石棉尘肺者有 10%~30% 发展为肺癌或胸膜间皮瘤。据美国 Dom 的统计,石棉工人患肺癌的概率是一般人群的 15 倍。在动物实验中,石棉尘能诱发小鼠和大鼠的肺癌。

### 3.铬

据美、英和法等国的调查资料,与铬酸盐接触的工人肺癌死亡率为一般人群的 5~25 倍。铬酸盐也能引起工人的鼻中隔穿孔或发生鼻腔癌。动物实验中,接触亚铬酸盐矿尘和燃烧产物的大鼠嘴部可发生溃疡性鳞癌。将多种铬酸盐粉注入大鼠肌肉和胸膜腔内,能诱发局部的肉瘤、肺癌或纵隔肿瘤。

### 4.镍

英国在 1933 年开始注意到接触金属镍尘或羰基镍蒸气的工人中,患鼻腔、鼻旁窦和肺部癌症的增多。据 Doll 的统计,镍业工人肺癌死亡率为一般人群的 6 倍,鼻癌死亡率为一般人群的 200 倍。在动物实验中,使大鼠和豚鼠长期吸入金属镍尘,可诱发肺癌和肺癌样病变。大鼠吸入羰基镍也可诱发气管的腺样癌变和鳞状细胞癌。

### 5.煤焦油

煤焦油中含有苯吡类的多环芳烃,具有致癌性。众所周知,这类物质容易诱发人的皮肤癌,但在 1937 年英国人首先注意到接触煤气和沥青的工人肺癌患病率较一般人群高,其后在美国、日本、加拿大和挪威也观察到接触煤气、沥青和炼焦工人肺癌发病率较一般人群高,在我国北京和上海也有类似的发现。在动物实验中,用煤焦油涂抹家兔和小鼠皮肤都成功地诱发了皮肤癌,实验小鼠中诱发的肺腺癌高于对照组。20世纪70年代以来,认识到苯吡等多环芳烃并非是直接致癌物,这类物质必须先经组织中芳烃羟化酶的代谢转化为致癌物后才产生致癌作用。但不同机体内芳烃羟化酶的代谢能力有很大差异,这可能影响机体对多环芳烃致癌性的敏感程度。

6.二氯甲醚和氯甲甲醚

在工业中开始用这两种化学物质之后不久,就发现在接触这类物质的工人中肺癌发病率很高,而且基本上都是小细胞肺癌。在动物实验中,这两种化学物质很容易诱发大鼠、地鼠和小鼠的肺癌。因此,二氯甲醚和氯甲甲醚是强烈的致肺癌因子。

除了上述的职业性因子以外,值得研究的致肺癌因子还有铍、氯乙烯、石油、矿物油、石蜡、异丙油、甲基萘、石油燃烧物、页岩油及其衍生物等。

## (三)电离辐射

体内和体外的放射线照射都可引起肺癌,内照射引起癌变的剂量较外照射小。最早发现的职业性呼吸道癌与开采放射性矿石有关,不过当时并不了解致癌物的本质。几个世纪以来,在欧洲阿尔卑斯山脉的两侧开采了多种矿石,发现矿工多患所谓"矿上病",到了19世纪末,才确认为恶性肿瘤。1926年以后,诊断为放射性引起的职业性肺癌。这些地区的矿工70%~80%死于肺癌,以原发多灶性鳞癌为主,部分为小细胞癌。国内曾见云南个旧锡矿矿工肺癌高发的报道,据20世纪70年代统计资料,该矿矿工肺癌发病率和死亡率高达202/10万和151/10万。高发的原因也认为与矿中放射性物质,包括氡及其子体等有关。在动物实验中,用 $^{60}Co$、$^{90}Sr$、$^{239}Pu$、$^{106}Ru$、$^{140}Ir$、$^{35}S$、$^{32}P$、$^{198}Au$、$^{59}Fe$、$^{106}Rh$ 等在小鼠、大鼠、狗、家兔中诱发了肺鳞癌和未分化癌。

## (四)大气污染

随着工业的发展,许多致癌性工业原料和产品的生产量和使用量增加,其影响不仅仅使直接接触的工人肺癌增多,也使致癌物污染大气的程度更加严重。各种交通工具,特别是汽车排出的废气以及道路和房屋的建筑中沥青等物质的大量使用也使大气受到污染。这类污染物中,含有某些致癌物质。此外,肺癌发病率在许多国家的城乡差别也提示,大气污染与肺癌的发生有关。英国Stocks多次测定26个居民点大气中芳香族多环碳氢化合物的浓度,发现这种化合物的浓度与各居民点居民的肺癌死亡率之间呈明显的相关性。我国上海市居民肺癌死亡率市区高于郊区,近郊又高于远郊的事实也提示,大气污染可能对肺癌的发生起一定作用。但也有研究者认为肺癌城乡差别的原因,吸烟比大气污染更重要,因为城市居民中吸烟者的比例比农村高。

近年来女性非吸烟者的肺癌发生率有了较大的增加,根据上海市肿瘤研究所等的流行病学配对调查,发现与未患肺癌的女性相比,患肺癌女性家庭的厨房面积小、通风设备差,而且她们在烹饪时喜欢使用油炸等方法。采集她们烹饪时厨房内空气样本进行化学成分分析,发现空气中存在香烟中类似的化学致癌物质。上述流行病学调查的结果强烈提示,厨房内、室内的空气污染是女性非吸烟者发生肺癌的重要原因之一。

### （五）生物学因子

随着分子生物学的发展,大量资料提示,支气管上皮的癌变可能与细胞遗传物质的多次改变有关,其中包括染色体丢失、重排以及突变等,致使细胞内某些基因丢失或活化,导致细胞生长失控或提供发生癌变的有利环境,最终导致癌变。这一系列遗传物质的改变主要涉及两大类与癌变有关的基因,即原癌基因的活化或抑癌基因的丢失或畸变。近年来的研究发现,人类肺癌的发生和演变往往涉及第1、第3、第11、第13和第17号染色体上的异常变化,使某些原癌基因(ras、fur、myc、myc等)活化或某些抑癌基因(p53、Rb等)丢失。总之,研究表明,人类肺癌的发生、演变以及发展与某些原癌基因的活化及抑癌基因的丢失有密切关系。

## 三、临床表现

肺癌的临床表现多种多样,最常见的有咳嗽、咯血、胸痛及发热等。

临床上肺癌的发生和发展大体可分为3个阶段:细胞间变阶段一般无特殊临床症状,但痰中可发现间变细胞;经数月或数年之后,间变细胞可逐渐演变发展为原位癌,此时痰液脱落细胞检查可找到癌细胞,但无其他阳性体征;以后逐渐出现临床症状及体征,其症状与体征取决于原发病灶的部位和大小、转移灶的部位以及副瘤综合征的出现等。

### （一）原发肿瘤引起的症状和体征

原发肿瘤引起的症状如表2-1所示。中心型肺癌出现呼吸道症状和体征较周围型早而明显,周围型病灶除累及纵隔、胸膜或胸壁时出现胸痛外,一般早期多无明显症状。

表 2-1　肺癌的症状

| 中心型肺癌 | 周围型肺癌 |
| --- | --- |
| 咳嗽 | 胸痛 |
| 痰血 | 咳嗽 |
| 气促（阻塞性） | 气促（胸腔积液） |
| 胸痛 | — |
| 发热 | — |
| 哮鸣 | |

### （二）纵隔受累的症状和体征

纵隔受累的症状和体征可因原发肿瘤直接侵犯或转移性肿瘤累及纵隔的大血管、神经等所产生。一般来说,出现纵隔组织受累征象时,往往表示病期较晚,手术应慎重考虑。常见纵隔受累的部位及其症状见表2-2。

表 2-2　纵隔受累部位与症状

| 受累部位 | 症状 |
| --- | --- |
| 喉返神经 | 声音嘶哑 |
| 膈神经 | 膈肌麻痹 |
| 上腔静脉 | 上腔静脉综合征 |

| 受累部位 | 症状 |
| --- | --- |
| 心包或心肌 | 心律失常，心包填塞 |
| 胸膜 | 胸腔积液 |
| 食管 | 吞咽困难 |
| 胸导管 | 胸腔积液 |

### （三）心血管症状

肺癌患者出现心血管症状可由肿瘤引起，也可因副瘤综合征而产生。原因如下：①原发或转移癌累及心包或心肌，肺癌尸检材料中约 1/3 者有心包或心肌受累，特别是中心型肺癌及小细胞癌。可引起心包积液，出现心包填塞症状。临床上有心律不齐、心动过速或房颤，叩诊时心浊音界扩大，超过心尖搏动处，听诊时心音低远，有心包摩擦音。吸气时常有静脉怒张。X线片上可见心影扩大，超声显像时可见心包积液。②腺癌患者可以有非细菌性栓塞性心内膜炎，临床可有脑、脾、肾、心脏栓塞。肺癌患者可有凝血功能异常，出现游走性血栓性静脉炎。③类癌综合征，偶尔与小细胞癌伴发，主要表现为面部潮红、二尖瓣或主动脉瓣狭窄。

### （四）肿瘤转移引起的症状

#### 1.淋巴结转移

肺癌可转移到身体任何部位的淋巴结，最常见为锁骨上淋巴结转移。一般由原发灶转移到同侧肺门，然后至纵隔淋巴结，再转移到锁骨上淋巴结。少数病例可通过胸壁而转移到同侧腋窝淋巴结。

#### 2.腹部转移

肺癌肝转移较常见，超声显像和 CT 检查对肝转移的诊断提供了证据，肝功能检测有参考价值。小细胞癌好发胰腺转移，临床上患者可出现胰腺炎或阻塞性黄疸。肾上腺和腹膜后淋巴结转移也多见，临床上多无症状，CT 腹部检查可做出诊断。

#### 3.骨转移

肺癌骨转移的发生率非常高，其中以脊柱转移最常见，其他多见的有髂骨、股骨、肱骨、肋骨。骨转移产生局部持续的疼痛和压痛，有时会产生病理性骨折。大多为溶骨性病变，少数为成骨性。脊柱转移可压迫椎管，导致阻塞及脊髓压迫症状。

#### 4.中枢神经系统转移

肺癌引起中枢神经系统的症状主要由脑、脑膜或脊髓转移引起，肺癌中枢神经系统转移的以小细胞肺癌最多，依次为大细胞癌、腺癌、鳞癌。约 10% 肺癌患者出现脑转移，常见症状为颅内压增高，如出现头痛、恶心、呕吐、精神状态改变和中枢定位症状，如癫痫发作、偏瘫、小脑功能障碍或失语等。脑神经受累亦可见。CT 检查可以明确颅内转移灶的部位、大小。脑膜侵犯虽然不如脑转移常见，但在小细胞肺癌常有发生，其症状与脑转移相似，疑有脑膜受累时腰椎穿刺应慎重。脊髓的转移产生脊髓压迫，导致截瘫。

### （五）副瘤综合征

肺癌引起副瘤综合征很常见。

1.脑病、小脑皮质变性、周围神经病变(感觉或运动)、肌无力

脑病的主要症状为痴呆、精神病或器质性病变,脑电图往往表现为缓慢改变,脑脊液中淋巴细胞增多。小脑皮质变性表现为急性或亚急性机体功能障碍,两侧上下肢行动困难,动作震颤,发音困难,眩晕,但眼球震颤不常见。有报道肺癌切除后上述症状自行消退。运动、感觉等周围神经病变时可有急性或亚急性发作。感觉或感觉、运动神经兼有受累,主要表现为肢体感觉异常、疼痛、深部腱反射消失等。肌无力症可出现在小细胞癌患者,此种肌无力症与胸腺病变有关的重症肌无力不同,应用新斯的明等药物无缓解作用,但应用皮质激素类可能有效。肿瘤经治疗后消失或缓解时,其肌无力症状也随之缓解。

2.黑棘皮病

黑棘皮病主要表现为腋窝或肢体的屈面皮肤增厚及色素沉着,手掌、足底亦可受累,有时口腔黏膜亦有上述改变。以上改变可出现于肺癌发现之前或伴随肺癌同时出现。

3.自主神经功能亢进

自主神经功能亢进表现为单侧胸部或上肢出汗或潮红,多与肺尖部或肺上沟癌伴发,后期可出现相应部位交感神经麻痹及霍纳综合征。面部潮红等类癌综合征见于小细胞肺癌和支气管类癌。

4.皮肌炎

皮肌炎常与恶性肿瘤伴发,主要表现为肢体近端肌无力,骨盆带肌肉较肩胛带更严重,面部常有蝶形对称皮肤红斑。肌电图、肌活检以及血清肌酸磷酸激酶、碱性磷酸酶、肌酐等检查有助于明确诊断。

5.肺源性骨关节增生

肺源性骨关节增生(HPO)较常见的为杵状指及长骨骨膜炎。临床上骨病骨区软组织有肿胀压痛,以胫腓骨和桡尺骨远端较为明显,严重者可累及股骨、肱骨、掌骨和跖骨等。此外也可累及膝、踝、腕等大关节。X线片见骨膜炎可作为诊断依据。此症多见于腺癌患者,发生率约10%,其次为鳞癌,小细胞癌较少并发此症。肺源性骨关节增生症的确切病因尚不清楚,可能与生长素或神经功能有关。手术切除原发灶后,骨关节病变可以缓解。有报道迷走神经切断也可使症状获得缓解。

6.弥散性血管内凝血

弥散性血管内凝血(DIC)在各种细胞类型的肺癌患者中均可出现,可能与肿瘤组织释放促凝血因子有关。患者常发生皮下瘀斑,紫癜、血肿、血尿亦常见。

7.皮肤色素沉着

小细胞癌患者可能出现异位的促肾上腺皮质激素(ACTH)或促黑色素细胞刺激激素(MSH)分泌而引起皮肤色素沉着,主要表现为身体暴露部位、乳头、嘴唇、颊黏膜、外阴等部位有皮肤色素沉着。

8.男性乳房发育

男性乳房发育常提示有异位促性腺激素的产生,一般在小细胞癌患者中发生较多。

### 四、预防

肺癌主要是环境性因素引起的疾病,其中吸烟是重要的致癌因素,因此劝阻吸烟对肺癌的预防有积极意义。

#### (一)反对和控制吸烟

已知 80% 左右的肺癌由吸烟引起,如果控制了吸烟,就可以使肺癌的发病率大大降低,大多数肺癌就可以预防。世界卫生组织(WHO)指出,根除吸烟可有效地降低肺癌的发病率,应该将更多的精力和资金用于一级预防。目前已有一些国家和地区在控制人群吸烟率方面收到了明显的效果。如美国的反吸烟运动开始于 20 世纪 60 年代,经过 30 多年的努力,由于吸烟率的下降,美国男性肺癌的发病率在 90 年代开始走向平稳,并在其后逐步下降,因而证明了反吸烟运动的功效。

反对和控制吸烟,首先要着眼于减少吸烟者在人群中的比例。需要制定一定的法律或条例限制人们,特别是限制青少年吸烟。据北京市对几所中学 13～19 岁学生 2790 名(男 1396 人,女 1394 人)吸烟状况调查,男生吸烟为 19.7%,女生为 0.4%,合计为 10%。可见青少年吸烟情况的严重性。对已吸烟者,应开展科学、行之有效的劝导戒烟活动。

#### (二)控制大气污染

1976 年英国学者报道,伦敦本是空气污染严重而肺癌死亡率不断增加的城市,1960 年以后,大力控制了居民和工厂燃煤造成的空气污染,至 20 世纪 70 年代中期,该城市居民的肺癌死亡率不再上升,且有下降趋势。我国各大城市都设有环境保护专门机构,做好环境保护工作,必将有效地控制大气污染,从而达到预防肺癌的目的。

#### (三)职业防护

对开采放射性矿石的矿区,应采取有效的防护措施,尽量减少工作人员受辐射的量。在有放射性物质如氡及其子体的矿井,必须完善通风设施,降低放射性物质浓度,确实保证工作环境符合放射防护条例规定的安全程度。对暴露于致癌化合物的工人,必须采取各种切实有效的劳动防护措施,避免或减少与致癌因子的接触。

#### (四)普查

早期发现和诊断肺癌能明显提高患者治疗后的生存率,因此用普查的方法来早期发现和诊断肺癌的努力一直在进行中,20 世纪 70 年代试用胸部平片来普查,然后试用痰液涂片,近来又试用低剂量的 CT 普查。较大的一项研究来自于日本国立癌症中心。共 1611 例进入前瞻性研究,全部为吸烟或曾经是吸烟者,同时采用胸部平片、痰液涂片和低剂量胸部 CT 3 种方法,首次筛查时,肺部异常发现的检出率分别是 3.4%、0.8% 和 11.5%,其中发现了 14 例肺癌,以后的筛查异常发现率分别为 2.6%、0.7% 和 9.1%,又发现了 22 例肺癌,在研究过程中共发现了 36 例肺癌。其中由低剂量胸部 CT 发现的有 25 例,占 70%。36 例中ⅠA 期肺癌患者 28 例,占全部发现患者的 77.8%。36 例患者治疗后的 5 年生存率是 76%(首次筛查患者)和 64%(以后筛查发现患者)。另一项研究来自美国纽约,共查高危肺癌人群 1000 例(中位年龄 67 岁)。每年进行胸部平片和 CT 检查,共发现 27 例肺癌(2.7%),其中只有 7 例在胸部平片上能发现。23 例(85%)是 I A 期肺癌。

上述前瞻性的肺癌筛查研究都证实了筛查能发现早期肺癌患者,因而改善治疗效果。在诸种筛查方法中,以低剂量胸部 CT 检查方法发现的肺癌更多,检出率更高,如小结节型或毛玻璃样病灶(GCO)。然而筛查的目标人群(高危人群)和较佳的筛查频率尚需进一步研究。对肺癌筛查意义的评价还存在不同的分歧,批评者提出筛查存在着过度诊断问题,而且质疑早期治疗的疗效,即是否真正降低肺癌的病死率,同时从卫生经济学的角度还存在一个经济效益比的问题,即付出的代价高,而受益小。所以,我国作为一个发展中国家,开展大规模的肺癌筛查似乎时机还不够成熟。

### (五)高危人群的预防

一般认为患肺癌的高危人群:男性,45 岁以上,吸烟指数＞400(吸烟支数/天×吸烟年数),有肿瘤家族史。对高危人群做肺癌普查有积极意义,包括定期的痰液脱落细胞检查、胸部摄片。近年来,在这一人群中进行化学预防的研究也已开展,采用的药物主要是维 A 酸(RA)类,其中有全反式维 A 酸(all trans RA)、13-顺式维 A 酸(13-cis RA)、4HPR 等。初步的结果显示,维 A 酸能使畸变的支气管上皮逆转为正常上皮。最终的预防结果还有待长期随访。

(张　帅)

# 第二节　肺癌的临床诊断与分期

## 一、病理学诊断

### (一)病理分型

#### 1.最新版肺癌病理分类

2015 年版 WHO 肺癌分类中肺癌的类型主要包括腺癌、鳞状细胞癌、神经内分泌肿瘤、大细胞癌、腺鳞癌、肉瘤样癌、癌肉瘤、肺母细胞瘤、其他未分类癌、涎腺型肿瘤等。

腺癌的分类包括浸润性腺癌、微小浸润性腺癌及浸润前病变。浸润性腺癌的类型有:贴壁型腺癌、腺泡型腺癌、乳头型腺癌、微乳头型腺癌、实性型腺癌、浸润性黏液腺癌、胶样型腺癌、胎儿型腺癌、肠型腺癌。微小浸润性腺癌分为非黏液性和黏液性两种。浸润前病变分为非典型腺瘤样增生和原位腺癌,原位腺癌又分为非黏液性和黏液性两种。

鳞癌的分类包括角化型鳞状细胞癌、非角化型鳞状细胞癌、基底细胞样鳞状细胞癌及浸润前病变。浸润前病变是指鳞状细胞原位癌。

神经内分泌肿瘤的分类包括小细胞癌、大细胞神经内分泌癌、类癌及浸润前病变。小细胞癌中又包括了混合性小细胞癌。大细胞神经内分泌癌也包括了混合性大细胞神经内分泌癌。类癌分为典型类癌和不典型类癌。浸润前病变是弥散性特发性肺神经内分泌细胞增生。

肉瘤样癌可分为多形性癌、梭形细胞癌和巨细胞癌。

其他未分类癌包括淋巴上皮瘤样癌和 NUT 癌。

涎腺型肿瘤的分类包括黏液表皮样癌、腺样囊性癌、上皮-肌上皮癌、多形性腺瘤等。

2.肺腺癌病理分类

2015 年版 WHO 肺腺癌的分类如表 2-3 所示。

表 2-3　2015 年版 WHO 肺腺癌分类

浸润型腺癌

　　贴壁型腺癌

　　腺泡型腺癌

　　乳头型腺癌

　　微乳头型腺癌

　　实性型腺癌

　　浸润性黏液腺癌

　　混合型浸润性黏液和非黏液腺癌

　　胶样型腺癌

　　胎儿型腺癌

　　肠型腺癌

微小浸润性腺癌

　　非黏液性

　　黏液性

浸润前病变

　　不典型腺瘤样增生

　　原位腺癌

　　　　非黏液性

　　　　黏液性

与 2004 年版 WHO 肺癌分类相比较,2015 年版变化最大的部分是肺腺癌的分类。

首先,取消了细支气管肺泡癌(BAC)这一类型,并且根据肿瘤的大小、有无贴壁生长以外的生长模式、有无间质浸润及浸润灶的大小、有无淋巴管和血管浸润、有无胸膜浸润、有无肿瘤坏死、有无通过肺泡腔播散等情况把原来诊断为细支气管肺泡癌(BAC)的病例分别诊断为原位腺癌、微小浸润性腺癌、贴壁生长为主型腺癌和伴贴壁生长为主的浸润性黏液腺癌。

原位腺癌的诊断必须满足以下的条件:①病灶≤3cm 的局限性腺癌。②纯粹的贴壁生长模式。③无间质、血管或胸膜浸润。④无贴壁生长以外的生长模式,例如腺泡、乳头、微乳头、实性、胶样、肠型、胎儿型或浸润性黏液腺癌等。⑤无肿瘤坏死。⑥无血管或胸膜浸润。原位腺癌在影像学上表现为磨玻璃样病灶,预后非常好,病灶经完整切除后可治愈,5 年无病生存率为 100%。

微小浸润性腺癌的诊断标准是:①病灶≤3cm 的局限性腺癌。②贴壁生长为主。③任何一个浸润灶最大径≤0.5cm。④浸润灶包括 a.贴壁生长以外的生长模式,例如腺泡、乳头、微乳头、实性、胶样、肠型、胎儿型或浸润性黏液腺癌等;b.肿瘤细胞浸润肌纤维母细胞所构成的间质。⑤无淋巴管、血管、气道或胸膜浸润。⑥无肿瘤坏死。⑦无气道播散。微小浸润性腺癌在影像上表现为磨玻璃样为主伴部分实性病灶,预后好,病灶经完整切除后 5 年无病生存率几乎为 100%。

其次,2015 年版 WHO 肺腺癌分类中浸润性腺癌的类型有贴壁型、腺泡型、乳头型、微乳头型、实性型腺癌,而取消了混合型腺癌。现在浸润性腺癌主要分为 5 种生长方式:贴壁生长型,腺泡生长型,乳头状生长型,微乳头状生长型和实性生长型。其 5 年无病生存率分别为 93.5%、83.7%、75.0%、44.4%和 62.5%。浸润性腺癌的变异型取消了印戒细胞腺癌和透明细胞腺癌这两个亚型,而增加了肠型腺癌这一亚型。肠型腺癌是指组织学形态与结直肠癌相似的原发性肺腺癌,肠型腺癌的免疫组化可以表达 CDX2、CK20、Villin 等肠癌标记,同时也可表达 CK7 和 TTF-1。诊断肠型腺癌时必须在临床上先排除原发性肠癌肺转移后再考虑这一诊断。另外,如果 TTF-1 阳性,则可支持肠型腺癌的诊断。

因为部分腺癌亚型具有表皮生长因子受体(EGFR)和 KRAS 突变以及间变性淋巴瘤激酶(ALK)重排,因此分子与组织学亚型的相关性在预测患者预后中具有重要意义,同时也可以根据分子改变特点选择合适的治疗方案。2015 年版 WHO 肺腺癌分类中的组织学分型与分子改变有显著相关性。相关性研究表明,与 EGFR 突变频率相关的组织学类型包括不典型腺瘤样增生、微小浸润性腺癌、贴壁生长型腺癌和乳头状型腺癌(分别为 85.7%、83.3%、71.4%和 68.5%),其次是腺泡生长型腺癌(38.4%)和微乳头状生长型腺癌(40.1%)亚型;而实性生长亚型比较少见,仅为 14.3%。另外来自韩国的一项研究显示,EGFR 突变与贴壁生长型腺癌和微乳头型腺癌具有显著的组织表型-基因型相关性;KRAS 突变主要在腺泡生长型腺癌(23.1%)和实体生长型腺癌(25.0%)中,其次是微小浸润性腺癌(8.3%)和乳头状生长型腺癌(4.5%),而在原位腺癌或贴壁生长型腺癌中没有发现 KRAS 有突变,所有浸润性黏液腺癌都具有 KRAS 突变;病理形态学研究提示,在含有印戒细胞的黏液型或实性腺癌中 ALK 融合基因的发生率高于其他类型的肺腺癌(46.2% *vs.* 8.0%)。

3.肺鳞癌病理分类

肺鳞癌的分类较简单,如表 2-4 所示。

**表 2-4　2015 年版 WHO 肺鳞癌分类**

| |
|---|
| 鳞状细胞癌 |
| 　角化型鳞状细胞癌 |
| 　非角化型鳞状细胞癌 |
| 　基底细胞样型鳞状细胞癌 |
| 浸润前病变 |
| 　鳞状细胞原位癌 |

与 2004 年版 WHO 肺癌分类相比较,2015 年版的变化不大,只是把原来属于大细胞癌的基底细胞样癌亚型划归鳞状细胞癌的基底样鳞状细胞癌亚型。角化型鳞状细胞癌由于在光镜下可观察到鳞状细胞癌具有角化现象和细胞间桥,因此不需要免疫组化标记就可以诊断。对于非角化型和基底样鳞状细胞癌,则需要依靠免疫组化标记才能准确诊断。否则,无法与大细胞癌和实性腺癌相鉴别。p63 和 p40 是目前鳞状细胞癌的主要标记蛋白。研究表明,p63 在鳞状细胞癌中表达灵敏性高,但是其特异性低,在一些其他肿瘤类型中也会表达,例如腺癌以及淋巴瘤等。p40 是一个比较新的鳞状细胞癌标记蛋白,具有与 p63 一样的灵敏性,而且其特异

性更高。在分化差或未分化的非小细胞肺癌中,细胞角蛋白CK5/6也用来辅助鳞状细胞癌的标记。但是需要注意的是,偶尔肿瘤同时含有腺癌和鳞状细胞癌两种组织学亚型,如果其中每种成分＞10%,则诊断为腺鳞癌。在2015年以前的WHO肺癌分类中,基底样鳞状细胞癌原来是属于大细胞癌的基底细胞样癌亚型,但是由于其免疫组化显示"鳞状细胞癌标记"(例如p40,p63和CK5/6)阳性,因此2015年版WHO分类中将其归入鳞状细胞癌。但是有时候基底样鳞状细胞癌在很多方面与小细胞癌难以鉴别,如肿瘤周围有栅栏状排列、中央呈粉刺样坏死、可见菊形团及大量的核分裂,偶尔还表达CD56、CgA和Syn,这时候二者鉴别诊断就非常困难,由于治疗原则的不同,区分二者就显得非常有意义。

4.肺神经内分泌肿瘤病理分类

肺神经内分泌肿瘤的分类如表2-5所示。

表2-5　2015年版WHO肺神经内分泌肿瘤分类

| |
|---|
| 小细胞癌 |
| 　混合性小细胞癌 |
| 大细胞神经内分泌癌 |
| 　混合性大细胞神经内分泌癌 |
| 类癌 |
| 　典型类癌 |
| 　不典型类癌 |
| 浸润前病变 |
| 　弥散性特发性神经内分泌细胞增生 |

对于肺神经内分泌肿瘤,在2015年版WHO肺癌分类中除了将大细胞神经内分泌癌从原来的大细胞癌中的亚型归入神经内分泌肿瘤中的亚型以外,各类型的诊断标准与2004年版的国际分类没有大的变化。肺的神经内分泌肿瘤尚不能按照胃肠神经内分泌肿瘤进行分级,应根据组织结构和细胞形态、核分裂象和(或)坏死灶来区分类癌、不典型类癌、小细胞癌和大细胞神经内分泌癌,而小细胞癌与大细胞神经内分泌癌则根据肿瘤细胞的大小、胞质丰富程度以及核仁清晰程度来区分。在病理及临床工作中区分高级别神经内分泌肿瘤(包括小细胞癌和大细胞神经内分泌癌)与类癌是非常重要的。这是因为一方面小细胞癌和大细胞神经内分泌癌在基因表型及发生机制上具有相似性,但与类癌不存在相关性。另一方面,高级别神经内分泌肿瘤是肺肿瘤中最具侵袭性的亚型之一,且患者多有大量吸烟史,而类癌通常预后良好,患者通常没有吸烟史。另外,小细胞癌中存在着复合性小细胞癌,当小细胞癌中出现了任何其他的一种肿瘤成分,无论比例多少,都称为复合性小细胞癌。

5.其他类型肺癌病理分类

与2004年版WHO肺癌分类相比较,2015年版WHO肺癌分类中大细胞癌的分类是变化较大的部分之一,其中大细胞神经内分泌癌亚型被归入神经内分泌肿瘤,基底细胞样癌被归入鳞状细胞癌,淋巴上皮瘤样癌被归入其他及未分化癌,另外取消了透明细胞癌和横纹肌样癌这两个亚型。因此,2015版的大细胞癌只包括未分化的非小细胞癌。同时,由于免疫组化在肺癌中的广泛应用,可以把相当一部分以前根据光镜下形态诊断为大细胞癌的病例依据它们的免疫组化标记 TTF-1、CK7、Napsin-A、CK5/6、p40、p63 等表达结果分别诊断为低分化腺癌和低分化鳞状细胞癌,因此大细胞癌的诊断率将大幅下降。

2015 年版 WHO 分类中对于其他类型的癌也进行了更新和修订。淋巴上皮瘤样癌原来属于大细胞癌中的亚型,现在被归为其他及未分类癌。其他及未分类癌还包括了 NUT 癌。NUT 癌也称为中线癌。目前 NUT 癌预后很差,暂未有非常好的治疗方案。

6.小活检标本和细胞学标本病理分类

在 2015 年版 WHO 肺癌分类中,专门对肺的小活检标本和细胞学标本的分类进行了详细的规定。肺的小活检标本和细胞学标本的病理诊断的首要任务是明确病变是否为癌,如果是癌应进一步明确是小细胞癌还是非小细胞癌,如果是非小细胞癌还应做出是腺癌还是鳞状细胞癌的诊断,以满足临床制订治疗方案的需求。

因为有将近 70% 的肺癌患者无法进行手术治疗,所以对于进展期的非小细胞癌患者的小活检标本和细胞学标本的病理诊断应减少或不宜诊断为"非小细胞癌",应该进一步进行组织学分类和分子检测。为了充分利用有限的标本进行病理诊断和分子检测,使标本的利用最大化,专门制定了小活检标本和细胞学标本的诊断流程。

对于在光镜下有明确腺样或鳞状分化特征的非小细胞癌应明确诊断为肺腺癌或鳞状细胞癌。对于在光镜下没有明确腺样或鳞状分化特征的非小细胞癌应借助免疫组化染色和组织化学染色尽可能判断出腺癌和鳞状细胞癌的分类。因此 2015 年版 WHO 肺癌分类中特别强调免疫组化和黏液染色的重要性。

支持腺癌诊断的免疫组织标记有 TTF-1、Napsin-A、CK7,支持腺癌诊断的组织化学染色有黏液染色;支持鳞状细胞癌诊断的免疫组织标记有 p40、p63、CK5/6。当在光镜下没有明确的腺癌生长方式,但 TTF-1 和(或)黏液染色阳性,而 p63 阴性时,应诊断为 NSCLC-倾向腺癌。当在光镜下不存在明确的鳞状细胞癌特征,但 p40、p63、CK5/6 等标记阳性,而 TTF-1 和(或)黏液染色阴性时,应诊断为 NSCLC-倾向鳞癌。如果肿瘤细胞 TTF-1 强阳性,无论鳞癌标志物表达程度如何,均应诊断为 NSCLC-倾向腺癌。当鳞癌标记和腺癌标记分别表达于不同的细胞群体时,则提示为腺鳞癌。

对于部分小活检和(或)细胞学的病例,通过形态学观察、免疫组化和组织化学染色后仍然无法明确其为腺癌或鳞癌分化的非小细胞肺癌,则可诊断为非特指性非小细胞肺癌(NSCLC-NOS)。对于形态学不提示神经内分泌分化的肿瘤,不宜进行神经内分泌相关的免疫组化标记检测,以便节省组织用于分子检测,使靶向治疗的可能最大化。

由于小活检标本的局限性和肺癌的高度异质性,对于小活检标本不要做出原位腺癌和微小浸润性腺癌的诊断,当小活检标本中仅见贴壁生长方式时,应标明"不排除存在浸润成分的可能"。小活检标本也不要做出大细胞癌和肉瘤样癌类型的诊断,此时,可诊断为 NSCLC-NOS。

## (二)病理分级

为了表示肺癌恶性程度的高低,在病理诊断中常需根据显微镜下的观察对肺癌进行分级,以便对临床治疗和预后的判断提供参考指标。一般来说,肿瘤的分级是根据癌细胞的分化程度,即癌细胞异型性大小来确定的。分化是指从胚胎时的幼稚细胞逐步向成熟的正常细胞发育的过程。异型性是指无论细胞形态还是组织结构都与其发生的细胞和组织之间存在的差异,即细胞或组织失去正常细胞形态或组织结构的表现。肿瘤细胞形态或组织结构越接近或相似于正常细胞或组织结构说明肿瘤分化越好或高分化,即异型性小;细胞形态或组织结构越远离或不相似于正常细胞或组织结构,说明肿瘤分化越差或低分化,即异型性大。分化与异型性是对癌细胞进行形态描述时常用的两个术语,故癌组织分化的好或差及异型性大或小,一般表现在细胞形态或组织结构两个方面。在判定癌的分化程度和异型性大小时,要从这两方面观察,综合判断。

肺癌的分级多用于鳞癌或腺癌,其分化程度在不同的病例均有差异,即使在同一病例也可同时存在不同分化程度的癌组织。总的来讲,肺癌的分型及分级原则是分型是按其分化最好的成分定,而分级是按其分化最差的成分定。因此,如果一个肿瘤的大部分是未分化成分,但含有局灶鳞状细胞癌或腺癌成分,它就被分为分化差的鳞状细胞癌或腺癌。

肺癌的分级一般分为三级:Ⅰ级为分化好的(高分化),Ⅱ级为分化中等的(中分化),Ⅲ级为分化差的(低分化)。Ⅰ级恶性程度低,Ⅲ级恶性程度高,Ⅱ级居中。肺的小细胞癌和大细胞癌,从分化程度上看均为分化差的癌,故不再分级。在肺的神经内分泌癌中,类癌为分化好的,不典型类癌为分化中等的,小细胞癌为分化差的。

### (三)影响肺癌预后的因素

肺癌患者的预后与许多因素有关,具体如下。

(1)年龄:40岁以下者预后差。

(2)性别:女性较男性差,可能与女性易患腺癌有关。

(3)临床分期:TNM分期与存活率关系密切,是重要的预后因素。

(4)肿瘤大小:相同组织学类型的肺癌,体积大者比小者预后差。

(5)细胞类型及分化程度:与肺癌的预后关系密切。

(6)侵袭血管:当肿瘤细胞侵犯血管后,则沿血道形成血行转移,预示预后不良。

(7)淋巴结转移:最重要的预后决定性因素,患者预后不仅决定于淋巴结有无转移,更取决于转移的解剖部位。

(8)瘢痕形成:外周型腺癌和大细胞癌如伴有境界清楚的瘢痕形成,其预后比无瘢痕者差。

(9)DNA倍体及癌基因表达等因素。

下面就其中有重要意义的一些因素加以讨论。

1.细胞类型及分化程度与预后的关系

在各型肺癌中,鳞癌存活率较高,小细胞癌存活率最低。手术切除病例中,5年存活率随肿瘤的分化程度而不同。分化好者5年存活率为40%,中分化者为20%,分化差者为7%。而腺癌的5年存活率为25%,不受分化程度的影响。就神经内分泌癌来说,典型类癌的5年存活率最高,不典型类癌次之,小细胞癌最低,不及5%。WHO新分类将细支气管肺泡癌严格定义为非浸润性肿瘤,如看到间质、血管或胸膜侵犯,此肿瘤应被归为腺癌伴有细支气管肺泡癌特征的混合型。有证据表明小于2cm的非侵袭性细支气管肺泡癌可能被治愈,而那些微小的侵袭性细支气管肺泡癌可能复发或转移。细支气管肺泡癌预后好于其他亚型。

**2.肺癌癌基因异常与预后的关系**

(1)p53 基因、p21WAF1 基因：p53 基因是人类肿瘤突变率最高的抑癌基因，也是肺癌中突变率最高的抑癌基因，可达 50%～100%，p21WAF1 是细胞周期蛋白依赖激酶抑制物，是野生型 p53 基因的下游靶基因的转录产物，它通过结合并抑制周期蛋白的活性来控制细胞周期的进程，因此它们表达水平的改变可能与肿瘤的发生、发展机制有关。多数学者认为 p53 蛋白阳性表达预示肺癌患者预后差，特别是与肺腺癌的预后有明显的关系。p21WAF1 表达对非小细胞癌的预后有影响，阳性表达者 3 年生存率高于阴性表达者。

(2)myc 基因的扩增与过表达：myc 基因家族包括 c-myc、L-myc、N-myc，其基因产物具有 DNA 结合特异性的核蛋白，参与调控细胞生长和转录。肺癌中 myc 基因扩增并伴有过表达的小细胞肺癌约占 25%，非小细胞癌约占 10%，一些研究表明 c-myc 基因扩增与小细胞肺癌患者生存期短有关。

**3.bcl-2 基因**

bcl-2 基因是抑制凋亡的基因，其过度表达而致凋亡受抑制，导致肿瘤细胞不死或死亡率下降，增加细胞寿命从而增加肿瘤的机会。有研究表明其在非小细胞癌中过度表达，且与预后相关。

**4.DNA 倍体与预后的关系**

用流式细胞术测定 DNA 倍体，对判断预后具有重要意义。测定肺癌细胞 DNA 含量，异倍体病例占 78%。DNA 倍性几何平均值、超二倍体病例、多克隆病例所占百分比作指标比较，大细胞癌和小细胞癌＞腺癌和鳞癌；腺癌Ⅲ级＞腺癌Ⅰ和Ⅱ级；鳞癌Ⅲ级＞鳞癌Ⅰ和Ⅱ级；提示癌细胞 DNA 含量反映肺癌的恶性程度，可作估计患者预后的指标。非小细胞癌中非整倍体癌的患者存活期较二倍体癌的患者明显短。

**5.其他因素**

Laminin-5 过表达与小灶肺腺癌患者的预后有明显的关系，通过报道 80.4% 的肺腺癌表达 Laminin-5，特别对肿瘤小于 2cm、临床分期为Ⅰ期的肺腺癌患者是一个重要的预后指标，如果这些患者 Laminin-5 过表达并有血管侵犯则有非常差的预后。转移生长因子-91(TGF-p1)影响肿瘤的血管生成，并在预测非小细胞肺癌患者预后中起着重要的作用，TGF-p1 的表达提示肺腺癌患者有较差的预后，是肺腺癌可靠的预后指标。

# 二、标志物诊断

## (一)肺癌血清标志物

肺癌血清标志物的研究较多，一些血清标志物已在临床上广泛用于肺癌的诊断、疗效评估，监测肺癌复发和判断预后。

**1.癌胚抗原**

癌胚抗原(CEA)是一种含有人类胚胎抗原决定簇的酸性糖蛋白。较早期的研究表明，健康吸烟者血中以及 15%～20% 的感染性疾病如肝炎、肺炎患者血中可检测到 CEA 轻到中度升高。已有研究结果表明，CEA 用于肺癌筛查、诊断的敏感性和特异性均不高。肺癌细胞能直接产生 CEA,诊断肺癌的阳性率在 40%~51%。CEA 在肺腺癌中的阳性率及特异性较高,在其他组织学类型阳性率和特异性均较低。2/3 的 NSCLC 和 1/3 的 SCLC 患者血清 CEA 水平升高,但多在肺癌晚期才升高。因此,CEA 对肺癌的诊断和组织学分型意义有限。

近 15 年的研究表明 CEA 与肺癌的分期有关,随着分期的增加血清 CEA 水平升高。原发灶经手术切除后,CEA 水平应降至正常,否则可能有残留病灶。若肺癌复发或有远处转移,则血清 CEA 水平再度升高。

总之,CEA 对肺癌的疗效判断、病情发展监测和预后评估是一个较好的肿瘤标志物,但特异性及灵敏性不高,对早期诊断作用不明显。

2.细胞角蛋白片段抗原 21-1

细胞角蛋白片段抗原 21-1(CYFRA21-1)是细胞角蛋白 19 片段(CK19)。CYFRA21-1 是一种新的细胞骨架标志,是分子量为 40 000 的酸性多肽,在多种正常上皮细胞及癌上皮细胞胞质内均有表达,当细胞溶解和死亡时,以溶解片段的形式释放于血清内。由于可用两种单克隆抗体 KS19.1 和 BM19.21 检测到,因此被命名为 CYFRA21-1。

CYFRA21-1 在肺癌细胞中含量较高,是最好的肺癌标志物之一。在各种细胞类型的肺癌中均发现 CYFRA21-1 水平增高,阳性率为 57.5%;鳞癌的敏感性(76.5%)显著高于腺癌(47.89%)和 SCLC(42.1%)。CYFRA21-1 的血清水平与 NSCLC 病程进展相关。随临床分期增加,CYFRA21-1 水平也增加。通过报道 CYFRA21-1 在肺鳞癌的敏感性,Ⅰ期为 47%,Ⅱ期为 60%,ⅢA 期为 62%,ⅢB 期为 91%,Ⅳ期为 80%。有学者结果显示Ⅰ~Ⅳ期血清 CYFRA21-1 水平逐步增加,差异显著($P<0.05$)。Ⅰ、Ⅱ期肺癌 CYFRA21-1 均值低于界值 3.6ng/mL,Ⅳ期均值大于 7ng/mL,因而他们认为 CYFRA21-1 血清水平提示病程进展,有远处转移的患者 CYFRA21-1 可以明显增高,故 CYFRA21-1 无助于 NSCLC 的早期诊断。通过报道对鳞癌而言,CYRFA21-1 的敏感性显著高于鳞癌抗原(SCCAg),因此在肺鳞癌的检测中 CYFRA21-1 被定为首选标志物,可替代 SCCAg。CYFRA21-1 是肺癌诊断中敏感的标志物,检测 CYFRA21-1 有助于判断肺癌病期、监测预后。通过研究发现,肺癌患者化疗后血清中 CYFRA21-1 水平显著下降,生存期与 CYFRA21-1 水平显著相关。通过报道检测 87 例肺癌及 93 例肺良性疾病血清肿瘤标志物,发现与 CEA、NSE、TPS、TPA 比较,CYFRA21-1 是区别肺部良、恶性疾病最有效的标志物。综上,CYFRA21-1 是有助于诊断 NSCLC,尤其是肺鳞癌的最佳肿瘤标志物,在肺鳞癌的诊断、鉴别诊断、监测疗效、预测预后等方面有特殊作用。

3.组织多肽抗原

组织多肽抗原(TPA)由 4 个亚单位组成,分子量为 20 000~45 000,是一种不含糖脂的单链多肽蛋白质,其结构与细胞角质蛋白具有很高的同源性,是角质蛋白 8、18 和 19 片段的复合物。当细胞处于增殖分化时其浓度高,在细胞周期的 S 期和 M 期合成,因此是反映肿瘤细胞增殖分化程度及肿瘤侵犯程度的标志物。TPA 在肺癌中的敏感性为 51%~85%,但与肺癌组织学类型无关。通过报道测定 19 例肺癌患者支气管冲洗液中 TPA 等标志物,其敏感性和特异性分别为 68.4% 和 66.6%。绝大多数研究结果显示,未经治疗的肺癌患者血清 TPA 水平与原发癌肿、淋巴结转移及远处转移程度有一定相关性。TPA 浓度高于 130U/L 者生存期短,平均生存期均为 5.5 个月,治疗后 TPA 变化与肿瘤临床缓解程度一致。8 个研究小组对数百例病例的研究结果表明 TPA 与临床预后的相关性好,是有效的疗效和预后判断标志物,连续检测 TPA 对判断肺癌的扩散和复发有较好的临床参考价值。

4.神经元特异性烯醇化酶

神经元特异性烯醇化酶(NSE)是由两个 Y 亚单位组成的烯醇化酶,属糖醇解酶,仅存在于正常神经细胞、神经内分泌组织及 APUD 肿瘤细胞中。肺癌组织中 NSE 含量是正常肺组织的 3～5 倍,与 SCLC 的关系密切,敏感性为 55%～57.7%,被确认为是 SCLC 的首选标志物。当以 10～15ng/mL 浓度作为血清中 NSE 的正常阈值时对 SCLC 诊断的特异性为 75%～95%。有学者检测 261 例肺癌患者血清 NSE 水平发现,NSE 水平的高低有助于判断肺癌的组织学类型。NSE 的价值在于能估计肿瘤扩散,预测病理分型。由于 NSE 是细胞内酶,因此血清中的 NSE 水平能反映肿瘤化疗后细胞变化和死亡的情况。NSE 水平与肿块大小呈正相关,化疗后下降,进展和复发时上升。多因素相关性分析显示,NSE 是 SCLC 独立的预后判断因素。通过报道若患者的 NSE 血清浓度超过 70ug/L,则可确定为 SCLC。

综上,NSE 对 SCLC 的诊断特异性、灵敏性均高,是诊断 SCLC 的首选标志物。NSE 是评价临床疗效、预测预后有用的肺癌标志物。

5.糖链抗原 242

糖链抗原 242(CA242)是一种肿瘤糖链相关抗原,也是黏蛋白相关标志物。据报道,CA242 的表达与肿瘤有密切关系。通过测定 102 例 NSCLC 患者血清中 CA242 水平,结果其敏感性和特异性分别为 28.5% 和 95.6%,非鳞癌(腺癌和大细胞肺癌)患者的 CA242 水平升高较鳞癌患者明显,且与远处转移相关。检测血清 CA242 水平有助于判断肺癌化疗的临床疗效。从整体角度看血清 CA242 水平与生存不相关,但在不能手术切除的 NSCLC 中,CA242浓度升高者生存期短。由于 CA242 敏感性低,对 NSCLC 的诊断和预测预后的意义均不大,但检测血清 CA242 有助于判断肺癌化疗疗效。

6.糖链抗原 125

1990 年,有学者首先提出血清糖链抗原 125(CA125)抗原水平可预测肺癌患者预后,研究表明几乎所有血清 CA125 浓度升高者均为晚期肺癌,其生存期较 CA125 水平正常者短。有学者对 137 例 NSCLC 患者血清 CA125 测定结果表明,CA125 水平高于 15U/mL 者复发可能性升高 4.25 倍,治疗后的 36 个月生存率及无瘤生存期显著降低(67% *vs.* 20%;64% *vs.* 13%),多元分析显示 CA125 水平是预测 NSCLC 患者预后的独立因素。在 SCLC 中,CA125有 60% 的阳性率,且随分期升高而升高。由于 CA125 在提示肺癌预后时,不依赖其他因素(年龄、性别、分期、体力状况),可作为独立的预后因子,因而是一种比较好的肺癌标志物。

7.鳞癌抗原

鳞癌抗原(SCCAg)是一种分子量为 45 000 的肿瘤标志物,是肿瘤抗原 TA-4 的一个组分。研究发现 59% 的肺鳞癌患者血清 SCCAg 增高,而其他类型肺癌仅 2% 升高。肺鳞癌患者血清 SCCAg 水平是健康人和肺良性疾病患者的 36 倍,故检测肺鳞癌患者血清 SCCAg 对评价肺鳞癌意义较大。同 CEA 比较,SCCAg 对鳞癌的敏感性低但特异性高,对于区别 SCLC 与NSLLC,尤其是鳞癌有较好的临床意义。

## （二）肺癌分子标志物及其在临床研究中的应用

大量的研究结果表明,细胞的癌变是一个多因素、多基因参与调控,多阶段、多步骤渐进演化的复杂过程。癌基因的激活和抑癌基因的失活是肺癌发生、发展中最常见的基因异常。某些基因结构和(或)功能的改变可能是肺癌的早期事件,PCR 分析与新的敏感基因诊断技术结合对痰液、支气管肺泡灌洗液(BALF)、血及癌组织中这些基因及表达异常的检测不仅对诊断、预后评估、疗效监视有重要临床意义,而且可为高危人群提供可能的早期诊断和筛选手段,使这些基因成为重要的肺癌分子标志物。

1.肺癌中基因异常

(1)癌基因:癌基因在原发性肺癌和肺癌细胞系中的突变、扩增及过度表达已得到证实,提示癌基因的异常与肺癌的发生、发展有关。SCLC 主要表现为 myc 基因扩增和过度表达,而 NSCLC 则以 ras 基因单碱基突变、CerbB-2 基因扩增和过度表达为主。

1)K-ras 基因:ras 基因家族是由 H-ras、N-ras 和 K-ras 三种基因组成,分子量为 21 000,称为 p21,为细胞内膜蛋白。在肺癌中,ras 基因突变主要在 NSCLC,其中大多数为肺腺癌,而在 SCLC 则罕见。已发现 20%～30% 的腺癌和 15%～20% 的 NSCLC 中有 ras 基因的突变。K-ras 是 ras 家族中最常见的基因突变,在肺腺癌中 K-ras 基因突变占 ras 基因突变的 90%～100%,其中 85% 的 K-ras 基因突变累及第 12 位密码子。具有特征性的是 70% 的 K-ras 突变为 G-T 颠换,导致正常的甘氨酸(GGT)被半胱氨酸(TGT)或缬氨酸(GTT)替换。这种高发于肺腺癌中的 K-ras 基因突变的 G-T 颠换不同于其他肿瘤如结肠癌中常见的 G-A 转换,这种差异可能反映了不同肿瘤之间致癌机制的差异。

许多研究表明 ras 突变与吸烟有关,近期吸烟和曾有吸烟史的肺腺癌患者 K-ras 的点突变率分别为 32% 和 30%,明显高于未吸烟的肺癌患者(7%),但 K-ras 基因突变的频率与戒烟史的长短无关。这些结果提示 ras 基因突变是肺腺癌发生的早期事件,而且是不可逆的过程。K-ras 突变还是 NSCLC 各期的一个重要的负性预后因素。已有临床资料表明有 K-ras 基因突变的肺腺癌患者预后不良。有学者报道 K-ras 基因突变的 25 例 NSCLC 术后生存率为 24%,而无 K-ras 基因突变的 35 例患者为 40.4%。

肺癌 K-ras 基因突变常发生在临床症状出现之前,因此可用于早期诊断。多项研究均报道在原发性肺癌患者痰液中发现 K-ras 基因突变。美国 Johns Hopkins 肺癌研究中心建立了一种适宜于人群普查的方法,即对常规细胞学检查阴性的肺癌患者再检测其痰液脱落细胞中 K-ras 基因状态,结果发现 10 例患者中的 8 例有 K-ras 及 p53 突变,随访提示阳性的 8 例后来均发生腺癌,采用痰液脱落细胞的 K-ras 基因突变分析可比临床诊断肺癌提前一年,因而认为该检测方法也许可作为肺癌的临床前期或早期诊断的有效方法。1999 年,学者报道用 K-ras 突变 Ligation 实验技术分析肺癌患者支气管肺泡灌洗液(BALF)中 K-ras 的突变率,在腺癌虽然检出率为组织中的 50%,这种 K-ras 突变的筛选对肺腺癌的早期诊断仍有意义。因为在 Johns Hopking 肺癌总体研究中,常规的癌细胞学检查所发现的肺癌均为鳞癌细胞,而这种分子生物学方法检测的 K-ras 突变敏感性较高,在所有肺腺癌患者的 BALF 中即使只有不到 1% 的癌细胞也能被发现。因此,较常规细胞学涂片,该方法更利于腺癌的发现。

综上,这些研究表明,K-ras 基因突变是肺癌的一种有意义的肺癌基因标志物,特别在肺腺癌中有较高的阳性率。从肺癌患者痰液标本或支气管肺泡冲洗液中检测出 K-ras 突变这一事实,可认为这些方法在肺癌的诊断中可作为细胞学的一种重要辅助手段。这些方法的临床应用对某些肺癌患者无疑具有早期诊断价值,并能避免应用某些创伤性诊断技术。这些方法的限制在于非特异性扩增、假阳性突变和仅 30% 左右的肺腺癌患者有活化的 K-ras 基因。

2)Myc:myc 家族包括 C-myc、N-myc 及 L-myc 几种类型,属核内癌基因。C-myc 基因的活化包括基因过度表达、扩增及易位,均与人肺癌发生发展有关。

C-myc 常在 SCLC 及 NSCLC 活化,而 N-myc 及 L-myc 的异常往往仅在 SCLC 中发现。在 NSCLC 患者中,8%~10% 存在 C-myc 的扩增。在 SCLC 中 myc 基因主要通过基因扩增而活化,18% 的肿瘤和 31% 的细胞系有 C-myc 的扩增。研究表明 C-myc 基因扩增仅见于"变异型 SCLC",此型细胞系表现为增殖快,对化疗和放疗更具抗性。而不具备上述特征的"经典型 SCLC"则缺乏 C-myc 过度表达。C-myc 基因扩增与肺癌患者生存期呈负相关,在化疗后复发的肿瘤中比未经治疗患者的肿瘤敏感。原位杂交显示,50% 以上的 NSCLC 存在 myc 基因过度表达,后者与增生性癌前病变的程度呈正相关。

3)CerbB 基因:CerbB 基因属于生长因子受体类癌基因,包括 CerbB-2 及 CerbB-1,并具有酪氨酸激酶活性,在细胞的信号传递中起重要作用。CerbB 基因扩增涉及肺癌的发生发展过程。CerbB-1 编码具有酪氨酸激酶活性的 EGFR,由 CerbB-1 编码的 EGFR 在 NSCLC(特别是鳞癌)中较在 SCLC 中更常发生过度表达。90% 的鳞癌和 75% 的腺癌中有 CerbB-1 蛋白过度表达,20% 肺鳞癌可见该基因的扩增。CerbB-1 的过度表达常被认为是该基因的激活,而非通过突变,其过度表达可能与肺癌的分期、分化及预后有关。有报道显示检测 41 例 I 期 NSCLC 中 EGFR 高表达与患者生存有关。EGFR 阳性者 5 年生存率为 66.7%,EGFR 阴性者为 83.3%。

CerbB-2(HER-2/neu)基因产物 p185 与 EGF 受体(EG-FR)同源,在肺癌中,CerbB-2 基因扩增并不多见,但 30%~60% 的 NSCLC 存在 CerbB-2 基因的过度表达,尤其在肺腺癌更为明显,但在 SCLC 中则未发现有 CerbB-2 基因的扩增和过度表达。CerbB-2 的过度表达与 NSCLC 特别是肺腺癌患者预后密切相关,伴有 CerbB-2 过度表达的肺癌,患者存活期短,并易发生浸润和产生耐药性,可以作为 NSCLC 细胞中的一种内源性多药耐药性的标志。通过报道 120 例 NSCLC 切除癌标本,免疫组化染色检 HER-2/neu 的表达,结果阳性率为 17.5% (21/120),阳性肿瘤患者 5 年生存率为 6%,阴性肿瘤患者为 43%。

NSCLC 中 p185[neu] 的过度表达与患者尤其是腺癌患者预后密切相关。报道用免疫组化检测 42 例 I 期肺癌石蜡标本中 p185[neu] 的表达情况,阳性率为 50%,高表达的患者较阴性患者具有明显的早期复发现象($P<0.01$),存活时间短($P=0.004\ 7$),提示 CerbB-2 与预后相关,特别是提示肿瘤的早期复发。因此有人建议可根据肿瘤细胞 HER-2/neu 的表达水平来制定个体的治疗计划。有学者对 III 期 NSCLC 纵隔淋巴结 p185[neu] 表达进行检测,33 例淋巴结转移患者中,8 例阳性,其中的 7 例(88%)发生远处转移,而 p185[neu] 阴性者远处转移仅 7/25(28%)。p185[neu] 阳性患者的无进展生存期为 11 个月,阴性者为 19 个月;无转移 2~3 年存活率,前者为 13%~20%,后者为 40%~32%,提示 p185[neu] 与 NSCLC 存活率有关,并能预测远处转移。

由于 p185[neu] 主要定位于细胞,易脱落入血,而且 p185[neu] 过度表达在 NSCLC 尤其是腺癌中阳性率高,故对高度怀疑肺癌尤其是周围性肺癌者,可测其血中 $p185^{neu}$ 含量以确定诊断。研究表明用增高 $p185^{neu}$ 血清水平预测 $p185^{neu}$ 过表达的特异性为 93%。

由于 CerbB-2 与 NSCLC 转移、MDR 和生存期密切相关,因此,$p185^{neu}$ 过表达的 NSCLC 细胞,尤其是肺腺癌患者,生存期短,易复发,预后极差。$p185^{neu}$ 可作为 NSCLC 可靠的预后指标。由于 SCLC 不表达 $p185^{neu}$,检测 $p185^{neu}$ 还有助于区别 SCLC 和 NSCLC。

(2)抑癌基因:抑癌基因是对细胞增殖起负调控作用的抑制肿瘤形成的一类基因,基因的突变导致某些重要蛋白质功能完全丧失或仅有无活性蛋白质,结果使细胞生长和分化失控,引起肿瘤。

1)p53 基因:p53 基因编码一种核磷蛋白,通过调节 DNA 转录而发挥作用。当细胞由于理化、电离辐射等因素发生 DNA 损伤时,野生型 p53(WTp53)积聚,细胞周期发生 $G_1$ 期停滞,进行 DNA 修复,如修复失败,则 WTp53 通过启动细胞凋亡使细胞死亡,从而阻止具有癌变倾向的基因突变细胞继续存活。

p53 基因的突变或缺失是目前发现的各种类型肺癌中最常见的抑癌基因改变。p53 基因突变率在 SCLC 中为 80% 左右,在 NSCLC 中约占 50%,说明 p53 突变在肺癌中是一个频发事件。

检测肺癌癌前病变组织 p53 突变,发现 p53 突变发生于肺癌形成的早期阶段,是促发肿瘤形成的重要因素。应用免疫组化法检测 p53 蛋白,正常支气管上皮组织黏膜阳性率为 0,鳞状上皮化生为 6.7%,轻度非典型增生为 29.5%,中度非典型增生为 26.9%,重度非典型增生为 59.7%,原位癌为 58.5%,微浸润癌为 67.5%,浸润癌为 79.5%,结果提示:①p53 蛋白在正常或化生组织中出现率低。②在 30% 肺癌癌前病变中可检测到 p53 蛋白。③随着肿瘤的发展,p53 的阳性率不断提高。这表明 p53 突变可在支气管上皮的癌前病变中检出,发生在肺癌早期的微浸润之前,可作为早期诊断的标志,这与 p53 突变在结肠癌、卵巢癌及甲状腺癌等发生中属晚期事件不同。约 50% 的肺癌可见 p53 基因定位的染色体 17q13 上等位基因丢失。

有报道用免疫组化法检测 37 例非典型性肺泡增生(AAH)及其相应肺癌患者癌组织及其周围正常组织中 p53 蛋白表达,并对 p53 阳性的病例进行 DNA 测序,将 AAH 分为低分化、高分化、AAH 样癌三组。在高分化 AAH 组,p53 阳性率为 0,低分化组为 9%,AAH 样癌组为 50%,p53 的表达阳性率随 AAH 分级的增加而增加,p53 在 AAH 样癌中的高阳性率提示 p53 基因的改变可能与肺上皮细胞由良性向恶性增生改变有关。这说明体细胞基因改变可能发生于肺癌形成的早期,p53 的突变可用于支气管黏膜癌前病变的早期诊断,并可用纤维支气管镜获取的少量组织进行分析。

p53 基因的突变也是肺癌预后不良的标志。有报道 155 例肺癌中 p53 基因突变分析(PCR-SSCP 方法)结果,SCLC p53 基因突变率为 80%,NSCLC 为 53.8%,认为 p53 基因与肺癌关系密切。在 NSCLC 中,p53 突变与性别、病理类型无关,但 p53 阴性组 1 年存活率远高于阳性组(97.7% $vs.$ 68.6%,$P < 0.05$),阳性组 2 年复发率远高于阴性组,表明 p53 基因突变的患者术后存活期短,易复发转移。SCLC 中 p53 突变与预后是否相关尚无定论。

很多研究报道异常的 p53 表达与生存率低在统计学上呈显著性相关。但 p53 基因异常能否成为肺癌预后的基因标志,以往的研究结果是矛盾的。学者综合了 43 篇有关肺癌 p53 基因异常和预后关系的报告,肺癌中 p53 基因异常率为 46%(2143/4664),腺癌为 34%,鳞癌为 52%,p53 异常与无异常患者 5 年生存率的差异为 12%,而在肺腺癌中 p53 异常更能预示预后不良,其异常与否的 5 年生存率的差异为 30%,而鳞癌 p53 异常则不能预示预后不良。学者通过对 56 项研究结果进行综合评价的基础上,归纳各家研究中条件相近的与预后有关的 11 项因素,总结 p53 异常对判断预后的意义,结果 11 项中仅 p53 异常与预后不良相关,相关危险度>2.24,而其余各项,相关危险度均在 2 以下。

有学者最近在 103 例 I 期 NSCLC 组织中研究了 p53 基因从 2~11 外显子的突变率,发现突变率为 48%,而 p53 蛋白表达阳性率为 40%,二者之间的符合率仅 60%,p53 突变特别是点突变与生存期短及不良预后相关,而 p53 蛋白表达则与预后无关。有学者认为 p53 基因突变而非蛋白表达可用作 I 期 NSCLC 预后判断的分子标志。有学者用免疫荧光法定量分析 86 例原发性 NSCLC 癌组织提取液中 p53 蛋白的浓度,结果 p53 的表达虽与分期、组织学分型、分级、淋巴结状态、吸烟史和放疗、化疗无关,但那些超过平均 p53 浓度水平的肿瘤患者复发和死亡的危险性较低浓度 p53 患者高 3 倍。由于 p53 基因在判断肺癌预后中的重要作用,美国临床肿瘤协会在 1997 年颁布的《NSCLC 非手术治疗临床指南》中规定,由于组织学类型不是判断 NSCLC 预后良好的指标,应将基因标志如 p53 突变作为判断预后的指标。

采用免疫血清学技术对 42 例肺癌血清中 p53 自身抗体进行检测,结果发现 10 例有高水平的 p53 抗体,且 p53 抗体高水平总是出现在早期和死亡前 6 个月的患者。有学者用 ELISA 方法分析 140 例 NSCLC 中 p53 抗体的阳性率为 12.1%,鳞癌为 17.6%,无论是 p53 蛋白还是 p53 抗体单独均与生存率无关,但二者均为阳性的患者较 p53 蛋白或 p53 抗体一种阳性的患者存活时间长。多因素分析结果显示二者联合在肺鳞癌中具有预后判断价值。有学者最近对 107 例肺癌 p53 抗体测定后,选择 16 例阳性和 16 例阴性患者追踪研究 30 个月,结果 16 例阳性患者经化疗后部分或完全缓解者 p53 抗体滴度下降,p53 抗体滴度特异性变化与化疗反应间良好的相关性提示,p53 抗体是监测化疗反应及在临床发现前监测复发的有效方法。

综上,检测及分析肺组织、痰液标本、支气管肺泡灌洗液(BALF)、血清中的 p53 基因突变、p53 蛋白或 p53 蛋白抗体有助于早期诊断和早期治疗肺癌,特别是最近有学者报道了以 PCR 为基础的分子生物学方法空斑杂交法检测 NSCLC 患者 BALF 中的 p53 基因突变,BALF 中的突变检出与组织中的检出率符合为 39%,其中鳞癌 32%,腺癌 50%,周围型肺癌 31%,而中心型肺癌可达 100%;I A 期 9%,I B 期 60%,II A 期 100%,II B 期 57%,III 期 50%,因而该方法对患者的 BALF 中 p53 等基因标志的检测可提供一个早期诊断方法,因为 I B 期的诊断符合率高达 60%。随着更敏感的检测方法的建立,p53 最终可能成为一种理想的检查早期肺癌及判断预后的肺癌标志基因。

2)Rb 基因:Rb 基因与 p53 基因互相作用调节细胞核内基因的表达。Rb 蛋白产物与细胞分化过程有关,具有抑制细胞转化的能力。肺癌中 Rb 基因的异常多表现为缺失,少数为点突变。通过对 Rb 的 DNA、RNA 和蛋白质分析,发现 Rb 基因各水平的异常发生在 95% 以上的 SCLC 及 20% 的 NSCLC。通过应用免疫组化检测 108 例肺癌组织中 Rb 基因的表达,发现 88% 的 SCLC Rb 蛋白缺失,100 例 NSCLC 中仅 17 例(17%)Rb 蛋白表达低下,6 例缺失。这些结果提示 Rb 基因失活可能在 SCLC 发生和发展中起重要作用。应用 PCR 扩增技术和核苷酸序列分析或免疫组化方法可检出极少量组织中 Rb 基因的突变,但是这种 Rb 突变主要发生于 SCLC 中。采用 p53 和 Rb 两种抑癌基因检测对早期肺癌患者具有监视预后的协同作用。

3)p16 基因:p16 基因编码 16 000 的蛋白质,p16 蛋白是 CDK4 或 CDK6 的抑制因子,通过与 CDK4-cyclinD 复合物结合,阻碍细胞从 $G_1$ 期到 S 期的过渡,抑制细胞生长,对细胞周期的运转进行负调控。p16 基因的缺失、突变可促使细胞无限制地进入 $G_1/S$ 期并加快分裂,最终导致细胞癌变。

p16 在 30%～40% 的 NSCLC 中失活,在 NSCLC 细胞系中甚至高达 70%,但在 SCLC 中却很少失活,这可能因为 p16 影响细胞分裂的功能主要是通过 Rb 基因,而 SCLC 中 Rb 基因均出现突变型,因而 SCLC 的演变有可能与 p16 基因缺失无关。p16 基因失活的机制包括纯合性缺失和(或)点突变以及基因启动子 CpG 岛的过度甲基化。纯合性缺失是该基因失活的优势方式,而基因内几个或单个碱基的改变并不是主要的。p16 基因的失活是 NSCLC 中导致 Rb-P10-cyclinD1 生长调控途径失活的最普遍机制。因此,肺癌的特征是大多数 SCLC 有 Rb 突变,而大多数 NSCLC 有 p16 失活或 cyclinD1 的过表达。在肺癌细胞系和转移病灶中发现有比原发肺癌组织更高频率的 p16 基因缺失或突变;在 NSCLC 中还发现 p16 基因的缺失频率与临床分期有关,分期越高,缺失率越高,因此 p16 的失活可能与肺癌的进展有关。

原发性 NSCLC 中 p16 基因缺失或突变频率为 7%～21%,但其 p16 蛋白表达缺乏的频率则为 50%～67%,这种 p16 基因的缺失或突变频率明显低于 p16 蛋白表达缺乏频率,提示除 p16 基因缺失或突变外,p16 蛋白缺乏或低水平的表达还存在其他机制。其中最重要的是 p16 基因启动子的甲基化。有学者在致癌剂 NNK 诱发的大鼠肺腺癌模型及人肺鳞癌中观察到 p16 基因启动子从癌前病变到肿瘤均有频繁的过度甲基化,而肺鳞癌中 p16 基因甲基化的频率随病程进展而升高,支气管上皮细胞增生为 17%、鳞状化生为 24%、原位癌为 50%。在该研究中,43%(3/7)的肺癌患者痰脱落细胞有 p16 的异常甲基化,而 19%(5/26)的无癌高危人群中也检测到同样的变化。这一研究表明,p16 基因异常甲基化,是肺癌发生的早期事件,可作为早期诊断的肺癌标志基因。有学者检测 NSCLC 患者 BALF 及其相应肿瘤组织中 p16 基因的甲基化,组织中检出为阳性的患者其 BALF 中 p16 突变检出阳性率为 63%,其中ⅠA 期为 63%,ⅠB 期为 50%,ⅡA 期为 100%,Ⅲ 期为 63%,周围型肺癌为 63%,中心型肺癌为 75%,说明对 BALF 中 p16 基因甲基化的检测可用于 NSCLC 的早期诊断,特别是在周围型肺癌有较高的检出率,可大幅改善常规细胞学涂片对周围型肺癌诊断不力的缺陷。有学者在 100% 的肺鳞癌患者痰液中可检测出 p16 或 MGMT 基因的甲基化,而且部分患者在临床肿瘤诊断前 5～35 个月就可检出,故认为 p16 基因异常甲基化是肺癌的早期及常发事件,有助于肺癌的早期诊断和肺癌高危人群的筛查。

4)染色体 3p 缺失:早在 1982 年有学者就发现染色体 3p 缺失与肺癌关系密切。用染色体显带技术证明了 3p14-23 是肺癌所共有的最小缺失区,随着从 3p 上克隆的基因探针的增多及 RFIP 分析技术的应用,研究 3p 缺失区更为明确。大量的 RFLP 分析表明几乎 100% 的 SCLC 和 70%～80% 的 NSCLC 发现染色体 3p 的缺失,甚至在癌前病变(增生、非典型增生和原位癌)中也已有 38% 的存在 3p 缺失。因此在 3p 区域极有可能存在一个或多个肺癌相关的抑癌基因。等位基因定型分析证实至少有 3 个确切的 3p 区域，包括 3p25-26，3p21.3-22，3p14-23 存在等位基因的缺失。一些学者研究了在 3p 上的抑癌基因，目前仅在 3p14.2 克隆了 FHIT/FRA3b，在 3p12-13 克隆了 U2020/DUITI。在肺癌癌前病变中发现 3p 缺失，引起人们的极大关注，研究也较多，大多数学者认为，3p 异常是与肺癌早期有关的事件。目前对 3P 缺失与肺癌癌前病变关系的研究是 3p 研究的重点。

5）FHIT 基因：1996 年，有学者在染色体 3p14.2 区的脆性位点 FRA3B，鉴定出一个抑癌基因，与组氨酸三联体基因（HIT）蛋白具有高度的同源性，而称为脆性组氨酸三联体基因（FHIT）。

FHIT 基因在 80％的 SCLC 和 42％的 NSCLC 中存在 FHIT 基因的转录异常。异常转录产物的 DNA 序列分析显示的外显子 4 或 5～8 缺失是最常见的异常。最近有人用 RT-PCR 分析 59 例肺癌的 FHIT mRNA，发现 80％ SCLC 及 40％ NSCLC 有 FHIT 的 RNA 转录物异常，76％的肿瘤呈现 FHIT 等位基因缺失。在 32 个肺癌细胞株中发现高频率的 3p14.2 等位基因缺失（包括 100％的 SCLC 和 88％的 NSCLC），在 108 例原发性 NSCLC 中 45％有缺失，并在 NSCLC 患者的癌前病变中也有类似发现，但在肺腺癌中较少见。此外，在 88％目前吸烟者和 45％以往吸烟者组织学正常或轻度改变的支气管上皮中也发现染色体 3p14 的 LOH。分析表明，80％吸烟者的肺癌中有 FHIT 基因的 LOH，而在非吸烟者的肺癌中仅 22％有 LOH（$P = 0.000\ 1$）。这些资料提示，FHIT 基因在吸烟引起肺癌的发生中起关键作用，可能是烟草中所含致癌物作用的分子靶点，其等位基因的缺失可能是最早的分子变化，随后才有 17p（p53）及 ras 等基因的变化，故 3p 或 FHIT 基因被看做肺癌发病过程的"守门员"。这有可能解释吸烟与肺癌之间的关系：为何有的人吸烟会患肺癌，而有的人却不发生肺癌，可能与基因的易感性有关。

（3）其他。

1）染色体异常和微卫星不稳定性：在肺癌中已发现染色体 1p、3p、4p、4q、5q、8p、9p（p16）、9q、10p、10q、13q（Rb）、15q、17p（p53）、1q、1qP、xp 和 xqa 的杂合性缺失，而且 NSCLC 和 SCLC 缺失区不同。肺癌中存在如此众多的染色体缺失区，说明仍有许多未被发现的抑癌基因定位于这些染色体缺失区上，参与肺癌的发生。从这些染色体缺失区克隆新的基因，对于阐明肺癌发生发展的分子机制以及肺癌诊断和治疗都有重要意义。

微卫星（MS）是广泛存在于基因组中、编码不确定、数目可变、具有高度多态性的核苷酸重复序列。微卫星 DNA 的功能可能与基因重排和编译、基因表达调控、维持基因组稳定等多种生命活动有关。肿瘤中的微卫星异常主要表现为微卫星不稳定性（MSI）和微卫星的杂合性缺失（LOH）。微卫星不稳定性是指由于错误复制引起重复序列的增加或丢失。在 DNA 电泳时出现位带移动、带强度增强或获得额外带型。错配修复（MMR）缺陷是 MSI 产生的主要原因。微卫星的杂合性缺失是指来自父亲和母亲的两个等位基因中的一个等位基因丢失。在 DNA 电泳时表现为多态性条带的缺失或带强度减弱。LOH 产生的原因是肿瘤细胞单条染色体中的一个等位基因缺失。微卫星的缺失是相应区域 DNA 缺失的标志。应激诱导而非 DNA 损伤造成的持续的遗传不稳定性状态，可导致正常细胞多个染色体位点出现突变。由于这一状态可保持数代，这种突变最终可导致细胞癌变。因此，遗传不稳定性可能与肿瘤的发展有关。

因此,用适当的引物、扩增 DNA 片段可以作为微卫星的标志物,从而检测出肿瘤。

微卫星异常可在包括肺癌在内的多种肿瘤中检测到。有学者对 90 例疑有肺癌的支气管灌洗液标本用 12 个微卫星标记进行分析,35%(15/43)的肺癌和 23% 的(11/47)细胞株影像学不支持肺癌的病例中出现 MSI。并且发现,有细胞学证据支持的恶性病变以 LOH 为主,无细胞学支持的病变以 MSI 为主,提示 MSI 具有辅助诊断的意义。应用 54 个高度多态性微卫星位点分析肺腺癌组织,发现不吸烟患者微卫星异常发生率明显低于吸烟者,且发生于 3p、9p 的 LOH 在长期吸烟者的癌前病变甚至正常支气管上皮中均可检测到。1996 年,有学者第一次检测了 21 例 SCLC 的血浆 DNA 微卫星改变,发现原发灶存在 MSI 的患者中,93%(15/16)在其血浆中存在 MSI。通过报道利用 4 个微卫星标记探针(D3S1228,D3S1286,D9S171,IFNA)甲基化特殊 PCR 探针研究 7 例 NSCLC 患者血浆,发现 DNA 中至少一个位点有微卫星改变,发生率为 71%。有学者用 20 个微卫星标记探针研究 28 例 NSCLC 标本和相应的淋巴细胞 DNAMSI 和 LOH,甲基化特殊 PCR 和 PCR-SSCP 检测错配修复基因突变和甲基化,结果显示 54% 的 NSCLC 存在 MSI,但错配修复基因 hMSH1 的甲基化在 MSI 阳性和 MSI 阴性的肿瘤中没有差异,提示 DNA 错配修复在 NSCLC 发生中可能不起重要作用。上述结果表明微卫星异常可作为肺癌早期诊断的分子标记,用特异性的微卫星 DNA 序列来检测痰、血清(血浆)或外周血淋巴细胞中微卫星异常,可能有助于肺癌的早期诊断。

2)DNA 甲基化改变:DNA 甲基化是指 DNA 复制后,由甲基化酶将 S-腺苷酸-L、甲硫氨酸上的甲基转移到特定碱基位上,完成对碱基修饰的过程。DNA 甲基化是转录水平的 DNA 修饰方式之一,DNA 的甲基化状态对基因的转录活性有明显影响。在甲基化位置上可阻止转录因子的结合,因此 LDNA 甲基化与基因转录阻遏有关,在调控基因转录和维持细胞正常分化的机制中起重要作用。这种甲基化常发生在某些基因连接区的 CpG 序列位点(又称 CpG 岛)的胞嘧啶残基。它们倾向聚集在许多管家基因的 5′端周围 CpG 岛。大量研究已证明 DNA 启动子 CpG 岛过度甲基化是抑癌基因失活或表达降低的另一机制。例如,Rb 基因的 5′端的高度甲基化与某些肿瘤的"转录沉默"有关。用一种甲基化特异性的 PCR 技术可以检测出其甲基化变化。研究 DNA 染色体结构的改变如 CpG 序列中胞嘧啶的甲基化、去甲基化以及这些改变对细胞尤其是肿瘤细胞生物学性状的影响属于新近兴起的表遗传学范畴。

近年来,对肺癌表遗传学改变有了更多新的认识,这些新的认识是肺癌分子生物学研究的热点。有学者报道在 107 例 NSCLC 和相应正常组织中,发现 9 个基因有异常甲基化,86% NSCLC 至少有一个基因过度甲基化,RARD(维 A 酸受体)有 40% 甲基化,TIMP3(基质金属蛋白酶组织抑制剂)有 26%,MGMT(06 烷基-鸟嘌呤-DNA 甲基转移酶)有 25%,FHIT 有 20%,DAPK(死亡相关蛋白激酶)有 19%,ECAD 有 18%,F14ARF 有 8%,谷胱苷肽-S-转移酶(GSTP)有 17%。正常组织中未检测到这些基因的甲基化。在 107 例 NSCLC 中,1 个基因甲基化的占 35%,2 个的占 23%,3 个的占 13%,4 个的占 13%,5 个的占 2%,说明 NSCLC 中存在频繁的甲基化。通过报道 87 例 SCLC 标本中,72% 存在 RARp 基因启动子过度甲基化。通过报道在肺癌患者和曾吸烟者的支气管刷检细胞中,p16、GSTP、DAPK 过度甲基化率从 8%～20% 不等。通过检测 22 例 NSCLC 患者组织中 p16、DAPK、GSTP 的甲基化率分别为 41%、23%、9%,在血浆 DNA 中甲基化率分别为 33%、80%、50%。

因此，肺癌中抑癌基因以及能抑制肿瘤发生、发展的相关基因 CpG 岛过度甲基化引起的这些基因的失活或表达降低，是肺癌发生发展早期的重要分子事件。

3) 端粒酶：端粒酶是一种特殊的逆转录酶，能以其自身含有的 RNA 为模板合成具有重复 DNA 序列（5′-TTGGG-3′）的染色体末端的端粒 DNA，从而保持端粒的长度，使体细胞得以无限地分裂。正常情况下，大部分体细胞及良性组织中的端粒酶活性低，检出率仅 4% 左右，但在恶性肿瘤中的检出率则高达 84%～95%。

同其他肿瘤一样，端粒酶在肺癌中具有较高的阳性率。575 例肺癌标本中端粒酶阳性 461 例，占 80.2%，而在癌旁的正常组织中端粒酶阳性率很低，从 0～7.7% 不等。不同组织学类型肺癌端粒酶活性有所不同，在 SCLC 中端粒酶阳性率高达 98%～100%，而且表达强阳性水平的端粒酶活性；在 NSCLC 中，端粒酶活性从无到高都存在，而 80% NSCLC 表达较高水平的端粒酶活性。通过研究发现，在肺鳞癌的发病过程中，大量异常上皮均可检测到端粒酶活性，包括增生（71%）、转化（80%）、发育不良（82%）及原位癌（100%），提示肺鳞癌早期可能存在端粒酶的异常调节，并随肺癌的发展而进行性升高；而在肺腺癌端粒酶活化是一个晚期或偶发事件。关于肺癌组织中端粒酶活性的高低与病理组织类型、分化程度和预后的关系尚无明确的定论。肺癌中存在频繁的 3p 丢失，有研究显示在染色体 3p 上的缺失处可能存在端粒酶的活性抑制基因，肺癌组织中 3p 遗传物质的丢失是否包含端粒酶活性抑制因子还须进一步研究。

很多学者报道了肺癌患者支气管刷落细胞或支气管肺泡灌洗（BALF）细胞中端粒酶活性检测。有学者提取肺癌支气管冲洗液中的细胞，用 TRAP 方法测定细胞提取液中的端粒酶活性，22 例肺癌中 18 例阳性（81.8%），而在冲洗液的细胞学涂片分析中仅 9 例阳性（41%），二者间有显著性差异（$P=0.006\ 1$）。其中周围型肺癌 79% 与中心型肺癌 88% 间无显著差异（$P=0.534\ 9$）。因此使用原位 TRAP 法检测支气管冲洗液中的端粒酶活性可提高肺癌的检出率，结合细胞学检查结果会更可靠。有学者引用银染 PCR 方法检测肺癌患者及支气管良性疾病患者各 30 例的 BALF 中细胞端粒酶活性，结果肺癌患者 BALF 中端粒酶活性阳性率为 83%，良性疾病表达均为阴性。有报道也表明，肺癌 BALF 细胞及支气管镜刷检细胞端粒酶检出率明显高于同期进行的脱落细胞学诊断肺癌的阳性率。

由于端粒酶在肺癌组织及肺癌患者肺刷落细胞、BALF 中具有很高的阳性检出率，对 BALF 及支气管肺刷落细胞端粒酶活性的检测，结合常规细胞检查，将有助于提高肺癌的检出率，从而使端粒酶作为新的肺癌标志物应用于临床肺癌的早期诊断。美国国家癌症研究所最近成立了一个专门机构"端粒酶癌症早期诊断应用研究国际工作组"，专门进行这方面的研究。

4) 核内不均一核糖核蛋白 B1（hnRNPB1）：核内不均一核糖蛋白（hnRNP）是一类 RNA 连接蛋白，由近 30 种与核酸结合的蛋白质构成。核内不均一核糖核蛋白 A2/B1（hnRNPA2/B1）被认为与 RNA 成熟和 mRNA 从细胞核转运到细胞质等过程有关。研究表明，hnRNPA2/B1 在肺癌患者及吸烟者的气道黏膜（从正常组织、非典型增生到肿瘤细胞）均有高度表达。对痰脱落细胞的免疫组化染色显示，hnRNPA2/B1 染色阳性可以早于临床诊断肺癌 2 年，其敏感性小于 1%，而特异性为 88%。hnRNPB1 mRNA 在癌组织中过表达，明显高于 hnRNPA2 mRNA 的表达。国外研究显示，hnRNPB1 过表达在肺癌特别是鳞癌中表达较常见，并在Ⅰ期肺癌中呈 100% 的表达，在肺癌及支气管非典型性增生中都有阳性表达，而在正常支气管上皮中没有阳性表达。扩增的 hnRNPB1 mRNA 也可在肺癌患者血清中检测到。因此 hnRNPB1 可以作为肺鳞癌的很早期阶段的分子标志物。

2.肺癌分子标志物的临床应用

肺癌癌变的分子生物学研究表明肺癌的发生发展是多阶段、多基因调控的过程,存在多种分子异常和积累。肺癌的发生发展过程大致可以分为不可逆的启动,可逆的促进、进展和不可逆的侵袭转移等几个阶段。启动阶段是环境致癌物引起 DNA 突变的阶段,是限速、不可逆的过程。启动是致癌过程的关键性阶段,是癌基因的激活和(或)抑癌基因的失活的结果,是肺癌发生的早期事件。促进阶段是一个漫长的发展过程,可长达 10 年。促进阶段同样受某些生长因子基因、癌基因和抑癌基因的调控,这些因素的改变促进细胞的分裂增殖。促进阶段是可逆的,可因施加某些因素而受到抑制。如果促癌阶段未能被阻止,这些细胞继续发展下去成为癌细胞,即进入进展期。该期是已形成的肿瘤细胞恶性程度进一步增加阶段,其中包括获得侵袭和转移能力等恶性特征的过程,也涉及一系列基因的变化。在肺癌发生发展过程中所涉及的各种分子生物学的变化可能作为肺癌的分子标志物从基因水平为肺癌的早期诊断、预后判断提供帮助。

(1)早期诊断:20 世纪 70 年代以来美国国立癌症研究院(NCI)组织了大规模临床试验,对 X 线片加痰细胞学检查作为肺癌普查手段进行了评价,结果表明虽然有助于发现有切除可能的早期肺癌,但肺癌死亡率并未降低。因此如何将肺癌分子生物学的知识和技术用于肺癌的早期诊断成为当今研究的热点。

肺癌癌变的多阶段学说在临床上的表现是癌症尚未发现以前往往有一个相当漫长的癌前期过程。在鳞癌中,发生于支气管上皮的癌前病变是指癌细胞浸润气管上皮组织之前的变化,包括增生、化生、发育异常和原位癌;在周围型肺腺癌,则为非典型性腺样增生(AAH);SCLC 尚未发现癌前病变。癌前病变是支气管上皮细胞中分子生物学异常的形态学表现。这些癌前病变的细胞和邻近肿瘤的支气管上皮细胞中包含了癌基因的激活和(或)抑癌基因的失活,并伴有其他许多遗传学的改变,这些改变同肺癌细胞中存在的基因异常相一致,这说明癌前病变分子异常的不可逆性和延续性。1998 年,有学者通过前瞻性地对肺癌发生发展过程中进行分子病理学研究,提出一整套基因变化模式:3p 基因丢失——9p 基因丢失(p16 基因甲基化或缺失)——ras 基因突变——原癌基因(p53,17q13.3 基因突变)——肺癌侵袭和转移。因此,运用分子生物学的方法去检测早期基因及分子的改变,从而发现癌前病变或早期癌有可能变为现实。

目前研究发现,可能的肺癌早期分子改变包括:①染色体 3p、9p、17p 等位基因的丢失和微卫星改变,尤其是 3p、9p 杂合性缺失及微卫星异常是癌变的早期事件,在长期吸烟的癌前病变甚至正常支气管上皮中即可检测到。②与肺癌发生相关的抑癌基因或凋亡基因或烟草代谢酶基因的高度甲基化,如 p16、RARp、TIMP-3、MGMT、FHIT、DAPK、ECAD、F14ARF、GSTP 等,特别是 p16 基因的甲基化。③抑癌基因 p53、FH、Rb 的失活。p53 基因突变是肺癌中最常见的分子事件,50％以上的肺鳞癌癌前病变中有 p53 蛋白的表达,并随病变进展而增强,是肺鳞癌早期改变。虽然在癌前 AAH(非典型性腺瘤样增生)中也可检测到 p53 蛋白,但比率和强度较低,不是周围性肺腺癌的早期事件。近期的研究显示基因功能和结构异常可能是肺癌发生的最早期事件,正是由于 FⅢ基因功能和结构异常,才导致下游基因 K-FOS、myc、p53 和 rim23 等基因功能的丧失和结构异常。一项研究显示,93%的支气管上皮癌前病变和 100%的原位支气管肺癌存在 FHIT 蛋白表达丧失;吸烟者 FHIT 基因的微卫星 LOH 及蛋白质表达降低的比率均高于未吸烟者,FHIT 基因可能是烟草致肺癌的靶点,是肺癌患者吸烟致癌的重要分子标志。④癌基因的异常。K-ras 基因的 12 位密码子 G-T 的点突变在 NSCLC 特别是肺腺癌中有较高的发生率,在 AAH 中的发生率为 30%,而在鳞癌的癌前病变中发生率低。因此,K-ras 突变在气管上皮来源的鳞癌发生中不起作用。更有报道证明检测肺癌高危人群的痰标本时,检测出具有 ras 基因突变的人中,在 1 年后才在临床影像学诊断中发现肺癌的存在。也有研究显示 myc 基因过度表达与肺癌增生性癌前病变的程度呈正相关,这说明 myc 基因表达失调也可能是肺癌发生的早期事件。⑤hnRNPA2/B1:在痰脱落细胞中具有很高的阳性率。⑥端粒酶:在肺癌组织及肺癌患者肺刷检细胞、BALF 中具有很高的阳性检出率,有助于提高肺癌的检出率,极有希望作为新的肺癌分子标志物应用于临床肺癌的早期诊断。

目前,随着分子生物学技术如荧光原位杂交(FISH)、聚合酶链反应(PCR)及逆转录酶聚合酶链反应(RT-PCR)等高度敏度方法的应用,已使我们从痰、BALF、外周血、支气管毛刷、组织活检(经纤维支气管镜或穿刺活检)等标本中,从染色体、DNA 或 mRNA 及蛋白质分子水平检测肺癌早期分子标志物具备了可能性,能发现极少量的癌细胞(能在 1000 万至 1 亿个背景细胞中检测出 1 个表达肿瘤标志的细胞)。支气管肺癌的始发部位为支气管黏膜上皮,而癌变后脱落的上皮细胞可随呼吸道的黏液分泌物在纤毛运动下排出体外。因此,加强对痰脱落细胞的上述肺癌相关分子生物学检测,应该是肺癌最有希望的早期诊断和监测高危人群的措施。而肺癌细胞的 DNA 也可以释放到外周血中,因此肺癌 DNA 的畸变也可以在外周血中检测出来,而且血液标本较其他标本更容易获得,所以从外周血寻找分子标志物也具有重要的意义。在外周血中不仅可早期检测到微卫星的不稳定性改变、基因的异常甲基化,还可在早期肺癌患者血清中检测自主性 p53 抗体,所用方法简单,对于监测高危人群和早期发现肺癌均具有较好的应用价值。

因此,应用分子生物学的理论和技术检测痰脱落细胞、支气管镜刷片细胞、外周血等标本中的某些在肺癌早期就出现的异常分子标志物,用于常规方法不能准确诊断的早期肺癌或癌前病变的方法称为肺癌的分子诊断。通过对肺癌早期分子改变的检测,还可以确定肺癌高危人群,根据所发现癌前病变的基因改变,对癌前病变或早期癌给予药物预防干预治疗并力劝患者戒烟或进行早期选择性病变切除治疗。

(2)判断预后:运用现代分子生物学理论和技术的研究成果对肺癌患者手术切除的肿瘤组织、淋巴结、手术切缘组织及支气管灌洗液、痰、外周血、骨髓标本检测某些肺癌分子生物学标志物,来估计和判断肺癌的恶性程度、转移复发的危险度以及治疗的疗效,以补充病理学组织分型和 TNM 分期的不足,更准确进行 TNM 分期和判断患者的预后,这称为肺癌的分子分期和分子预后。如果肿瘤患者具有提示不良预后的分子特征,那么这些患者就是进行辅助或新辅助化疗及生物治疗试验的合适对象。对手术切缘检测某些分子标志物,可发现局部隐匿性癌灶,准确判断浸润的边界,称为肺癌的分子定界,分子定界能更准确预测手术效果和局部复发情况。目前研究发现的可用于判断预后的肺癌分子改变包括:①K-ras 基因:K-ras 基因活化可作为判断肺腺癌患者预后的标志或作为肺腺癌中最恶性的亚型分型的标志,已有不少临床资料表明 K-ras 基因突变的肺腺癌患者预后不良,即便是进行了早期合理手术的患者也不例外。②myc 基因:c-myc 和 L-myc 基因的扩增可能与 SCLC 的预后有关,并与化疗后复发有关。③p53 基因:p53 基因异常(缺失或突变)在肺癌中有很高的发生率(NSCLC 为 50%,SCLC 为 90%),大量研究显示 p53 的异常与预后不良(生存期短、复发转移率高)相关;支气管切缘 p53 基因突变能早期预测部分肺癌的术后残端癌复发;还有研究认为外周血中 p53 抗体的检测可能对估计预后、判断化疗效果有一定意义。④Rb 基因:Rb 的缺失与肺癌特别是 SCLC 的不良预后有关。⑤EGFR:EGFR 过度表达可能与 NSCLC 肺癌的分期、分化及预后有关。⑥CerbB-2:过度表达与 NSCLC 特别是肺腺癌患者预后密切相关,当表达增高时,肺癌患者存活期短,并易发生浸润和产生耐药性,可以作为 NSCLC 细胞中的一种内源性多药耐药性的标志。⑦端粒酶:端粒酶活性改变是肺癌最显著的标志,不少研究证明它能反映肺癌的发生发展及预后。⑧联合检测多个基因异常:肺癌的发生发展为多阶段和多基因共同作用的结果,联合检测多个基因异常作为肺癌预后的指标可能更准确。

## 三、肺癌的分期

### (一)分期方法

T—原发肿瘤

Tx 原发肿瘤大小无法测量或痰脱落细胞或支气管灌洗液中找到癌细胞,但影像学检查和支气管镜未发现原发肿瘤

$T_0$ 无原发肿瘤的证据

Tis 原位癌

$T_1$ 肿瘤最大径≤3cm,周围包绕肺组织或脏层胸膜,支气管镜证实未累及叶支气管近端(即未侵及主支气管)

$T_{1a}$ 肿瘤最大径≤2cm

$T_{1b}$ 肿瘤最大径>2cm 但≤3cm

$T_2$ 肿瘤最大径>3cm 但≤7cm 或具有以下任意一项:累及主支气管距隆突≥2cm;累及脏层胸膜;合并肺不张或阻塞性肺炎延及肺门但未累及全肺

$T_{2a}$ 肿瘤最大径>3cm 但≤5cm

$T_{2b}$ 肿瘤最大径>5cm 但≤7cm

$T_3$ 肿瘤最大径>7cm 或直接累及壁层胸膜、胸壁(包括肺上沟瘤)、膈肌、膈神经、纵隔胸膜、心包壁层;或肿瘤位于主支气管距隆突<2cm,但未及隆突;或伴有累及全肺的肺不张或阻塞性肺炎或在原发肿瘤同一肺叶内孤立瘤结节

$T_4$ 任何大小的肿瘤侵及纵隔、心脏、大血管、气管、喉返神经、食管、椎体或隆突;原发肿瘤同侧不同肺叶内孤立瘤结节

N—区域淋巴结

Nx 淋巴结无法评估

$N_0$　无区域淋巴结转移

$N_1$　同侧支气管周围和（或）同侧肺门淋巴结和肺内淋巴结转移，包括直接侵犯

$N_2$　同侧纵隔和（或）隆突下淋巴结转移

$N_3$　对侧纵隔、对侧肺门、同侧或对侧斜角肌或锁骨上淋巴结转移

M—远处转移

$M_0$　无远处转移

$M_{1a}$　原发肿瘤对侧肺出现瘤结节，胸膜结节或恶性胸腔积液，心包积液

$M_{1b}$　胸外器官或结构有远处转移

AJCC—分期/预后分组

| 分期 | T | N | M |
| --- | --- | --- | --- |
| 隐匿期 | Tx | $N_0$ | $M_0$ |
| 0 期 | Tis | $N_0$ | $M_0$ |
| ⅠA 期 | $T_{1a}$ | $N_0$ | $M_0$ |
|  | $T_{1b}$ | $N_0$ | $M_0$ |
| ⅠB 期 | $T_{2a}$ | $N_0$ | $M_0$ |
| ⅡA 期 | $T_{2b}$ | $N_0$ | $M_0$ |
|  | $T_{1a}$ | $N_1$ | $M_0$ |
|  | $T_{1b}$ | $N_1$ | $M_0$ |
|  | $T_{2a}$ | $N_1$ | $M_0$ |
| ⅡB 期 | $T_{2b}$ | $N_1$ | $M_0$ |
|  | $T_3$ | $N_0$ | $M_0$ |
| ⅢA 期 | $T_{1a}$ | $N_2$ | $M_0$ |
|  | $T_{1b}$ | $N_2$ | $M_0$ |
|  | $T_{2a}$ | $N_2$ | $M_0$ |
|  | $T_{2b}$ | $N_2$ | $M_0$ |
|  | $T_3$ | $N_1$ | $M_0$ |
|  | $T_3$ | $N_2$ | $M_0$ |
|  | $T_4$ | $N_0$ | $M_0$ |
|  | $T_4$ | $N_1$ | $M_0$ |
| ⅢB 期 | $T_{1a}$ | $N_3$ | $M_0$ |
|  | $T_{1b}$ | $N_3$ | $M_0$ |
|  | $T_{2a}$ | $N_3$ | $M_0$ |
|  | $T_{2b}$ | $N_3$ | $M_0$ |
|  | $T_3$ | $N_3$ | $M_0$ |
|  | $T_4$ | $N_2$ | $M_0$ |
|  | $T_4$ | $N_3$ | $M_0$ |
| Ⅳ 期 | 任何 | 任何 | $M_{1a}$ |
|  | 任何 | 任何 | $M_{1b}$ |

### （二）临床分期

2002 年版 AJCC 肺癌分期引用的 27 626 例 SCLC 中，Ⅰ、Ⅱ 期仅占 12.38%，Ⅲ 期和 Ⅳ 期分别占 30% 和 58.1%，绝大部分病例在诊断时已属 Ⅲ、Ⅳ 期，故 TNM 分期系统在 SCLC 中的预测价值不如 NSCLC 重要。目前 TNM 分期在 SCLC 主要应用于极少数需要外科切除的早期病例。美国退伍军人医院的肺癌研究组（VALG）制定一个比较简便的二期方法：局限期（LD）和广泛期（ED）。局限期定义为肿瘤局限于一侧胸腔和区域淋巴结包括同侧肺门、纵隔、同侧斜角肌锁骨上和对侧肺门淋巴结，这些区域容易被包括于一个可耐受的放射野里。广泛期定义为超过局限期的病变。根据这个定义，同侧胸腔积液、累及左喉返神经、上腔静脉压迫综合征也属于局限期。显然 VALG 分期的目的是指导临床在制定治疗策略时选择放疗，30多年来放疗技术得到了巨大的发展，放疗也更广泛地应用于 SCLC 治疗中，但 VALG 分期却一直延续下来。另外由于 VALG 的定义不够精确，目前临床对局限期的理解仍存在一些分歧，主要的争议包括同侧胸腔积液、对侧纵隔淋巴结转移、锁骨上淋巴结转移的归属。有的研究者认为对侧纵隔淋巴结应归为 ED，但有的研究者对 LD 的定义更为广泛，包括了对侧纵隔和对侧锁骨上淋巴结。有的研究者将 Ⅰ～Ⅲ 期（除外恶性胸腔积液、心包积液者）定义为局限期。对侧胸腔积液归为 ED，但同侧胸腔积液的分期仍存在争议，有些研究者把同侧胸腔积液、同侧锁骨上淋巴结转移归为 ED。SWOG 的回顾性分析显示仅有同侧胸腔积液而无明显全身转移者的生存期与局限期 SCLC 相似。1989 年 IASLC 的分期共识中，LD 包括肺门、同侧对侧纵隔、同侧对侧锁骨上淋巴结区，同时也包括同侧胸腔积液（细胞学阳性或阴性）者，即 TNM 分期中的 ⅠA～ⅢB 期。其分期的主要依据是对侧锁骨上淋巴结转移和同侧胸腔积液者的预后优于有远处转移者，与其他局限期者的预后相似。有学者对 VALG 和 IASLC 系统的 LD 期定义标准进行研究，VALG 分期系统中，LD 和 ED 期的中位生存期分别为 358 天和 253 天，IASLC 分期则显示 LD 和 ED 的中位生存期分别为 375 天和 208 天（$P < 0.001$）。VALG 定义为 ED、IASLC 定义为 LD 者的中位生存期为 291 天，与 VALG 分期为 LD 者的差异无显著意义（$P = 0.422$）。COX 回归多因素分析显示 IASLC 分期为独立的预后影响因子。

NCCN 肿瘤临床指南中局限期包括了对侧纵隔淋巴结、同侧锁骨上淋巴结，而对侧肺门淋巴结、对侧锁骨上淋巴结、恶性心包积液和恶性胸腔积液则归于广泛期。目前国内临床应用的局限期定义为病变局限于一侧胸腔、纵隔、前斜角肌及锁骨上淋巴结，但不能有明显的上腔静脉压迫、声带麻痹和胸腔积液。

## 四、实验室检查诊断

肺癌的检验指标包括：①血清肿瘤标志物检查。②基因诊断技术的应用。③病理学检查等。

### （一）血清肿瘤标志物

#### 1.鳞状细胞癌抗原（SCC-Ag）

SCC-Ag 是一种糖蛋白，主要存在于鳞状上皮细胞癌的胞质中，研究发现，肺鳞癌时 SCC-Ag 阳性率约 60%，其他类型肺癌时其阳性率不足 30%。另外，SCC-Ag 阳性率还与肺鳞癌的分期呈正相关，Ⅰ期、Ⅱ期阳性率较低；Ⅲ期、Ⅳ期阳性率较高。因此，SCC-Ag 是肺鳞癌较特异的肿瘤标志物。

(1)测定方法：酶联免疫法(ELISA)、化学发光免疫分析(CLIA)。

(2)参考值：$\leqslant 1.5 \mu g/L$。

(3)临床应用价值与评价：SCC-Ag 对于肺癌术后的手术效果有较好的预测价值，在根治性手术后，SCC-Ag 将在 72 小时内转阴，而姑息性切除或探查术后，SCC-Ag 仍高于正常值。术后肿瘤复发或转移时，此抗原会在复发的临床表现出现之前再次升高。而在无复发或转移时，该抗原会持续稳定在正常范围。

2.癌胚抗原(CEA)

CEA 是一种糖蛋白，作为抗原可以引起患者的免疫反应。

(1)测定方法：化学发光免疫分析(CLIA)、酶联免疫法(ELISA)。

(2)参考值：$\leqslant 5 \mu g/L$。

(3)临床应用价值与评价：CEA 可广泛存在于内胚叶起源的消化系统肿瘤。有文献报道，40%～80%的肺癌患者可出现 CEA 升高。血清 CEA 水平的动态变化能较好地反映患者对治疗的效果和预后，如其测量值进行性升高则表明预后不佳。

3.神经元特异性烯醇化酶(NSE)

烯醇化酶是催化糖原酵解途径中甘油分解的最后酶。神经内分泌细胞和神经源性肿瘤中均含有大量 NSE。小细胞肺癌(SCLC)也是一种起源于神经内分泌细胞的肿瘤，因此 NSE 是其重要标志物。

(1)测定方法：酶联免疫法(ELISA)、化学发光免疫分析(CLIA)。

(2)参考值：$0.6～5.4 \mu g/L$。

(3)临床应用价值与评价：NSE 作为公认的小细胞肺癌高特异性、高敏感性的肿瘤标志物，患者血清 NSE 检出的阳性率高达 65%～100%。它有助于 SCLC 的诊断及其与非小细胞肺癌的鉴别诊断。同时 NSE 还是肺癌化疗疗效观察的敏感指标，如化疗敏感，此酶水平会下降，病情完全缓解，其测定值可达正常水平。

4.CYFRA21-1

CYFRA21-1 是细胞角蛋白 19 的可溶性片段，它存在于肺和乳腺等上皮起源肿瘤细胞的胞质中，细胞被破坏时释放入血，故 CYFRA21-1 可作为肺癌的肿瘤标志物。

(1)测定方法：化学发光免疫分析(CLIA)、酶联免疫法(ELISA)。

(2)参考值：$<3.3 \mu g/L$。

(3)临床应用价值与评价：CYFRA21-1 检测对非小细胞肺癌的诊断具有重要价值，尤其对鳞状细胞癌的患者早期诊断、疗效观察、预后监测有重要意义。不同组织类型的肺癌敏感度各不相同，其对肺鳞癌的敏感度最高，阳性率可达 60%～80%，其次为腺癌，小细胞癌最低。血清 CYFRA21-1 水平随肿瘤分期的增加逐渐升高，其还能预示肺癌预后，并有助于判定手术疗效。

5.组织多肽抗原(TPA)

(1)测定方法：酶联免疫法(ELISA)、化学发光免疫分析(CLIA)。

(2)参考值:0~60U/L。

(3)临床应用价值与评价:肺癌患者血清 TPA 升高,TPA 对肺癌诊断的敏感性与 CYFRA21-1 相当,阳性率约 61%。治疗前患者血清 TPA 的浓度与肺癌的 TNM 分期呈正相关,治疗后血清 TPA 浓度随患者对治疗的反应率增加而下降,TPA 水平越高,患者生存期越短。

6.**胃泌素释放肽前体(ProGRP)**

(1)测定方法:化学发光免疫分析(CLIA)、酶联免疫法(ELISA)。

(2)参考值:0~46ng/L。

(3)临床应用价值与评价:ProGRP 是近些年来新发现的一种 SCLC 肿瘤标志物,它不仅可用于 SCLC 的早期诊断,而且对判断治疗效果及早期发现肿瘤复发亦有重要价值。SCLC 患者的血清 ProGRP 阳性率约为 68.6%。

7.**糖类抗原 125(CA125)**

CA125 是由免疫卵巢癌细胞株产生的单克隆抗体 OC125 所识别的抗原决定簇,由于与免疫肺腺癌细胞识别的分子相同,因此 CA125 是卵巢癌和肺癌细胞共同的抗原。

(1)测定方法:化学发光免疫分析(CLIA)、酶联免疫法(ELISA)。

(2)参考值:<35kU/L。

(3)临床应用价值与评价:肺癌血清 CA125 水平显著高于肺良性疾病组及健康对照组。肺腺癌 CA125 水平明显高于肺鳞癌与小细胞肺癌。对肺癌的诊断、鉴别诊断具有重要意义。

8.**糖类抗原 153(CA153)**

存在于多种腺癌内,如肺腺癌、卵巢癌、乳腺癌及胰腺癌。CA153 对肺癌诊断的灵敏性低,但是,由于血清 CA153 测定对肺良性疾病的假阴性率低,血清 CA153 异常升高,则可基本上判断为肺癌,特异性高。

(1)测定方法:化学发光免疫分析(CLIA)、酶联免疫法(ELISA)。

(2)参考值:<28kU/L。

(3)临床应用价值与评价:肺癌患者血清 CA153 水平明显高于肺良性疾病组及健康对照组。肺腺癌 CA153 水平明显高于肺鳞癌和小细胞肺癌。对肺癌的诊断、鉴别诊断具有重要意义。

9.**糖类抗原 242(CA242)**

CA242 是一种新的黏蛋白相关标志物,经常在呼吸道上皮肿瘤转移时才表达出来,是可用于血清学诊断的肿瘤标志物。

(1)测定方法:化学发光免疫分析(CLIA)、酶联免疫法(ELISA)。

(2)参考值:不明确。

(3)临床应用价值与评价:有研究发现,非鳞癌患者(腺癌和大细胞癌)血清水平显著高于鳞癌患者。CA242 的分布还随化疗的临床表现而不同,对化疗无反应、病情未控制者的 CA242 浓度显著高于对化疗有反应的患者。

10.**硫酸黏多糖片段(SGF)**

(1)测定方法:乳胶凝集试验法。

（2）参考值：不明确。

（3）临床应用价值与评价：硫酸黏多糖片段是一种特异性 NSCLC 抗原，并在肺癌早期就有升高，因而可以成为肺癌检测的早期标志物。有研究证实，在肺癌组织中 SGF 的含量比正常组织中高 1.7～3.5 倍。

## （二）一般检验项目

### 1.测定方法

魏氏法、动态红细胞沉降率分析仪法。

### 2.标本

109nmol/L 枸橼酸钠抗凝血。

### 3.参考值

男性 0～15mm/h；女性 0～20mm/h。

### 4.临床应用价值

原发性支气管肺癌常伴有红细胞沉降率加快。红细胞沉降率是非特异性检验指标，受多种因素影响，在急性炎症、风湿、结核活动期、红斑狼疮、多发性骨髓瘤、贫血等情况下均会加快。

### 5.测定方法评价

影响魏氏法测定的因素较多，主要有以下几个方面：①测定管，测定管不干净会使红细胞沉降率减慢。②抗凝剂，一般来说抗凝剂浓度增加会使红细胞沉降率减慢。③测定时的温度，温度大于 25℃，红细胞沉降率加快，低于 18℃，红细胞沉降率减慢。④血液，溶血可使红细胞沉降率增快。⑤测定管置放位置，当测定管保持垂直的，红细胞沉降率减慢，倾斜式红细胞沉降率加快。⑥时间，通常要求 2 小时内完成测定，时间延长会使红细胞沉降率减慢。

## （三）其他肿瘤标志物

### 1.神经细胞黏附分子（NCAM）

（1）测定方法：酶联免疫法（ELISA）。

（2）标本：血清。

（3）临床应用价值与评价：NCAM 是膜结合黏蛋白的一个家族，NCAM 对 SCLC 的诊断、治疗和预后监测均有一定意义。当治疗有效时，NCAM 水平可下降至正常，而当肿瘤复发时，其水平又可迅速升高。

### 2.端粒酶

端粒酶起 DNA 聚合酶的作用，是一个具有端粒特异性的反转录酶，通过补充染色体末端的六核苷酸的重复序列而使分裂时的端粒在缩短后得到补偿。

（1）测定方法：放射性核素标记核苷酸和聚丙烯酰胺凝胶电泳、端粒重复序列扩增法（TRAP）、PCR 扩增法、酶联免疫法（ELISA）。

（2）标本：非肝素抗凝全血、痰液、肺泡灌洗液、肺活检标本等。

（3）临床应用价值与评价：研究表明端粒酶活性几乎在 100％ 的 SCLC 中以及 85％ 的 NSCLC 中高度表达，可见端粒酶是诊断肺癌的一个非常有价值的指标。

### （四）基因检验诊断

基因包括原癌基因、癌基因与抑癌基因。原癌基因指正常组织细胞中存在的与癌基因相同或高度同源的核苷酸片段。通常情况下,它有重要的生理功能,在活化之后,细胞可以发生癌变。癌基因指从肿瘤细胞中分离出来的致癌基因片段,常由原癌基因活化后转变而来。抑癌基因是指能够抑制肿瘤细胞过度生长、增殖的基因。

1.p53 基因

编码一种分子质量为 53kD 的调节蛋白(p53 蛋白),是一种抑癌基因。当 DNA 受到损伤时其表达产物迅速增加,可抑制细胞周期进一步运转。而当 p53 基因发生突变,则 p53 蛋白失活,细胞分裂失去控制,发生癌变。人类癌症中约 50% 是由于该基因发生突变失活而导致其发生的。

(1)测定方法:PCR-SSCP 分析技术、DNA 序列直接测序分析和 PCR-RELP 法检测。

(2)参考值:正常表达野生型 p53 基因。

(3)临床应用价值:p53 基因与人类约 50% 的恶性肿瘤有关,p53 基因是肺癌早期发生的一个频发事件,p53 基因的突变主要是点突变,另有少量的插入和缺失。p53 基因的突变率在 NSCLC 中可达 50%,其中鳞癌占 70%,而在 SCLC 中可达 80%。

(4)测定方法评价:有研究发现痰液中 p53 基因对肺癌诊断的敏感性为 55.56%,特异性为 98.25%,而痰细胞学检查敏感性为 31.25%。

2.K-ras 基因

K-ras 基因是一种癌基因,也是一种可易位基因,与多种肿瘤发生发展有关,与生长因子协同具有促进细胞增殖与凋亡的双重作用。

(1)测定方法:PCR-SSCP 分析技术、DNA 序列直接测序分析核酸杂交技术和 PCR-RELP 法检测。

(2)标本:非肝素抗凝血、痰液、肺泡灌洗液、肺活检标本等。

(3)临床应用价值:K-ras 基因的突变可作为一个预测高危人群中肺癌发生危险性的指标,在 15%～50% 的 NSCLC 中有 K-ras 突变,而在 SCLC 中罕见。K-ras 突变的大部分位点在 12、13、61 位密码子,特别是第 12 位密码子突变与肺腺癌密切相关,约 90% 的肺腺癌突变都在这个位点上。

3.EGFR 基因(表皮生长因子受体基因)

EGFR 是原癌基因 CerbB-1 的表达产物,是表皮生长因子受体(HER)家族成员之一。EGFR 信号通路对细胞的生长、增殖和分化等生理过程发挥重要的作用。EGFR 等蛋白酪氨酸激酶功能缺失或其相关信号通路中关键因子的活性或细胞定位异常,均会引起肿瘤、糖尿病、免疫缺陷及心血管疾病的发生。

(1)测定方法:PCR-SSCP 分析技术、DNA 序列直接测序分析核酸杂交技术和 PCR-RELP 法检测。

(2)标本:肺活检标本或者肺泡灌洗液。

(3)临床应用价值:NSCLC 中 EGFR 基因 18、19 和 21 外显子突变率为 20%～40%。在女性,不吸烟的肺腺癌中尤为明显。当癌细胞发生 EGFR 外显子 18、19 和 21 突变激活时,可显著提高局部晚期或转移性 NSCLC 对 EGFR-TKI 治疗的反应性,增加客观缓解率,延长总生存期,因此可以作为筛选药物敏感性的分子标志。

**4.EML4-ALK 融合基因**

由 EML4 和 ALK 融合形成的{inv(2)(p21;p23)},是非小细胞肺癌(NSCLC)中的一种分子亚型。该融合基因拥有 EML4 基因中的 basic 区域、疏水的棘皮动物微管相关蛋白区以及部分 WD 重复区(后两部分在部分亚型中缺失)和 ALK 基因中的 Kinase 功能区。目前已知的融合伙伴基因在 20 种以上。

(1)测定方法:RT-PCR、荧光原位杂交技术法(FISH)。

(2)标本:肺活检标本。

(3)临床应用价值:融合基因 EML4-ALK 是靶向药物克唑替尼的作用靶标。在一般 NSCLC 人群中 EML4-ALK 阳性率很低,为 3%~7%。此种亚型的患者较年轻,男性比例高,不吸烟或仅少量吸烟的可能性较大,组织学检查常为腺癌;在有肿瘤转移的患者中,EML4-ALK 阳性与 EGFR-TKI 耐药相关,似乎不影响铂类为主联合化疗的疗效。但存在突变时,运用克唑替尼可明显提高生存获益,有研究表明可提高 18 个月的中位生存时间。但是,EML4-ALK 阳性患者只存在于 EGFR 基因没有发生扩增或点突变的患者中。当肺癌患者 EGFR 基因没有发生异常时,可考虑对其进行 EML4-ALK 检测,以考虑是否应用靶向药物克唑替尼。

**(五)病理检验诊断**

1.细胞病理学检查

(1)肺部细胞学检查。

1)检查方法包括①痰脱落细胞学检查:要求痰液必须新鲜,且必须是肺部咳出。②支气管液细胞学检查。③经皮肺部细针吸取检查。

2)标本:痰液、支气管液、支气管肺泡灌洗液、肺部细针穿刺液。

3)参考值:正常人肺部脱落细胞学检查不能检出癌细胞。

4)临床应用价值:肺部脱落细胞学检查出癌细胞是早期诊断肺癌的重要方法之一。

5)测定方法评价问题:①痰脱落细胞学检查:简单、经济、无创,是诊断肺癌最常用的方法,其检查阳性率为 60%~70%,但其诊断受较多因素影响,包括检验者经验和技术水平、病灶部位、痰液采集质量等。②经皮肺部细针吸取检查主要用于经痰液、支气管液细胞学检查仍为阴性的患者,无痰液患者和肺转移病灶患者。该法是肺周围型病变和转移性肿瘤的首选方法。

(2)胸腔积液细胞学检查。

1)测定方法:胸穿抽液行脱落细胞检查。

2)标本:胸腔积液。

3)参考值:正常人胸腔积液脱落细胞学检查不能检出癌细胞。

4)临床应用价值:约 1/2 肺癌患者在病程中会伴有胸腔积液,其中很大部分由肿瘤胸膜腔转移所致,胸穿抽液行脱落细胞检查是确诊此类患者的常用方法,但检出率较低(50%),连续检查 3 次,则阳性率可提高到 90%。

2.组织病理学检查

(1)小细胞未分化癌(简称小细胞癌):是肺癌中恶性程度最高的一种,约占原发性肺癌的

20％,多发于肺门附近的主支气管,倾向于黏膜下层生长。癌细胞生长快、侵袭力强,远处转移早。本型对放疗和化疗比较敏感。

（2）非小细胞肺癌。

1）鳞状上皮细胞癌:是最常见的类型,占原发性肺癌的40％～50％,多数起源于段及亚段支气管黏膜,并向管腔内呈菜花样生长。鳞癌生长缓慢,转移晚,手术切除的机会相对多,5年生存率较高,但对放疗、化疗不如小细胞未分化癌敏感。

2）腺癌:女性多见,约占原发性肺癌的25％,常表现为周围型肺癌。腺癌来自支气管黏膜,倾向于管外生长,也可沿肺泡壁蔓延,腺癌血管丰富,故局部浸润和血行转移较鳞癌早,常累及胸膜而引起胸腔积液。

3）大细胞未分化癌:是一种高度恶性的上皮肿瘤,占原发性肺癌的2.2％～8.6％,可发生在肺门附近或肺边缘的支气管,大细胞癌转移较小细胞未分化癌晚,手术切除机会较大。

4）腺鳞癌:有时偶见鳞癌和腺癌混合存在,称为混合型肺癌,占2％～4％。

# 五、影像学诊断

## （一）X线

### 1.早期肺癌X线表现

早期肺癌应包括隐性肺癌和肺癌ⅠA期中瘤体小于2cm者。一般认为,早期中心型肺癌是指癌肿发生于2级与3级支气管之间,且侵犯仅局限于支气管壁。早期周围型肺癌为癌肿发生于3级支气管以下,而直径小于2cm者。同时无淋巴结和其他脏器转移,其中包括原位癌。根据癌肿发生部位和在局部发展变化时期的不同,在胸片上,早期周围型肺癌主要显示瘤体本身;而中心型肺癌则主要显示瘤体引起的间接征象或继发性变化。

（1）早期中心型肺癌的X线表现。

1）无异常:无异常即胸片正常。在早期阶段,癌肿在支气管黏膜生长,表现为支气管黏膜粗糙增厚。此种病例需依靠痰细胞学、支气管镜及CT扫描等综合检查确诊。

2）阻塞性肺气肿:胸片上此种表现往往很难见到。该征象为癌肿逐渐生长形成肿块,在肿瘤早期支气管变窄,发生活瓣作用,吸气容易,而呼气时有一定程度的受阻,受阻远端肺发生肺气肿。胸片显示受累支气管远端肺体积增大,肺纹理稀少,肺野透亮度增加。以深呼气相胸片显示较好。

3）阻塞性肺炎:肺内炎性病变是早期中心型肺癌最常见的X线征象。由于肿瘤生长引起支气管腔狭窄,其远端分泌物引流不畅而致感染。此种肺炎经抗感染治疗消失后,可以在同一部位反复发作,且逐渐加重,病变范围也可逐渐扩大。阻塞远端的支气管可因分泌物的滞留而合并支气管扩张。表现为自肺门向肺野呈放射状的粗条状或蜂窝状阴影。因此,如果在同一部位反复发生肺炎,年龄在40岁以上,应警惕阻塞性肺炎的可能性。

4）阻塞性肺不张:早期中心型肺癌,特别是息肉型,很容易导致支气管腔阻塞而引起肺不张。肺癌引起的肺不张可分为肺段型、大叶型或一侧全肺型。早期肺癌以前两者较多见。X线表现可与一般肺不张相似。但若有长期吸烟史,年龄较大的患者,无任何诱因,突然出现肺不张,特别是上叶前段等不常见部位的肺不张,应警惕肺癌的可能性。

阻塞性肺炎是支气管不完全梗阻所致的肺泡炎,而肺不张是支气管完全梗阻的结果。两者在肿瘤早期可单独存在,但两者并存亦不少见。需要指出的是,此种变化过程在胸片上有时表现为团块状阴影,容易误诊为晚期肺癌,从而失去及时手术治疗的机会。

(2)早期周围型肺癌的X线表现:早期周围型肺癌主要表现为肺内的肿块阴影。病变初期,肿瘤微小(直径3mm以下)时,胸片可无任何异常发现,但痰检可为阳性,此称为隐性周围型肺癌。由于肿瘤发生于较小的支气管,很容易侵犯肺组织,瘤灶与周围的肺组织形成天然对比,因此胸片上当肿瘤较小(直径5mm)时即可显示。

1)淡片状影:早期肺癌较常见。当癌肿比较小(直径2cm或更小),病变范围内癌组织的生长通常不甚均匀密实,其中尚夹杂着正常的肺组织。表现为一团孤立的片状阴影,犹如云絮状或羽毛状,通常密度较淡,轮廓较模糊,很难与炎性病变鉴别。

2)结节状阴影:为直径小于2cm的孤立性结节状阴影。当结节直径达1~2cm时,边缘可较清楚,可有浅小分叶或不明显。边缘常见毛刺,毛刺多较短,细小密集而参差不齐。瘤周亦可有粗大的条索状阴影,有时由肿瘤中心向外放射,为瘤内纤维组织增生所致。增生的纤维组织收缩,牵引邻近脏层胸膜向肿瘤方向发生凹陷,即所谓胸膜凹陷征。瘤内密度常不均匀。残存的部分细支气管及肺泡腔内仍有气体充填,表现为1~3mm的斑点状或裂隙样小透明区,称为小泡症或空泡症。

3)空洞:早期肿瘤出现空洞者多为鳞状细胞癌,其他类型瘤体直径在2cm以下时,很少会出现空洞。X线上表现为厚壁空洞,边缘亦不规则。

总之,肺内出现孤立性小结节阴影,仔细观察结节有无分叶症、边缘短小毛刺、小泡症,有或无胸膜凹陷征;或肺内见厚壁且不规则的所谓"癌性空洞"。病灶小于2cm,且无肺门及远处转移征象,则可做出早期周围型肺癌的诊断。若孤立结节无分叶,边缘清楚整齐,密度均匀,无胸膜凹陷征;或呈淡斑片状者,则诊断较困难。

另外,通常对直径小于2cm的周围型肺癌亦称为小肺癌。应当指出,小肺癌与早期肺癌是不同的。临床上常见病灶虽然很小,甚至胸片上未发现异常,即早已有远处转移征象出现,如脑转移、骨转移等。因此,小肺癌可能为早期肺癌,也可能为晚期肺癌。

2.中心型肺癌X线表现

发展期或中晚期中心型肺癌的X线征象可分为瘤体征象、支气管阻塞征象和肺门及纵隔转移征象三部分。随着肿瘤大体类型与病期的不同,其X线表现亦各有不同。

(1)瘤体征象:包括肿块阴影和支气管改变两方面。

1)肿块阴影:癌肿逐渐侵犯支气管壁并向管壁外发展,在肺门区形成肿块。开始表现为肺门结构模糊,阴影增深,后出现肺门阴影增大,继而形成明显的肿块阴影向肺野内突出。传统X线上,根据癌肿主要生长方向及其与支气管的关系,通常将中心型肺癌分为管内型、管壁型及管外型。管内型在胸片上一般不能明确显示支气管腔内肿块,在支气管体层片上显示含气管腔内可见肿物阴影,管壁型在肺门区可形成大小和形状不同的肿块,为癌肿沿管壁浸润并导致增厚。管外型多在肺门区形成较大、形状不同的肿块。肿块影大多边缘毛糙,有时可见分叶。管壁型和管外型肿块的长轴与病变部位支气管长轴一致。

2)支气管改变：癌肿一方面侵犯支气管壁在肺门区形成肿块，另一方面可向腔内生长引起狭窄或梗阻，支气管体层片显示较好，可表现为支气管壁增厚，管腔狭窄或梗阻。梗阻端可呈锥形、平直或杯口状。

(2)支气管阻塞征象：支气管狭窄阻塞可导致肺不张、阻塞性肺炎、肺气肿和支气管扩张等支气管梗阻的继发变化。继发变化的范围可以是一个肺段、一个肺叶，甚至一侧肺。

1)肺不张：癌肿在支气管腔内生长，有时加上痰液的阻塞，导致支气管腔完全梗阻而发生肺不张。开始时为部分性肺不张，肺叶体积略微缩小，肺内尚有部分气体残留。随之气体全部吸收，肺体积明显缩小呈实变阴影。肺不张可从一叶发展蔓延至另一叶。如右下叶肺不张后，癌肿可进一步蔓延侵犯中叶支气管，形成右肺中下叶不张。最后也可侵至上叶发展成一侧全肺不张。肺叶不张的共同特点是肺叶体积缩小，密度均匀性增高。邻近纵隔结构或叶间裂向患处移位，相邻肺叶或对侧肺可发生代偿性肺气肿。不同部位的肺不张常可表现出各自的特定形态。①右肺上叶不张与横S征。右肺上叶肺不张阴影与肺门肿块共同形成的下缘连线，呈横S形。外侧为弧形向上移位的不张肺的下缘，内侧为弧形下凸的肿块的下缘。此症大多见于肺癌，极少数可为结核所致。②中叶肺不张与高脚杯征。在侧位胸片上，尖端指向肺门的三角形右肺中叶不张影与肺门肿块共同构成的状似高脚杯的影像。若中叶肺不张伴有水平裂粘连，则中叶向上收，三角形影位置高；若伴有斜裂下部粘连，则中叶向下收缩，三角形阴影位置较低；若中叶与前胸壁胸膜粘连，则三角形影位置靠前；中叶不张阴影也可比较狭长呈带状，带状影与肺门肿块则构成杵状征。③右中下叶肺不张与双翼征：当中间支气管梗阻引起右中、下叶肺不张时，在侧位胸片上肺不张阴影下缘呈双翼状。④左上叶肺不张与面纱征。左肺上叶上部厚而下部较薄，当左上叶肺不张时，表现为左肺中上野自上而下密度逐渐变淡的模糊影，状似覆盖一层面纱样。而肺门区因有肿块，故密度尤高。如果左下叶发生代偿性肺气肿，左下叶的上缘向上扩张，而体积缩小的左上叶向前、向下移位，则在肺尖部正位胸片上表现为一横行新月状透亮区，称为新月征。侧位胸片可见斜裂向前移位，不张影在胸骨后呈一宽窄不一的带状致密影。⑤左下叶肺不张与心影转位症。左下叶肺不张时，心影向左移位，不张的左下叶阴影在正位胸片上隐于心影内，可致左心缘呈双重边缘。高电压正位或斜位胸片上可清楚地显示三角形肺不张阴影。侧位胸片可见斜裂向后下方移位，下叶区或后肋膈角区透亮度减低，左膈肌后部升高。⑥肺段不张。若癌肿发生于肺段支气管，可导致肺段不张。单纯肺段不张时，一般在正位胸片上呈三角形致密影，基底在外，尖端指向肺门。但右肺中叶内侧段和下叶背段不张较特殊，其三角形致密影表现为尖端向外而基底在内，正位胸片上前者与右心缘重叠，后者位置较高。侧位胸片则容易鉴别，前者致密影位于中叶的前下方，后者位于右肺下叶后上部。肺癌引起的肺段不张通常在肺段的近端密度较高且略微膨大。

2)阻塞性肺炎：阻塞性肺炎在中心型肺癌病例中比较多见，是支气管不完全梗阻所致的阻塞性肺泡炎，可呈不规则的片状影、肺段性或肺叶性实变影。肺实变区无空气支气管征。抗感染治疗后大部分病变吸收，但吸收较一般肺炎缓慢，且很少完全吸收。肺炎在同一部位可反复发作。阻塞性肺炎常伴有肺膨胀不全或部分性肺不张，使肺体积缩小。

3)阻塞性肺气肿及支气管扩张：阻塞性肺气肿为支气管的不完全性活瓣性梗阻所致。由于其持续时间很短，故日常工作中很少见到；支气管扩张为叶或段支气管阻塞后，梗阻部位以远的交气管内黏液积聚所致。X 线表现为粗大树枝样阴影,尖端指向肺门。若扩张支气管内积有气体,可形成蜂窝状或空囊状影像;梗阻部位远端肺可出现肺不张,也可因肺段或肺小叶之间存在侧支通气而不发生肺不张;支气管扩张也可合并肺部炎症。

(3)肺门及纵隔转移征象:中心型肺癌除在局部生长形成肿块外,还可转移至肺门和纵隔淋巴结,形成肺门及纵隔肿块。多数情况下,原发肿瘤与局部转移淋巴结相互融合,两者同时存在,共同形成肺门区肿块。肿块影大多轮廓清楚,边缘有分叶或切迹。少数可因浸润周围肺组织而边缘模糊。肺门区肿块常与支气管阻塞征象同时存在。若合并阻塞性癌性淋巴管炎,则出现自肺门沿肺血管和支气管向肺野的细条状、网状及粟粒状阴影。少数也可无阻塞征象,而仅有肺门区肿块。如未分化癌或低分化腺癌,癌组织迅速向管壁深层浸润生长并转移至局部淋巴结,在未出现阻塞征象之前就已形成明显的肺门肿块。肺门淋巴结较大时,也可压迫邻近支气管产生阻塞征象。肺门淋巴结肿大常伴有纵隔淋巴结肿大,致使纵隔增宽。纵隔淋巴结肿大常侵犯纵隔内组织器官。例如可压迫上腔静脉形成上腔静脉综合征;侵犯膈神经致膈神经麻痹,则出现患侧膈肌升高,透视下可见矛盾运动;气管隆突下淋巴结肿大,可压迫食管造成吞咽困难,在侧位胸片上可见肺门下局部肿块向后凸出,食管钡餐可显示食管局部外压性狭窄。另外,纵隔淋巴结肿大亦可累及喉返神经、心包、奇静脉、主动脉壁及纵隔胸膜等而产生相应的临床 X 线改变。

3.周围型肺癌 X 线表现

如前述,周围型肺癌生长于 3 级以下较小的支气管,因有侧支通气,较少产生阻塞征象,故主要表现为肺内肿块阴影。X 线征象包括瘤体征象、邻近肺野、胸膜受侵征象和胸部转移征象。

(1)瘤体征象:包括瘤体发生部位、大小、密度、形状、轮廓及空洞等。

1)肿块部位:周围型肺癌可发生于肺的任何部位。但据统计右肺多于左肺,上肺多于下肺,前多于后,即上叶前段、右中叶及左肺舌叶居多。靠近肺门部位者以鳞癌和未分化癌较多见,离肺门较远者以腺癌多见,而细支气管肺泡癌则多见于肺边缘部位。

2)肿块大小:肿块大小对肺癌诊断有一定的参考意义。对比较大的(直径超过 5cm)球形肿块,诊断上应多考虑肺癌。有人统计,超过半数的周围型肺癌肿块直径在 5cm 以上。一般认为,肺癌肿块直径多在 4cm 以上,且常有其他征象,如分叶、毛刺等;而结核球直径多在 2~3cm。但是,如果肿块具有短细毛刺、明显分叶或小泡征等,即使肿块较小,也应高度怀疑肺癌;反之,肿块虽大,而边缘光滑整齐,则不一定为肺癌。

3)肿块密度:当肿瘤较小(直径 2cm 或更小)时,常表现为密度不均,边缘模糊。此时在 X 线片上若瘤体内见有一些 1~3mm 的小透亮区,则这种 X 线表现称为小泡症。此系瘤体内仍有部分肺泡腔及细支气管存有气体而未被肿瘤组织所充填,而较致密的区域有时呈结节影代表癌组织实变区。小泡症较多见于部分肺泡癌和腺癌。当肿瘤增大至 3cm 以上时,除某些肿块出现癌性空洞外,多数癌肿已将正常肺组织完全充填,X 线表现为密度较高,瘤体密度均匀一致。若密度不均并伴有钙化、卫星灶等,结核球的可能性明显增高。

4)肿块形状:周围型肺癌的瘤体可呈边缘平滑的无分叶球形或类圆形,也可在肺段、肺叶内生长而近似肺段或肺叶的形状。但多数周围型肺癌的肿块边缘呈多个弧形突起状,形成分叶征象。分叶有大有小,分叶较深对肺癌诊断意义较大,分叶较浅诊断意义不大。因为良性病变也可有分叶,但大多分叶较大而浅。一般认为,肿瘤各部生长速度不均等是形成癌性分叶的主要原因。大血管、支气管和纤维瘢痕组织对肿瘤生长的暂时性阻挡作用,使局部生长暂缓,也可凹入形成分叶。此外,瘤体本身可能为多中心性起源,多个瘤灶融合也可与分叶症的形成有关。某些肿瘤的部分边缘可无分叶。例如,常见肿瘤贴于叶间胸膜一侧的边缘较为光滑而无分叶,继而可压迫并向邻近的肺叶内突出。这是由于叶间胸膜有暂时性阻止肿瘤生长的作用。同样,贴近纵隔或后胸壁的肺癌,可显示肿块较扁。肺上沟癌可沿胸膜顶向下蔓延生长而不形成明显的肿块阴影和分叶征象,有时酷似"帽状"胸膜肥厚。

5)肿块轮廓:肿块轮廓主要指轮廓光滑清楚或模糊不清。轮廓模糊是指肿块阴影边缘模糊,不能明确勾画出肿瘤边缘。其病理基础主要是癌组织浸润性生长及间质反应性渗出与增生所致。轮廓很模糊的阴影主要见于渗出性炎性病变,只有很少数的肺癌,主要为浸润型细支气管肺泡癌和部分腺癌,边缘可以很模糊,称为炎症型肺癌。与炎性病变很难鉴别。

绝大多数周围型肺癌的肿块边界较清楚,并且常伴有棘状突起或非常细小的针状、绒毛状边缘,统称毛糙阴影。较短而细小密集、参差不齐的毛刺状阴影,称为毛刺征象。细条状或绒毛状毛刺影在肿块边缘呈放射状排列则称为放射冠征。毛刺阴影为周围型肺癌最常见的 X 线征象之一,这些毛刺影可表现为局部和程度不一,在肿块的部分边缘出现稀少的毛刺影,部分边缘则较为整齐,也可在肿块的大部分边界上均有明显的毛刺影。毛刺征象主要反映肿瘤的恶性生长方式,这类病变在病理上呈浸润性向周围肺组织生长或伏壁式沿肺组织结构蔓延,可见由瘤体向肺内发出长短不一的癌索。另外,肿瘤邻近肺组织有程度不同的炎性反应、纤维组织增生、癌性淋巴管炎及支气管扩张均为形成毛刺阴影的病理基础。一般来说,短细毛刺以肺癌最为多见,有学者视其为"恶性症";粗长毛刺则以炎性肿块多见。当逐渐生长的肿瘤遇到胸膜、血管或支气管时,其边界常较整齐而无毛刺影。

轮廓很光滑整齐的肺肿块主要见于良性病变,如良性肿瘤、炎性假瘤和囊肿等。很少的肺癌轮廓显示整齐光滑,在病理上这类肿瘤呈膨胀性生长,瘤组织边界整齐,并且在其周围有被肿瘤压迫而形成的一层密实的压迫性肺不张,包绕瘤周形成假性包膜,与正常充气肺组织形成截然的分界。

6)肿块空洞:癌组织坏死后,坏死物经支气管排出即可在癌肿内出现空洞。大多数肺癌在病理上有坏死、液化现象,但被癌组织充填的支气管多已闭塞,所以较少形成空洞。一般认为,发生坏死、液化的原因是瘤体内发生缺血所致。出现癌性空洞以鳞癌居多,约占 76.2%,其次为腺癌,未分化癌少见。大多数空洞均为厚壁中心性或偏心性,洞壁厚薄不均,也不甚光整,洞壁上可有半岛状或壁结节阴影。空洞性肿块外壁可有或无分叶和毛刺。少数表现为薄壁空洞,洞壁厚薄也可不一致。空洞内一般无液平,仅少数情况如合并感染时,可有液平。

多种疾病均可导致空洞性阴影形成,如细菌性、霉菌性或结核性感染,肺囊肿,各种原发或继发性肿瘤,包括肺癌、肺淋巴瘤及转移瘤等。有时肿瘤空洞并发感染可与肺脓肿表现相似。不同原因形成的空洞其表现各有差异。仅以常见的肺癌与结核性空洞的鉴别为例,在鉴别诊断上应同时注意空洞性肿块内外壁的形态和轮廓,如果空洞外壁见分叶和毛刺征象,而轮廓仍有肿瘤性肿块的特点则以肺癌多见;结核性空洞也可表现为厚壁或薄壁空洞,但很少伴有分叶和毛刺征象,即使有毛刺亦多为放射状长毛刺影。肺癌空洞内壁多凹凸不平,壁结节常呈佛手状或菜花状;内壁较模糊且不整齐多为结核性,裂隙状空洞或偏外侧的半月性空洞亦多为结核性空洞的征象。如见有空洞壁与支气管阴影相通,则结核的可能性大于肺癌。在随诊过程中,癌性空洞壁的厚薄和形态可经常变化,例如洞壁可逐渐增厚,空洞缩小甚至消失,也可从实性肿块变为空洞性肿块。这种变化反映了在引流支气管通畅的情况下,肿块内癌组织增殖与坏死是一个动态变化过程。如空洞合并感染或出血等,空洞形态可在短时间内发生变化。

周围型肺癌的瘤体除以上征象外,少数瘤体内还可见钙化影,呈单个或多个小点或斑片状,有时与结核性钙化难以鉴别。瘤体出现钙化影,一是可能为肿瘤本身的钙化,二是可能为肿瘤生长将肺内原有的钙化灶包裹所致,三是要排除重叠于瘤体上的钙化影。

(2)邻近肺野及胸膜受累征象:发生于较小支气管的周围型肺癌可沿支气管壁向较大支气管方向浸润,累及肺段以上支气管,此现象以鳞癌多见,腺癌和未分化癌少见。在胸片上表现为周围性肺肿块影伴发肺段不张或阻塞性肺炎等。炎症或肺不张发生在靠近胸膜一侧的肺野时,在胸片上可形成肿块的近胸膜侧轮廓模糊而肺门侧轮廓清楚的现象。癌肿也可发生邻近肺野的转移,多见于细支气管肺泡癌和腺癌。表现为肿块周围肺组织有散在的小结节影,类似卫星灶,轮廓较清楚,密度较低。但与结核球的卫星灶不同,结核球卫星灶的密度常高低不等,有些病灶细小致密或有钙化,有些病灶密度较低或有空洞,轮廓较模糊。

周围型肺癌位于胸膜下时也容易引起局部胸膜肥厚或胸膜凹陷等改变。鳞癌侵犯胸膜多表现为胸膜增厚,而腺癌和细支气管肺泡癌多引起胸膜凹陷征。

胸膜凹陷征是瘤体胸膜方向最常见的X线征象。此征早期在1962年由Simon提出,称为肺癌的周围线影。继而有学者发现并作了细致的研究,有"兔耳症""V字症"或"胸膜尾症"之称。国内肖湘生等人对此征象亦作了专门研究。通过多年研究,目前一般认为,此征主要系瘤体内癌组织坏死、纤维组织增生、瘢痕形成牵引脏层胸膜凹陷所致,故可统称为胸膜凹陷征。若表现为自肿瘤引向胸膜面的一条细长索条影,可称为胸膜尾症,通常宽为$1\sim3$mm,长为$1\sim3$cm。若引出两条可称为兔耳症。其病理基础为凹入的两层脏层胸膜紧密相贴所形成。于切线位下,胸膜尾症延续至胸膜面一侧常扩大呈"V"字形,基底靠胸壁侧,又称为V字症。病理基础为胸膜凹陷的陷窝投影,又因局部负压,吸引少量的胸腔液体渗出,形成V字影。胸膜凹陷征在轴位投影下观察表现为一至数条长索状影自肿瘤中部向外围呈放射状伸出,又称星芒状阴影。有学者称胸膜凹陷征是周围型肺腺癌的特征性表现。胸膜凹陷征应与结核球邻近胸膜较常发生的胸膜增厚和粘连性病变鉴别。结核球等肉芽肿性病变因常发生胸膜肥厚粘连而妨碍脏层胸膜的凹陷,因而结核球一般不形成胸膜凹陷征。但有时胸膜凹陷征与结核球的粘连带不易鉴别。在转移性肿瘤和良性肿瘤,肿瘤及其邻近肺野通常无纤维组织增生和牵引,因此不致出现胸膜凹陷征。

(3)胸部转移征象:中晚期周围型肺癌胸部转移相当常见,X线表现也多种多样。其中纵隔、肺门淋巴结转移最常见。较常见的还有肺支气管播散性病灶或血行性转移瘤、癌性淋巴管炎、肋骨与胸椎骨破坏、胸膜结节或肿块、胸腔积液、心包积液或肿块等,可一种或数种转移灶同时出现,甚至这些转移征象在原发灶不明显时即已出现。

转移淋巴结发生的部位与原发瘤所在肺的淋巴引流是一致的。与中心型肺癌相仿,X线可见肺门、纵隔淋巴结肿大,同样可侵犯邻近纵隔脏器。在原发灶与肺门之间,癌组织经淋巴管向肺门方向浸润转移,形成癌性淋巴浸润,X 线显示索条或带状阴影,自癌肿引向肺门。也可为断续而紊乱的细纹影,而沿引流方向的肺纹理可增粗而模糊。有时原发病灶的肺叶区域可因肺门淋巴结转移而产生大量的淋巴淤积和癌性淋巴管炎征象。

肺癌支气管播散性病灶或肺癌血行性转移瘤均可见于同侧肺野或对侧肺野,单发或多发,可呈粟粒状、结节状或斑片状影。一般血行性转移瘤边缘光滑,密度较均匀;支气管播散性病灶边缘光滑或不光滑,多沿支气管走行分布,常伴发两肺网线及粟粒阴影,细条纹影与粟粒影呈串珠样称点线症,为癌性淋巴管炎表现。胸膜转移癌常表现为胸腔积液,也可表现为上缘涂抹症,即上缘模糊,而下缘轮廓清楚、密度较低的结节或肿块。切线位可见病变贴于胸壁。靠近胸壁的癌肿,易侵蚀邻近肋骨,以鳞癌较为多见。肺癌骨转移多发生于肋骨和胸椎,单发或多发,以骨质破坏为主,少数为成骨性。肺癌侵及心包时可引起心包积液或心包肿块。

## (二)CT

### 1.周围型肺癌

(1)病理。

1)来自支气管表面上皮的癌,包括:①鳞状细胞癌。②腺癌。③腺鳞癌。④大细胞癌。

2)来自神经内分泌细胞癌,包括:①类癌。②不典型类癌。③小细胞癌。

3)来自细支气管 Clara 细胞和Ⅱ型肺泡细胞的细支气管肺泡癌,包括:① Clara 型。②Ⅱ型肺泡型。③黏液细胞型。④混合型。

4)其他如腺样囊性癌及黏液表皮样癌等。

(2)诊断:肺癌病理形态学主要改变之一是肺部球型结节或肿块。CT 诊断要点如下。

1)肺癌直径小于 2cm 者呈密度欠均质的小结节,分叶状,边缘欠清楚,薄层扫描可见空泡症及边缘细小毛刺。

2)直径大于 2cm 者呈软组织密度,欠均匀,有时可见偏心性空洞,壁厚薄不均,常为分叶状,有脐凹、毛刺及胸膜凹陷征。

### 2.中心型肺癌

中心型肺癌最先出现受累支气管阻塞的临床和影像表现。CT 扫描可发现胸片上不能清楚显示的局限性肺气肿及肺段以下轻度阻塞性肺炎或肺不张,以薄层扫描显示效果最佳。

(1)支气管改变,包括支气管壁的增厚和管腔的狭窄,早期为黏膜浸润,CT 难以显示,此时主要依赖于纤维支气管镜下活检和痰液细胞学检查。当肿瘤浸润范围增大、管壁增厚时,在周围充气的肺组织衬托下,增厚的支气管壁易于显示。管腔的改变在 CT 图像上,以肿瘤生长方式和病变发展程度,可表现为以下几种形态:①向支气管腔内突入的软组织影,自轻微隆起,凹凸不平到明显息肉状,伴有支气管腔狭窄。②管壁浸润增厚时,当扫描层与病变支气管平行时,局部管壁不规则,管腔狭窄可表现为局限性环行狭窄和管状狭窄。③支气管腔可由轻度狭窄到完全闭塞呈向心性椎状或呈鼠尾状,管腔突然截断或管腔呈偏心狭窄,支气管阻塞的最早改变为局限性阻塞性肺气肿。

(2)肺门肿块,是进展期中心型肺癌最直接、最主要的影像学表现。瘤组织穿透支气管壁在血管、支气管鞘内及淋巴结内浸润,并侵入周围的肺实质,形成肺门肿块,表现为结节状,边缘不规则,可有分叶表现和毛刺征象,毛刺的病理基础主要是肿瘤的淋巴浸润及间质的的纤维化反应,具有一定的特异性。当合并阻塞性癌性淋巴管炎时,见肿块周围沿肺血管、支气管向肺野呈放射状分布的细条影。当肺门纵隔淋巴结肿大与癌组织融合时,强化 CT 扫描有时不易区分。中心型肺癌的肺肿块、纵隔淋巴结肿大构成的块状影通常可以鉴别,前者常见支气管的改变,主要表现为管壁本身异常增厚、管腔内肿块、管腔狭窄和中断等;而单纯淋巴结肿大边界尚光滑,邻近支气管本身无异常,仅受压移位。中心型肺癌晚期侵及纵隔内大血管,形成上腔静脉阻塞征象,出现颈部上胸部侧支循环。

(3)支气管阻塞征象,早期患者的胸部 CT 扫描,可发现局限性肺气肿,该征象又称 Rigler征。肺段以下轻度阻塞性肺炎,随着支气管狭窄程度的增加,受累支气管完全阻塞,可形成肺不张,平扫示肺叶体积缩小,呈实变征象。肿瘤向支气管腔外生长形成肺门肿块,当肿块较小伴肺不张时,可掩盖肿瘤本身;肿块较大时,肿块处肺不张边缘向外突出,即该处叶间胸膜不仅不向内凹陷,反而向外凸出呈波浪状、曲线样"S"状,又名"S"征。如侧支通气发达,个别病例即使支气管阻塞很明显,也无阻塞征象。

(4)静脉团注动态增强对比图像,不张肺的血供是以相对粗大的肺动脉分支为主,造影剂经静脉团注,循环到右心后立刻进入肺循环,造影剂循环路线相对短;而肺癌的血供主要是口径相对细小的支气管动脉分支,造影剂要经肺循环入左心到主动脉后,再入支气管动脉,故循环路线相对较长,造成不张肺与肿瘤的血流灌时间差,早期扫描不张肺叶内可见高密度血管影,由于黏液嵌塞的支气管未强化,呈低密度条状影,而肺癌强化不均匀、不明显,与不张肺叶构成鲜明对比,衬托出肿瘤形态。这种密度差以注射造影剂后 40s～2min 内扫描最显著,同时显示肿瘤对血管的侵犯和血管内瘤栓形成。

(5)胸腔积液,患者合并大量胸腔积液,可穿刺抽液减轻症状,有助于 X 线检查,同时积液送细胞学检查。肺癌患者发现胸腔积液时,无论在胸水中是否找到肿瘤细胞,多数意味着有胸腔转移和侵犯,尤其 CT 显示胸膜不规则增厚及壁结节常提示胸膜转移。部分病例是因为肺门、纵隔淋巴结肿大压迫,淋巴引流受阻而致胸水形成(乳糜胸)。

(6)肺门、纵隔淋巴结转移,评价肺癌患者肺门及纵隔淋巴结肿大与否,对临床治疗方案的制定有帮助。CT 显示纵隔淋巴结肿大很灵敏。可以依据淋巴结的大小和强化特征以及分布特点等评价淋巴结是否转移,就大小而言,一般淋巴结长径大于 15mm、短径大于 10mm 作为淋巴结肿大的诊断标准,而长径大于 20mm 大多为转移。

(7)远处转移征象,肋骨、胸腰椎及脏器转移,某些病例可能早于原发癌出现,需要动态检查。中心型肺癌可概括两大征象:直接征象及间接征象。前者为支气管狭窄、截断,肺叶、肺段根部肿块;后者为阻塞性肺气肿、肺不张或肺炎。此外,还包括转移征象,如肺门、纵隔淋巴结转移,肺内转移,胸腔积液及骨转移等。

3.细支气管肺泡癌

从形态上可分为三型。

(1)单发结节型均位于肺外周胸膜下,表现为圆形、不规则形或斑片状,大多数病灶有空泡症及支气管症,常伴有胸膜凹陷征。

(2)弥漫型和多发结节型病变可累及一个肺段及肺叶,亦可广泛分布多个肺叶及双肺。其特征性表现：①蜂窝征：圆形或多边形，大小不一，密度不均的蜂房状气腔。②空气支气管征：呈枯树枝状。③毛玻璃状：病变近似水密度的网格状结构。④血管造影征：增强扫描见实变肺叶内有强化的树枝状血管影。⑤双肺弥漫分布斑片状及结节状影，可融合。

（3）肺门及纵隔淋巴结转移。

**4.转移瘤**

肺是转移性肿瘤最好发的部位，以血行转移为多见，少数为淋巴管及其他方式转移。血行转移病灶一般为多发，两肺分布，以中、下肺野为多见，病灶多位于肺组织的边缘区域。胸片是显示肺转移瘤的最基本方法，可发现直径 6mm 以上的结节。CT 显示肺转移瘤的敏感性明显高于常规胸片，常用于发现微小病灶或隐匿部位如脊椎旁、心脏后、胸骨后、肺尖及膈肌附近等处的病灶，以确定是否有转移瘤及其数目，了解是单发还是多发转移瘤。

（1）多发性软组织密度的肺结节病灶，以两肺中下野多见，采用层厚 8～10mm 扫描，结节边缘清楚、锐利，但薄层扫描还常显示邻近间隔呈微小结节状增厚，并呈放射状向周围延伸。这种情况常提示有淋巴管扩散。

（2）病灶大小不等，以 5～25mm 多见，高分辨率 CT 可显示胸膜下 2mm 以上和肺野中心区 4mm 以上的结节病灶。微小结节须比其邻近血管影略大方可肯定为病灶。与血管不易区分时变换体位扫描，血管影大小和形态可有变化，而病灶则无变化。

（3）4%～5% 的肿瘤可发生坏死或形成空洞，空洞壁多较厚，亦可较薄。转移瘤可有钙化，主要见于骨肉瘤、软骨肉瘤、甲状腺癌、结肠癌及乳腺癌等的转移。

（4）单发转移瘤较少见，常规 X 线提示单发肺结节 3% 为转移瘤。引起单发转移瘤最常见的原发肿瘤是结直肠癌、肾癌、睾丸肿瘤、骨肉瘤及黑色素瘤等。

## （三）MRI

CT 检查在肺癌的诊断方面有其突出的优点，是目前公认的最佳检查手段。MRI 检查无放射线损伤，可以多平面成像，无须增强即可清晰显示纵隔内血管，易于发现肺尖部小肿块。但 MRI 空间分辨率低，对病变详细情况的显示不及 CT 且价格昂贵、检查时间长，目前可作为 CT 的补充检查。但 MRI 有其优势，SE 序列区分不张肺组织和肿块是其独特的优点。磁共振诊断肺癌的优点：可从多个方位观察病变，有利于立体地了解肿瘤的毗邻关系及病变的确切范围；MRI 对比分辨率良好，能有效地检出肺门肿块与肿大淋巴结，而且 MRI 比 CT 更容易鉴别肿块与血管；无须仿造影增强即可正确评价肿瘤与血管的关系和侵犯程度以及淋巴结转移情况；对肿瘤切除可能性的评估价值较大。

**1.中心型肺癌**

（1）支气管受侵及阻塞性改变：MRI 检查在显示支气管壁增厚、破坏，管腔狭窄、阻塞等方面不及 CT。但 MRI 可作冠状面、矢状面及横断面扫描，对确定肺门肿块与支气管的关系较 CT 更为清楚。肺癌在 $T_1$ 加权像上呈与肌肉相似的中等均匀信号，在 $T_2$ 加权像上为高信号，信号多不均匀；如有空洞则为无信号区；肿瘤有出血时，在 $T_1$ 加权像为高信号；肿瘤坏死、液化时，在 $T_2$ 加权像时信号更低，$T_1$ 加权像为高信号。支气管的阻塞可导致阻塞性肺炎及肺不张。肺不张具体表现视不张的范围、程度及部位而定，表现形态也各异，常见表现为肺门部肿瘤的远侧出现肺段、肺叶或一侧肺区域中等信号的软组织，边缘清楚。MRI 对区分肺癌和肺炎及肺不张方面有一定作用,在 $T_1$ 加权像上肺炎或肺不张的信号略低于肿瘤信号,在 $T_2$ 加权像上则高于肿瘤信号;同时肺不张组织内可见条索状低信号影,提示为血管阴影。

(2)肺门肿块:MRI 能清晰显示肺门肿块,特别在显示肺门部小肿块时优于 CT。在 CT 上小肿块与肺门大血管常不易区分,但大血管在 MRI 上因其流空效应而呈黑影,与呈中等信号的肿瘤很易区分。

**2.周围型肺癌**

周围型肺癌主要表现为肺内孤立结节或肿块,与同层面的肌肉信号比较,在 $T_1$ 加权像上呈中等信号,$T_2$ 加权像上呈中高信号,信号多不均匀。肿块边缘可分叶或光滑,MRI 对肿块边缘的毛刺、胸膜凹陷征、肿块内空泡症、含气支气管症以及钙化亦能显示,当肿块内发生坏死时,$T_1$ 加权像上表现为均匀低信号,低于瘤体信号,在 $T_2$ 加权像上则呈高信号,高于瘤体信号。

**3.肺上沟癌**

肺上沟癌又称为 Pancoast 瘤,常侵犯肺尖部,累及胸壁、肋骨、邻近血管、臂丛、交感神经节、椎体及椎管。尽管 CT 在显示肋骨、椎体皮质骨受累方面比较敏感,但 MRI 能进行多层面、多方位扫描。软组织分辨率高,对诊断肺上沟癌很有帮助,其定性准确率为 90%。肺上沟癌 MRI 检查可采用小视野表面线圈直接做肺尖局部矢状或冠状位扫描,可从多个方向观察肿瘤及其与邻近组织的关系。

肺上沟癌在 MRI 主要表现为以下 4 点。①肺尖显示软组织肿块,边界毛糙,在 $T_1$ 加权像上肿瘤与周围肌肉信号强度相似,$T_2$ 加权像上肿瘤呈高信号,明显高于肌肉组织。②肿块常侵及肋骨、胸壁、椎体及椎管,当肿瘤侵及肋骨或椎体时,$T_1$ 加权像上骨内高信号的骨髓为低信号的肿瘤所代替。③肿块可向上累及颈部的脂肪组织。④肿块可向侧方累及臂丛及邻近的血管结构,当锁骨下动脉被肿瘤包绕时,可在高信号的肿瘤内看到低信号的血管。

**4.侵犯纵隔、胸膜及胸壁结构**

在 MRI 检查上,纵隔内大血管由于流空效应呈现无信号,为黑色,而纵隔内组织为中高信号,二者极易区分。因此,在 MRI 上纵隔内结构有良好的 MRI 信号对比,肺癌对纵隔的早期浸润即可清楚显示,可以明确肿瘤侵入的范围和程度。肺癌侵犯纵隔内脏器特别侵犯上腔静脉、主动脉、心包及隆突等结构时,MRI 一般较 CT 效果更佳,血管可呈狭窄、管壁增厚及阻塞改变。当伴有癌栓形成时,MRI 不用造影剂即可清楚显示。MRI 冠状面及矢状面成像有助于对病变作全面的显示和定位。

和 CT 一样,MRI 对肺癌累及胸膜的诊断有很高的敏感性,特别对位于水平裂附近及肺尖部的病变,因 MRI 可直接冠状面和矢状面成像,常较 CT 更清楚明确,MRI 常见表现为肺癌和胸膜粘连融合或增厚,有时可出现胸膜转移结节。胸腔积液在 MRI 上呈弧形信号均匀病变,$T_1$ 加权像上呈低信号,一般较肺癌信号低,容易分辨,在 $T_2$ 加权像上积液呈高信号。

贴近胸壁的肿瘤可直接侵入胸壁内形成软组织肿块,由于胸壁软组织(主要为肌肉)的密度与肺癌组织密度相近,对无肋骨破坏的胸壁侵犯 CT 可显示不清。MRI 上显示清楚,$T_2$ 加权像肺癌呈高信号,而胸壁肌肉组织则呈低信号,能清楚显示肿瘤侵入的范围、程度和形态。另外,由于 CT 仅能横断面扫描,对显示肺尖部病变效果往往不够理想,MRI 能纵轴成像,效果良好,具有重要的诊断价值。

**5.纵隔淋巴结转移**

肺癌有无淋巴结转移是决定治疗方法和推测预后的重要因素,一般情况下纵隔内结构在 MRI 上显示清楚。MRI 对纵隔肿大淋巴结的检出率与 CT 相似,其优点在于无须增强即可辨别血管横断面与肿大的淋巴结。无信号的是血管断面,有信号的为肿大的淋巴结。肿大的淋巴结在 $T_1$ 加权像上为较肌肉稍高的信号强度,在 $T_2$ 加权像上信号强度较肌肉增高明显,但低于周围的脂肪信号强度。MRI 在鉴别良、恶性肿大淋巴结方面主要根据淋巴结的大小、形态。直径超过 1.5cm 或数个淋巴结融合成团块者多考虑为恶性。有学者报道恶性淋巴结在 $T_1$ 加权像上其信号强度较良性者低,而炎症性增大淋巴结在 $T_2$ 加权像上其信号强度较恶性者明显增高。MRI 发现和确定纵隔内及肺门部肿大淋巴结效果极佳,优于 CT。当 CT 上诊断不明时,MRI 均可明确区分淋巴结与血管影。MRI 不足之处在于难以检出淋巴结内钙化,而淋巴结内钙化常提示其为良性。

**6.肺癌的 MRI 增强扫描对肿瘤的诊断作用**

目前有学者采用 Gd-DTPA 增强对肺癌进行诊断。当静脉内以 0.1mmol/kg 或 0.2mmol/kg 浓度注入 Gd-DTPA 后,对 $T_1$ 加权像与增强前 $T_1$ 加权像的信号强度进行比较,发现肺癌的强化比较明显,而肺结核瘤性肉芽肿增强幅度小;直径小于 3cm 的肺癌灶造影剂显示为均匀强化,大于 3cm 的肿瘤内部有不同程度坏死,则表现为周边强化,而内缘强化不规则,外缘呈不规则厚壁强化。Gd-DTPA 增强 MRI 能显著提高图像信噪比和对比噪声比,弥补了空间分辨率的不足,明显提高了脏层胸膜受侵、区分肺癌与继发改变和胸壁转移结节的诊断符合率。

**7.MRI 在肺癌放、化疗后随访中的应用**

肺癌经放疗及化疗后,常伴有纤维组织增生及肿瘤部分坏死后被纤维组织替代,在 X 线平片及 CT 上不能区分肿瘤与纤维组织,难以明确肿瘤的确切大小及形态。在这方面 MRI 具有重要价值,它能区分肿瘤实质与纤维组织,特别在 $T_2$ 加权像上,肿瘤组织呈高信号,纤维化组织呈低信号,区别显著。故对经放疗或化疗后的肺癌患者的随访价值来说,MRI 较 CT 价值更大。

## (四)PET

PET 是正电子发射断层显像的缩写。PET 图像反映的是用正电子发射型核素标记的药物在体内的分布以及随时间的变化。通过使用不同的药物,可以定量地测量组织的代谢活性、蛋白质的合成速率以及各种受体的密度和分布等。因此,PET 也被称为"活体生化显像"。这种影像实为一种生物化学影像,提供局部代谢和细胞传导等有关生化生理信息。所以有可能在发展到病理解剖变化以前,早期就能发现疾病的存在。PET 不仅可以一次获得三维的全身图像,而且是无创、安全的检查,照射剂量小于一次常规的 CT。PET 的主要缺点是所用放射性核素的半衰期短,费用昂贵,因此多应用于基础研究。临床上,PET 主要应用于肿瘤的早期诊断和分期。

PET 在肿瘤方面的主要临床价值:

(1)早期发现肿瘤的原发灶、转移灶或复发病灶。

(2)鉴别良、恶性，鉴别残存灶与纤维化或坏死灶，对恶性病灶评定恶性程度。

(3)精确的分期和定位。通过高质量的全身成像替代多次检查进行分期。

(4)准确、灵敏地评价治疗效果，并协助判断预后。帮助制定进一步的治疗方案，以减少或取消无效的和不必要的治疗。

PET肿瘤显像原理：葡萄糖、脂肪酸、氨基酸、核苷等类似物各类受体的特异配基及特异性抗体等，能够灵敏而准确地定量分析肿瘤的异常代谢、蛋白质合成、DNA复制肿瘤增殖及受体的分布状况，$^{18}$F标记的2-脱氧葡萄糖为目前最为常用的一种，其根据多数肿瘤在有氧环境中存在异常旺盛的无氧葡萄糖酵解现象，利用葡萄糖的类似物$^{18}$FDG，所具有的与葡萄糖相似的细胞转运能力，检测肿瘤的异常葡萄糖代谢，即肿瘤细胞摄取$^{18}$FDG，经细胞内己糖激酶作用，转变为6-磷酸-$^{18}$FDG，后者不参与葡萄糖的进一步代谢而滞留在细胞内，通过PET的动态与静态显像，能定量测量肿瘤组织对FDG的摄取速率及摄取量，准确地判断肿瘤的葡萄糖代谢异常程度及变化。

显像剂：PET肿瘤显像最常使用的显像剂为$^{18}$FDG，使用量为259～370MBq，静脉注射。$^{11}$C标记的蛋氨酸为另一个常用的PET肿瘤显像剂，能灵敏地反映肿瘤组织的氨基酸代谢及蛋白质合成变化，是活性肿瘤组织细胞的有效标志物之一。临床检查中$^{11}$C-MET的常用量为370～740MBq，静脉注射。此外，还有$^{11}$C标记的组氨酸、亮氨酸、胸腺嘧啶脱氧核苷等，以及$^{18}$F标记的雌激素类似物，如$^{18}$F-ES等。

PET的正常影像所见：不同脏器的$^{18}$FDG显像表现为不同的特点，但基本共性是脏器$^{18}$FDG的摄取与分布均匀，无明显的放射性异常浓集或缺损区，但应注意饮食和用药对正常影像的影响。

异常影像所见和临床价值：不同脏器和不同特性肿瘤，PET影像有所差异。一般来说，肿瘤的恶性程度与局部$^{18}$FDG的摄取速率和浓集虽有一定的相关性，但脑肿瘤除外。各脏器的恶性肿瘤多表现为肿瘤原发灶和转移灶$^{18}$FDG或$^{11}$C-METY摄取异常增加，明显高于周围正常组织，显示出明显的异常浓集区。少数肿瘤也可表现为$^{18}$FDG或$^{11}$C-MET摄取与周围正常组织相似或低于正常，这主要取决于肿瘤的类型、分化程度和增殖状态等。

1.肺部良、恶性肿瘤的鉴别诊断

$^{18}$FDG在肿瘤局部的异常浓集，是恶性肿瘤的重要标志。容易较早发现转移的淋巴结，与肿瘤同样表现为异常浓集。综合近年来文献报道，$^{18}$FDG或$^{11}$CD-DMET异常浓集在恶性肿瘤诊断中的灵敏性为90%，特异性为93%。

2.肺癌转移与复发病灶的检测

在多数肿瘤复发和转移灶(如肺癌、乳腺癌、结肠癌和前列腺癌等)的检测中，$^{18}$FDG异常浓集的定位诊断灵敏性为90%，特异性为85%，明显高于同组CT检查的比较结果。肿瘤疗效判断是PET代谢显像最独特的优势，肿瘤局部$^{18}$FDG或$^{11}$C-MET摄取在有效化疗和放疗后会产生明显的改变，能及时反映临床治疗效果，指导临床尽快修正或制订更有效而合理安全的治疗方案，CT和MRI则难以在有效治疗后立即显示出相应的变化。但PET的空间定位较差，应与CT或MRI结合，更好地指导临床治疗。

(张莹莹)

# 第三节 肺癌治疗概述

肺癌的生物学行为相差颇大,在各组织学分型中,小细胞肺癌为一特殊类型的肺癌,其生物学行为显著不同于其他组织类型。这是一种高度恶性的肿瘤,易发生早期广泛的远处转移,因而患者的生存期很短。中位生存期局限期为 12 周,广泛期只有 5 周。然而,这种肿瘤对化疗和放疗却较敏感。由于小细胞肺癌的生物学行为不同于其他上皮来源的肺癌,因而目前大多数临床肿瘤学家将肺癌粗分为小细胞肺癌和非小细胞肺癌,后者包括所有其他类型的上皮癌。虽然,在非小细胞肺癌中,不同类型肺癌的生物学行为仍有差异,但远不如与小细胞肺癌之间的差异大。非小细胞肺癌和小细胞肺癌的治疗原则完全不同。

## 一、非小细胞肺癌

### (一)以分期为依据进行治疗

1.Ⅰ期

只要患者无手术禁忌证,建议接受手术切除治疗。手术以根治为目的,虽然手术并发症的死亡率可高达 5%,但是手术后的 5 年生存率:ⅠA 期 70%左右,ⅠB 期 60%左右。手术包括原发灶切除和纵隔淋巴结的清扫或取样活检。

对于原发病灶的切除,目前公认的是肺叶切除。临床资料已证明,用保守的肿块楔形切除或肺段切除,肿瘤的局部复发率明显增加。肺癌研究组(LCSG)的一个临床对照试验证实,肺叶切除患者胸腔肿瘤的局部复发率明显低于保守的肿块切除,二者局部复发率分别是 5%和 15%。当肿瘤做肺叶切除时,切缘残端可能为阳性时,做全肺切除是必要的,但是必须非常慎重,因为全肺切除后的手术并发症显著增多,术后死亡率增高。纵隔淋巴结的切除应该是肺癌手术的一部分,然而对纵隔淋巴结的手术处理尚有不同的意见。持肯定意见者认为,同侧或两侧纵隔淋巴结清扫手术会对患者病期有一个准确的诊断,有利于术后治疗方针的决定,同时也能改善生存率。有学者将 373 例肺癌患者随机分为肺叶切除加系统淋巴结活检或同侧纵隔淋巴结完全切除。外科病理检查显示,在淋巴结切除组有更多的患者有多站 $N_2$ 阳性。中位生存期在切除组是 64 个月,在活检组是 25 个月。我国吴一龙等报道,把 471 例Ⅰ、Ⅱ、ⅢA 期非小细胞肺癌患者随机分为肺叶切除+纵隔淋巴结清除或淋巴结活检,结果表明淋巴结切除者的生存率优于活检组。也有类似上述研究的随机对照试验并没有显示对Ⅰ~Ⅱ期非小细胞肺癌患者做纵隔淋巴结切除后,患者的生存率和肿瘤局部控制率有显著改善。总体而言,更多的肺癌研究者建议应该将肺叶切除加纵隔淋巴结切除作为非小细胞肺癌的标准手术方式。

对心肺功能不佳,不能耐受肺叶切除或不能耐受开胸手术的患者,通过电视辅助胸腔镜手术(VATS)来切除肿瘤也是此期患者的另一种治疗选择。

对Ⅰ期患者因心肺功能差而不能耐受肺叶切除,甚至不能耐受 VATS 手术的患者或者患者拒绝手术,对这类患者根治性放疗是一个较好的选择,采用三维适形放疗(3DCRT)、调强放疗(IMRT)或立体定向放疗(SRT)技术,能获得不错的疗效。

关于手术后的化疗,对ⅠA期患者,不建议做术后化疗,但是对有高度治疗失败危险的患者,可考虑做术后辅助化疗。高危患者的定义一般为肿瘤细胞分化程度差或淋巴管或血管中存在瘤栓,也有研究发现,肿瘤细胞有多个癌基因过度表达,在基因水平或蛋白水平,也提示这类肿瘤的恶性程度较高,可考虑对他们进行手术后辅助化疗。对ⅠB期患者,术后化疗的地位尚未最后确定。但有一个倾向性的意见是对ⅠB期患者做术后辅助化疗可能对提高生存率有益。文献中有如下4个重要的临床随机对照研究,虽然研究对象不仅限于ⅠB期,但都包含了ⅠB期。第1个是Amagada进行一个IALT研究。比较手术已全部切除肿瘤的Ⅰ、Ⅱ、ⅢA期患者术后辅助化疗的作用,患者被随机分为以顺铂为基础的化疗或观察组,共1867例。化疗组和对照组的中位生存期分别是50个月和44个月,5年生存率分别是44.5%和40.4%($P<0.03$)。第2个研究是Winton的BR10研究。研究的对象是完全手术切除后的ⅠB和Ⅱ期患者,随机分为辅助化疗组(顺铂+长春瑞滨)和对照观察组。结果表明,化疗组和对照组的中位生存期分别是94个月和73个月,5年生存率分别是69%和54%。辅助化疗组的5年生存率提高了5%,死亡率下降了30%($P=0.012$)。第3个研究是CALCB 9633,全部使用IB期患者进行试验,随机分为化疗组(卡铂+紫杉醇),每3周为1个疗程,共用4个疗程。共344例进入研究,术后化疗组和对照组的3年生存率分别是79%和70%($P=0.045$),4年生存率分别是71%和59%($P<0.05$)。化疗改善了3年和4年生存率,然而在第5年时生存率未显示显著差别,分别是60%和57%($P=0.32$)。若以无瘤生存率为观察指标,则化疗组的相对死亡危险度(HR)为0.74($P=0.02$),提示化疗改善了ⅠB期患者的无瘤生存率。第4个研究是ANITA,入组患者包括根治手术后病理分期是ⅠB~ⅢA患者,化疗采用NVB和顺铂,每4周为1个疗程,共4个疗程,对照为观察组,不用化疗。有840例个人组。5年生存率在化疗组和观察组分别是51%和43%,5年生存率在ⅠB期患者的化疗组和观察组分别是62%和63%,在Ⅱ期患者分别是52%和39%,在Ⅲ期患者分别是42%和26%,这项研究并没有显示辅助化疗提高了ⅠB期患者的生存率。虽然上述4个术后辅助化疗的大样本随机试验并没有完全一致地支持对ⅠB期患者进行手术后的辅助化疗,但表明可能有益于生存率的改善,因而可推荐患者使用。

2.Ⅱ期

Ⅱ期治疗的原则与ⅠB期相同,采用手术治疗和术后辅助化疗,对术后放疗地位的研究并没有显示它明显改善患者生存率。但对其中的$T_3N_{0\sim1}M_0$患者尚有一些特殊性。$T_3$患者的肿瘤侵犯了胸壁或心包或膈,肺尖部肿瘤常侵犯胸壁。对这类病灶的外科切除应该遵循肿瘤外科切除的原则,即进行原发灶肿瘤和受累肋骨或心包或膈的整块切除。对受累的肋骨,除了切除肋骨外还要切除肋间肌等。手术前应该使用CT、MRI等手段,明确肿瘤浸润的范围,以判断手术切除的可能性,避免剖腹探查时,肿瘤在技术上无法切除或勉强切除造成大量肿瘤残留。因此,胸外科医师必须非常认真地在手术前准确判断切除可能性。对手术切除可能性有疑问的患者,可选择先采用术前诱导化疗的方法。手术前的单纯放疗已被证实没有明显改善这批患者的生存率。然而,采用术前放、化疗综合的诱导治疗(同步放、化疗)是否有可能改善这组患者的生存情况,尚无结论性的意见。

$T_3$病灶中还有一类是肿瘤生长于主支气管,距隆突的距离<2cm,这类肿瘤可用全肺切

除,但是全肺切除对肺功能的要求很高,而且手术后并发症发生率及术后死亡率都比肺叶切除明显增高;同时如果患者需做术后放疗,则全肺切除后放疗的并发症发生率也明显增加。所以,要尽量避免做全肺切除,应更多考虑保留肺功能的袖状切除加血管重建。临床结果显示,袖状切除的手术并发症更少,生存率更高。如 Deslauriers 比较了用手术治疗肿瘤接近隆突的肺癌患者,1046 例做了标准的全肺切除,184 例做了肺袖状切除。手术死亡率在上述两组分别是 5.3％和 1.6％,5 年生存率分别是 33％和 52％。因此,对肿瘤接近隆突的患者,只要技术可行,首先考虑肺袖状切除,而不是全肺切除。

3. Ⅲ期

(1)能手术的ⅢA期:$T_{1\sim3}N_2M_0$ 的 ⅢA 期患者占了肺癌的多数,临床见到的 ⅢA($N_2$)患者有两种情况:

第 1 种是较轻程度的 $N_2$,即同侧纵隔淋巴结的转移是单站的,而在 CT 或 MRI 影像中表现不明显,这些阳性淋巴结常常是在术前的纵隔镜检查时活检阳性或在手术中切下的淋巴结组织学检查发现肿瘤转移。这类患者都是可做手术的,应首选手术,在标准的手术切除后再进行术后辅助化疗。这已成为此期患者的标准治疗。然而对这期患者在手术后的术后放疗目前尚无循证医学的证据来评价,不过国内肺癌研究专家小组的共识是不必进行术后放疗。

第 2 种是较重程度的 $N_2$,即在影像学检查显示同侧纵隔淋巴结肿大,体积较大,且为多组纵隔淋巴结转移。这组患者即使能行手术,手术后预后不好,因为很可能发生远处转移。单纯手术几乎不可能治好这类患者,手术参与的综合治疗后 5 年生存率在 10％~20％。这类 ⅢA 患者可进一步划分为两种,一种有手术切除或手术临界切除可能的患者,目前另一种是局部病灶晚期,肿瘤在技术上不能被切除的患者。目前对这组患者治疗的分歧较大。

对肿瘤有手术可能的较重程度 $N_2$ 患者,有诱导治疗后进行手术治疗以及化疗和放疗同步进行,然后再做治疗后的辅助化疗两种治疗方法可选择。

诱导治疗(化疗或化疗加放疗)后进行手术治疗:手术后根据原发肿瘤和淋巴结转移情况考虑手术后的治疗。由于 Ⅲ 期患者发生远处转移的概率很高,因此较多的医院使用手术前的诱导化疗,使用诱导化疗基于以下 7 个理论基础:①在诊断肺癌后的最早时间攻击可能已发生的亚临床微小转移灶,越早使用化疗对这类转移灶的抑制或杀灭效应越强。②患者对化疗的耐受性更好,因为患者在此时还未接受过任何抗肿瘤治疗,营养及一般情况更好。③抗癌药物到达肿瘤更容易,因为肿瘤未接受任何治疗,肿瘤及周围血管未受到明显干扰,药物进入肿瘤相对更容易。④对原发肿瘤和纵隔转移淋巴结都有抑制效应,会使部分患者的肿瘤在体积上缩小,有利于肿瘤彻底切除。⑤有利于评价肿瘤对化疗的敏感性,在诱导化疗期间可观察肿瘤对已选用化疗药物的反应,就像一个活体的药物敏感试验,由此可决定在进行手术后的辅助化疗时使用何种化疗药物。⑥有利于病期的诊断,诱导化疗一般需进行 1 个月或以上,在这段时间时,部分患者如果已发生亚临床远处转移,可能成为临床远处转移,由此可避免不必要的局部治疗。⑦有利于患者潜在伴发疾病的观察,由于化疗作为一种对机体的打击,有可能使患者潜伏的一些疾病发作,如心脏疾病和肺部疾病,由此可在对患者进行更强烈治疗如手术时有所准备,以减少治疗并发症的出现。对术前诱导化疗后手术的临床试验已有不少,几个小样本的临床对照试验已显示,手术前的辅助化疗对 Ⅲ 期患者手术后的生存率有所改善,如 Roth 报道了新辅助化疗后手术的ⅢA患者28例,中位生存期为21个月,3年和5年生存率是43%和36%,而单纯手术的28例患者分别为14个月、19%和15%。Rosell共有60例ⅢA期患者,随机分为新辅助化疗＋直接手术及手术组。中位生存期在上述两组分别是22个月和10个月,3年和5年生存率分别是20%、17%和5%、0。虽然上述两个小样本随机对照试验显示了新辅助化疗的益处,但是至今还未获得大样本随机对照临床试验的证实。因此,新辅助化疗还不能作为对手术有困难的ⅢA期的标准治疗方案,但可以谨慎试用。

对手术前的诱导治疗,国内外大多数医院使用单纯的化疗。然而,加入术前放疗是否会更好,德国为此进行了全国的临床随机对照试验,患者为Ⅲ期非小细胞肺癌。随机分为术前化疗＋每日照射2次的超分割放疗(A组)和术前化疗(B组)。2004年报道了手术的切除情况和手术并发症,共358例已进入研究,能分析的有277例,其中273例做了剖胸手术(其中ⅢB期168例),A组130例,B组143例。做根治性手术的比例在A组为80%,B组为76%。手术并发症:A组6.1%,B组5.6%。本研究的结果证明,术前放疗的加入作为诱导治疗的一部分,并没有增加手术的并发症,似乎彻底手术切除率略高,长期的生存率和局部控制率还需等待进一步研究。然而,手术前的诱导治疗中加入手术前放疗的优点并没有获得证实,还需要进一步研究。对在技术上手术切除有困难的患者,如肺尖癌,手术前的放疗有一定价值。因此,对局部晚期的非小细胞肺癌的手术前放、化疗联合诱导治疗的评价还远不能定论。但是一般认为,对技术上切除有困难的患者进行化疗和放疗综合治疗,能提高手术切除率。手术前放疗的剂量不应超过常规分割照射总剂量45Gy,否则手术后的并发症会明显增加。

虽然最终的疗效尚不一致,但是对这组患者手术前进行诱导化疗或诱导放、化疗已成为治疗的共识。

化疗和放疗同步进行,然后再做治疗后的辅助化疗:对有可能手术切除的ⅢA期患者不用手术治疗,而用化疗和放疗同步的治疗。对这种治疗的争议更多,但是仍是一种可选择的途径。美国RTOG进行了一项临床Ⅲ期试验(RTOG9309/Intergroup0139),对经组织学证实的ⅢA(pN2)患者先进行同步放、化疗:EP方案(顺铂＋依托泊苷)和放疗45Gy。然后随机分为手术组或继续放疗组,总剂量到达61Gy。共429例进入研究,最终能分析的病例392例,其中手术组201例,放疗组191例。结果如下:手术组和放疗组的中位生存期分别是22.1个月和21.7个月($P=0.51$);中位无瘤生存期分别是14.0个月和11.7个月($P=0.02$);局部复发率分别是4%和13%。复发加远处转移率分别是15%和28%;脑转移率分别是10%和18%;死于肿瘤的比例分别是71%和81%;死于治疗并发症的比例分别是11%和2%。该结果提示,对ⅢA($pN_2$)患者,在诱导化疗后行手术,肿瘤的局部控制率更好,远处转移的发生率更低,但是有更多的患者死于治疗并发症;相反,未做手术仅做放、化疗者的局部控制率更差,发生局部复发和远处转移的患者更多,但死于治疗相关并发症也少,由此导致总的中位生存期在两种治疗组相似。上述研究结果虽然不能得出任何结论,但是表明,对ⅢA(pN2)这类有较高肿瘤局部复发和远处转移的患者,采用放、化疗同步进行或治疗后再给予辅助化疗的治疗方法仍值得进一步研究。

(2)不能手术的ⅢA期和ⅢB期:对于这些患者,化疗和放疗的综合治疗是其治疗的首选。过去曾单独使用放疗,但是临床实践已经证实单纯放疗的疗效不佳。循证医学已有一级证据证实,在放疗后使用辅助化疗,能减少 13% 的死亡率,因此化疗和放疗联合治疗是这类患者治疗的方法。放、化疗综合治疗的模式有如下 3 种:诱导化疗→放疗→辅助化疗;放、化疗同时→辅助化疗;诱导化疗→放、化疗同时→辅助化疗。诱导化疗和辅助化疗一般每 3 周为 1 个疗程,而放、化疗同时进行的化疗一般是每周 1 次或每 3 周 1 次。然而究竟哪一种联合治疗的模式更好,至今还没有定论。有学者在 2002 年总结了 RTOC9204 肺癌的放、化疗研究课题,患者随机分为两组。诱导化疗组:顺铂+VBL,2 疗程→63Gy/34 次,7 周;同时放、化疗组:顺铂+依托泊苷(VP-16)+69.6Gy/58 次,6 周,共 163 例非小细胞肺癌进入研究。结果显示,同时放、化疗组的放射野内 4 年复发率为 30%,诱导化疗组为 49%。肿瘤进展时间(TTP)也是诱导化疗组更短,然而在生存率上两组间无明显差别。该研究提示,同时放、化疗能使胸腔内肿瘤的控制率提高。对失败原因的分析也提示,同时放、化疗失败原因中远处转移更多,在化疗后放疗的序贯治疗中以局部未控更为多见。换言之,放、化疗同时进行对局部肿瘤的抑制更明显,而诱导化疗对远处转移的抑制更好。在上述 3 种放、化疗联合治疗模式中,以放、化疗同时进行的疗效更好些,但治疗毒性和不良反应也最严重,特别是放射性食管炎和肺炎。

最近,有学者发表的 Meta 分析,比较同步放、化疗和序贯放、化疗的疗效。收集的资料包括:Ⅱ～Ⅲ期非小细胞肺癌,随机分组接受单纯放疗或序贯放、化疗或同步放、化疗。结果共收集到 14 个随机研究,共计 2393 例患者,同步放、化疗与单纯放疗相比,前者 2 年死亡率的相对危险度($RR$)为 0.93(95% 可信限 0.84～0.97,$P=0.005$)。上述结果表明,放疗和化疗在生存率、局部肿瘤和转移淋巴结的控制方面都优于单纯放疗。进一步,比较同步放、化疗和序贯放、化疗究竟哪个好,结果是同步放、化疗患者的 2 年死亡率下降,$RR$ 为 0.86(95% 可信限 0.78～0.97,$P=0.003$)。同步放、化疗在 1 天照射 1 次的放疗以及在化疗剂量大的患者中的优点更明显。但是同步放、化疗的治疗毒性显著增加,主要是急性放射性食管炎、中性白细胞下降和贫血。

同步放、化疗的疗效优于序贯放、化疗,目前已经成为国际上治疗局部晚期不能手术非小细胞肺癌患者的标准治疗。但是同时也必须认识到,同步放、化疗的毒性和不良反应明显增加,有可能造成放疗的中断,反而影响疗效。考虑到我国大多数医院还缺乏强有力支持治疗的情况,包括重组人粒细胞集落刺激因子的使用、放射保护剂的加入、足够的营养支持等,中国抗癌协会肺癌专业委员会建议:推荐序贯放、化疗作为我国局部晚期的非小细胞肺癌的标准治疗,但是在条件好的大医院,可进行同步放、化疗的研究。

4.Ⅳ 期

过去十余年,尽管在肿瘤治疗上有许多进步,化疗对于Ⅳ期非小细胞肺癌而言,疗效仅略有改善,患者在诊断后的中位生存期为 8～16 个月,1 年生存率为 30% 左右,2 年生存率 10% 左右。对Ⅳ期患者治疗总的原则是姑息治疗,目标是改善患者生存质量,并尽可能延长无明显症状的生存期。

Ⅳ期的主要方法是全身化疗,然而化疗会带来骨髓抑制和消化道及其他系统的毒性和不良反应。与最佳支持治疗(BSC)相比,化疗对Ⅳ期患者是否有作用呢?过去十多年的临床经验已经证明,从总体上而言,与 BSC 相比,采用铂类为基础的全身化疗,能改善患者生存质量,延长中位生存期,虽然延长的时间有限。

多个随机对照临床试验文献的 Meta 分析结果显示,化疗在延长患者生存期方面比 BSC 更好。然而,化疗是否能使Ⅳ期患者的生存质量改善,文献中关于接受化疗的患者生存质量的调查显示,其生命质量有改善,化疗相关不良反应的评价也显示没有明显增加。然而,并非所有Ⅳ期患者都适合化疗,美国 SWOG 研究组进行了预后因子的研究,他们对 2531 例Ⅳ期患者进行多因子回归分析,有利的预后因子是一般性情况好、女性、肿瘤负荷小、正常乳酸脱氢酶、正常血钙水平、血红蛋白≥110g/L。对Ⅳ期患者化疗指征的共识是一般情况好的患者(ECOG 评分 0~1),化疗能提高生存率并改善生存质量;一般情况中等的患者(ECOG 评分 2),化疗仅改善临床症状,不延长生存期;一般情况差的患者(ECOG 评分≥3),化疗没有任何好处。年龄的大小不影响化疗的疗效,因此Ⅳ期非小细胞肺癌全身化疗的指征应该是一般情况好的患者。对一般情况差的患者应建议给予 BSC。

靶向治疗目前已经开始在非小细胞肺癌中应用,并显示出可喜的疗效,而且治疗的毒性和不良反应小。靶向治疗非小细胞肺癌中应用最多的是 EGFR 拮抗剂,包括吉非替尼(ZD1839)和厄洛替尼。其他靶向治疗包括:①酪氨酸激酶 C 通路的阻滞剂 bryosta-tion 和 ISIQS(lSIS3525)(蛋白激酶 c-d 信息 RNA 拮抗剂)。临床研究使用其与化疗联合的途径。②对抗癌基因 ras 的靶向治疗,包括 farnesy ltransferase 阻滞剂、抗 ras 反义核苷酸(ISIS2503)、肽类疫苗、raf 激酶抑制剂(Bay 43-9006,反义 ISIS5132)。③抗血管生成,包括抗血管内皮生长因子单克隆抗体(贝伐珠单抗,bevacizumab)、抗血管内皮生长因子(酪氨酸激酶阻滞剂)SU5416、SU6668、ZD6474。

**(二)以分子标志物为依据**

一般认为,复发或转移性肺癌如有 EGFR 基因突变,一线治疗即可选择 TKls,二线及其后治疗则不依赖于 EGFR 基因突变状态。EGFR 基因野生型或突变状况未知者一线治疗选择化疗。要注意的是,在西方人群中,不经 EGFR 基因检测的患者使用 TKIs,有效率不到 10%,但国人完全缓解占 4.3%,部分缓解占 39.1%,稳定占 27%,即近半数的患者有客观疗效,近 70%的人获益,应用于女性、肺腺癌患者(女性肺癌绝大多数是腺癌)、不吸烟者等 TKIs 的优势人群有效率更高。因此,西方的研究结果需要慎重对待。临床实践中,毕竟有许多患者无法获得病理标本或身体状况已不适合化疗或患者及其家属拒绝化疗,这时依据优势人群的特点谨慎给予 TKIs 应该可以接受。何况就单个患者而言,EGFR 基因突变未必有效,反之亦然,此时重要的问题是 TKIs 何时起效、何时不能再用。有学者经验表明,治疗前有咳嗽、呼吸困难、癌性浆膜腔积液、肺部弥散性病灶等症状和体征者,TKIs 如果有效,症状多在 1~10 天(中位时间为 8 天)内改善。至于仅有肺部病灶无明显症状者,Lara-Guerra 等报道,术前口服吉非替尼 250mg/d,中位服药 28 天(27~30 天)后手术,36 例患者中 35 例可评价,PR 占 11%,肿瘤缩小占 43%,肿瘤增大占 43%。这些证据提示,在无 EGFR 基因检测的背景下,可以试用 1 个月 TKIs,超过此时间再有效的可能性很小。

EML4-ALK 融合基因阳性的肺癌已经被定义为 NSCLC 的一种特殊亚型。克唑替尼以 ALK 为靶点,通过阻断激酶蛋白来发挥作用。

应用贝伐珠单抗不需要分子标志物检查。

K-ras 基因突变不能从 TKIs 治疗中获益。

有趣的是,在肺癌的辅助治疗中,EGFR 基因及 K-ras 基因突变状态既无预后价值也无疗效预测价值。它们为什么在肺癌的不同阶段表现相悖,还缺少合理的解释。

有许多文献报道 ERRC1、RRM1 可预测化疗效果,但尚缺乏前瞻性Ⅲ期临床研究数据,且无证据表明基于分子标志物选择化疗药物可改善总生存(OS)。

### (三)影响治疗方案的其他重要因素

除期别和分子标志物之外,健康状况、年龄、性别、预期寿命、病理类型、原发及转移部位经常影响肺癌个体化治疗方案的制订。

#### 1. 健康状况

一般认为,只有在 PS≤2 时化疗才有可能获益。TKIs 在 2010 年之前仅推荐用于 PS≤2 的患者,现已证明 PS 3～4 分者同样安全有效,2011 年及其后的 NCCN 指南中也做了推荐。但 PS＞2 有时与肿瘤无关,例如外伤后骨折、神经系统疾病后遗症等原因导致的 PS＞2,化疗或许不应受到影响。相反,当与年龄相关或不相关的合并症尚在代偿期时,PS 可能并不低,但对治疗的耐受性已大幅下降,它影响治疗方案的制订,增加治疗相关毒性及死亡率(表 2-6)。由于 KPS、ZPS 没有考虑非肿瘤因素对功能状况的影响,有必要应用能综合评价合并症部位、数目、严重程度、营养状况、认知能力、情绪精神状态、社会家庭支持的工具。符合这一要求的是多维老年学评估(MGA)。其评估的参数不仅包括 PS、日常生活自理能力(ADL)、日常生活用具的使用能力(IADL)、躯体功能测试、合并症、情感状况、认知状况、老年综合征(包括痴呆、抑郁、谵妄、跌倒、骨质疏松症、忽视和虐待、发育迟缓、持续性眩晕)、合并用药、社会情况及家庭经济支持、营养状况等,还包括对疾病史、肿瘤分期和体格检查的评估。NCCN 提出的老年综合评估(CGA),主要从功能状况、合并症、社会经济问题、老年综合征、复合用药、营养状况六方面进行评估。老年人疾病累计评分表(CIRS-G)、脆弱老年人量表-13(VES-13)相对简洁,可酌情选用。

表 2-6 影响老年癌症治疗的病理生理因素

| 影响治疗的因素 | 被限制使用的治疗措施 |
| --- | --- |
| 肺功能下降 | 手术 |
| 冠心病、心功能不全 | 紫杉类药物、蒽环类抗生素、手术 |
| 肝功能不全 | 化疗 |
| 肾功能不全 | 顺铂 |
| 胃肠功能下降 | 口服化疗药物 |
| 免疫功能下降 | 化疗 |
| 骨髓功能差 | 化疗 |
| 听力下降 | 顺铂 |
| 骨质疏松症 | 糖皮质激素、芳香化酶抑制剂 |
| 糖尿病 | 糖皮质激素 |
| 糖尿病性神经病变 | 长春碱类药物、奥沙利铂 |

| 影响治疗的因素 | 被限制使用的治疗措施 |
| --- | --- |
| 贫血 | 放疗、手术、化疗 |
| 便秘 | 5-羟色胺受体阻滞剂、长春碱类药物 |
| 顺应性差 | 口服化疗药物 |

MGA 及 CGA 将老年患者分成三种类型：①功能自主的患者（无 ADL 和 IADL 依赖，且没有合并症及老年综合征的患者），可以耐受与年轻患者一样的治疗。②功能部分受损的患者（存在 1 项或以上的 IADL 依赖，但无 ADL 依赖；有不威胁生命的合并症；轻度记忆力下降和抑郁；无老年综合征），可以在适当对症处理的背景下进行肿瘤治疗。③虚弱的患者（年龄≥85岁；存在 1 项或以上的 ADL 依赖；有 1 项或以上的老年综合征；存在 3 个或以上的 3 级合并症或是 1 个 4 级合并症伴有持续存在的日常生活受限），只能接受支持治疗。

2.年龄

年龄不是化疗的限制性因素，PS 0～1 且脏器功能正常的老年患者同样首选以顺铂为基础的两药化疗，PS 2 可单药化疗。在 75 岁以上的患者中，局限性肺癌的概率高于 45 岁以下者（25.4% *vs.* 15.3%），相对不易发生远处转移的肺鳞癌更常见（53%），在另一个侧面上有利于积极治疗。

3.性别

女性肺癌绝大多数是腺癌，培美曲塞＋顺铂优于吉西他滨＋顺铂，鳞癌则相反。女性肺癌应用 TKIs 有效的可能性更大。

4.预期寿命

预期寿命≥1 年，可给予适当的抗肿瘤治疗，但要和患者及其家庭成员讨论这种治疗的目标、利弊以及对生活质量的可能影响，了解患者对这种治疗的意愿；预期寿命在数月至 1 年，谨慎应用抗肿瘤治疗；预期寿命在数星期至数月，多为合适的支持治疗；预期寿命在数天至数星期，停止抗肿瘤治疗。

5.病理类型

肺腺癌、肺鳞癌和支气管肺泡癌有不同的治疗模式。腺癌及大细胞癌一线治疗有效、EGFR 基因突变及 ALK 基因重排阴性或未知，维持治疗可用贝伐珠单抗、西妥昔单抗、培美曲塞、吉西他滨、多西紫杉醇或 TKIs。鳞癌则用西妥昔单抗、吉西他滨、多西紫杉醇或 TKIs。EGFR 基因突变及 ALK 基因融合的复发转移性肺癌，可一线使用相应的新靶点药物。二线治疗不分病理类型，PS 为主要依据。

## 二、小细胞肺癌

小细胞肺癌临床特点是早期远处广泛转移。根据文献报道，当小细胞肺癌被确诊时，70%～90%患者已有临床或亚临床的淋巴结转移和（或）远处转移，其中最多见为纵隔淋巴结转移，其次是肝、骨、骨髓、脑转移。因而，有研究者认为，小细胞肺癌一开始就发生远处转移，应将此病作为一种全身性的肿瘤来对待。

在 20 世纪 60 年代以前,人们并未认识到小细胞肺癌的特殊生物学行为,把它与其他上皮性肿瘤一样对待,首选手术治疗,然而手术疗效极差,平均生存期为半年左右,5 年生存率几近于零。20 世纪 70 年代初,人们开始注意到小细胞肺癌的临床特点,同时发现此瘤对环磷酰胺等化疗药物较敏感,单纯化疗的疗效甚至优于单纯手术。因而从 70 年代到 80 年代初,小细胞肺癌的主要治疗方针是多药联合化疗,而手术被摒弃。对放疗在小细胞肺癌治疗中的地位也有争议。较多研究者认为,对局限期小细胞肺癌,化疗同时辅以胸腔及双锁骨上区放疗能提高肿瘤局部控制率。而反对使用放疗者认为,放疗仅改善局部肿瘤控制率,不延长生存期,因为大多数患者最终死于广泛的远处转移。近十余年临床资料表明,尽管使用多药联合化疗或配以放疗,长期生存率仍不佳,肿瘤局部控制率也差。单纯多药联合化疗后,胸内肿瘤复发率为40%～60%,加胸腔放疗后还有 20%～30%复发。因而人们重新认识到,虽然胸内肿瘤的控制并不一定延长患者的生存期,但至少能改善患者的生存质量,同时也提供了延长患者生存期的可能性,控制局部肿瘤仍有重要意义。因此,手术治疗在小细胞肺癌中的作用再次提出,但仅作为一种辅助治疗,以提高局部肿瘤控制率。目前对小细胞肺癌的诊断和治疗的意见是首先,在治疗前必须明确小细胞肺癌的病理诊断,除常规病理检查外,通过电镜检查找到肿瘤细胞中的神经内分泌颗粒,并经其他免疫组化检测,如神经特异性烯醇化酶等以确定小细胞肺癌的诊断无误。单凭细胞学光镜诊断远远不够。其次,要做全面的临床检查以及胸腹、头颅CT,骨髓穿刺,全身骨扫描或 PET 检查以明确有无远处转移。在此基础上获得准确的临床分期,即为局限期或广泛期。最后,总的治疗策略是全身化疗应该成为小细胞肺癌治疗的基石,辅以局部肿瘤放疗和(或)手术。

## (一)局限期小细胞肺癌

对局限期小细胞肺癌,治疗的原则是化疗＋放疗。化疗方案首选 EP(顺铂＋VP-16)方案,化疗的疗程是 4 个,每 3～4 周为 1 个疗程,推荐放、化疗同步进行。胸腔肿瘤放疗介入治疗应该在化疗的早期进行,即在化疗的第 1～第 2 个疗程。放疗介入越早越好。

化疗是小细胞肺癌治疗的基石,但是胸腔放疗的加入是必需的。早在 1992 年就有两个独立进行的 Meta 分析发表,研究局限期小细胞肺癌单纯化疗和化疗＋放疗的疗效。其中 Ward收集了 11 个随机试验,将局限期小细胞肺癌随机分为单纯化疗和放、化疗。以 2 年生存率为观察终点,放、化疗的生存概率高($OR=1.53$,$P<0.01$),放疗提高 2 年生存率 5.4%。若以局部控制率为观察指标,放、化疗的局部控制率明显改善($OR=3.02$,$P<0.001$),放疗使肿瘤局部控制率提高了 25.3%。若观察治疗导致的死亡,则放、化疗使死亡的概率增加($OR=2.54$,$P<0.01$),放、化疗的并发症导致的死亡概率增加 1.2%。Pigon 收集了 11 个临床随机试验共计2140 例局限期小细胞肺癌,分为放、化疗和单纯化疗组,与单纯化疗组相比,放、化疗后患者死亡的相对危险性下降,$RR$ 是 0.86($P=0.001$),死亡概率下降 14%,3 年总生存率提高5.4%±1.4%。但是对放疗在化疗疗程中什么时间介入的问题,在各亚组的分析中,没有发现两者合用最佳的联合方法。上述两个 Meta 分析奠定了对局限期小细胞肺癌治疗的基础,即必须采用全身化疗和局部放疗相结合的治疗模式。

关于化疗和放疗联合的次序,有如下几种方法:①先化疗 4 个疗程→放疗。②化疗和放疗间隔进行。③放、化疗同步进行。文献中有多个化疗和放疗综合治疗局限期小细胞肺癌的临床研究。在表2-7中，按照胸腔放疗在化疗开始后的时间（周）早晚排序，0周为放、化疗同步进行，20周为6个疗程化疗结束后再进行胸腔肿瘤放疗。以3年生存率为观察终点，从表中可以观察到，放、化疗同步进行的3年生存率是20%～30%，随着胸腔肿瘤放疗介入时间的推迟，生存率逐步下降，在化疗结束或接近结束时再给放疗时，3年生存率下降到3%～13%。这个疗效与单纯化疗后的3年生存率已很接近。从表2-7获得的信息是胸部肿瘤放疗在化疗的早期介入疗效较好，随着介入时间推迟，疗效下降，在6个疗程化疗结束后再放疗，则放疗提高化疗疗效的作用很弱。上述结论已被前瞻性临床随机试验证实。有两项较著名的研究，一项来自于加拿大国立癌症中心，将局限期小细胞肺癌随机分为两组。一组为放疗早期介入组（早介入）：放疗在化疗第2个疗程加入（化疗开始后3周）；另一组为放疗后期介入组（后介入）：放疗在化疗的第6个疗程后进行（化疗开始后15周）。化疗为EP方案，放疗剂量40Gy/15次，3周。3年、5年和7年生存率在早介入组分别是26%、22%和16%，而在后介入组分别是19%、13%和9%，两组疗效间有显著统计学差异（$P = 0.013$）。第2项研究由日本临床肿瘤协作组完成。共治疗了231例局限期小细胞肺癌，随机分为两组：放、化疗同步进行（同步组）和放疗在4个疗程化疗后进行（序贯组）。化疗为EP方案，每3周重复，放疗采用加速超分割放疗（1.5Gy，每日2次，总剂量45Gy/30次，3周）。结果显示，同步组和序贯组的中位生存期分别是27.2个月和19.7个月。2年、3年和5年生存率分别是54.4%、29.8%、23.7%和35.15%、20.2%、18.3%。上述回顾性和前瞻性研究的结果都支持胸腔的放疗应在化疗的第1～第2个周期时介入的意见。因此，放、化疗同步进行或放疗在化疗1～2周期后插入，已成为局限期小细胞肺癌治疗的标准治疗方法。

表 2-7　小细胞肺癌化疗和胸腔肿瘤放疗次序的研究

| 化疗 | 放疗剂量 | 放疗开始时间（周） | 病例数 | 3年生存率（%） |
| --- | --- | --- | --- | --- |
| CAV/EP | 45Gy/25 次 | 0 | 154 | 30 |
| CEV | 50Gy/25 次 | 0 | 125 | 4 |
| CAV | 45Gy/25 次 | 0 | 147 | 20 |
| CAV/EP | 40Gy/15 次 | 3 | 155 | 26 |
| CAV | 40Gy/14 次 | 5 | 149 | 18 |
| CAV | 37.5Gy/15 次 | 9 | 113 | 9 |
| CEV | 50Gy/25 次 | 10 | 145 | 14.8 |
| CAV/EP | 40Gy/15 次 | 15 | 153 | 19 |
| CAV/EP | 25Gy/10 次 | 18 | 154 | 10 |
| CAV/EP | 37.5Gy/15 次 | 18 | 146 | 9 |
| CAV/EP | 50Gy/25 次 | 20 | 194 | 13 |
| CAVE | 50Gy/25 次 | 20 | 194 | 13 |
| CAV | 0 | 未放疗 | 222 | 12 |

| 化疗 | 放疗剂量 | 放疗开始时间(周) | 病例数 | 3年生存率(%) |
|------|---------|-----------------|--------|-------------|
| CAV | 0 | 未放疗 | 142 | 8 |
| CEV | 0 | 未放疗 | 129 | 3 |

在局限期小细胞肺癌中,有一类较早期患者即 TNM 分期为 $T_{1\sim2}N_0M_0$(Ⅰ期)。对这类患者可考虑先做手术治疗,手术切除的基本原则同非小细胞肺癌的手术原则,即肺叶切除和纵隔淋巴结的清扫。如果病理学检查确认为 $N_0$,则手术后进行 4～6 个疗程化疗,若为 $N_{1\sim2}$,则进行术后放、化疗。事实上,在接受手术的患者中,很大一部分在手术前并没明确诊断为小细胞肺癌或病理诊断有误。

### (二)广泛期小细胞肺癌

以化疗为主,经化疗后疗效较佳者,可做局部残留肿瘤的补充放疗。5 年生存率为 0～1%。

### (三)全脑预防性照射

脑转移在小细胞肺癌是一个常见的远处转移,在初次诊断时,脑转移的发生率在 10% 左右。随着病程进展,更多的脑转移会出现,特别是在治疗后长期生存者中,脑转移的发生率更高,如在生存 2 年以上的患者中,脑转移发生率可高达 50%～80%。由此提出了全脑预防性照射(PCI)的治疗。原因是脑转移发生率较高;另外,小细胞肺癌是一个对放射敏感的肿瘤,不需用很高剂量的 PCI 照射,就能控制肿瘤。然而,对 PCI 在治疗小细胞肺癌中地位和作用的评价仍有一些分歧,主要是部分临床研究发现,PCI 并不延长患者的长期生存,并有一定中枢神经系统的不良反应,包括智力下降等。

1999 年曾发表一个 PCI 的 Meta 分析,旨在调查 PCI 在治疗小细胞肺癌中的作用。研究者收集了用 PCI 和不用 PCI 治疗的随机对照试验,在 1977～1995 年共收集到 7 个试验,计 987 例。PCI 的剂量在 24～40Gy,以总生存率为观察终点。结果显示,接受 PCI 患者与观察组相比,PCI 患者的 $RR$ 是 0.84(0.73～0.97)($P=0.01$),PCI 能提高 3 年生存率,从 15.3% 上升为 20.7%。若以无瘤生存率作为指标,PCI 患者的 $RR$ 是 0.75(0.65～0.85)($P=0.001$)。以发生脑转移的危险为观察指标,PCI 患者的 $RR$ 是 0.46(0.35～0.57)($P<0.001$)。上述 Meta 分析表明,PCI 明显减少了脑转移的发生,改善了长期生存率,进一步分析 PCI 的剂量(8Gy、24～25Gy、30Gy、36～40Gy),发现随着放射剂量提高,脑转移发生率下降(倾向性检验 $P=0.02$),但是生存率未见明显提高;另外发现,早期进行 PCI 的患者脑转移发生率更低($P=0.01$)。该 Meta 分析的结论是 PCI 能减少脑转移发生率,改善长期生存率。

关于 PCI 的不良反应,部分临床研究发现,PCI 治疗后的患者 CT 影像反映出中枢神经系统异常表现,且随着时间的延长变得更明显。临床检查也显现部分患者有中枢神经系统的症状和体征。但是深入的分析表明,这些异常表现更多地出现在 PCI 和化疗合用时,也更多出现在给予 PCI 较大分割剂量时,如 4Gy/次。对 PCI 治疗后进行认知能力检测的研究不多,但是少数研究在 PCI 治疗后进行了认知能力检查,的确发现认知能力的损害,但是与没有接受 PCI 患者相比,认知能力损害的发生率并没有明显增加。这些损害可归因于小细胞肺癌经常伴发的中枢神经系统肿瘤伴发综合征和化疗对中枢神经系统的毒性。

对 PCI 总的评价,循证医学的一级证据证实了其在降低脑转移和延长患者生存期方面的有效性,推荐在治疗后(包括手术＋化疗或放疗＋化疗)肿瘤达到完全缓解,也可包括部分缓解,因为这部分患者最可能获得长期生存,在达到缓解后即可进行 PCI。

（张　帅）

# 第四节　肺癌的外科治疗

## 一、术前准备

### （一）心理准备

#### 1.心理安抚

肺癌患者难免有焦虑、恐惧、不愿承认现实的心理,尤其是对手术感到害怕、紧张,对手术预后充满顾虑。这就需要医务人员从关怀、鼓励、帮助的角度出发,以恰当的语言对患者做适度的解释,用安慰的口气与患者进行交流、沟通,使患者能以正确的态度面对疾病,以积极的态度配合手术及手术后的综合治疗。同时,向患者家属详细解释患者的病情,各种治疗方案的利弊,手术的必要性及手术方式的选择,术中与术后可能出现的并发症、意外情况、不良反应、术后治疗及可能的预后。取得他们的理解及支持,协助做好患者的思想工作;在整个治疗过程中,使他们有充分的病情及治疗方案的知情权,也使他们有充分的心理准备,协助医护人员的工作,使整个治疗过程能够顺利进行。术前医护人员应多与患者以适当的方式接触交流,给予全面的指导,使患者感受到对他的重视及尊重,心里感到踏实和放心,增加对医护人员的信任,增加战胜疾病的信心,也有利于减少医患矛盾。

#### 2.手术指导

根据患者的不同身体情况、心理承受能力、病变特点及手术方式的选择,向患者及其家属做恰当的指导。学者认为肺癌患者术后咳嗽排痰非常重要。因此,术前应向患者及其家属讲明术后咳嗽排痰的重要性,教会患者深呼吸和排痰的正确方法,并指导患者练习深呼吸和咳嗽排痰,使患者能在术后克服刀口疼痛等困难,做到有效咳嗽和排痰,对术后促进肺复张、减少肺不张等并发症的发生有重要作用。另外,为了便于术后观察尿量和计算出入量,肺癌手术患者术后都留置导尿管,但部分患者对导尿管耐受性差,术后由于导尿管刺激,总有排尿的感觉,术前应向其讲明以减少术后烦躁及不适感。学者发现麻醉后再行导尿,尽管可以消除导尿时的痛苦,但是部分患者术后耐受性差,尤其是年轻男性患者;术前清醒状态下导尿,尽管增加了患者的痛苦,但大多数患者术后耐受性较好。肺癌患者手术后,身上带有的胸腔闭式引流管、输液管、吸氧管、各种监护导线,以及术后疼痛、监护室环境都会给患者带来不适与紧张。术前医护人员应耐心详细向其讲明,使患者及其家属做到心中有数,积极配合治疗,顺利渡过手术难关。

### （二）呼吸道准备

#### 1.戒烟

大多数肺癌患者有吸烟习惯,吸烟可以使呼吸道黏膜纤毛运动活性降低或失去活性,影响排痰功能,增加气道阻力。因此,戒烟对改善呼吸道功能、减少术后呼吸道并发症有重要作用。通常要求术前戒烟 2 周以上,以便于呼吸道纤毛运动恢复,恢复术后排痰功能;但是对于吸烟时间短、每日吸烟量少、无肺部其他并发症的患者,术前给予雾化吸入及应用祛痰药物,可以适当缩短戒烟时间至 1 周,笔者发现术后未明显增加呼吸道并发症。笔者曾经遇到两位隐瞒吸烟史患者,术前 1 天晚上还在吸烟,术后均出现排痰困难,多次行纤维支气管镜吸痰,其中 1 例患者术后行气管切开。因此,医护人员在患者入院后除要求其戒烟、向患者及其家属讲明吸烟危害和戒烟对手术的重要性外,还要与患者家属一起严密观察,确保患者完全戒烟,保证术后安全。

### 2.改善气道功能

肺癌患者大多数为中老年人,往往合并慢性支气管炎、肺气肿、间质性肺病,甚至哮喘等肺部疾病。另外,肿瘤也可以引起阻塞性炎症,导致分泌物增加,痰液增多。这些原因均可引起呼吸功能减退,增加术后肺部并发症的风险。术前 3 天适当给予茶碱类及氨溴索类药物,必要时给予适当的抗生素,对扩张支气管、促进痰液排出、减轻炎性渗出、改善呼吸道功能以及减少术后并发症的发生有积极作用。

## (三)术前生理状态评估

### 1.肺功能

肺癌患者手术治疗会因不同程度地切除部分肺组织而影响术后肺功能,而且肺癌患者多为中老年人,大多数患者肺功能有不同程度的减退。因此,术前充分评估患者肺功能,评价患者的手术耐受性,对减少术后并发症有重要意义。虽然评估肺功能的系统较多,但是尚无一项可以确切预测患者手术的风险。经验是 FVC、$FEV_1$、MVV 三项的实测值均占预计值的 60% 以上可以耐受全肺切除,50%～60% 可以行肺叶切除术,40%～50% 肺叶切除有风险,可以行楔形切除或肺段切除。也有学者认为,如患者 $FEV_1 > 2L$,一般肺切除手术的风险极小;$FEV_1$ 在 1～2L 手术风险逐渐增加;如果 $FEV_1 < 0.8L$ 出现严重并发症的可能性较大。除了评估肺的通气功能,还应重视肺的气体交换功能,一氧化碳弥散能力($DL_{CO}$)可以判断肺组织的交换能力。$DL_{CO}$ 实测值大于预期值的 50% 手术风险较低,实测值为预期值的 30%～50% 手术风险高,< 30% 为手术禁忌。血气分析对于手术风险评估有一定参考价值,一般认为 $PaO_2 < 60mmHg$、$PaCO_2 > 45mmHg$ 为肺切除的手术禁忌。如果患者低氧和高碳酸血症是因患侧肺不张引起的通气血流比例失调所致,再结合临床实际情况也可考虑手术,往往术后低氧和高碳酸血症得以改善。笔者曾经为一位 $PaO_2$ 为 63mmHg 左主支气管肿瘤并左全肺不张的患者,行左全肺切除,术后氧饱和度达 95% 以上,$PaO_2$ 升至 75mmHg 以上,术后恢复顺利。除了肺功能检查外,登楼试验及屏气试验对判断心肺储备功能也有重要意义,因为这更能反映患者的实际耐受情况。

(1)登楼试验:一般认为登楼试验后心率及呼吸增加 20% 以上为有效运动,3～5 分钟恢复,而且不诱发心律失常、心绞痛、支气管痉挛。登 5～6 层(普通居民楼)能耐受全肺切除,登 3 层能耐受肺叶切除。

(2)屏气试验:平静呼气相屏气 30 秒为正常,20 秒为呼吸储备降低,15 秒以下为呼吸功能障碍明显;深吸气后屏气 45 秒以上为正常,低于 30 秒为心肺功能储备降低。估计肺切除术后的剩余肺功能也十分重要,不仅可以评估手术风险,也可以预测术后是否导致长期肺功能不全,对于大部分患者可以通过 $FEV_1$ 值和需切除的肺段数估计,每个肺段相当于 $FEV_1$ 的 5.2%。一般认为低于 0.8~1L 手术风险极大。

**2.心功能**

肺癌患者多为中老年人,往往合并心脏疾病,术前对心脏功能全面评估,以便得出合理判断,降低手术风险是非常必要的。

**3.肝、肾功能**

麻醉、手术创伤、术后用药均可加重肝、肾负担,影响肝、肾功能。在没有症状的患者中肌酐升高的发生率为 0.2%~2.4%,并随着年龄增加而升高。40~60 岁患者中约 9.8% 有肌酐升高。轻至中度的肾功能损害通常没有症状,但可以增加手术并发症的发生率和死亡率。术前应尽量改善肾功能,如果需要透析,应在计划手术 24 小时内进行。如有肾功能异常,应慎重选择氨基糖苷类抗生素、非甾体抗炎药和麻醉药物,以免加重肾损害。肝转氨酶(AST、ALT)异常发生率约为0.3%。Powell-Jackson 认为目前尚无证据证明轻度肝转氨酶升高与手术风险增加有关,但严重肝功能异常可导致手术并发症和死亡率增加。

### (四)术前并发症评估及治疗

**1.阻塞性肺疾病**

肺癌患者合并阻塞性肺疾病不仅影响肺功能,而且也增加术后肺部并发症,因此术前应给予适当的治疗。有学者认为,术前 5 天仍有咳嗽咳痰、双肺闻及湿啰音者,术后肺部并发症的风险明显增加。应用支气管扩张药后 FVC 改善 15% 以上者,手术风险较小;改善<15%者手术风险较大。因此,术前应用支气管扩张药、祛痰药物,必要时应用抗生素甚至适量的糖皮质激素控制肺部炎症,使患者术前处于最佳的肺部功能状态是非常必要的。

**2.糖尿病**

肺癌患者合并糖尿病是很常见的,术前及术后将血糖控制在合理的范围对减少术后并发症是十分必要的。糖尿病患者抗感染能力下降,有报道感染结核的概率是正常人的 3~5 倍,术后发生革兰阴性杆菌败血症的概率比正常人高 18 倍。手术使患者处于应激状态,应激使肾上腺素分泌增加,胰岛素分泌受到抑制,同时糖异生增加,血糖水平增高。大手术可使血糖升高 3.3~4.5mmol/L。术前在保证患者营养而且不影响肿瘤治疗的前提下,最好将空腹血糖控制在 7.25~8.34mmol/L,24 小时尿糖小于 5~10g(尿糖＋~＋＋),并且无酮症和酸中毒。

**3.缺血性心脏病**

在肺癌合并心脏病患者中,冠状动脉疾病是肺切除的最大危险因素。普通人群全麻手术后心肌梗死的发生率为 0.05%~0.07%。然而,术前 3 个月内曾有过心肌梗死者,术后心肌梗死的发生率将上升到 27%;而心肌梗死后 4~6 个月内手术的心肌梗死发生率降到 15%;6 个月后手术的术后心肌梗死的发生率为 6%。手术时间超过 3 小时、术前高血压、术中低血压均可增加术后心肌梗死的风险。有研究认为更应该重视无症状的心肌缺血患者,因为患者无自觉症状,不容易被患者重视,但是心肌缺血造成的危害与有症状者相同。无症状的原因可能是心肌内神经末梢发生变性或由于发生梗死局部神经末梢被破坏,患者疼痛阈值升高。对术前检查发现心肌缺血严重的患者,应行冠状动脉造影,根据造影情况决定是否先行冠状动脉腔内支架置入或冠状动脉旁路移植术,待心肌缺血情况改善后再行肺切除术。肺切除术应在冠状动脉旁路移植术后 4~6 周或冠状动脉腔内支架植入后 10~15 天进行。因此,术前应该充分评估心脏并发症的风险,必要时请心内科医师协助诊治,待患者病情允许时再考虑手术,将手术风险降到最低。

4.高血压

肺癌患者合并高血压非常常见。高血压不仅是心脑血管疾病的重要危险因素,而且还影响心、脑和肾的功能。有统计资料证实,患者收缩压高于 180mmHg 时,脑出血发生率比正常血压者高 3~4 倍。因此,术前积极处理高血压,对减少肺癌患者术后并发症和死亡率是极为重要的。术前血压控制在 140~160/90~100mmHg 为宜。术前不宜停用降压药物,以免引起血压波动。为了避免进食影响麻醉,术前可以用少量水送服降压药物。

5.术前放疗与化疗

对于部分肺癌患者,术前通过新辅助化疗和(或)放疗,可以使肿瘤及纵隔淋巴结缩小甚至消失,达到临床降低分期级别的目的,争取外科手术切除的机会,提高治疗效果。但是化疗和放疗也可引起相应的不良反应。化疗可以引起骨髓抑制、免疫力降低和胃肠道反应,使患者一般情况变差,导致术后肺部感染、切口愈合不良和术后渗血量增多等并发症的发生率增高。术前化疗一般以 2 个周期为宜,周期过多可因化疗导致局部纤维瘢痕粘连造成手术困难,同时过多化疗也增加肺部损伤,使术中渗血增多,免疫功能降低,术后并发症增高。一般在化疗结束2 周,复查血常规、凝血常规无明显异常时再行手术。肺癌患者常伴有慢性阻塞性肺疾病和吸烟史,放疗后易发生放射性肺炎和肺部纤维化,对放疗后患者应关注肺功能损失。一般在放疗后 2~4 周手术为宜,因为这时肿瘤和淋巴结缩小,局部水肿也已消退,便于手术操作。

**(五)术前预案准备**

1.体位及切口选择

体位根据所选择的手术切口和手术方式确定。在安排手术时必须将所需要的体位通知手术室,以便按要求准备手术;同时也要通知病房护士,以便于备皮等术前准备。手术切口的选择在满足手术暴露、保证手术安全的前提下,尽量减少手术创伤,同时尽量使手术切口美观。手术切口的选择取决于手术方式、手术难度及医师操作熟练程度。目前,采用最多的切口为后外侧切口,这种切口大、暴露好,但是切断肌肉多,创伤较大,也不美观。临床医师自 20 世纪90 年代后开始采用腋下小切口进行肺切除术,能够顺利完成肺叶切除、全肺切除、隆突重建、袖式肺叶切除及淋巴结清扫等,基本弃用后外侧切口。腋下小切口的特点是创伤小、美观、恢复快。近年来电视胸腔镜辅助小切口、完全电视胸腔镜肺叶切除也得到广泛应用,使手术创伤进一步减少。

2.麻醉方式选择

肺切除术中麻醉的配合也至关重要。一般情况下选用静脉、吸入复合麻醉。研究认为在条件允许情况下,最好选择双腔气管插管,便于双侧肺的隔离,防止分泌物、血液等灌注到对侧;同时在手术操作时可以使术侧肺萎陷,便于手术暴露及操作。在没有双腔气管插管时,将单腔气管插管插到对侧主支气管也能起到隔离的作用。如果行气管、隆突手术,往往需要在手术台上更换气管插管,需要麻醉师密切配合,术前应与麻醉师沟通或请麻醉师、手术护士参加术前讨论,全面了解手术过程,保证术中密切配合,顺利完成手术。研究认为对于并发症多、手术风险大、手术复杂的病例,最好请麻醉师、手术护士参加术前手术讨论,做到各自心中有数,术中配合协调,保证手术安全。

3.术中情况估计

尽管目前影像学技术已非常先进,能够帮助手术医生在术前很好地估计手术难度、厘清相关部位的解剖关系、设计手术方式。但是,由于对肺癌浸润转移的生物学特性尚未完全明了,临床表现大致相同者,术中所见也可能大相径庭。有的原发灶不大,但术中却发现有广泛胸膜转移;有的原发灶很大,但术中发现局部浸润并不明显。因此,术前应该充分考虑到手术的不确定性,多设计几套手术方案。尤其是对于中心型肺癌,应该考虑到心包内处理血管或左心房部分切除的可能。术前考虑得越全面,术中遇到的意外情况就会越少,手术也就越顺利。如果没有术前思想上、器械上、技术上的充分准备,术中一旦遇到意外情况,就容易紧张、慌乱,甚至出问题。

4.手术组人员配合

胸外科手术需要一个配合默契的团队,不是靠一个人就能完成的。对于复杂的手术一定要求术者和助手技术过硬、配合默契;同时要求器械护士经验丰富、配合到位,麻醉平稳、安全。只有这样才能加快手术速度,减少术中意外情况发生。对于重大、高难手术,切忌临时组合,避免相互之间了解不够、配合不畅。

## 二、适应证与禁忌证

### (一)手术适应证

(1)临床分期为Ⅰ、Ⅱ及ⅢA的非小细胞肺癌。T级不大于3,肿瘤仅侵及膈、心包、胸膜、胸壁及接近隆突;淋巴结上限为$N_2$,仅同侧纵隔内有淋巴结转移;$M_0$,尚无远处转移。

(2)小细胞肺癌只限于Ⅰ期及Ⅱ期。如术中发现$N_2$病变,也可争取作根治性切除。

(3)对尚未定性的小结节影,即使观察10年以上,如影像学诊断偏向于肺癌,也应积极手术探查,术中作冷冻切片定性,再决定手术方式。

(4)对晚期病例,$T_4$、$N_3$,甚至有少量恶性胸液,中、大量心包积液的病例,为解除梗阻性肺炎,癌性高热和呼吸困难,低氧血症,也应考虑作姑息性切除,肺内孤立的转移性或复发性病灶应积极手术。

(5)对肺癌合并孤立脑转移的病例,应先作脑转移灶手术,再考虑原发肺癌切除。

(6)肺癌合并心律失常或冠心病的病例,可同期或分期作射频消融,安置临时心脏起搏器,作冠脉搭桥或冠脉球囊扩张及安放支架,然后作肺癌切除。

(7)肿瘤已侵犯上腔静脉,引起上腔静脉压迫综合征,应争取切除肿瘤,有条件时作静脉搭桥或部分切除肿瘤,缓解症状。

### (二)手术禁忌证

(1)$T_4$肿瘤已侵犯心脏、大血管、气管、食管、隆突或有大量恶性胸腔积液,$N_3$对侧已有淋巴结转移,锁骨上、腋窝已有淋巴结转移。

（2）M₁，肝、肾上腺及骨骼已有转移。

（3）以下肺通气功能指标为手术禁忌：①最大通气量＜预计值的50％。②$FEV_1$＜1L。血气分析：$PO_2$＜9.3kPa，$PCO_2$＞5.7kPa。当 $FEV_1$＞2.5L 时才可考虑全肺切除，$FEV_1$ 在 1～2.4L 之间的病例，即使肺叶切除也应慎重。

（4）3个月内有心绞痛发作或心肌梗死史，心衰及 3 个月内有脑血管意外均禁忌作肺癌切除术。

# 三、切口与体位

开胸切口的选择取决于患者的病变部位、病变范围、体型、手术方式以及手术医生的经验、技术熟练程度和习惯。选择一个合适的开胸切口可以为手术者提供一个良好的手术视野和操作空间，选择一个错误或不恰当的开胸切口经常会导致暴露不充分、操作困难，甚至导致手术失败。理想的开胸切口应符合以下要求：①能为手术提供良好的手术视野暴露和操作空间。②术后对机体功能影响最小，避免损伤重要的神经、血管和肌肉等结构，还应兼顾术后胸壁的稳定性，以利于维持良好的呼吸功能。③由切口引起的并发症尽可能少。④尽可能符合审美要求。⑤必要时可以延长切口。

## （一）后外侧开胸切口

后外侧开胸切口是胸外科手术中最常用的切口之一，除了用于肺切除术外，还适用于食管、纵隔、膈肌及部分心脏大血管手术。因其适用范围广，手术野暴露充分，又称为标准剖胸切口。但是，该切口也有胸背部肌肉切断多、创伤大、出血多、开胸关胸时间长等缺点。

### 1.体位

采用后外侧开胸切口时，患者侧卧于手术台上，健侧在下，后背与手术台面成90°，根据手术要求，也可稍前倾或后仰。健侧腋窝下方胸壁与手术台间放置软垫，防止腋下血管及神经在手术过程中因侧卧而受压。双上肢向前伸直并分别置于托架上固定。骨盆前后以沙袋垫靠，并用宽带固定；也可用专用支架固定。防止躯干前后移动。健侧下肢屈膝、屈髋，患侧下肢伸直，两腿间垫软垫，并用宽带固定膝关节处。

### 2.切口

皮肤切口起自腋前线，沿相应的肋间向后绕过肩胛下角下方 2～3cm 处，再向后上方延至肩胛骨与脊柱之间。女性患者前段切口应置于乳房下缘，不应横切乳房。在皮肤消毒前用甲紫或专业画线笔标记手术切口位置。

### 3.胸壁切开

沿画好的后外侧剖胸切口标记线，用手术刀切开皮肤，然后用电刀逐层切开皮下组织、肌肉、壁层胸膜，进胸，边切边用电凝止血。肌层切开应自肩胛下角内侧肌层最薄处（听诊三角区）开始，切开肌筋膜至肋骨，用示指和中指挑起肌肉全层，向前切开背阔肌、前锯肌，向后切开斜方肌和菱形肌，达竖脊肌外缘。切开相应肋间的肋间肌和壁层胸膜，沿肋间进胸。也可为了充分暴露，切除相应的肋骨，沿肋床进胸。用电刀切开拟切除肋骨的骨膜，用骨膜剥离器将骨膜从肋骨上剥离，下缘由后向前剥离，上缘由前向后剥离，前至肋软骨交界处，后至肋骨颈。用肋骨剪剪断肋骨,沿肋床进胸。但该方法创伤大、出血多,现在很少应用。为了暴露也可以切断上下肋骨,这样也能有效暴露。当不能准确确定肋骨或肋间时,可以从肩胛骨与肋骨间向上触摸肋骨,所触到的最高位肋骨为第 2 肋,依次向下计数,找到手术入路预定的肋骨或肋间。因已经标记相应肋骨或肋间,而且这种方法可引起肩胛骨与胸壁粘连,导致术后疼痛不适,故现在很少应用。

### (二)前外侧开胸切口

前外侧开胸切口可完成常规肺部肿瘤的各式手术。术后患者疼痛较后外侧切口轻,对肩部运动功能影响小,创伤也小。笔者的体会是若胸廓前后径大于横径者或胸膜腔广泛粘连者暴露较差。

#### 1.体位

患者取 30°～45°健侧卧位,用软垫或支架将术侧背部和臀部垫高,健侧上肢放于体侧或托架上,术侧上肢以棉垫包裹固定于头架上,不要过度牵拉,以免损伤臂丛神经。术侧下肢垫软垫,宽带固定骨盆及下肢。必要时通过改变手术台面角度改变手术切口位置,以利于暴露。

#### 2.切口

一般选在第 4、第 5 肋间,前自锁骨中线,后至腋后线。如果为女性切口应在乳房下缘绕过,避免损伤乳房。

#### 3.胸壁切开

消毒前标记切口及相应肋间。手术刀切开皮肤,电刀切开皮下组织、胸大肌、前锯肌及相应肋间肌,进胸。如果需要扩大切口,可将胸廓内血管结扎并切断。显露不满意,可以切断第 4 肋软骨。

### (三)腋下开胸切口

尽管后外侧及前外侧开胸切口能完成绝大多数肺切除手术,但是创伤大、不美观,后期还会出现凝肩、切口慢性疼痛、臂力下降及肺功能下降等并发症。腋下开胸切口不切断背阔肌、斜方肌及前锯肌等主要肌肉,而且具有创伤小、出血少、开关胸快、美观性好、术后并发症少的特点。但由于切口小,有一定的操作难度,暴露不便,熟练后可以克服。

#### 1.体位

同后外侧开胸切口时体位。

#### 2.切口

起自腋后襞处,沿背阔肌前缘斜向前下方,止于腋中线或腋前线,为了扩大皮肤切口,可以做弧顶向后的弧形切口。切口长为 7～15cm。

#### 3.胸壁切开

在皮肤消毒前用甲紫或专业画线笔标记手术切口位置及相应的进胸肋间。手术刀切开皮肤,电刀切开皮下组织、背阔肌前缘,为了便于关胸时辨认层次,也可以顺背阔肌前缘后方约0.5cm 处切开。向后牵开背阔肌,显露胸壁外侧血管,在拟切开肋间处结扎剪断。顺前锯肌纤维方向钝性分离、牵开。电刀切开肋间肌进胸,前至肋软骨,后至肋角处。用两个小号开胸器垂直交叉放置牵开肋骨、背部肌肉及胸大肌,范围为 10cm×15cm,也能满足暴露要求,可用该切口完成隆突重建、袖式肺叶切除等手术。

### （四）胸骨正中开胸切口

胸骨正中开胸切口可以满足同期行双侧肺部手术或清扫对侧纵隔淋巴结要求。术后疼痛轻，对肺功能影响小。但是，胸骨正中切口对后下部分胸腔显露不良，尤其是左下肺。因此应仔细选择适合该切口的病例，以免造成手术困难。

**1.体位**

患者取仰卧位，背部垫软垫。

**2.切口**

一般自胸骨上切迹上方1～2cm沿正中线向下至剑突下。

**3.胸壁切开**

消毒前标记手术切口。用手术刀切开皮肤，电刀切开皮下组织。用电刀沿胸骨正中线将胸骨骨膜切开作为锯开胸骨的标志线。用血管钳或手指在胸上切迹处，紧贴胸骨后面向下钝性分离。然后切除剑突，沿胸骨下端后方向上分离，至分离间隙相通。用电锯提起胸骨由上向下沿胸骨正中线锯开胸骨。在锯开胸骨的同时请麻醉师切勿张肺，骨膜出血用电凝止血，胸骨骨髓出血用骨蜡止血。胸骨牵开器撑开胸骨，根据手术需要切开纵隔胸膜，进入胸膜腔。

### （五）胸骨部分劈开切口

胸骨部分劈开切口主要用于肺上叶顶部癌的手术，一般肺切除手术不用此切口。

**1.体位**

同胸骨正中开胸切口。

**2.切口**

于锁骨上缘至胸骨上切迹，沿胸骨正中线向下至第3、第4肋间向右（或左）侧沿此肋间至锁骨中线稍外侧。

**3.胸壁切开**

消毒前标记手术切口。用手术刀切开皮肤，用电刀切开皮下组织。用电凝沿胸骨正中线将胸骨骨膜切开至相应肋间，作为锯开胸骨的标志线。用血管钳或手指在胸上切迹出处，紧贴胸骨后面向下钝性分离。电锯锯开胸骨至相应肋间，沿相应肋间用电刀切开进入胸腔。在锯开胸骨时麻醉师不要张肺，以免损伤肺组织；骨膜出血用电凝止血，胸骨骨髓出血用骨蜡止血。胸骨牵开器撑开切开的胸骨。

### （六）横断胸骨双侧开胸切口

横断胸骨双侧开胸切口适用于双侧肺部肿瘤病变。缺点是手术创伤大、不美观，胸部切口术后疼痛较重，对呼吸功能影响大，因此现已较少使用该切口进行肺切除术。

**1.体位**

患者取仰卧位，两上肢外展固定于托架上。肩胛间部垫软垫，使胸部稍向前突，以利于胸腔切口显露。

**2.切口**

沿两侧乳房下缘做弧形切口，两侧至腋前线，中部于相应肋间处横断胸骨。

**3.胸壁切开**

消毒前标记手术切口。用手术刀切开皮肤,用电刀切开皮下组织。如果是女性患者,将乳房和皮肤向上翻起,切勿横切乳房。牵拉达胸大肌筋膜,经双侧第4肋间隙,切开肋间肌进入胸膜腔。在胸骨左右两侧约2cm处解剖胸廓内动、静脉,结扎上、下端后离断,然后用线锯锯断胸骨。用两把开胸器撑开左右侧胸腔。

### (七)胸腔镜手术切口

一般选腋中线第7或第8肋间做1.5cm切口作为放置胸腔镜的观察孔,腋前线与锁骨中线之间第4或第5肋间做3～5cm的切口作为主操作孔,腋后线第6或第7肋间做1.5cm切口作为副操作孔。必要时可在听诊三角处和(或)锁骨中线第3肋间增加副操作孔。如果为女性患者,注意保护患者乳房。切口位置因病变部位和个人的操作习惯而定。切口一般3～5个。

## 四、肺癌外科的基本操作

### (一)手术探查

手术探查非常重要,是在手术前根据影像学资料对病变范围、手术方式评估的基础上,通过对病灶的直接观察、触摸,适当的局部解剖分离,判断病变的实际情况,决定手术可行性及手术方式。

手术探查要遵循以下原则:①探查应按一定的顺序进行,逐一探查胸膜、肺、肺门及纵隔淋巴结情况。确定肿瘤的大小、位置、形态以及与支气管、血管、纵隔脏器的关系;注意淋巴结有无转移及转移范围;胸腔和心包有无积液等;决定手术是否可行及手术方式。②术前已有病理证实或能够通过直视识别的肺部肿瘤尽量不用手去触摸,防止因触摸不当造成瘤细胞脱落、转移。③需要用手触摸的病变,动作尽量轻柔,避免过度牵拉和挤压,以防导致肿瘤医源性扩散或将病变部位撕裂引起出血或漏气。④对于术前没有病理诊断或术中难以判断病变性质者,术中快速进行病理检查是十分必要的,可以帮助手术医师决定手术方案,达到理想的手术效果。病理取材要选择有代表性的病变部位,避免从病变周边的炎性反应区、瘢痕区、坏死区等部位取材。探查明确病变的实际情况后,手术医师要根据自己的技术熟练程度、现有手术器械条件等决定手术方式及范围。

### (二)血管的处理

肺血管的解剖、结扎、离断是肺切除的关键步骤。肺动、静脉与体循环的动、静脉相比,血管壁薄、韧性差、较脆弱,尤其是老年患者在处理肺血管时更应该仔细小心,以防破裂出血。至于先处理肺动脉还是肺静脉,目前尚有一定的争议。有学者认为,先处理肺静脉可以减少因手术引起的血行转移;但是,也有学者认为阻断肺静脉后会引起肺瘀血,增加肺毛细血管压,导致淋巴回流增加,从而增加淋巴转移的可能性,同时增加手术的隐性失血,由于肺瘀血体积增大、萎陷不良,增加手术困难。笔者认为,根据个人习惯及手术便利原则,在尽量减少肿瘤挤压和翻动的前提下都是可行的。

肺血管主要通过锐性分离。原则上肺动脉应沿其主干进行鞘内分离解剖,逐一结扎相应分支。肺动脉分支往往存在变异,尤其是左肺上叶,可有2～7支不等。一定要仔细解剖分离,避免遗漏引起出血。根据切除的病肺的血管分支从主干发出的部位，打开肺动脉鞘膜，锐性及钝性仔细分离，双 7 号丝线紧靠近心端结扎，然后在结扎线远端用两把血管钳夹闭，从钳间剪断，近心端 4 号丝线缝扎，远心端结扎或缝扎，结扎时避免过度牵拉血管造成撕裂或滑脱。处理肺静脉时一定要防止上、下肺静脉共干，避免肺切除后余肺血液无静脉回流，引起肺瘀血，从而导致咯血甚至肺坏死。一旦发生余肺无静脉回流，在肺功能允许的条件下一定切除余肺，如果肺功能不能耐受全肺切除，想办法重新建立肺静脉回流。进行右肺上叶或中叶切除时一定要多加注意，因为上叶静脉与中叶静脉共干。笔者曾见到中叶静脉于水平裂内起于上叶后段静脉的变异。左肺上、下肺静脉也有共干可能，也应注意。另外，肺静脉近心端结扎时要防止静脉滑脱回缩至心包内，造成心脏压塞和难以控制的大出血。如果心包外的肺静脉受累，应该立即打开心包，进行心包内处理肺静脉。

## （三）支气管的处理

支气管处理有多种方法，不论采用哪种方法，目的都是使支气管闭合牢靠，防止支气管胸膜瘘的发生，同时操作要简便易行。

### 1.处理原则

（1）支气管游离后必须先证实需要切除的肺的支气管。可让麻醉师吸痰后，用无创伤血管钳轻轻夹闭该支气管，加压膨肺，这时可见病肺萎陷，健肺膨胀。

（2）支气管周围组织不要游离太多，以免破坏支气管血供，影响支气管残端愈合。

（3）在肺功能许可的前提下，确保支气管残端无癌残留。病灶距切缘最好在 1cm 以上。如果肉眼难以判断，最好快速做病理切片帮助判断。

（4）支气管残留端不宜超过 1cm，一般为 0.5cm 左右，残端过长易形成盲袋，导致痰液积存、感染。

（5）支气管最好夹闭后再切断，以防止支气管内分泌物流出，污染胸腔，支气管切缘用碘伏消毒。也可以先用纱布绕垫在支气管周围加以保护，再切断支气管。

### 2.处理方法

（1）开放缝合法：此法的优点是手术野暴露良好、切缘整齐、操作方便和缝合准确。缺点是可能造成支气管内分泌物对胸腔的污染；而且如果麻醉用的是单腔气管插管，在缝合前会造成残端漏气，引起通气不足。为了防止漏气导致的通气不足，也可以在支气管切缘近心端距切缘 2～3mm 用无创伤血管钳夹闭支气管后再行缝合。因此，采用这种缝合法时最好应用双腔气管插管。具体操作是在支气管远端用直角钳或无创伤血管钳夹闭支气管，于拟切断支气管切线的近心端 2～3mm 处两侧用 4 号丝线各缝一针牵引线，切断支气管，移除病肺，吸净支气管内分泌物，用碘伏消毒。在支气管软骨部和膜部的中点先全层缝合一针打结后，再在缝线与牵引线之间全层缝合，针距为 2～3mm，缝合支气管残端。

（2）边切边缝法：此法的优点是尽可能避免了支气管内分泌物对胸腔的污染，减少了支气管断端漏气的影响，降低了对双腔气管插管的依赖；缺点是病肺不能及时移除，影响手术暴露和操作，支气管切缘不整齐，容易影响愈合。具体操作是在支气管切线的近心端 2～3mm 处两侧用 4 号丝线各缝一针牵引线，在切线处剪开 3～5mm，用 4 号丝线全层缝合一针，结扎、闭合切开的支气管残端。用同法边切边缝，直到完全切断支气管。

（3）黏膜外缝合法：此法优点是缝线不穿透支气管黏膜层，减少缝线对支气管的刺激及支气管黏膜肉芽形成引起的刺激性咳嗽；缺点是可因黏膜或黏膜下出血引起咯血，而且非全层缝合有可能导致缝合不牢靠引起撕裂漏气。目前，该方法已经较少应用。具体操作与开放缝合法相似，只是缝线在黏膜外，不经过黏膜层。

（4）潜行缝扎法：此法优点是操作简单、省时，可减少因缝合支气管引起的并发症；缺点是有引起支气管残端血供不良的可能。具体操作是于支气管切线的近心端3～5mm处用双7号丝线间断潜行缝合（缝线不穿透支气管壁）支气管一周，结扎支气管，剪断支气管，移除病肺。笔者认为，这种方法只适合支气管较长者，间断潜行，尽可能保证了支气管残端的血液供应。

（5）器械闭合法：此法优点是操作简单、切缘整齐、对合良好和组织反应轻，可减少支气管残端并发症；缺点是费用较高、影响肉眼观察支气管残端。具体操作是在支气管拟切断处用支气管残端闭合器闭合，在其远端离断支气管。目前该方法应用较多。

### （四）淋巴结的清扫

纵隔淋巴结转移是肺癌重要的不利预后因素，胸部CT检查是术前最常用的判断有无淋巴结转移的无创方法，CT一般把小于1cm的淋巴结作为非转移性淋巴结，其假阴性率可达18%～53%。PET-CT是目前最好的无创检查方法，其准确率在90%左右，但检查费用较高。因此，淋巴结的清扫在肺癌手术治疗中是非常重要的步骤。淋巴结清扫不仅可以保证手术的彻底性，而且对于术后准确进行病理分期有重要作用，对于判断患者预后及指导治疗有重要意义。淋巴结清扫分为系统性淋巴结清扫、区域淋巴结清扫、淋巴结采样。对于淋巴结清扫范围目前仍有一定争议。有的学者认为，系统性淋巴结清扫可增加术后并发症，如喉返神经损伤、胸导管损伤、支气管胸膜瘘、术后渗出增加、局部免疫能力降低等。尤其是对$T_1$期患者，系统性淋巴结清扫不能使患者获益，有学者报道$T_1$期患者行系统性淋巴结清扫的5年生存率为70%，而未行系统性淋巴结清扫的5年生存率为90%。因此，笔者认为对于术前诊断ⅠA期患者可行淋巴结采样，ⅠB期、ⅡA期患者行区域淋巴结清扫，ⅡB期、ⅢA期患者行系统性淋巴结清扫。

1.右侧纵隔淋巴结清扫术

清扫右上纵隔淋巴结时，打开气管与上腔静脉之间的纵隔胸膜，上至胸膜顶处锁骨下动脉，下至右主支气管。必要时可将奇静脉弓结扎、切断，以便于暴露术野。可以清扫1～4组淋巴结。注意避免损伤喉返神经、膈神经、血管、气管膜部等。清扫右后纵隔淋巴结时，沿右主支气管下缘向下打开纵隔胸膜，显露气管分叉。可以清扫7、8组淋巴结及对侧肺门淋巴结。在下肺静脉下缘肺下韧带内可以清扫9组淋巴结。注意避免损伤迷走神经、支气管膜部等。

2.左侧纵隔淋巴结清扫术

清扫左侧纵隔淋巴结时，由于受主动脉弓及其分支影响1～4组淋巴结清扫较右侧困难，尤其是4组和3组淋巴结，一定要仔细分离，不可强行分离，以免损伤大血管引起致命性大出血。清扫3～6组淋巴结容易损伤左侧喉返神经，一定要注意保护。有学者提出切断动脉导管韧带后清扫4组淋巴结较容易，也有人认为可以用胸骨正中切口清扫前上纵隔淋巴结。

左下纵隔淋巴结清扫同右侧。

一般认为右肺上叶的区域淋巴结为右侧 2～4 组及 7 组淋巴结,右肺中下叶的区域淋巴结为 7～9 组及 4 组淋巴结。左肺上叶的区域淋巴结为 4、5、6、7 组淋巴结,左肺下叶的区域淋巴结为 4、7、8、9 组淋巴结。

### (五)放置胸腔引流管

肺切除术后必须放置胸腔闭式引流管,正确放置胸腔闭式引流管是保证术后胸腔渗液和气体顺利流出的关键,它有利于防止胸腔积液、积气、肺不张,便于观察病情。胸腔引流管放置后要保持引流通畅,防止引流管脱出、折叠、阻塞而失去作用。肺叶切除后均应放置下胸管,一般放在腋后线第 7 肋间,胸腔较长者也可放在第 8 肋间,胸腔较短者可放在第 6 肋间。笔者的体会是最好能根据呼气末膈肌的位置决定,这样可以避免因胸腔引流管刺激膈肌引起疼痛,影响患者术后呼吸功能。引流管的最外一个侧孔距壁层胸膜在 3cm 处。放置时最好在固有胸壁外潜行 2cm 左右,避免拔除引流管后形成窦道,引起交通性气胸或渗液流出,尤其体型瘦、胸壁薄的患者。为了防止拔管后胸壁闭合不严密,也可以在手术于引流管皮肤切口中点处预先缝上一根缝线,拔管后立即打结闭合切口。引流管应用缝线固定于皮肤上,防止脱落。肺上叶切除患者还应放置上胸管,位置一般在锁骨中线第 2 肋间。全肺切除有的术者主张放置下胸管,放置后夹闭,定时开放调整胸腔压力及纵隔位置,同时观察引流情况;有的术者主张在锁骨中线第 2 肋间放置较细(2～3mm 管径)的引流管,术后每 2～4 小时观察气管位置,决定是否开放引流管减压。笔者的做法是放置下胸管,夹闭部分引流管至引流管水柱波动不超过 10cm 为宜。这样可以动态观察胸腔引流情况,防止术后出现活动性出血而延误;也可防止因观察不及时而出现纵隔移位影响心肺功能,出现皮下气肿和纵隔气肿等。全肺切除的胸腔引流管一般在 72 小时后可以拔除。

### (六)止血

手术过程中认真、仔细止血,是防止术后血胸及二次开胸止血的关键。术后出血的原因主要为血管结扎不牢靠而脱落,焦痂脱落,肋间血管损伤,支气管动脉、食管、胸主动脉滋养血管、肺创面出血等。因此,在处理肺血管时应该仔细小心,近心端一般要进行结扎及缝扎双重处理,结扎适度,不可过紧或过松,而且两线结要距离 2mm 左右,不可重叠,以免切割或滑脱。如果近心端距主干过短,不能进行双重处理,最好行缝扎或做血管成形处理。注意检查纵隔面、支气管残端、胸壁粘连处有无活动性出血,冲洗胸腔时注意水中有无血液,如有血液说明有出血,注意寻找出血点。关胸及放置胸腔引流管时注意避免损伤肋间血管,要观察缝线、胸壁、胸腔引流管内侧端有无活动血流、血滴。如有肋间血管损伤,一定给予缝扎或电凝止血,确保不出血。胸壁肌肉及皮下组织亦应严密止血,防止形成血肿,引起愈合不良和感染。

### (七)关胸

各种类型的肺切除术最后的步骤都是关胸。尽管这时胸腔内操作已经完成,但是关胸也不能马虎,关胸的好坏与术后恢复也有直接关系。在关胸前仔细检查确保无活动性出血,支气管残端无漏气,肺表面无严重漏气;用温生理盐水冲洗胸腔 3 遍;认真清点手术器械及用品,确保正确无误;检查血管结扎处,确保结扎牢固可靠;嘱麻醉师吸痰、张肺,确保余肺膨胀良好;打开心包者,要确保心脏不能疝出心包切口;确定胸腔引流管已经放置妥当。然后逐层缝合胸部切口。切除肋骨者,用 7 号丝线间断缝合肋床;从肋间进胸者,用 3～4 针双 10 号丝线缝合上下肋骨,肋间肌肉无须缝合。7 号丝线分层缝合切开的胸壁肌肉。1 号或 4 号丝线缝合皮下组织,4 号丝线缝合皮肤。有条件者可以用无创可吸收线缝合胸壁切口,无创皮肤对合器、医用胶黏合皮肤。用无菌敷料包扎切口。

## 五、特殊情况的处理技术

### (一)胸膜腔粘连

胸膜腔粘连是肺切除的主要困难之一。如果胸膜腔有粘连,必须将粘连分离至肺门,才能充分暴露手术野,一旦术中发生意外出血,方便及时处理。开胸切口到达壁胸膜时先切开一个小口,胸膜腔没粘连时,可见肺组织萎陷,这时扩大切口,放置开胸器。如果有粘连,先将切口上下粘连分离 4～5cm 后放置开胸器,逐渐撑开,然后继续分离粘连。疏松粘连还可用钝性分离,即用手指或"花生米"(小纱布球)分离,也可以用电凝分离,同时达到止血目的。条索状粘连一般粘连带内多有血管生成,应用血管钳夹闭后切断,进行结扎或电凝止血。胼胝样粘连一般无间隙可以进入,粘连紧密,强行分离常常进入肺组织或病灶中,导致出血、漏气等不良后果。遇到此情况可采用胸膜外入路,用电刀将粘连边缘的壁层胸膜切开,从胸内筋膜层将壁层胸膜连同肺组织、病灶一起分离,超过粘连处再回到胸膜腔内;如果粘连广泛,可一直分离到肺门。胸膜外分离一般用钝性分离,往往胸壁有广泛渗血,应用电凝仔细止血。笔者的体会是分离粘连应达到肺叶周围完全游离,术者手指可绕过肺门控制肺根部血管,一旦术中解剖血管时发生意外大出血,可有效采取止血措施,这对手术安全是很重要的一步。

### (二)肺裂发育不全

肺裂发育不全也是肺切除手术的困难之一。在肺切除手术中,肺裂发育完全者较少,由于胸膜的炎症反应或先天性发育不良,常引起肺裂部分或完全与邻近肺叶粘连或融合。行肺叶切除术必须分离肺裂,如果有粘连可以用钝性或锐性的方法分离。如果为融合的肺组织则需要切开,然后缝合肺创面,防止出血和漏气。水平裂发育不全最常见,分离时先将前后肺门的胸膜打开。于中叶静脉和上叶静脉之间,沿肺动脉干的前面顺肺动脉走行方向向后肺门处分离,至上叶后段动脉下方、斜裂与水平裂交界处,打通一隧道,从隧道内过一 7 号丝线做牵引线。用直血管钳在上叶、中叶分界处沿隧道夹闭肺组织,从钳间切开,水平褥式缝合肺切缘。也可以用直线切割缝合器切开,这种方法方便、切缝牢靠、节约时间,但费用较高。右侧斜裂发育不全者较少,部分斜裂发育不全对手术操作影响不大,可以先在斜裂与水平裂交界处解剖肺动脉予以结扎处理,然后再处理下肺静脉。解剖下叶支气管,夹闭,麻醉师膨肺,沿肺萎陷的边缘,用血管钳夹闭、切开,水平褥式缝合肺切缘或用直线切割缝合器切开。左侧斜裂发育不全,先将前后肺门的胸膜打开,于下叶背段动脉上方沿肺动脉干向前下分离至舌段静脉下方打一隧道,按处理水平裂的方法打开。笔者认为,也可以最后处理发育不全的斜裂,如果行左肺上叶切除,可以先处理上肺静脉、肺尖后段动脉、上叶支气管,然后将上叶向后牵开,显露上叶舌段动脉、前段动脉等,予以结扎、切断,麻醉师膨肺,沿肺萎陷的边缘用处理水平裂的方法切开发育不全的斜裂。如果行左肺下叶切除,可以先处理下肺静脉、下叶支气管,将下叶肺向上牵拉,显露下叶基底段动脉及背段动脉,予以结扎、剪断,麻醉师膨肺,沿肺萎陷的边缘用处理水平裂的方法切开发育不全的斜裂。

### （三）血管变异

肺血管的变异在肺切除手术中要格外重视，一旦忽视损伤，影响手术进行和操作，可引起大出血，危及患者生命。左肺上叶肺动脉变异较多，可以有2～7支不等，行左肺上叶切除时一定要注意。右肺上叶尖前段动脉一般是心包外共干，但是也有部分患者在心包内或刚出心包处分支，解剖时注意避免损伤。也有部分患者中叶内、外侧段动脉共干。双侧肺下叶动脉变异较少。右肺中、上叶肺静脉均经上肺静脉回流至左心房，部分患者分支较晚或进入肺裂后分支，行右肺上叶切除时注意保护中叶静脉，行中叶切除时也要保护上叶静脉。一旦疏忽切断，就需要将该肺叶切除，切勿保留无肺静脉回流的肺叶。部分患者还有上下肺静脉共干，尤其是在肺裂重度发育不全患者，要特别注意，以免误扎总干。另外，还有双上腔静脉畸形的患者，左上腔静脉进入右心房前往往经过左肺门，解剖时注意避免误伤。

### （四）心包内处理血管

当肿瘤或肿大的淋巴结在心包外累及或包绕肺动脉和（或）肺静脉，在心包外难以游离足够长度的血管供结扎用或心包外无法解剖，这时尽量不要放弃手术，可以打开心包，在心包内处理肺动脉和（或）肺静脉，提高手术切除率。在肺门前、膈神经后，沿神经平行方向切开心包，上达肺动脉上缘，下至下肺静脉下缘。将心包牵开，在心包内游离肺动脉，在上腔静脉右侧结扎右肺动脉或在动脉导管韧带左侧结扎左肺动脉；也可在上腔静脉左侧缘结扎右肺动脉或动脉导管韧带右侧结扎左肺动脉，注意千万不要将血管撕裂、切割或损伤肺动脉圆锥处，一旦损伤很难止血，导致致命性大出血。游离肺静脉，结扎。如果心包内有一条肺静脉不够结扎长度，可以先将肺动脉、支气管处理完，将肺提起，在肺静脉根部用无创伤血管钳夹闭、切断，移除肺组织，在血管钳近侧做间断水平褥式缝合，移开血管钳，再加一层间断或连续缝合，确保无出血。也可以用血管闭合器闭合切断。当仅剩一支血管时，切勿过度牵拉，以免撕裂血管或心房。剪断血管时确保钳夹牢靠，防止剪断后血管滑脱、回缩，引起大出血。

### （五）意外大出血

手术过程中意外大出血是术者最头痛、最紧张的事情，也是对患者生命威胁最大的手术意外情况。术中大出血可能与以下原因有关：①血管周围紧密粘连。②炎症或年龄原因使血管壁变脆。③血管发生解剖位置变异。④操作技术不恰当。⑤术前估计不足。一旦发生出血，切勿盲目钳夹，以免使破口增大，造成不可控制的大出血。术者必须保持冷静、头脑清醒，立即用手指捏住或压住血管破裂处，吸净周围积血，慢慢放松手指，看清出血处，用无创血管钳夹住破口或用无创缝线缝合破口，达到安全止血。如果不能钳夹或缝合破口，应立即打开心包，游离患侧肺动脉干或相应的肺静脉，暂时阻断，达到控制出血的目的。肺动脉难以分离时，切勿强行分离，可以先在心包外或心包内解剖肺动脉干，并解剖难以分离的远端肺动脉，分别套阻断带，一旦损伤肺动脉，可以立即阻断破口上下肺动脉，避免大出血。如果是上腔静脉损伤，必要时也可用无创血管钳暂时阻断上腔静脉破口处的远、近心端，控制出血，阻断时间最好不超过0.5小时。如果胸顶部粘连紧密广泛，分离时一定小心、仔细，避免损伤锁骨下动、静脉或无名静脉等，一旦损伤，尽快、尽量显露手术野和看清损伤部位是止血的关键。如果不能显露，可先压迫止血，尽快分离周围粘连，显露出血部位，缝扎血管破口。

### (六)漏气

漏气是肺切除术后引起肺不张、皮下气肿、纵隔气肿、胸腔感染等并发症的主要原因,因此,关胸前仔细检查,尽可能减少肺漏气。肺漏气的原因:①胸膜腔粘连,分离粘连导致肺表面破裂。②肺裂发育不全,切开肺裂后肺创面缝合不全或缝合针眼处漏气。③支气管残端缝合不全或膜部损伤。④钳夹、牵拉肺组织引起损伤。⑤肺大疱破裂、较大的肺表面漏气,必须进行缝合、修补。小的肺表面漏气可以应用生物胶喷涂,细微漏气可以不做处理。

## 六、手术术式的选择

### (一)肺切除术方式的选择

肺切除术方式的选择取决于肿瘤部位、大小和肺功能。可选择如下方法。

1.肺叶切除术

肺叶切除术是肺癌的首选手术方式,病变仅累及一叶肺或叶支气管是肺叶切除术的适应证。标准的手术应包括肺叶切除和淋巴结清扫,如肺上叶切除术需常规清扫支气管汇总区组及肺门淋巴结,右肺上叶切除还应清扫上纵隔奇静脉周围和气管旁淋巴结,左肺上叶切除应清扫主动脉弓下淋巴结;肺下叶或中、下叶切除术除清扫支气管汇总区及肺门淋巴结外,还应清扫隆突下、肺下韧带组淋巴结及食管旁淋巴结。

2.袖式肺叶切除术

袖式肺叶切除术主要用于肿瘤位于支气管开口部,为避免支气管切端被肿瘤累及而不能施行单纯肺叶切除术的患者。手术方式是切除病变肺叶并环形切除邻近的一段主支气管,将余肺叶支气管与主支气管近端做端端吻合,既减少了残端复发可能性,又避免了全肺切除术。由于右肺中间支气管较长,右中、下叶与右主支气管吻合操作较方便,故右肺上叶袖式切除术较为多见。左侧由于左舌段支气管开口与左下叶背段开口几乎在同一平面,吻合后下叶背段支气管容易狭窄,故左肺上叶袖式切除技术要求高,术后并发残肺不张的概率较大。袖式肺叶切除的淋巴结清扫要求与规范性肺叶切除相同。

3.支气管伴肺动脉袖式肺叶切除术

此手术是在袖式肺叶切除术基础上,在横截面袖状部分切除受累的肺动脉,将余肺的肺动脉与肺动脉主干做端端吻合。由于"双袖"切除术肿瘤多数已属晚期,手术操作要求高,术后并发症率较高,故需严格掌握手术指征。

4.全肺切除术

一侧全肺尤其是右全肺切除术后对心肺功能损伤甚大,手术并发症及围手术期死亡率大大高于肺叶切除术,术侧残腔亦是胸外科至今未能妥协善处理的问题。因此,要严格掌握全肺切除术的指征:①心、肺功能能耐受全肺切除术。②支气管镜检查和影像学检查均证实主支气管已被肿瘤浸润。③剖胸探查证实肿瘤累及肺动脉主干,无法做肺动脉部分切除术或部分肺动脉段袖状切除术。④肿瘤已累及全肺各个肺叶。⑤巨块性中心型肺癌。

5.肺段或肺楔形切除术

对肺功能差、肿瘤位于肺周围的 I 期($T_1N_0M_0$)病变,可考虑做肺段或肺楔形切除术。国外目前多采用直线切割吻合器完成上述手术。其突出的优点是肺断面关闭严密，可防止断面漏气。

### （二）淋巴结清扫术

对于淋巴结清扫，各家意见不一。少数日本学者主张不论转移存在与否，应彻底清扫所有纵隔内淋巴结和脂肪结缔组织，甚至另加胸骨正中切口清扫对侧纵隔和肺门淋巴结。多数学者认为，清扫区域淋巴结已足够，广泛的纵隔淋巴结廓清术并不能提高肺癌患者的长期生存率，且产生术后并发症的概率相对较高。

汇总区组、肺门组及肺下韧带组淋巴结可以与切除的肺整块取下。如上纵隔、气管旁等淋巴结连同肺叶或全肺切除有难度，可待肺切除后再予以清扫。为了减少大面积清扫淋巴结的并发症，纵隔淋巴结的清除不必强求彻底的区域性清扫，可以采用局部淋巴结摘除术。如手术摘除淋巴结有困难，可放置银夹标记便于术后放疗，有助于提高术后生存率。为了减少切断淋巴管可能引起肿瘤的医源性扩散，在摘除淋巴结时尽量采用电外科技术，并用氮芥液（氮芥2mg加生理盐水100mL）或其他化疗药物清洗创面。

### （三）肺癌手术中几种常见复杂情况的处理

#### 1.支气管残端的处理

支气管残端的处理在肺癌规范性肺叶切除术中十分重要。周围型肺癌术后的支气管残端可以按传统方式处理。支气管残端长度不宜＞5mm。病变起于支气管或已累及叶支气管开口者，应行袖式切除术。肿瘤仅累及小部分肺叶管口者也可做楔形袖式切除，以简化手术操作。当前处理是术中做近切端快速病理检查，以保证支气管近切端无肿瘤残留。

#### 2.胸壁受侵

不少周围型肺癌早期侵及胸壁，应将受侵的局部胸壁与肿瘤所在肺叶一并切除。胸壁切端距肿瘤边缘不少于2cm。两根肋骨缺损可以直接缝合。更多肋骨缺损位于前胸壁者，常需用胸壁缺损材料修补，再用肌瓣转移覆盖。补片要有张力，以提高强度，还可减轻反常呼吸，有利于维持术后肺功能。胸壁肌层缝盖要紧密，术后要做加压包扎，并预防感染。

#### 3.肺尖癌的外科治疗

肺尖癌常穿过胸膜而突入胸顶入口，易压迫或侵犯臂丛神经和邻近的肋骨及椎体，产生Pancoast综合征，手术难度大、疗效差，常放弃手术治疗。然而，对肺尖肿瘤，如果术前CT、MRI等检查排除神经根及锁骨下血管直接受侵犯，可以积极争取手术治疗。手术取后外侧较高位切口，从第4肋床进胸，必要时在腋前或锁骨中线处将第3前肋、第2前肋连同肋间肌切断，然后在第1肋下缘将肋骨膜切开，锐性加钝性分离，用手指推开锁骨下动、静脉，先切断第1肋的前肋，再断后方肋骨根部。剥离胸顶部肿瘤，检查臂丛神经受侵情况，分离并在必要时切断第2和第3后肋。最后处理肺门，将病肺和胸壁整块切除，缝合切口。留下胸壁缺损不必修补，术后可采用棉垫加压包扎，以减轻反常呼吸。术后做胸顶部放疗及全身化疗以提高手术疗效。

#### 4.肺门冻结或肺静脉癌栓

中心型肺癌，常包绕心包外肺血管，并可直接侵犯部分心包，使肺门呈冻结状，无法在心包外解剖肺血管。此时可在膈神经前方做心包切口，打开心包予以探查。如心包内肺血管尚未受累,可在心包内切断缝合肺动、静脉。如有肺静脉癌栓也可做心房壁部分切除。过大的肺静脉癌栓深入心房,无手术指征。

5.食管受累

少数有手术指征的中心型肺癌,如术前 CT 检查怀疑肿瘤累及食管,应做食管镜检查以确定累及范围。如食管黏膜正常,术中发现部分食管壁累及,宜在术中插入最粗号胃管或其代用品,然后切除部分食管肌层,即便食管黏膜少许破损亦有利于修补。如食管黏膜破损而术中未发现,将导致术后严重并发症,如脓胸、纵隔炎、纵隔脓肿而危及生命。

6.气管隆突部切除术

肺癌侵犯气管下端甚至对侧主支气管根部者,如有全肺切除指征,可行袖状全肺切除术,将气管和对侧主支气管做对端吻合。在左侧者须结扎、切断两对肋间动静脉,将主动脉弓部向前推开,做隆突部切除,气管和右侧主支气管行对端吻合。术中应注意保护右侧奇静脉勿受损伤。

### (四)微创外科手术在肺癌治疗中的应用

在肺癌根治性切除术的原则下,减少手术创伤,提高术后生活质量是当今外科手术的治疗原则。现在肺癌的微创手术治疗主要包括两种方法:微创肌肉非损伤性开胸术(MST)和电视胸腔镜手术(VATS)。目前,上述方法均已应用于肺癌的外科治疗,并取得较为满意的效果。

1.MST

MST 治疗肺癌的手术方法:静脉复合麻醉,单腔或双腔气管插管。标准后外侧切口体位,侧胸壁切口,长 7～14cm,切开皮肤、皮下组织,以切口为对角线,菱形游离皮下组织下肌层间隙,充分游离背阔肌和前锯肌。向后牵拉背阔肌,沿前锯肌肌肉纤维方向钝性分离至肋间表面,选定目标肋间,沿目标肋骨的上缘进入胸腔。根据手术的不同和胸腔内操作的需要,目标肋间可以是第 3～第 7 肋间不同。肋间置入小号撑开器,根据手术的目的、病变部位和分期行目的手术。进胸及关胸时间明显缩短。

MST 治疗肺癌应该选择正确的切口和肋间入路,不论是肺叶切除还是全肺切除,最主要的是安全、正确地处理好肺血管和支气管。通过术前检查,对于肺癌的位置、大小、范围,胸壁或纵隔受侵,纵隔淋巴结转移等问题多有较明确的判断,能分析手术的困难所在。切口的选择以方便处理肺门血管为准。对有胸壁受侵者,在选择好肋间入路的基础上,切口偏前或偏后些以靠近受侵犯的胸壁。

MST 治疗肺癌可获得满意的局部视野,麻醉,双腔气管插管,选择性单肺通气,保证手术侧肺萎陷满意。手术的照明非常重要,只用无影灯是不够的,术者要带有头灯,这样可以没有盲区。

MST 在治疗肺癌过程中处理肺血管的技术:对于肿瘤较大或中心型肺癌,处理肺血管时,先结扎血管近心端或使用无损伤的聚丙烯缝线先缝合近心端。两把血管钳钳夹,中间切断,再分别缝扎的方法不适合微创切口,两把血管钳钳夹占据了手术切口的 2/3,再缝扎或结扎都很困难,一旦失手,很难补救。这种情况下血管闭合器在处理肺血管时安全、迅速,优势明显,效果非常好。

MST 治疗肺癌无论选用哪一肋间入路,均不影响纵隔淋巴结的清除,但是为了安全有效地清除淋巴结,要配有长柄电刀,对远离切口的出血点予以电凝或钛夹止血。

MST 在治疗肺癌的过程中保持了背阔肌的完整,使患者术后疼痛减轻,上肢活动无明显受限,恢复时间快。该切口位于标准后外侧切口的中间,如有必要,可将切口向前、向后延伸,改为标准后外侧切口。正是由于这种微创切口的优点,20 世纪 90 年代国内外很多医生开展了这项技术,并与传统的后外侧切口进行比较,证实其有很多优点。早期主要用于肺良性病变的楔形切除、肺活检和肺大疱切除等。随着技术的进步和手术医师操作水平的提高,在国内外已广泛运用于肺部肿瘤手术。国外有报道根据这种技术辅助拟订的康复计划,可以使肺叶切除患者的住院日降至 1 日。

2.VATS

VATS 治疗肺癌的手术操作:于第 6 或第 7 肋间腋中线置入套管用于胸腔镜摄像系统,于第 7 或第 8 肋间腋后线做一操作孔,沿第 4 肋间做一个 5～7cm 的切口,并置入小号胸腔撑开器,用于放入残端闭合器和取出标本。胸腔镜器械用于胸内操作,按传统方式分支游离肺血管、支气管。闭合器钉合肺血管、支气管。肺癌患者常规清扫肺门和纵隔淋巴结。

VATS 治疗肺癌具有创伤小,恢复快,出血、输血少,对心肺功能损伤小,开、关胸时间短,术后并发症少的优点,完全符合现代微创外科技术要求。然而,VATS 也存在不足及争论,主要表现为①适应证尚窄,由于技术和设备受限,尚不能进行特别复杂的手术。②费用较高。③用于肺癌的手术切除是否是根治性。目前 VATS 仅限于对早期肺癌或高龄低肺功能患者的治疗。④手术的安全性问题。这主要与操作技术和经验有关,如遇大出血,胸腔镜下缺少及时、有效的控制方法,因此术前要备开胸包,以便需要时及时中转开胸手术。对于胸腔内严重或紧密粘连者;瘤体大,位于肺门区,解剖有困难者;肺癌跨叶,肺门、纵隔或隆突下淋巴结肿大需要广泛清除者;肺叶间裂分裂很差者;镜下出血难以控制者应中转开胸手术。

VATS 治疗肺癌存在较多争议的几个问题:①是否需要一个切口和需要一个多大的切口,即 VATS 还是胸腔镜辅助下小切口外科手术(VAMT)是否要尽可能地撑开肋间。广为接受的观点是,VATS 应以胸腔镜技术为主,主要的操作都不应在直视下完成,如需要做一肋间切口和轻微地撑开肋间,也仅仅是辅助手段,只用于取出标本。VAMT 是胸腔镜辅助肋间切口,手术医生通过切口在直视下进行操作。VAMT 常规做一个 5～7cm 的肋间切口,分离和结扎血管通过切口和腔镜的组合。但如果病变复杂,手术需要一个更长的切口,较大地撑开肋间,VAMT 就失去了其优势。肋间撑开后,使周围肋间变小,胸腔镜活动不便,视野变小,胸腔镜仅起照明作用,这种情况下 MST 的优势会更大。②手术适应证。目前比较一致的观点是肺肿瘤比较小(＜5cm),周围型肺癌,无纵隔淋巴结肿大,胸膜无粘连,肺叶发育较好。③肿瘤学意义的彻底性。有些研究者对 VATS 进行系统的淋巴结清扫提出质疑,认为很难达到肿瘤学意义上的彻底性。但最近的报道认为,VATS 下淋巴结清扫是可行的。也有学者认为,在 VATS 时对可疑转移的淋巴结需送冷冻切片检查,若出现组织学阳性结果,无论手术进行至哪一阶段,均转为开胸手术。

VATS 治疗肺癌的生存率:通过报道 VAST 对Ⅰ期肺癌治疗 5 年生存率高达 97%;2006年有学者对 1100 例Ⅰ～Ⅲ期(主要是Ⅰ期)行 VATS 肺叶切除术＋淋巴结清扫的肺癌患者进行随访研究,发现其 4 年生存率为 70%,与开胸肺叶切除术相近,这是目前最大宗的 VATS 治疗肺癌的生存率研究报道。但是,目前有关 VATS 的研究绝大部分为回顾性病例总结,尚缺乏严格的前瞻性随机对照研究,还没有足够的证据表明 VATS 肺叶切除术比标准的开胸手术更优越。

### (五)肺癌外科手术方法和操作新进展

近年来随着科学技术的不断发展,各种新型手术材料、手术器械以及新型手术辅助设备广泛应用于临床。这些技术设备的应用提高了肺癌手术的安全性、切除的彻底性,并减少了手术创伤和并发症。

1.单肺通气麻醉

新型的双腔气管插管在光导纤维镜引导下定位完成气管插管,并用气囊阻断患侧肺叶支气管,保证该侧肺萎陷及健侧的单肺通气麻醉。一方面使术侧暴露充分,提高了手术安全性;另一方面使支气管近切端活检十分方便,从而降低支气管残端肿瘤复发率。

2.支气管、血管闭合器的应用

一次性支气管、血管闭合器有用于开胸手术(TA)和专用于胸腔镜手术(endo-TA)两种类型,其操作方便可靠,可缩短手术时间,减少手术创伤,有时在直视下难以充分显露的血管、支气管可借助上述器械满意完成手术操作。这类器械在小切口手术和 VATS 中已显示其优越性。

3.新型胸壁缺损材料和缺损修补方法的进展

当肺癌侵犯多根肋骨时需行胸壁广泛切除修补术,以往的材料由于组织相容性、材料本身塑形性等方面的问题,胸壁修补往往不能令人满意。由于新型的胸壁修补材料如 Marlex-Marsh 具有组织相容性好、反应小、硬度适中、术中可随意裁剪以适合胸壁缺损所需形状等优点,手术修补胸壁缺损成功率高。

4.新型止血材料的应用

肺癌手术中胸壁的渗血及纵隔淋巴结清扫后纵隔创面的渗血往往需大量时间止血,而且有时效果不满意。目前新型的止血纱布、生物胶、可吸收创口敷料"特可靠"等的应用使手术创面止血变得十分方便,且效果可靠。

5.直线切割吻合器的应用

肺癌患者如伴有慢性支气管炎、肺气肿或肺裂发育不全,分离叶间裂后断面的漏气可造成严重的并发症,既往采用缝合断面的方法因肺质地疏松可造成针眼漏气。使用直线切割吻合器可一次关闭切割面,因其切割面有 3 排钉铰锁关闭残端,且能一次完成断面切割和关闭,从而大大减少断面漏气。

6.纤支镜和新型呼吸机等在术后的应用

借助纤支镜可完成难以插入的气管插管或双腔气管插管的精确定位。纤支镜吸痰技术用于术后咳痰无力的患者既能解决排痰困难,又能通过纤支镜无菌内套管刷检痰培养,其准确率远高于普通痰培养,对术后肺部感染的治疗非常有效。术后合理使用呼吸机支持,帮助患者渡过术后早期呼吸困难,使很多危重患者肺部手术获得成功。复旦大学附属中山医院采用术后面罩呼吸机支持的新技术,在部分患者中替代传统的气管插管呼吸机支持,取得良好的临床效果,且避免了插管损伤及肺部感染等并发症。

## 七、局部晚期非小细胞肺癌的手术治疗

### （一）局部晚期非小细胞肺癌的定义及分类

局部晚期非小细胞肺癌（LANSCLC）是指已伴有纵隔淋巴结（$N_2$）和锁骨上淋巴结（$N_3$）转移、侵犯肺尖部和纵隔重要结构（$T_4$），用现有的检查方法未发现有远处转移的非小细胞肺癌（NSCLC）。侵犯纵隔重要结构是指侵犯心包、心脏、大血管、食管和隆突的 NSCLC。按照国际抗癌联盟 1997 年国际肺癌分期标准，LANSCLC 为ⅢA 期和ⅢB 期肺癌。据文献报道，LANSCLC 约占 NSCLC 的 $60\% \sim 70\%$，占全部肺癌的 $50\%$ 左右。

局部晚期肺癌外科手术治疗包括外科手术联合术后辅助化疗和（或）放、化疗，术前新辅助化疗联合外科手术治疗，外科手术治疗联合围术期化疗以及基于"分子分期"和"分子分型"的个体化外科治疗等外科手术为主的多学科治疗方式。

从选择治疗方法的角度出发，可把 LANSCLC 分为"可切除"和"不可切除"两大类；从治疗结果看，可把局部晚期非小细胞肺癌分为"偶然性"、"边缘性"和"真性"三类。"偶然性局部晚期非小细胞肺癌"是指术前临床分期为Ⅰ、Ⅱ期，但术后病理检查发现有纵隔淋巴结转移的病例。"边缘性局部晚期非小细胞肺癌"是指影像学上有临床意义的淋巴结肿大，术前临床诊断为ⅢA 期以及肿瘤已侵犯心脏、大血管和隆突的ⅢB 期肺癌，但在有条件的医院仍能达到肺癌完全性切除的肺癌。"真性局部晚期非小细胞肺癌"是指肺癌广泛侵犯心脏大血管成"冰冻样病变"，不能切除的肺癌或多站纵隔转移呈融合状态。

### （二）LANSCLC 外科治疗的历史和启示

1933 年，美国华盛顿大学外科主任 Evarts A.Graham 教授在世界上首次在肺门根部将左总支气管和左肺动、静脉整块结扎，施行左全肺切除治疗中心型肺癌获得成功，成为人类应用外科手术治疗 LANSCLC 的里程碑。1946 年，Allison 医生首先打开心包，于心包腔内游离结扎肺血管，并将纵隔淋巴结和一侧全肺一并切除，称为"根治性全肺切除"。1949 年纽约纪念医院开始应用将区域淋巴结和原发癌一起整块切除的方法治疗肺癌，并对肺癌胸内淋巴结转移规律进行总结，将肺癌区域淋巴结分为气管旁淋巴结、隆突下淋巴结、肺根淋巴结和肺内淋巴结。而与此同时，肺癌手术切除的范围成为胸外科医师争论的焦点。20 世纪早期，尽管肺癌患者行全肺切除死亡率高，但仍被大多数胸外科医师所采纳。但由于全肺切除存在手术成功率低、并发症的发生率高、术后患者生存质量差等缺点，所以能否采用较小手术范围取代全肺切除进行肺癌的外科治疗就成了人们关注的问题。1950 年，波士顿麻省总医院 Edward D.Churchill 报告了1930～1950 年间共 294 例 LANSCLC 治疗结果，手术切除率为 58.2%，其中全肺切除术 114 例，肺叶切除术 57 例；肺叶切除术后 2 年及 5 年生存率分别为 46% 和19%，同期的全肺切除术分别为 30% 和 12%；肺叶切除术手术病死率为 14%，而全肺切除术为22.8%。Churchill 医生认为解剖性肺叶切除加邻近淋巴结切除能够将肿瘤彻底切除，可以取得同全肺切除一致的治疗效果，并且有较高的安全性。1952 年，美国医生 Allison 对侵犯肺动脉干、大的支气管，但又不能耐受全肺切除术的局部晚期中心型肺癌提出了袖式肺叶切除的手术方法。1954 年，Allison 又提出了血管成形术的概念。1957 年，Johnsons 首次报道了支气

管肺动脉双袖状成形肺叶切除治疗 LANSCLC,为那些肺功能不佳及肺癌部位特殊的患者提供了手术参考。1959 年,Johnson 和 Jones 首次报道了 68 例支气管袖式成形肺叶切除治疗 LANSCLC 的长期随访结果,提示经过适当选择,肺癌患者在支气管成形术后的长期生存与施行传统肺叶或全肺切除术的患者相同。1963 年,Grillo 首先介绍了隆突切除重建术治疗局部晚期中心型肺癌,并于 1982 年报道了 36 例隆突切除重建术治疗局部晚期肺癌的手术经验及多种隆突重建方法。1987 年,法国医生 Dartevelle 首先报道了应用人工血管置换治疗 6 例侵犯上腔静脉的 LANSCLC 的结果,1 例患者术后生存期为 16 个月,另 1 例患者术后生存期为 51 个月,其余 4 例患者生存期为 13 个月,所有患者人工血管均保持通畅。1973 年,意大利学者 Benani 和 Gerini 首先报道在体外循环下实行肺切除联合部分左心房切除治疗 1 例侵犯左心房的 LANSCLC,患者术后 2 年死于肺癌远处转移。1974 年,日本学者 Takechi 首次报道 1 例肺切除联合部分左心房切除术后生存 5 年无肺癌复发转移,标志着肺切除联合部分左心房切除治疗侵犯左心房的 LANSCLC 的可手术性及临床价值。1994 年,日本学者 Tsuchiya 报道一组 22 例侵犯左心房的 LANSCLC 外科治疗的 5 年生存率为 22%。

　　我国肺癌外科的治疗始于北京协和医院张纪正医生 1941 年成功地为一名肺癌患者施行左全肺切除,距美国专家 Graham 施行全世界第一例肺癌手术只晚了 8 年。但在新中国成立以前我国只有少量的肺癌手术切除的报道。1949 年之后,我国肺癌外科治疗,尤其是 LANSCLC 的外科治疗得到了快速发展。1962 年我国率先开展气管上段和喉切除造口术,填补了我国气管外科的空白。1964 年施行我国首例支气管袖状成形肺叶切除术。在 20 世纪 70 年代以后先后创造了多种"气管隆突切除重建术""右主支气管倒置缝接代气管术"等十余种高难度气管外科手术术式,为我国气管外科的发展做出了巨大贡献。70 年代后期国内一些大的医学中心逐渐开始支气管重建外科手术治疗局部晚期中心型肺癌。1993 年,有学者首先报道了 5 例侵犯左心房的 LANSCLC 外科治疗结果。1997 年,华西医科大学周清华等首先报道一组从 1990 年 4 月开始施行肺切除联合上腔静脉切除人工血管置换治疗肺癌上腔静脉综合征的长期生存结果,术后 1 年、3 年和 5 年生存率分别为 80.65%、59.68% 和 29.17%。2001 年、2002 年分别报道了 349 例和 118 例侵犯心脏大血管的 LANSCLC 外科治疗结果,5 年生存率和 10 年生存率分别在 30%、20% 以上。这两组病例是当时国际上病例数最大、近期和远期疗效均较好的大宗病案报告,引起国际同行的广泛关注。2011 年,周清华等报道于 1997 年开始的 516 例基于"分子分期"的肺癌"个体化外科治疗",治疗侵犯心脏大血管的 LANSCLC 的长期生存结果,使肺癌进入"个体化外科治疗"时代。

　　回顾国内外 80 年来 LANSCLC 外科治疗的历史,肺癌外科治疗经历了提高切除率、降低手术死亡率、减少术后并发症发生率、提高远期生存率和生活质量以及基于"分子分期"和"分子分型"的"个体化外科治疗"等不同阶段。目前,LANSCLC 外科手术的死亡率已降至 1%~2%,手术技术也已日臻完善。虽然 LANSCLC 的外科治疗取得了长足进步,但外科手术后 5 年生存率却徘徊在 20%~30%。由于 LANSCLC 是一种全身性疾病,难于单纯依靠外科手术这一局部治疗手段提高肺癌治疗水平,因此,LANSCLC 的治疗,必须合理地联合化疗、放疗和分子靶向治疗等多学科综合治疗,这对于提高肺癌术后生存率是非常重要和十分必要的。此外,临床上发现相同组织学类型、相同分期和细胞分化程度的 LANSCLC,应用相同的手术术

第二章 肺癌

式和治疗方法,其预后可能完全不同,这就需要对不同的 LANSCLC 进行"分子分型"和"分子分期",并在此基础上进行"个体化外科治疗"。

深入了解 LANSCLC 外科治疗发展历史可以获得以下启示。

(1)LANSCLC 外科治疗是从非解剖全肺切除到解剖全肺切除,从解剖全肺切除到解剖全肺切除联合淋巴结切除,从解剖全肺切除联合淋巴结切除到肺叶切除联合系统性淋巴结清扫的经典式的历史。

(2)把心脏外科的理论和技术引入到侵犯心脏大血管的 LANSCLC 的外科治疗是 LANSCLC 外科治疗的重大进步,使约 30% 以上的 LANSCLC 患者获益。

(3)把现代分子生物学的理论和技术应用于对 LANSCLC 进行"分子分期"和"分子分型",创立 LANSCLC"个体化外科治疗"理论和方法是 21 世纪 LANSCLC 外科治疗的最大进步和未来的研究方向。

(4)基于分子标志物检测指导的以外科治疗为主的多学科综合治疗是目前和未来提高 LANSCLC 术后生存率的关键和未来希望所在。

### (三)LANSCLC 外科治疗适应证及禁忌证的变迁与思考

长期以来,尤其是 1988 年 Naruke 报道 LANSCLC 外科治疗 5 年生存率仅 5% 以来,LANSCLC 只适合于化疗和放疗治疗。此外,由于手术难度大、完全性切除率低,LANSCLC 一直为外科手术治疗禁忌证,只能接受化疗和放疗。然而,经过此后三十余年的发展 LANSCLC 内科治疗的有效率和 1 年生存率,在 30 年前分别为 25% 和 15%,在 20 年前分别为 35% 和 25%,在 10 年前分别为 40% 和 35%。虽然近年来随着第三代化疗药物和肺癌分子靶向药物的问世及临床应用,LANSCLC 内科治疗的有效率提高到 50% 左右,1 年生存率提高到 40%,2 年生存率提高到 5%。但是,绝大部分 LANSCLC 患者无法从化疗和放疗中获益,1 年生存率仅 40%,2 年生存率仅 5%。因此,人们重新开始研究和评估外科手术和外科手术为主的多学科综合治疗在 LANSCLC 中的地位和作用。近 30 年来,国内外的研究表明,随着外科理论和外科技术的发展,心血管外科理论和技术与肺癌外科手术的融合,尤其是现代分子生物学理论和技术在 LANSCLC 外科治疗中的应用,LANSCLC 外科治疗的水平获得了极大的发展和进步,其标志是不但可以应用外科手术治疗一般的 LANSCLC,还可以应用外科手术治疗一些肺癌侵犯气管隆嵴、上腔静脉、左心房、主动脉、椎体和肺动脉总干的组织器官的 LANSCLC。我国在 LANSCLC 外科手术为主的治疗,尤其是在肺癌侵犯心脏大血管、气管隆嵴的 $T_4$ 肺癌外科治疗领域取得了显著进步,以肺切除联合上腔静脉切除人工血管置换、肺切除联合肺动脉圆锥切除重建、肺切除联合气管隆突切除重建以及肺切除同时联合气管隆突切除重建和心脏大血管切除重建等为代表的新技术突破传统手术禁区,使相当一部分过去应用内科治疗只能平均生存 6 个月左右的患者,不但获得肺癌的完全切除,还使 30% 左右的患者得到了高生活质量的长期生存。有学者对我国开展的千余例局部晚期肺癌的外科治疗总结认为:对 LANSCLC 有选择的采用以外科手术为主的综合治疗是肺癌外科治疗的重大进步。

从 LANSCLC 外科治疗适应证及禁忌证的变迁过程中得到下列启示。

(1)外科手术治疗是否适合于 LANSCLC 的适应证先后经过了从肯定到否定,再从否定到肯定的漫长过程。

(2)目前,已经不再是讨论 LANSCLC 有没有外科治疗适应证,而是如何通过外科手术为主的多学科综合治疗进一步提高外科治疗的有效率、患者的长期生存率和更高的生活质量的问题,以及如何在应用现代分子生物学的理论和技术更好地对 LANSCLC 进行"分子分期"和"分子分型"的基础上,对 LANSCLC 进行"个体化外科治疗"的时代。

(3)外科手术治疗 LANSCLC 具有任何治疗方法不能取代的地位和作用。

### (四)不同外科手术术式或手术方法治疗 LANSCLC 疗效比较及启示

1.全肺切除与肺叶和(或)袖式肺叶切除治疗 LANSCLC 的疗效比较

对于中心型 LANSCLC,很长时间内全肺切除术是主要的外科治疗方式。但是,全肺切除术的手术并发症和死亡率均远远高于肺叶切除和(或)袖式肺叶切除术,而且患者的远期生存率和生活质量也远远低于肺叶切除术。自 20 世纪 50 年代以来,随着支气管和(或)肺动脉袖状成形肺切除技术的逐步成熟,使许多中心型 LANSCLC,尤其是一些心肺功能较差的中心型 LANSCLC 患者得以保留正常肺组织,获得肺癌完全性切除的外科治疗机会。但是,保留正常肺组织的袖状肺叶切除是否会增加外科手术并发症和死亡率,是否增加局部复发机会以及其远期生存效果如何,在很长一段时间内存在较大争议。自 20 世纪 70 年代以来,不断有回顾性研究对比全肺切除与袖状肺叶切除的远期生存率、复发率和术后生活质量的结果发表。最新的一项 Meta 分析,结果表明:围术期并发症发生率,袖式肺叶切除术(27.06%)略低于全肺切除(32.88%);局部复发率,袖式肺叶切除术(14.44%)明显低于全肺切除(26.08%);术后 1 年、3 年和 5 年生存率,袖式肺叶切除术均显著高于全肺切除术。此外,袖式肺叶切除术的术后生活质量亦显著优于全肺切除术,对于 $T_4N_{0\sim1}$ 的中心型 LANSCLC 患者,支气管肺动脉袖状成形肺叶切除术是一种安全可靠的术式。因此,对于可获得解剖学完整切除的 $T_4N_{0\sim1}$ 的中心型 LANSCLC 患者应尽量采取支气管肺动脉袖状成形肺叶切除术,以避免全肺切除术的严重并发症,同时也有利于提高患者术后生活质量。

然而,对于 $T_{3\sim4}N_2$ 的中心型 LANSCLC 患者,是否采取支气管袖式成形肺叶切除或支气管肺动脉袖状成形肺叶切除术仍然存在较大争议。目前,由于 $N_2$ 患者接受术前新辅助化疗已基本成为共识被写入 NCCN 指南,因此基于准确的术前临床分期和规范的治疗前提下,应当比较 $T_{3\sim4}N_2$ 中心型 LANSCLC 术前新辅助化疗后袖式肺叶切除术与全肺切除术的生存率和术后生活质量。来自日本国家癌症中心、美国梅尔医学中心和意大利等多个国家的回顾性分析表明:$T_{3\sim4}N_2$ 中心型 LANSCLC 接受术前新辅助化疗后,袖式肺叶切除术的患者 5 年生存率为 48%~64%,显著高于全肺切除术患者的 27%~34%。此外,袖式肺叶切除术的局部复发率与全肺切除术比较无显著差异,而且患者的术后生活质量显著优于全肺切除者。

中心型 LANSCLC 的外科治疗应当遵循以下原则。

(1)中心型 LANSCLC 的外科治疗的最佳方法是支气管袖状成形肺叶切除术或支气管肺动脉袖状成形肺叶切除术。

(2)对于 $T_{3\sim4}N_2$ 中心型 LANSCLC,应当选择术前新辅助化疗加支气管袖状成形肺叶切除术或支气管肺动脉袖状成形肺叶切除术。

(3)对于施行术前新辅助化疗的 $T_{3\sim4}N_2$ 中心型 LANSCLC,T 和 N 分期均降期和疾病稳定的患者,应当选择支气管袖状成形肺叶切除术或支气管肺动脉袖状成形肺叶切除术,尽量避免全肺切除术。

2.$N_2$ 肺癌的分类及肺叶切除联合系统性纵隔淋巴结清扫与肺叶切除联合淋巴结采样术的疗效比较

传统的 $N_2$ 分类方法,按纵隔淋巴结的解剖部位将 $N_2$ 肺癌分为上纵隔和下纵隔 $N_2$;按纵隔淋巴结的编号分为第 1～第 9 组 $N_2$;按纵隔淋巴结受累情况不同,分为单站转移 $N_2$、多站转移 $N_2$ 和多站融合转移 $N_2$;按淋巴结转移方式不同,分为顺序转移 $N_2$ 和跳跃式转移 $N_2$。目前,国际上的 $N_2$ 肺癌分类是根据纵隔淋巴结大小、部位、受累纵隔淋巴结的数量、是否伴有融合等,将 $N_2$ 分为 $N_2$-ⅢA1、$N_2$-ⅢA2、$N_2$-ⅢA3 和 $N_2$-ⅢA4 四种。$N_2$-ⅢA1 是指术前没有诊断为纵隔淋巴结转移,手术切除标本最后病理检查偶然发现 $N_2$ 转移(偶然性 $N_2$);$N_2$-ⅢA2 是指术前发现有纵隔淋巴结肿大,但是从影像学上不能诊断是否有纵隔淋巴结转移,而经术后病理诊断淋巴结转移(边缘性 $N_2$);$N_2$-ⅢA3 是指术前分期(胸部强化 CT、胸部强化 MRI、纵隔镜、PET/CT 等方法)发现单站或多站纵隔淋巴结转移(真性 $N_2$);$N_2$-ⅢA4 是指术前就确诊的巨块或固定融合的多站 $N_2$ 转移(融合性 $N_2$)。

已有的研究证明,现有的 $N_2$ 肺癌分类方法存在许多不足:①不能真实反映 $N_2$ 肺癌的生物学行为和分子生物学行为。②不能完全准确地预测 $N_2$ 肺癌手术后的复发转移。③不能完全准确地预测 $N_2$ 肺癌手术后的预后和生存率。④常常给 $N_2$ 肺癌外科治疗手术适应证的选择造成陷阱,使一些本来没有 $N_2$ 的肺癌被误判为 $N_2$,甚至广泛双侧 $N_2$,而失去了外科治疗机会。

2003 年,周清华在国际上首先提出了一种全新的 $N_2$ 肺癌分类方法,即把 $N_2$ 肺癌分为侵袭性和非侵袭性 $N_2$。侵袭性 $N_2$ 是指①影像学上发现纵隔淋巴结包膜不完整,肿瘤外侵,侵犯邻近组织器官。②外科医生手术中发现肿瘤突破纵隔淋巴结包膜,肺癌细胞侵犯淋巴结外的组织器官。③在显微镜下,病理科医生观察到肺癌细胞突破纵隔淋巴结的包膜外侵。④经病理学检查没有发现纵隔淋巴结有转移,而应用分子生物学方法证明纵隔淋巴结中有"微转移"。⑤应用基因芯片或 micro-RNA 芯片筛选鉴定出原发肺癌与纵隔淋巴结中存在差异基因和差异 micro-RNAs。非侵袭性 $N_2$ 是指①影像学上发现纵隔淋巴结包膜完整,肿瘤没有外侵。②外科医生手术中发现纵隔淋巴结包膜完整,肿瘤没有外侵。③在显微镜下,病理科医生没有观察到肺癌细胞突破纵隔淋巴结的包膜,纵隔淋巴结包膜完整。④经病理学检查没有发现纵隔淋巴结有转移,应用分子生物学方法也没有发现纵隔淋巴结中有"微转移"。⑤应用基因芯片或 micro-RNA 芯片筛选鉴定,没有发现原发肺癌与纵隔淋巴结中存在差异基因和差异 micro-RNAs。在临床上,大多数 $N_2$ 转移其淋巴结包膜是完整的,没有 $N_2$ 转移癌对邻近组织器官的侵袭。同时,研究发现有些纵隔淋巴结虽然肿大,但它的包膜是完整的,而另一部分 $N_2$ 转移淋巴结虽然不大,但是对邻近组织器官,包括上腔静脉、气管隆嵴等产生明显的侵袭。这类 $N_2$ 转移主要是一部分特殊类型的肺腺癌和部分低分化肺鳞癌。侵袭性 $N_2$ 转移治疗的预后与非侵袭性 $N_2$ 转移是完全不一样的。因此,应当重视侵袭性 $N_2$ 转移的研究,包括两者间分子生物学行为差异的研究。未来 $N_2$ 肺癌的分类应当是基于分子标志物检测的"个体化的分子分型"。

$N_2$ 肺癌纵隔淋巴结切除有两种术式,一是系统性淋巴结清扫术;二是纵隔淋巴结采样术。按照国际肺癌研究协会(IASLC)分期委员会制定的肺癌完全切除(R0)标准要求:无论是纵隔淋巴结采样术还是系统性纵隔淋巴结清扫术,应至少包括肺内 3 组淋巴结、纵隔 3 组淋巴结,并且必须包括隆突下淋巴结的切除。纵隔淋巴结采样术要求对上述淋巴结区域进行采样,每组至少包括 1 枚淋巴结,而系统性纵隔淋巴结清扫术则要求将该区域淋巴结及淋巴结周围的软组织一并整块切除。纵隔淋巴结采样术的优点是手术创伤相对小一些;缺点是纵隔淋巴结切除不完全,术后 N 分期不准确,术后局部复发率高。系统性纵隔淋巴结清扫术的优点是纵隔淋巴结清扫完全,术后 N 分期准确,术后局部复发率低;缺点是创伤相对较大。长期以来人们对如何进行 $N_2$ 淋巴结清扫一直存在争议。目前,绝大多数研究证明:系统性淋巴结清扫能够延长患者生存,这一点尤其在 Ⅱ 期、Ⅲ A 期肺癌和肺鳞癌患者中明显。但对于早期肺癌行纵隔淋巴结清扫是否能够改善生存尚存在一定争议。美国东部肿瘤协作组回顾分析研究表明:系统采样与系统清扫在不同分期上同样有效,但系统性纵隔淋巴结清扫能发现更多的 $N_2$ 患者,更重要的是明显提高 $N_2$ 肺癌患者的生存率。已有的研究证明:临床诊断为 $T_1N_0M_0$ 的 Ⅰ A 期非小细胞肺癌,施行系统性纵隔淋巴结清扫术后,有 $15\% \sim 20\%$ 的患者术后分期为 $T_1N_2M_0$。与施行系统性淋巴结清扫组比较,淋巴结采样组患者术后 5 年生存率显著降低。此外,应用分子生物学技术检测临床诊断为 $T_1N_0M_0$ 的 Ⅰ A 期非小细胞肺癌纵隔淋巴结的微转移率为 $25\% \sim 30\%$。

通过 $N_2$ 肺癌的分类及肺叶切除联合系统性纵隔淋巴结清扫与肺叶切除联合淋巴结采样术的疗效比较可以获得下列启示。

(1)传统的 $N_2$ 肺癌分类不能真实地反映肺癌的生物学行为和分子生物学行为,更不能反映不同人群和不同个体 $N_2$ 肺癌的生物学和分子生物学行为。

(2)未来 $N_2$ 肺癌的分类应当是基于分子分型的"个体化 $N_2$ 分类"。

(3)无论是临床诊断还是术中诊断的 $N_2$ 肺癌均应施行系统性纵隔淋巴结清扫术,而且应当是整块切除的系统性淋巴结清扫术。

3.术前新辅助化疗联合外科手术与先行外科手术加术后辅助化疗治疗 LANSCLC 的疗效比较与启示

对于 LANSCLC 是采取术前新辅助治疗联合外科手术,还是先施行外科手术治疗再加术后辅助化疗,一直存在争议。争议的焦点是①术前新辅助化疗只能使 $40\% \sim 60\%$ 的肿瘤有效,新辅助化疗无法确定哪些患者对新辅助化疗有效,因此,无法确定新辅助化疗对患者有益。②担心术前新辅助化疗增加手术并发症和手术死亡率。③新辅助化疗会造成肺血管鞘膜纤维化,增加手术切除的难度。④会延迟对新辅助化疗无效患者的手术时间。近 20 年来,国内外随机对照研究和回顾性研究已经证明:术前新辅助化疗对于多数 LANSCLC 是有益的。术前新辅助化疗不但能使约 $40\%$ LANSCLC 的 T 分期和 N 分期降期,与对照组比较还能明显提高术后 1 年、3 年和 5 年生存率。有学者 2001 年报道 625 例术前新辅助化疗的随机对照研究结果,实验组 314 例 LANSCLC 新辅助化疗的为 $70\%$;新辅助化疗组手术切除率为 $97.7\%$,对照组 310 例患者的手术切除率为 $91.9\%$;新辅助化疗组术后 1 年、3 年、5 年和 10 年生存率分别为89.4%、67.5%、34.4%和29.3%,对照组分别为87.5%、51.5%、24.2%和21.6%。新辅助化疗组术后3年、5年和10年生存率均显著高于对照组。美国学者Martini将266例LANSCLC随机分为新辅助化疗组和先手术后化疗组,新辅助化疗组手术后1年、3年和5年生存率分别为88.4%、70.3%和29.8%,而对照组1年、3年和5年生存率分别为80.1%、50.3%和20.1%%,新辅助化疗组术后1年、3年和5年生存率均显著高于对照组。目前,临床上已经将术前新辅助化疗常规用于原发病变范围大、估计手术不能完全切除的ⅢA或ⅢB期NSCLC,通过术前新辅助化疗使肿瘤缩小,为手术创造条件,使不能手术者变为可以手术者。术前新辅助化疗的优点是①能使部分LANSCLC患者的原发肿瘤和纵隔淋巴结缩小,T分期和N分期降低,进而使部分不能手术的LANSCLC成为可以手术者,并提高切除率。②术前新辅助化疗可以使部分原发肿瘤和转移纵隔淋巴结的微血管闭塞,癌性粘连变为纤维粘连,提高肺癌完全性切除的比例。③可能对存在于血液中的癌细胞起到减灭作用。④通过术前新辅助化疗可以消灭对化疗敏感的癌细胞克隆,化疗后外科手术可以切除对化疗不敏感的耐药癌细胞克隆,从而提高LANSCLC的完全切除率,改善长期生存率和患者预后。1998年,Eberhardt等报道对94例(其中ⅢA期52例,ⅢB期42例)局部晚期的NSCLC,先行化疗,然后行化疗+加速超分割放疗,最后行手术治疗。经术前治疗后62例(66%)肿瘤完全缓解并接受手术治疗,50例(80.6%)获得肺癌完全性切除,手术标本病理检查24例(38.7%)获HCR。全组术后ⅢA期4年生存率为31%,ⅢB期5年生存率为26%,而术前新辅助化疗治疗后施行手术治疗的62例,其5年生存率达46%。国内外研究还证明:术前新辅助化疗和术后化疗患者的手术死亡率均低于2%,术前新辅助化疗并不增加手术并发症和手术死亡率。目前,新辅助化疗联合外科手术治疗LANSCLC已经成为临床共识。

了解术前新辅助化疗联合外科手术治疗LANSCLC的疗效,可以得到下列启示。

(1)术前新辅助化疗联合外科手术不会增加手术并发症和死亡率。

(2)术前新辅助化疗能使LANSCLC的T分期和N分期降低,提高肺癌切除率。

(3)术前新辅助化疗能明显增加LANSCLC患者的术后生存率,改善患者生活质量。

### (五)LANSCLC外科治疗的争议与共识及未来研究方向

有关局部LANSCLC的治疗问题,仍存在较多争议。经近年来大宗病例临床研究结果的发表,目前已基本达成以下共识。

(1)LANSCLC是指那些用现有的检查方法排除了远处转移、肿瘤侵犯纵隔重要结构、伴有纵隔和锁骨上淋巴结转移的肺癌。

(2)根据治疗方法的选择,可把LANSCLC分为"可切除"和"不可切除"两类;根据治疗结果,可将其分为"偶然性LANSCLC""边缘性LANSCLC"和"真性LANSCLC"三类。

(3)LANSCLC绝大多数是可以手术治疗,其中相当部分患者术后可获长期生存;外科治疗疗效明显优于内科治疗,对有条件手术者,应力争手术治疗。

(4)术前新辅助化疗确能降低LANSCLC的T分期、N分期,提高切除率和5年生存率,如术前新辅助化疗后手术时机选择恰当,并不增加手术死亡率。

(5)对于侵犯心脏、大血管的LANSCLC,可有选择地进行肺切除扩大心脏、大血管切除重建术。手术治疗能明显提高患者的5年生存率,改善预后。这类患者中相当一部分除局部病变较晚外,并无远处转移存在。已有文献报道外科手术后存活时间达 30 年者。对这类患者均应争取施行术前新辅助化疗＋外科手术的多学科综合治疗。此外,对这类手术的选择应慎重,选择手术的原则应从患者、医疗机构和医生本人三个方面所具备的条件去考虑,无条件的医疗机构和医师,不要盲目地施行此类手术。

(6)LANSCLC 的治疗还应将外科细胞分子生物学理论和技术与患者的治疗有机地结合起来,以提高对这类患者的疗效。应当应用分子标志对 LANSCLC 进行"分子分期""分子分型",并在此基础上对 LANSCLC 进行"个体化"外科治疗、"个体化"术前新辅助治疗、"个体化"术后辅助放、化疗。

LANSCLC 未来研究方向是①应用分子标志对 LANSCLC 进行"个体化分子分期"。②应用分子标志对 LANSCLC 进行"个体化分子分型"。③根据肺癌的"分子分期"和"分子分型"对 LANSCLC 进行"个体化"术前新辅助化疗、术前新辅助放疗、外科手术治疗、术后新辅助化疗和术后新辅助放疗。④根据肺癌的"分子分期"和"分子分型"对 LANSCLC 进行手术后预后的"个体化"预测。

相信随着外科手术技术和内科治疗方法的发展、设备的改进、分子生物学技术的发展以及这些多学科理论和技术的融合,LANSCLC 治疗的共识将会越来越多,争议将会越来越少,疗效越来越好。

## 八、小细胞肺癌的手术治疗

小细胞肺癌(SCLC)是一种以恶性度高、容易转移、病死率高为特点的肿瘤,其自然生存时间仅为 3～6 个月,发病率占整个肺癌的 15％～20％。人类对小细胞肺癌的认识可以追溯到近一个世纪前,早在 1926 年 Bamarud 就描述了其独特的病理学特征,随后 Warson 等对其临床特点进行详细的描述:多发生于肺门,早期即可发生纵隔淋巴结转移,对初次化疗反应敏感,但局部复发快,远期疗效差。迄今,人们依然没有找到一种很好的方法来治疗这种疾病。尤其最近二三十年,人类在其他科技领域取得了无数突破,对小细胞肺癌的治疗却没有重要的进展,以至于许多研究肺癌的学者用"化石"来形容它,以此来表达对 SCLC 治疗的悲观和失望。与非小细胞肺癌相比,长期以来人们大多认为外科手术治疗小细胞肺癌效果很差,而放、化疗效果较好。但越来越多的临床研究表明手术治疗结合放、化疗来治疗小细胞肺癌效果较好,并且能有效控制局部复发,特别是对于早期局限期 SCLC 的患者有益。人们对小细胞肺癌研究了多久,对其治疗方法的争论也就持续了多久,外科手术一直是争论的焦点。

### (一)小细胞肺癌外科治疗的历史

1933 年,美国医生 Evarts A. Graham 对一例中心型肺癌患者成功地进行了左全肺切除术,标志着外科手术开始应用于肺癌的治疗。此后几十年,肺癌外科治疗不断发展,随着手术设备的改进和手术技巧的提高,手术疗效也不断取得进步。和其他类型肺癌一样,最开始小细胞肺癌的治疗大多以单纯的手术治疗为主。直至 20 世纪六七十年代,英国学者报道单纯以外科手术来治疗小细胞肺癌效果很差,几乎没有长期生存者。研究者们对比了 10 年间单纯外科治疗与放疗对小细胞肺癌治疗的效果,结果显示 71 例外科治疗的患者无长期生存,73 例放疗的患者有 4 例长期生存,外科治疗组中位生存期为 199 天,放疗组中位生存期为 310 天。由此认为外科治疗效果差,放疗优于外科治疗。此后的一段时间 SCLC 被认为不适于外科手术治疗,首选放疗作为标准治疗手段。1994 年的一项前瞻性随机对照研究结果显示,单独手术与单独放疗或化疗＋手术与化疗＋放疗比较,有手术参与的治疗组其长期生存率均低于非手术治疗组。这两个临床研究影响巨大,此后在几乎所有的教科书上小细胞肺癌基本被描述为非手术治疗的疾病。

20 世纪 70 年代的一项基础研究发现小细胞肺癌的肿瘤倍增时间只有 23 天,而肺鳞癌和肺腺癌的肿瘤倍增时间分别为 88 天、161 天。小细胞肺癌快速生长的生物学特性使肿瘤患者的癌细胞易于早期转移。1973 年美国退伍军人医院肺癌研究小组为了放射野的确定制定了小细胞肺癌分期系统,根据此法分期,如果肿瘤局限于一侧胸腔且能被纳入一个放射治疗野即为局限期(LD),如果肿瘤超出局限期的范围即为广泛期(ED)。这一分期系统被临床医生广泛接受,按此分期的统计结果是 1/3 的病例属于局限期,2/3 的病例属于广泛期。局限期患者的 5 年生存率为 10％左右,广泛期则低于 2％。人们逐渐认识到小细胞肺癌属于一种全身播散性疾病,而手术治疗和放疗都属于局部治疗,因此单纯手术和单纯放疗效果都很不理想。

从 20 世纪 80 年代开始,随着化疗药物的不断涌现,尤其是联合化疗的临床应用,大部分小细胞肺癌患者通过化疗得到不同程度的缓解,因此化疗逐渐成为了小细胞肺癌的首选治疗方法。虽然仍有一些外科医生不断通过手术治疗来证明其对 SCLC 的价值,但手术治疗渐渐被忽视已经成为一个不争的事实。然而,尽管化疗对 SCLC 的近期有效率高达 80％～90％,但不久人们就发现单纯的化疗远期效果差,主要原因是许多患者出现原发灶的复发。有研究表明单一化疗后的局部复发率高达 80％以上,即使是局限期 SCLC 化疗后完全缓解的患者也不例外。通过对 SCLC 死亡患者的尸检发现临床达到完全治愈的原发灶病理检查 64％仍有残余癌。近年来研究表明有些小细胞肺癌患者组织中常含有其他类型癌细胞,即混合细胞型,同时含有小细胞和非小细胞成分,其中非小细胞成分对化疗的相对不敏感性也是复发的原因之一。有些学者提出化疗加放疗能控制局部复发,但很快就有报道称化疗加放疗治疗小细胞肺癌后,仍有 28％～47％的患者有原发部位复发。因而如何控制局部复发成为一个重要的课题。

由于 TNM 分期系统的引入,手术治疗在小细胞肺癌中的作用被重新评估。20 世纪 80 年代中后期就有人报道手术结合化疗治疗小细胞肺癌疗效好,并能控制局部复发。有报道 112 例先手术后化疗的患者,Ⅰ、Ⅱ、ⅢA 患者 3 年生存率分别为 62％、50％、41％,特别是在Ⅰ期疗效好,5 年生存率达到 60％。有学者报道了 11 例先化疗后手术的ⅢA 期($N_2$)患者,5 年生存率达到 24％,并强调了术前化疗的作用。近十多年,多个临床研究显示将外科手术作为综合治疗的一部分治疗早期 SCLC 取得了满意的疗效。有报道 67 例先手术再化疗和(或)放疗的患者 5 年生存率达到 27％,其中Ⅰ、Ⅱ期患者的 5 年生存率达到 38％。也有报道 272 例局限期小细胞肺癌患者,其中化疗组、术后化疗组、化疗＋手术＋放、化疗组 5 年生存率分别为 4.3％、31.9％、49.5％。总的来说,近年来外科手术在小细胞肺癌中的作用已得到一定的认可,外科治疗在 SCLC 治疗中又开始占据一席之地。

了解小细胞肺癌外科治疗的历史,能深化人们对这种疾病本身及治疗方法的认识。为什么以往一度认为小细胞肺癌不适合手术治疗？除了与 SCLC 固有的侵袭性强、易转移等生物学特性相关以外，其可能的原因如下。首先，对手术对象的选择存在误区。在 20 世纪六、七十年代，由于诊断设备的落后和诊断手段的贫乏，很少有患者能够在早期发现，只有 5％～10％的病例为 Ⅰ、Ⅱ 期，同时，由于没有术前组织学诊断，外科手术亦多为探查术。其次，由于手术设备和手术技能的落后，许多按现在标准能行根治术的患者并未能完成根治性手术。最后没能将手术与化疗、放疗相结合是其治疗失败的一个重要因素，患者体内的微转移灶未得到控制，加之手术挤压、出血等因素使免疫力下降，终致肿瘤迅速复发、转移。由此，人们认识到术前准确的分期是判断 SCLC 是否具有手术适应证及预后的重要环节，随着设备和技术力量的提高，使很多手术从不可能变成了可能，而单纯手术不辅以放、化疗的方法并不可取。

### （二）小细胞肺癌外科治疗的现状

肺癌在当今所有恶性肿瘤中发病率排名前列，而其死亡率已位居第一。小细胞肺癌发病率在肺癌的比例中相对较少，但却是最具侵袭性的一种类型，与非小细胞肺癌相比，它更容易发生局部扩散和广泛的远处转移，因此单纯的化疗、放疗和手术均难以获得令人满意的远期生存率。20 世纪末提出的综合治疗理念，使小细胞肺癌预后改善了不少，化疗与放疗相结合的治疗模式成为 SCLC 治疗的主流，外科治疗在很长一段时间处于次要地位。即便如此，许多外科医生并没有放弃在这一领域的努力。随着对小细胞肺癌基础和临床研究的深入，特别是近年来的一些回顾性和前瞻性研究，显示外科手术在 SCLC 治疗上仍然占据不可替代的位置。2010 年，有学者发表文章统计了美国流行病学和最终结果评价监督（SEER）数据库中 1998～2004 年有关小细胞肺癌肺叶切除的病例，总共 1560 例 Ⅰ 期小细胞肺癌，其中 247 例（15.8％）接受了肺叶切除，其 5 年生存率高达 50.3％，同期仅接受体外照射治疗的 636 例（40.8％）Ⅰ 期小细胞肺癌的 5 年生存率为 14.9％。国内的病例分析也显示，小细胞肺癌手术治疗组的 5 年生存率优于非手术治疗组。当然，外科治疗还是要以化疗为基础，才能获得满意的疗效。当前，对 SCLS 的治疗原则，较为普遍认可的观点是广泛期以化疗结合放疗为主，局限期在化疗的基础上进行手术，术后继续化疗，并酌情放疗。

关于 SCLC 的手术适应证，目前国际上多采纳美国 NCCN 指南提出的标准：只有通过临床标准的分期评估被确定为 $T_{1\sim2}N_0M_0$ 才适合于手术。这些标准的分期评估包括胸部、上腹部以及脑部 CT、骨扫描检查，甚至运用 PET 成像。在手术之前，所有的患者都应该行纵隔镜或者其他的外科手段来排除隐蔽的纵隔淋巴结转移可能。行根治术的患者（指肺叶切除以及纵隔淋巴结清扫或者取样）应该接受术后的化疗。没有淋巴结转移的患者应该只接受单独的化疗，有淋巴结转移的患者应推荐行同期的化疗和术后放疗。因为预防性头颅照射可以提高患者的总生存率，行根治术的患者在做完辅助性化疗后应该考虑行预防性头颅照射。许多肺上结节，只有通过开胸探查才能够被诊断为小细胞肺癌。在这种条件下，术中冰冻切片病理显示为小细胞肺癌，那么即使有淋巴结转移（即 ⅡB 期患者），只要能够清扫，都应该行肺叶切除＋淋巴结清扫。术后的化学及放疗应该尽早进行。国内 2012 年第九届肺癌高峰论坛上，来自全国的专家经过详细的讨论，形成小细胞肺癌治疗之中国共识：$T_{1\sim2}N_{0\sim1}$ 的小细胞肺癌适合手术治疗，推荐的治疗模式为肺叶切除和淋巴结清扫＋术后含铂两药方案的化疗。

相比较而言，国内学者对 SCLC 的手术适应证掌握得较宽，有人甚至认为 Ⅰ、Ⅱ、ⅢA 均适宜手术。究其原因,可能与国内外诊疗模式不同有关。国内很多病例在术后才确诊为 SCLC,而国外比较重视术前明确病理诊断及分期,因此许多患者首选的是化疗而不是手术。

需要特别指出的是,外科治疗的评估,需要更为精确的分期。以往那种将小细胞肺癌简单地分为局限期和广泛期的分期方法,现在完全不适用于外科手术的参与。2009 年国际抗癌联盟(UICC)和国际肺癌研究协会(IASLC)国际肺癌新分期,特别强调了 TNM 分期在小细胞肺癌中的作用。过去,由于影像学技术的局限,淋巴转移程度往往被低估,这也是影响外科治疗效果的重要原因之一。现在,CT、PET 等影像学技术的广泛应用以及纵隔镜、EBUS 的普遍开展,已经能够较为准确地进行临床 T、N 分期,为 SCLC 的外科治疗提供依据。通过研究发现,临床分期为 $N_1$ 的患者中有 60% 在病理分期中已达到 $N_2$。因此,对 SCLC 患者行纵隔淋巴结活检,以明确其是否存在 $N_2$ 淋巴结转移是十分必要的。对于给予 $N_2$ 诱导放、化疗后,应该再次行纵隔淋巴结活检以明确 $N_2$ 淋巴结是否转阴,其目的是建立精确的术前病理分期。

对小细胞肺癌外科治疗现状的认识,可引发对将来 SCLC 治疗发展方向的思考。为什么外科手术的作用在 SCLC 的治疗中已经有目共睹,但是有外科参与治疗的 SCLC 病例数仅占全部病例数的不到 1/10? 这种现状固然有其特殊的因素,即 SCLC 固有的肿瘤倍增快、易转移的特质,多数患者就诊时已经属于晚期而失去手术机会。不可否认也存在一些其他的消极因素,即人们思想上对 SCLC 这种疾病认知上存在误区,不仅是患者,也包括很多医生。那么,如何提高早期诊断率,例如如何对那些高危人群展开行之有效的筛查,以使更多的早期患者有机会接受手术治疗,这也是提高 SCLC 整体疗效的一个研究方向。

### (三)小细胞肺癌外科治疗的展望

目前人们对小细胞肺癌外科治疗的意见仍然存在很多分歧,有不少问题值得探讨。对于那些术前没有病理诊断、术后才获得病理诊断为小细胞肺癌的患者,术后应行化疗和(或)放疗已无争议。但对于那些在治疗前已获得病理诊断的患者,手术对患者是否有益仍存在较多的争议,以下问题仍然值得深入研究。

(1)在术前已获得病理诊断为小细胞肺癌Ⅰ期的患者适合手术已无争论,但Ⅱ～ⅢA 期患者是否适合手术依然存在较大的争议,特别是对那些尽管可以进行根治性手术,但需要进行袖式切除甚至全肺切除等创伤及风险较大的病例。

(2)在非小细胞肺癌的治疗上,现在的金标准仍然是"肺叶切除+纵隔淋巴结清扫",但越来越多的人认为对早期的病例只需进行肺段切除甚至是楔形切除,这样既能保存更多的肺功能又可能不影响其预后。这种观点是否同样适用于早期的小细胞肺癌,尚未见相关的报道。更何况小细胞肺癌常表现为一种全身性疾病,化疗仍是当前主导的治疗方法,手术治疗的主要目的是切除原发灶,减轻肿瘤负荷,防止局部复发。

(3)化疗对小细胞肺癌的近期疗效是肯定的,但是对于那些可手术的病例,到底是术前化疗还是术后化疗更好,意见不统一。目前比较普遍的观点是对早期的局限期病例,纵隔淋巴结没有转移者可首选手术,而局限期较晚期有纵隔淋巴结转移者应先化疗再手术,术后再化疗。

(4)新辅助化疗是双刃剑,一方面能够缩小肿瘤体积,降低临床分期,另一方面却能导致术区组织结构粘连,增加外科手术难度。术前应该进行几个周期的化疗疗程,是否根据不同的化疗药物制订不同周期的术前化疗疗程,这方面的研究很少。

（5）Ⅱ～ⅢA期甚至ⅢB期患者通过新辅助化疗有效后，进入哪一临床分期适合手术治疗，特别是部分患者放、化疗后肺部肿块完全消失，但不久又在原发灶处复发。对于这样的患者在复发前是否需要行肺叶切除手术，有待进一步研究。

（6）关于挽救式手术。由于相当一部分小细胞肺癌患者的病例类型为混合型肿瘤，放、化疗可以有效控制其中的小细胞成分，而对放、化疗不敏感的小细胞成分可能残留最终导致肿瘤再发，对此有人提出"挽救式手术"这一概念，即采取手术方案切除那些残留的病灶，这当然有可能是一种有效且可行的方案，但是其手术指征以及手术时机如何把握值得商榷。

# 九、术后并发症

肺部手术后由于患者自身因素、手术刺激、创伤应激和手术操作等原因，不可避免地产生一些并发症，如不能及时发现与处理，往往产生严重后果，造成不良影响。常见的主要有心血管、肺部、胸膜腔等脏器的并发症。

## （一）心血管并发症

### 1.术后大出血

（1）术后大出血常见原因：①大血管结扎线滑脱或血管撕裂。②术中或关胸时肋间血管损伤。③粘连广泛，创面出血。④凝血功能异常。⑤血液病等。

（2）诊断依据：①术后胸腔引流每小时超过 200mL，连续 3 小时或每小时 100mL、连续 5 小时。②胸腔引流液的血红蛋白含量及红细胞计数与外周血相近。③血压持续下降，红细胞计数、血细胞比容持续降低，经输血、输液不见好转或不能维持。④X 线检查患侧胸腔内大片高密度影，余肺受压，纵隔向健侧移位，说明胸腔内有较多血凝块。

（3）处理原则：①应用止血药物，如注射用蛇毒血凝酶、维生素 $K_3$、维生素 $K_1$、氨甲苯酸、氨甲环酸等。②输血、补液稳定血液循环。③剖胸止血。如果经过止血、输液等治疗不见好转，应立即沿原切口二次开胸止血，一旦开胸，应仔细检查出血点，避免遗漏或匆忙关胸，防止术后引流量仍较多，甚至仍有出血。

### 2.术后心律失常

术后心律失常是肺切除术后常见并发症，其主要原因有水、电解质紊乱，手术麻醉创伤，术后疼痛，术前原发心脏病，发热，患者精神因素和缺氧等。

肺切除术后患者都要进入监护病房，一般 24～48 小时内常规应用心电监护，通过心电监护仪显示的波形，基本可以判断有无心律失常及心律失常的类型，必要时行常规心电图检查，可以更进一步明确，同时观察有无心肌缺血的情况。

窦性心动过速一般由疼痛、发热、紧张、缺氧、血容量不足等引起，只要给予对症处理，多数都能纠正。偶发房性期前收缩、室性期前收缩可以不做特殊处理，密切观察；但是，频发房性期前收缩、室性期前收缩应给予相应处理。房性期前收缩可给予毛花苷 C、维拉帕米、盐酸胺碘酮等治疗，室性期前收缩可给予利多卡因、盐酸胺碘酮等治疗。患者如果出现心房颤动，尤其是快速性心房颤动，影响心脏射血功能，应立即处理，可应用毛花苷 C、盐酸胺碘酮、调节心律的药物，必要时使用电复律。室上性心动过速主要针对病因处理，心率超过 160 次/分，可以引起血流动力学改变,应给予毛花苷 C 或维拉帕米缓慢静脉注射。室性心动过速是严重的心律失常,如不能及时正确处理,可导致患者死亡。一旦发生,应立即给予利多卡因静脉注射;如果应用利多卡因无效,则采用电复律。复律后严密观察,静脉注射利多卡因维持。心肌梗死是肺切除术后严重而且危险的并发症。如果患者术后出现心前区疼痛、胸闷、血压下降,心电监护或心电图出现 ST-T 的改变,立即行心肌酶谱检查,一旦证实有心肌梗死发生,给予镇静、止痛、扩张冠状动脉、保护心肌和控制心律失常等治疗。同时请心内科医师会诊,协助诊治,病情允许时可行冠状动脉支架置入术。

### 3.心功能不全

肺切除术后心功能不全是严重并发症之一,应引起足够的重视。常见原因有患者术前心功能较差、术后心律失常、心肌梗死、电解质紊乱、输液过快、肺切除术后肺动脉压增高等。临床表现为患者血氧饱和度降低、心率增快、静脉压增高、脉压缩小、咳粉红色泡沫性痰、肺部出现湿啰音、颈静脉怒张、肝肿大、下肢水肿等左心或右心功能不全的表现。治疗原则:立即给予强心、利尿、血管扩张药物,控制输液速度,计输液量,注意保持血流动力学稳定。如果经上述处理不见好转,可以应用吗啡,必要时应用呼吸机治疗。

### 4.心疝

心疝是指心脏经心包切口疝出。发生于心包内处理血管或心包部分切除患者。心疝的发生主要与心包缺损的大小有关。患者突然发生心率加快、休克、心搏骤停或发绀、颈静脉怒张、叩诊或听诊发现心界改变,应想到心疝的可能,立即行胸部 X 线或 CT、心脏彩超检查,如果证实发生心疝,应立即手术复位。如果心包切口不能缝合,可用涤纶片修补或将心包切口完全打开,如果心包切口足够大,即使心脏有时跳出心包切口,也能自行回复。一旦发生心疝,患者死亡率可达 50%。

## (二)肺部并发症

### 1.肺栓塞

肺栓塞是肺切除术后急、危、重并发症。常见原因有长期卧床、下肢血管病变、手术损伤、高凝状态、心房颤动、心房附壁血栓等。如果患者突然出现呼吸困难、胸痛、缺氧的症状,排除心源性疾病及手术引起疼痛后,应考虑到肺栓塞的可能,胸部强化 CT 及肺动脉造影检查有助于明确诊断。一旦明确诊断,可应用肝素、链激酶、尿激酶等溶栓治疗,必要时手术取出血栓。较大的肺动脉栓塞病死率较高,一定要有充足的思想准备。肺栓塞的预防至关重要,主动、被动活动下肢,尽早下床活动,具有高危因素者术后应用低分子肝素钙有积极的预防作用。

### 2.呼吸衰竭

肺切除术后发生呼吸衰竭常与下列因素有关。胸廓因素,如胸痛、包扎过紧及反常呼吸;呼吸道因素,如分泌物增多、黏稠、咳嗽无力及呼吸道异物等;肺组织病变,如肺炎、肺不张等;动静脉分流;心功能不全。血气分析显示 $PaO_2 < 60mmHg$ 呼吸衰竭诊断即可成立。如果不伴有 $PaCO_2$ 升高,为Ⅰ型呼吸衰竭;如果伴有 $PaCO_2 > 50mmHg$,为Ⅱ型呼吸衰竭。治疗原则是纠正缺氧、控制感染、增加通气量、辅助呼吸及畅通气道。

### 3.肺不张

肺切除术后肺不张的发生主要与以下因素有关,如痰液或异物阻塞支气管、胸腔积液压迫肺组织、胸痛限制呼吸和排痰。患者可出现缺氧、患侧呼吸音降低、胸腔引流管内水柱波动增大、X线胸片显示肺不张。治疗主要是排出阻塞在支气管的分泌物、止痛及畅通胸腔引流，必要时应用呼吸末正压机械通气。临床常用的排痰方法：雾化吸入以利于稀释痰液、协助患者排痰（叩背、刺激气管、深呼吸）、鼻导管吸痰、环甲膜穿刺刺激咳嗽排痰及纤维支气管镜吸痰并行冲洗，必要时行气管切开。同时应用抗生素控制肺部炎症，减少或消除分泌物的产生。

### 4.肺炎

肺炎是肺切除手术后常见的并发症，常与以下因素有关，如口腔细菌下行感染、呼吸器械污染、交叉感染及肺不张。患者可出现体温升高、咳黄痰、肺部湿啰音，X线胸片或CT显示肺部炎症。其治疗主要是选用抗生素进行抗感染治疗，协助患者排痰，促进肺复张。

### 5.余肺扭转

余肺扭转是肺切除后较少见的并发症，最常见于中叶肺组织扭转。主要原因是肺上叶或下叶切除后，中叶相对游离，尤其是关胸前未将肺组织摆正位置，并且麻醉师未充分张肺。一旦发生扭转，可以出现扭转肺组织坏死。可以先请麻醉师加压张肺，如果不能复位，则手术复位。复位后可与相邻肺叶缝合固定2～3针，防止再次发生扭转。预防术后肺扭转的措施是关胸前摆正肺组织位置、相邻肺叶间缝合固定和麻醉师充分张肺。

### 6.余肺坏死

余肺坏死是肺叶切除术后少见的并发症，多发生在支气管血管与肺血管侧支循环不健全的病例，主要是由于误扎供应余肺的血管引起。误扎肺动脉可致肺干性坏死，误扎肺静脉可致湿性坏死。余肺坏死的临床表现主要是严重的全身中毒症状，如高热、咳嗽、咯血、呼吸急促、心率加快及白细胞计数升高等，胸腔引流液为血性或脓性，漏气严重，X线胸片显示肺不张。一旦确诊，应立即手术切除坏死肺组织。

## （三）胸膜腔并发症

### 1.胸腔积液

胸腔积液多数由于胸腔引流管位置不当导致引流不通畅或者与胸腔引流管拔除过早有关。术后应注意胸腔引流管是否通畅，有无胸腔积液不能引出，及时调整引流管，必要时根据B超或CT定位及时行胸腔穿刺。防止形成脓胸或引起肺不张。少量胸腔积液可以不做处理，一般能自行吸收；中量以上积液应给予胸腔穿刺或引流等相应处理。

### 2.余肺漏气

余肺漏气多数由于胸膜腔广泛粘连，肺剥离面未能完全愈合；肺裂发育不全，肺组织切开后切面漏气；支气管残端缝合不严；食管损伤；气管、支气管膜部损伤；胸壁切口关闭不严等引起。其表现为胸腔引流管内持续有气体漏出。处理原则为促进肺复张、防止胸腔感染。具体措施是鼓励患者咳嗽、咳痰促进肺复张，持续胸腔内负压吸引，胸腔内注射粘连剂，预防感染。一般在1周左右都能愈合，如果超过2周不见好转，很难自愈，可考虑手术治疗。如果有食管损伤，应禁食、胃肠减压、加强营养、畅通胸腔引流、控制感染和促进肺复张，如果不能愈合可考虑放置带膜食管支架或手术修补。

### 3.局限性气胸

局限性气胸也称胸膜腔残腔，多发生在上叶切除术后，余肺胸膜粘连未充分分离或下肺韧带未松解或者术后早期余肺复张不良,局部粘连后限制了余肺的膨胀。关键在于预防,术中分离粘连要充分,松解下肺韧带;术后鼓励患者咳嗽张肺,促进肺复张;保持引流管通畅。

4.脓胸

肺切除术后脓胸的发生主要与胸腔污染、胸腔积液或积血、持续漏气有关。术后如果出现胸腔引流液或胸腔积液为脓性或胸液中查到细菌或脓细胞,即为脓胸。应给予畅通引流、促进肺复张、行细菌培养及药敏检查、使用有效抗生素和胸腔冲洗,必要时手术治疗。

5.支气管胸膜瘘

支气管胸膜瘘是肺切除术后严重的并发症之一。其发生的常见原因有以下几方面:支气管残端缝合不当,缝合过紧、过密或缝合不严;支气管残端过长,导致感染;支气管过分剥离,影响局部血供;支气管残端被过度钳夹或闭合器过分压榨;支气管残端未用周围组织包埋。早期支气管胸膜瘘多与缝合技术有关,迟发支气管胸膜瘘多发生在术后 2～3 周,多与愈合有关。临床主要为脓气胸表现。胸腔内注入亚甲蓝,如果咳出蓝色痰液,即证实为支气管胸膜瘘。一旦确诊,应立即行胸腔闭式引流,应用有效的抗生素,部分小的瘘口,可以愈合;较大的瘘口,一般需要手术或支气管封堵治疗。

6.食管胸膜瘘

食管胸膜瘘是肺切除术后少见但非常严重的并发症。主要原因有肺与纵隔粘连,或肿瘤侵及食管,解剖关系不清,误伤食管;或游离粘连时,切断破坏了食管营养血管,引起局部缺血坏死。一旦胸腔引流管内有食物残渣、口服亚甲蓝后胸腔引流管内有蓝色液体、上消化道造影检查证实,均可确诊。处理原则是畅通胸腔引流、促进肺复张、使用有效抗生素、胃肠减压、给予静脉或肠内营养,部分小的瘘口可以愈合,较大瘘口一般需手术治疗。

**(四)其他并发症**

如清扫纵隔淋巴结时引起喉返神经损伤,导致术后声音嘶哑和呛咳;分离脊柱旁粘连引起的交感神经链损伤,引起霍纳综合征、头面部及上肢无汗。打开心包或清扫纵隔淋巴结引起膈神经损伤,导致膈肌麻痹等。

(王 飞)

# 第五节　肺癌的放射治疗

## 一、早期非小细胞肺癌的放射治疗

### (一)常规剂量分割放射治疗

在非小细胞肺癌(NSCLC)中,有 20%～30% 为早期肺癌(Ⅰ、Ⅱ期),术后 5 年生存率Ⅰ期约为 55%,Ⅱ期约为 33%。但是此类患者中有一部分采用非手术治疗,其原因:一是由于严重的内科并发症,多为心肺方面的,可能造成围术期的高风险;二是因为高龄,心肺功能储备不足;三是由于部分患者拒绝手术。对于上述不能手术的患者,放射治疗提供了更多治疗的机会。2001 年通过研究 26 组共 2003 例Ⅰ/Ⅱ期 NSCLC 根治性放射治疗的结果,2 年生存率为

33%～72%,3 年为 17%～55%,5 年为 26%～42%。肿瘤特异 2 年生存率为 54%～93%,3 年为 22%～56%,5 年为 13%～39%;完全缓解率(CR)为 33%～61%;局部失败率为 6%～70%,该结果显示肿瘤缓解率和生存率与肿瘤大小和照射剂量有关。尽管随着放射治疗技术的改进,早期 NSCLC 的疗效有了一定的提高,但是,放射治疗的总剂量、靶区范围和分割剂量等问题尚未根本解决。

### (二)放疗总剂量

对 NSCLC 的放射治疗剂量方面的研究,认为高剂量放疗能得到较好的疗效。有学者研究认为对于 I 期 NSCLC,剂量≥65Gy 有更好的总生存率。Bradley 等利用三维适形技术,研究了 56 例 I 期 NSCLC 常规分割方式,单因素和多因素分析均显示剂量≥70Gy 有较高的生存率。

尽管剂量尚存争议,但大多数肿瘤学家推荐常规分割照射时,照射剂量应不低于 60Gy。以治愈为目的的治疗,在常规剂量分割条件下,照射剂量应＞(65～70)Gy 或在改变分割时给予相对应的生物等效剂量。利用三维适形放射治疗,在组织充分保护的情况下,剂量递增的试验还在进行。RTOG 9311 的初步结果显示,利用三维适形放射治疗,最大耐受剂量可达到90.3Gy。

### (三)靶区范围

临床纵隔淋巴结未受侵的早期 NSCLC 的放疗中,靶区范围的关键是是否给予纵隔淋巴结预防性照射(ENI),这是临床上尚未解决的问题。

首先,做 ENI 一直是肺癌常规治疗范围的一部分,在没有资料证明淋巴结区照射无效的情况下,临床应用中总是遵循经验的方法。另一方面,文献报道肺癌淋巴结转移率较高,这也是 ENI 的重要原因。有学者研究了 389 例临床分期为 TA 的 NSCLC,患者已行肺大部切除及纵隔淋巴结清扫术,术后病理检查示淋巴结转移高达 23%,若肿瘤＞2cm 或中至低分化或有胸膜侵犯,则淋巴结阳性的概率更高,这也是传统上给予淋巴结预防照射的依据。

其次,不做 ENI。虽然在肺癌的常规放射治疗中,纵隔、同侧肺门淋巴结区域一直作为放射治疗的范围,但这种治疗的临床效果和价值没有文献报道。①因为放射治疗后 X 线片及CT 上的改变,难以区分纤维化和复发。②放射治疗后原发病灶控制率低,医师不注重评价淋巴结的情况。另外,有学者认为纵隔淋巴结对放射治疗反应要比原发灶好。临床上不注重报道淋巴结的治疗结果,非手术肺癌放射治疗后分析失败原因时多数报道只关注了局部复发或区域复发。因此,在以往的临床资料中,很难评价肺癌选择性淋巴结照射意义。由于 ENI 临床价值的不确定性,在肺癌放射治疗时不做 ENI,在正常组织耐受剂量范围内更容易实现提高靶区照射剂量,可以减少肺的损伤。

很多文献研究了早期 NSCLC 的失败模式,试图从失败模式上说明不做 ENI 的合理性。研究表明,早期 NSCLC 根治性放射治疗后的失败原因在局部,文献报道仅有局部复发者为11%～55%,总的局部失败率[包括局部复发合并区域复发和(或)远处转移]最高为 75%。单独区域失败仅有 0～7%,总的区域失败率最高 15%。单独远处转移 3%～33%,总的远处失败率最高 36%。有学者研究了 49 例 I 期的 NSCLC,每次 1.2Gy,每天 2 次,总量 69.6Gy,不做化疗和免疫治疗,也不做纵隔淋巴结的预防照射,无 1 例单独区域复发。所以,从以上的失败模式分析,局部控制仍是 NSCLC 治疗的难题,单独区域失败率很低,故 ENI 可不做。

最后,选择性 ENI。有学者分析 346 例临床Ⅰ、Ⅱ期的 NSCLC 手术患者,他们按气管镜发现的肿瘤大小、病理分级把患者分为低危组、低中危组、中高危组和高危组。研究发现,$N_1/N_2$ 淋巴结和(或)局部、区域复发的概率 4 个组分别为 15.6%、35.2%、41.7%和 68.2%。

在临床放疗实践中,靶区的选择范围不是对所有患者一成不变,要结合患者的具体情况,体现治疗的个体化。因为,在判断是否采取 ENI 时,除了要考虑具体病例淋巴结转移可能性的高低,还要考虑患者的情况,包括一般状况、肺功能、年龄等。综合上述因素,评估何种治疗方案患者可能获得最大的益处,从而决定治疗选择。近年来 PET 在肺癌临床分期中的应用,提高了肺癌区域淋巴结转移和远处转移的诊断敏感性,对早期肺癌临床放疗中精确地确定靶区范围具有重要的参考价值。

### (四)分割剂量

对放射治疗的时间、剂量分割等因素的合理调整,可提高晚反应组织的耐受量,增加肿瘤的放射生物效应,是放射治疗研究的一个重要方面。根据放射生物学近年的观点,在改变放射治疗分割方案的时候应该考虑以下因素。①分次剂量:晚反应组织损伤与分割剂量的大小关系密切,因此降低每次照射剂量就会提高晚反应组织对于放射线的耐受性。相反,增大每次照射剂量而总的治疗剂量不变就可能产生严重的后期并发症。②照射间隔时间:应使靶区内晚反应组织在照射间隔的时间内完成亚致死性损伤的修复,以避免严重的并发症。一般认为两次照射的间隔时间至少 6 小时,才可使 94%的细胞损伤得到修复。③总的治疗时间:虽然延长总的治疗时间可以减轻正常组织急性反应,但却可能导致肿瘤控制率的降低。对于肿瘤倍增快、放疗后加速再群体化明显的肿瘤,为了克服肿瘤干细胞的增殖,放射治疗必须在尽可能短的时间内完成。

以下重点介绍早期 NSCLC 分割的大剂量分割和超分割放射治疗。

**1.大剂量分割放射治疗**

Slotman 报道了 31 例早期 NSCLC,用"邮票野"放射野不包括纵隔和肺门照射,48Gy/12次(周一至周五,每天照射 1 次),效果较好,患者的中位生存时间 33 个月;1 年、2 年、3 年、4 年、5 年的总生存率分别为 81%、72%、42%、33%、8%;疾病 2 年生存率为 93%,4 年为76%;复发率为 19%。加拿大学者用同样的方法研究了 33 例早期周围型 NSCLC,不作选择性淋巴结区的照射,中位生存时间 22.6 个月,2 年生存率、疾病相关生存率和无复发生存率分别为 46%、54.1%和 40%。复发 15 例,疗效较 Slotman 的要差,确切的原因尚未完全明了,可能是病例选择的问题。应用这一方案,假如从一开始放射治疗,则整个疗程 16 天可结束,这对于有很多内科并发症、一般情况差的 NSCLC 来说,无疑是增加了耐受性和依从性,患者能更加方便地完成放射治疗计划,而且效价比更高。此方案比较安全,无治疗相关的死亡,没有 3级以上的放射性肺炎,最常见的毒性反应是急性皮炎和皮肤、皮下组织纤维化。

**2.超分割放射治疗**

在 Rowell 和 Williams 对Ⅰ/Ⅱ期 NSCLC 根治性放射治疗结果进行的系统评估中,随机对照研究显示连续加速超分割照射(CHART 54Gy,36 次,12 天)优于常规分割照射(60Gy,30 天),2 年生存率分别为 37%和 24%。

有学者研究了Ⅰ/Ⅱ期 NSCLC,每次 1.2Gy,每天 2 次,总量 69.6Gy。49 例Ⅰ期的 NSCLC 不做化疗和免疫治疗,也不做纵隔淋巴结的预防照射,中位生存时间 33 个月,5 年生存率 30%,5 年的无复发生存率为 41%。67 例Ⅱ期 NSCLC 的中位生存时间 27 个月,5 年生存率 25%,5 年局控率 44%;同期常规放射治疗(每天 1 次,每次 1.8~2Gy,总量 60Gy)中位生存时间 19 个月,5 年生存率只有 17%,疗效均低于超分割放射治疗。单因素分析显示超分割放射治疗对于高的 KPS 评分、治疗前体重下降<5%、$T_1$ 分期有更好的疗效。

评价一个分割方案的优劣,应该看是否满足下述要求:①提高放疗的疗效。②正常组织的放射操作减轻或不超过常规方案。③疗效与常规分割方案相同,但疗程明显缩短,并能提高设备利用率。从上述研究结果看,分割方案的改变在一定程度上提高了 NSCLC 的疗效,但上述研究多为回顾性分析,有待于未来大宗病例的随机分组研究。

### (五)立体定向放射治疗

立体定向放射治疗(SRT)是利用立体定向装置、CT、磁共振和 X 射线减影等先进影像学设备及三维重建技术确定病变和邻近重要器官的准确位置和范围,利用三维治疗计划系统确定 X 线的线束方向,精确计算出靶区与邻近重要器官间的剂量分布计划,使射线对病变实施"手术"式照射。SRT 与常规的外照射相比具有靶区小、单次剂量高、靶区定位和治疗立体定向参数要求特别精确、靶区与周边正常组织之间剂量变化梯度大、射线从三维空间分布汇聚于靶区等特点。

2001 年,日本学者报道了 50 例早期($T_{1\sim2}N_0$)NSCLC 的立体定向放射治疗结果。50~60Gy,5~10 次,1~2 周。中位随访 36 个月。3 年总生存率 66%,3 年的肿瘤特异生存率为 88%,29 例可手术的病例,3 年总生存率为 86%。该学者认为 SRT 对早期 NSCLC 是安全有效的治疗方法。2002 年日本学者研究了 23 例单次大剂量照射周围型肺癌的初步结果。结果显示,10 例剂量<30Gy 的患者中有 3 例复发,13 个月的局部无进展率为 63%;剂量>30Gy 的 13 例患者中只有 1 例复发,13 个月的局部无进展率为 88%;1 例患者出现 2 级放射性肺炎。尽管随访时间较短,此结果首次证明,单次>30Gy 的大剂量照射可控制≤40mm 的周围型肺癌。

SRT 为早期 NSCLC 的治疗提供了一种新的治疗手段,初步的临床实验表明,SRT 是安全、可行的。SRT 在降低正常组织受照射剂量的同时增加了肿瘤剂量,提高了局部控制率,缩短了整个治疗时间,改善了生存率,同时还有一些未完全解决的问题,如呼吸运动的控制、靶区的确定、是否需要同时配合化疗等,还需要在今后的工作中不断完善和发展。

适形放射治疗和立体定向放射治疗的临床研究进展显示了放疗在早期 NSCLC 治疗中的应用前景。有学者对 102 例早期 NSCLC 行局部野照射,照射剂量为 52.5Gy,20 次,每天 1 次,4 周,中位生存期 24 个月,3 年生存率 35%,5 年生存率 16%。因此认为,对早期 NSCLC 局部野照射能使部分病例获得治愈,可应用于不能适用手术的病例和因严重肺功能不全不能耐受大野照射的病例。

近 10 年放射治疗技术得益于计算机技术的发展而不断提高,三维适形放射治疗技术(3DCRT)和 SRT 的临床应用结果,显示了放射治疗技术在早期 NSCLC 治疗中的价值。放射治疗成为早期 NSCLC 继手术之后的另一治疗手段。它既是对早期 NSCLC 单一外科治疗的挑战,又减轻了外科医师面对手术高风险病例时产生的压力。

## 二、局部晚期非小细胞肺癌的放射治疗

放射治疗在以往被认为是局部晚期 NSCLC 的标准治疗方法。放射治疗能够提高生存率并对大部分病例起到姑息治疗效果。放射治疗后患者的中位生存期为 9 个月,2 年生存率 10％～15％,5 年生存率为 5％。临床研究显示化疗合并放射治疗能够提高生存率。放射治疗与化疗的综合治疗是目前局部晚期 NSCLC 的治疗策略,而同步放、化疗已成为局部晚期 NSCLC 的临床治疗模式。

最早的同步放、化疗研究是 EORTC 应用单药顺铂合并放疗。其目的是应用顺铂的放射增敏作用提高局部控制率。实验分 3 组:放疗＋顺铂 $30mg/m^2$,每周 1 次;放疗＋顺铂 $6mg/m^2$,每日 1 次;单纯放疗。结果显示,综合治疗组(前两组)局部控制率和生存率均优于单纯放疗组。日本的一组研究比较序贯放、化疗和同步放、化疗对 Ⅲ 期 NSCLC 的作用,对化疗有效的病例,在放疗结束后再追加 1 周化疗。结果显示,5 年生存率同步放、化疗组优于序贯组,分别为 15.8％与 8.9％,中位生存期为 16.5 个月和 13.3 个月,1 年、3 年无局部复发生存率分别为 49.9％、33.9％。以上两个研究是同步放、化疗与序贯放、化疗的比较,虽然证实同步放、化疗能够提高局部控制率和生存率,然而,从肿瘤内科的角度认为,在同步放、化疗中仅接受两个周期的化疗作为全身治疗,治疗强度显然不足,因此,在同步放、化疗前给予诱导化疗或其后给予巩固化疗是否会得到更好的结果,成为 CALGB 研究和 SWOG 研究试图回答的问题。

CALGB-39081 研究目的是观察诱导化疗能否提高局部晚期 NSCLC 的生存率。研究分为 A 组,同步放、化疗组(CT/X);B 组,诱导化疗＋同步放、化疗组(Ind～CT/X)。有效率(CR＋PR),A 组为 66％,B 组为 62％。中位生存时间(MST)分别为 11.4 个月和 13.7 个月,2 年和 3 年生存率分别为 28％、18％和 32％、24％。

研究结论:同步放、化疗加上诱导化疗虽然从表面数据上提高中位生存时间 2 个月,但没能显著提高无复发生存率(PFS)和总生存率(OS)。

BROCAT Study(Huber RM)选择不能手术的 Ⅲ A/Ⅲ B 期 NSCLC 先给予紫杉醇＋卡铂方案(化疗后无进展的病例随机分为单纯放射治疗组或同步放、化疗组,化疗给予每周方案,紫杉醇 $60mg/m^2$)。303 例患者入组,275 例完成诱导化疗,219 例进入随机分组。诱导化疗加单纯放疗(C＋R)115 例,诱导化疗加同步放、化疗(C＋R/C)104 例。中位生存时间分别为 14.1 个月和 18.7 个月($P＝0.007$)。复发率分别为 88.8％和 62.1％($P＜0.001$)。研究结果显示,PC 方案诱导化疗后每周紫杉醇的同步放、化疗优于 PC 方案诱导化疗加单纯放疗,但该研究并不能说明同步放、化疗加或不加诱导化疗的作用。在该研究中,同步放、化疗选择的单药每周给药的模式,其目的偏重于增加放疗的局部效果。若无诱导化疗,仅靠每周低剂量的单药化疗,全身治疗强度明显不足。

Carter 的研究方案是诱导化疗＋同步放、化疗±巩固化疗,目的是研究巩固化疗的作用。入组患者 220 例为不能手术的 Ⅲ A/Ⅲ B 期 NSCLC,先给予紫杉醇＋卡铂方案(Paclitaxel $200mg/m^2$,Carboplatin AUC＝6)化疗 2 个周期,然后患者每周接受紫杉醇＋卡铂(Paclitaxel

$45mg/m^2$，Carboplatin AUC＝2）化疗同时合并放疗，放疗剂量66.6Gy，37次。以上被称为标准治疗，完成上述治疗后再进行随机分组，分为观察组和巩固化疗组，后者每周给予紫杉醇$70mg/m^2$方案，连续6个月。结果显示，观察组和巩固治疗组有效率为71％和63％，中位生存期分别为26.9个月和16.1个月，3年生存率分别为34％和23％。观察组优于巩固治疗组，提出巩固化疗没能改善NSCLC患者生存率。

SWOG首先对同步放、化疗后巩固化疗进行了系列的Ⅱ期临床研究，S9019和S9504研究方案分别是PElRT→PE巩固化疗和PElRT→D（多西他赛）巩固化疗。PE方案：顺铂$50mg/m^2$，第1天、第8天、第29天和第36天；VP-1650$mg/m^2$，第1～第5天、第29～第33天。放疗从第1天开始，总剂量61Gy，每次1.8～2Gy。S9019采用同样的化疗方案巩固化疗3个周期，S9504采用单药多西他赛化疗，75～100$mg/m^2$，21天为1个周期，连续给3个周期。2005年ASCO报道了两个研究的长期随访结果。该研究结果显示，PE巩固化疗没能有效提高同步放、化疗的效果，而S9504的结果则显示较好的治疗结果，被认为是ⅢB期最好的结果。

在此基础上，SWOG设计了S0023研究，S0023是Ⅲ期临床研究，其研究设计如下。

该研究包括3个部分：PE方案同步放、化疗，多西他赛巩固化疗，Gefitinib维持治疗。结果为574例完成了同步放、化疗到达巩固化疗阶段，263例到达维持治疗阶段。

该研究没有报道总的中位生存期、维持治疗病例的中位生存期，显示PE方案同步放、化疗后单药多西他赛巩固化疗在局部晚期NSCLC治疗中取得较为满意的临床疗效，有学者提出PE/RT-D治疗的277例，≥3级肺炎的发生率为8％，与RTOG 9410、CALGB 39801等比较，放射性肺炎的发生率并不高。

同步放、化疗是当前局部晚期NSCLC治疗的模式。目前临床调查分析显示3/4以上的局部晚期NSCLC采用同步放、化疗。新的临床研究体现在以下方面：①含有新的化疗药物组成的化疗方案。②采用三维适形放射治疗技术。③探讨同时放、化疗前或后给予全身化疗（诱导化疗或巩固化疗）对控制远处转移的作用。④生物靶向治疗与放、化疗的联合应用。

## 三、小细胞肺癌的放射治疗

### （一）放射治疗在SCLC治疗中的价值

小细胞肺癌恶性度高，生长快，远处转移率高，但对化疗十分敏感，化疗可以获得40％～68％的完全缓解率。在全身化疗作为SCLC的主要临床治疗手段后，一些学者对放射治疗在局限期SCLC（LDSCLC）治疗中的价值提出疑问。即LDSCLC是否需要行放疗，化疗后CR的病例是否也需要行放疗及放射治疗对局部控制率、生存率的影响如何等。

自20世纪70年代后期，有关放射治疗在LDSCLC治疗中的价值进行了大量的临床研究。研究结果显示，胸部照射能够提高局部控制率和生存率。化疗合并胸部照射的病例局部和区域复发率为30％～60％，而单纯化疗的病例为75％～80％。有学者对13个随机对照研究共2140例SCLC进行分析，认为化疗合并放射治疗优于单纯化疗，3年生存率分别为15％和9％；5年生存率分别为11％和7％（$P=0.001$）。2年局部复发率分别为23％和48％（$P=0.0001$）。此后，放射治疗加化疗的综合治疗成为LDSCLC的临床治疗模式。

### （二）放疗剂量

照射剂量是临床上对于 SCLC 实施放射治疗时所必须面对的问题，然而，对于 SCLC 的最佳照射剂量，并不像对恶性淋巴瘤的放疗那样有较明确的临床研究结果，对所谓的"最佳剂量"直到目前仍无明确答案。

放射治疗的剂量是直接影响局部控制率的重要因素。NCIC 将接受 3 个周期化疗有效的病例，随机分为标准剂量（SD）（25Gy，10 次，2 周）和高剂量（HD）（37.5Gy，15 次，3 周）两组进行放疗。放射野根据化疗前肿瘤边界外放 2cm。可分析病例 168 例，完全缓解率 SD 组为 65%，HD 组为 69%；中位局部病变无进展时间两组分别为 38 周和 49 周（$P=0.05$）；两年局部未控率分别为 80% 和 69%，（$P<0.05$）；总生存率两组无显著差别。吞咽困难发生率 SD 组和 HD 组分别为 26% 和 49%（$P<0.01$）。

MGH 回顾性分析 1974～1986 年收治的 154 例 LDSCLC，放射治疗剂量由 1974～1977 年的 30～40Gy 提高到 1978～1986 年的 44～52Gy。分析照射剂量与局部复发率的关系，50Gy、45Gy、40Gy、35Gy、30Gy 组的 2.5 年局部和区域失败率分别为 37%、39%、49%、79%、84%。50Gy 组与 35Gy 组比较，$P<0.05$。50Gy 组与 40Gy 组比较差别无显著意义。该研究结果显示局部控制率随剂量增加而提高的趋势。

虽然对最佳剂量临床上尚无有力的证据和明确的答案，但是在临床治疗和研究中，多数学者有一定的共识，低于 40Gy 将导致局部控制率降低，而高于 54～56Gy 似乎无明显的益处。

### （三）照射体积

在制定放射治疗计划时，照射体积与照射剂量同样重要。但到目前为止，对于 SCLC 的照射体积仍无定论。Perez 等把照射体积作为质量控制的一部分进行回顾性分析，照射野被分为"恰当"和"不恰当"，前者局部复发率为 33%，而后者局部复发率为 69%。White 进行了相同的回顾性分析，结果显示照射野恰当组和照射野不恰当组的局部复发率分别为 43% 和 69%。因此，以上各位学者的观点倾向于大野照射，如对原发灶位于左上叶的病变伴同侧肺门、纵隔淋巴结转移的病例，照射体积应包括肿瘤边缘外 2cm，左、右肺门区，纵隔（胸廓入口至隆突下）和双侧锁骨上。这种大野照射的优点在于采用中等剂量的照射能够获得较好的局部治疗效果，但大野照射同时也阻碍了提高照射剂量的可能。

SWOG 对 SCLC 照射体积的随机对照研究结果，也是唯一关于照射体积的随机对照研究。将诱导化疗后达到部分缓解和稳定的患者随机分为大野照射和小野照射，可分析病例 191 例，结果显示中位生存期和缓解期（周）两组无明显差别（表 2-8）。并发症的发生率则大野照射组显著高于小野照射组。

表 2-8 照射体积与生存期和缓解期

| 组别 | 病例数 | 中位生存期（周） | 缓解期（周） |
|------|--------|------------------|--------------|
| Pre-field | 93 | 51 | 31 |
| Post-field | 98 | 46 | 30 |
| $P$ 值 | | 0.73 | 0.32 |

Uppsala 大学的研究结果显示，86% 的胸腔内复发是野内复发，提示是照射剂量不恰当而

不是照射野不恰当。其他学者认为改变照射体积不影响治疗结果,而且减少照射体积还可以在不超过正常组织耐受的范围内,提高照射剂量。

美国 Intergroup trial 0096 的临床研究中所采用的照射野为肿瘤边缘外放 1.5cm,同侧肺门,纵隔从胸廓入口至隆突下区,不做对侧肺门和双侧锁骨上区的预防照射。这一原则已广泛被北美洲和欧洲的临床研究采纳。

### (四)在综合治疗中放射治疗的时间

随着 PE 方案作为 SCLC 的标准化疗方案的应用,多数临床研究认为 PE 方案化疗同时合并放射治疗是可以耐受的,并被广泛接受。交替治疗方法可以降低治疗毒性和耐受性,但间断放射治疗被认为是不合理的放射治疗模式。Murray 对放射治疗和化疗联合应用的时间间隔与治疗疗效的关系进行了分析,其结果仍具有重要的参考价值(表 2-9)。

表 2-9　放疗和化疗间隔时间的 Meta 分析

| 间隔时间(周) | 平均间隔时间(周) | 病例数 | 3 年无进展生存率(%) |
| --- | --- | --- | --- |
| 0～2 | 0 | 426 | 18.9 |
| 3～5 | 4 | 304 | 22.2 |
| 6～10 | 9 | 176 | 14.1 |
| 11～19 | 17 | 453 | 12.7 |
| 20＋ | 20 | 388 | 13 |
| 未放疗 | 不适合 | 493 | 6.7 |

目前,有 7 个关于放射治疗时间和顺序的Ⅲ期临床研究。EORTC 比较了交替治疗与序贯治疗的疗效。全组 169 例,化疗采用 CDE 方案,交替治疗组放疗在治疗开始后的第 6 周进行,照射剂量 50Gy,20 次,89 天;序贯组放疗在化疗完成后(第 14 周)开始,照射剂量 50Gy,20 次,26 天。局部复发率两组无显著差别(50% vs. 45%),3 年生存率两组相同(14%)。法国的一组研究比较了交替放、化疗与同步放、化疗。同步放、化疗组放疗在第 2 周期化疗结束后立即开始,照射剂量 50Gy,20 次,36 天。交替治疗组化疗用 CDE 方案,放射治疗:第 36～第 47 天,20Gy,8 次;第 64～第 75 天,20Gy,8 次;第 92～第 101 天,15Gy,6 次。结果两组的中位生存期和 3 年生存率也无显著差别。有学者对放、化疗同时进行研究,认为早放疗组和晚放疗组的局部复发率和 5 年生存率无显著性差异。

加拿大国立肿瘤研究所(NCIC)的随机对照研究,比较早放射治疗和晚放射治疗对预后的影响,化疗采用 CAV/EP 交替。虽然两组的局部控制率相同(55%),远期疗效早放射治疗组优于晚放射治疗组。

Jeremic 等也得出早放疗组优于晚放疗组的结论。

综上所述,根据现有临床研究证据,有关放射治疗的时间、顺序可总结为以下几点:①放射治疗提高 LDSCLC 的生存率与治疗的时机有关,即与化疗结合的时间关系。②在同步放、化疗的模式中,虽然放射治疗的最佳时间尚不确定,加拿大和日本的研究证据支持在疗程的早期给予放疗,而 CALGB 的研究结果显示晚放疗优于早放疗。③没有证据支持在化疗全部结束以后才开始放射治疗。④对一些特殊的临床情况,如肿瘤巨大、合并肺功能损害和阻塞性肺不张,2个周期化疗后进行放疗是合理的,这样易于明确病变范围,缩小照射体积,使患者能够耐受和完成放疗。

### (五)放射治疗的剂量分割

由于应用常规放射治疗提高照射剂量的方法在 SCLC 的治疗中是不成功的,临床上转向对提高局部治疗强度的研究——改变剂量分割,以缩短治疗时间。加速超分割照射技术正适合应用于 SCLC,因其细胞增殖快,照射后细胞存活曲线的肩区不明显,因此理论上能够提高治疗效果。

有学者于 1988 年报道了每天 2 次照射,每次照射 1.5Gy,同时合并 EP 方案化疗的 Ⅱ 期临床研究结果,此后多家类似的临床研究报道(表 2-10)显示了较好的前景。2 年生存率 40% 左右,毒性反应主要为骨髓抑制和食管炎,但可耐受,3 级粒细胞减少 70%～80%,3 级食管炎 35%～40%。

表 2-10 每天 2 次照射＋EP 化疗的 Ⅱ 期临床研究

| 剂量(Gy) | 分次数 | 周期/放疗 | 病例数 | 2 年生存率(%) | 局部控制率(%) |
|---|---|---|---|---|---|
| 45 | 30 | 1C | 23 | 56 | 91 |
| 45 | 30 | 1C | 40 | 36 | 90 |
| 45 | 30 | 1C | 31 | 60 | 91 |
| 45 | 30 | 1A | 34 | 40 | 86 |
| 48 | 30 | 3C | 29 | 47 | 83 |

在上述 Ⅱ 期临床研究的基础上,美国于 1989～1992 年开展了多中心 Ⅲ 期临床研究。419 例局限期 SCI-C 随机分为加速超分割治疗组和常规分割治疗组,每天 2 次照射,每次 1.5Gy,总量 45Gy。两组均在治疗的第 1 天同时应用 EP 方案化疗,化疗共 4 个周期(表 2-11)。

表 2-11 加速超分割与常规分割治疗的结果

| | 1.8Gy,每天 1 次 | 1.5Gy,每天 2 次 | $P$ 值 |
|---|---|---|---|
| 病例数 | 206 | 211 | |
| 中位生存期(个月) | 19 | 23 | — |
| 2 年生存率(%) | 41 | 47 | — |
| 5 年生存率(%) | 16 | 26 | 0.04 |
| 无复发生存率(%) | 24 | 29 | 0.10 |
| 局部失败率(%) | 52 | 36 | 0.06 |
| 局部＋远处失败率(%) | 23 | 6 | 0.005 |
| 3 级食管炎 | 11 | 27 | <0.001 |

## 四、肺癌的姑息性放射治疗

### (一)适应证

为减轻近期症状,对于局部晚期肿瘤患者或远处转移灶极可能导致严重临床症状的病例,应行姑息放疗减症。

根据 Erkurt 调查,约 75％临床医师认为放疗并不能治愈手术不能切除的局部晚期 NSCLC,仅能达到缓解症状及有限延长生存期的目的。

## (二)照射技术

### 1.胸部

胸部照射野仅包括产生症状的病灶。建议预期存活＜6 个月者照射总剂量(DT)20Gy,5 次,1 周;预期存活 6～12 个月者 DT 30Gy,10 次,2 周;或 DT 45Gy,15 次,3 周;一般情况好,瘤体直径＜10cm 者采用根治性放疗技术照射。缓解阻塞性肺炎症状可行腔内近距离照射,剂量参考点黏膜下 1.5cm,只照射 1 次,DT 10～15Gy。

### 2.脑

多发脑转移者,全脑照射 DT 30Gy,10 次,2 周;或 DT 45Gy,15 次,3 周;单发转移局部加量 DT 12Gy,4 次,1 周,也可以不行全脑照射,单纯手术或者光子刀治疗。

### 3.骨

骨转移照射野应包入整块受累骨,也可单纯照射局部。一般照射 DT 30Gy,10 次,2 周或 DT 8Gy,1 次。半身照射,一般照射 DT 6～8Gy,1 次。

## (三)疗效

### 1.症状及体征消失情况

某肿瘤医院报道放射治疗后咯血、胸痛、气短、发热及上腔静脉压迫综合征缓解情况。显示放射治疗对改善局部症状,消除上腔静脉压迫综合征有效。肺不张的复张率约 23％,声嘶消失约 6％,两者症状缓解率均与症状出现时间长短有关。姑息性放疗对控制肺癌转移有效率为 70％～90％,骨转移疼痛缓解率＞80％。

### 2.胸部病灶姑息性放疗疗效

Nestle 于 2000 年的随机分组研究了 152 例Ⅲ～Ⅳ期病例,一组常规剂量分割照射 DT 60Gy,另一组超分割姑息照射,每次 2Gy,每日 2 次,间隔 6 小时,DT 32Gy,10 天,结果中位生存期(MST)在姑息组稍长,2 年生存率同为 9％。另一项随机分组研究发现姑息治疗 230 例 T4 有轻微胸部症状的病例,分为即刻放疗或症状出现加重后再放疗甚至不行放疗,放疗剂量 DT 8.5Gy,2 次,1 周或 10Gy,1 次,结论是各组存活质量和时间无差异。加拿大学者随机分组比较了 184 例肺癌患者 DT 20Gy,5 次,1 周姑息放疗方式和英国 DT 10Gy,1 次的方式,2 组疗效无差异。RTOG 随机研究报告照射 DT 30Gy,10 次,4 周和 DT 40Gy,10 次,4 周及 DT 40Gy,20 次,4 周,3 种治疗方式姑息效果无差异。回顾性与照射剂量＞DT 60Gy 比,还是照射剂量高于 DT 60Gy 者预后好,但延长的生存时间却无统计学差异。目前尚无高于 DT 60Gy 剂量与低剂量姑息比较的随机研究资料。

# 五、肺癌放疗并发症

## (一)放射性肺损伤

### 1.定义和发生率

放射性肺损伤以发生的时间分类,主要有两种形式,即早期损伤和后期损伤。

（1）早期损伤：通常称为急性放射性肺炎，常发生在放疗开始后的 1～3 个月内。其实放射性肺炎的名称并不准确，因为它并不是由细菌、病毒或其他病原体引起的一种炎性反应，因此近期的文献多称其为放射性肺病。

（2）后期损伤：通常称为放射性纤维化，常发生在放疗 3 个月后。实际上肺的放射性损伤是一个连续动态的病理过程。放射性肺损伤发生的机制尚未完全明了。一般认为放射性肺损伤的靶细胞主要有两种，即肺泡Ⅱ型上皮细胞和肺毛细血管或微血管的内皮细胞。

2.临床表现与诊断

（1）急性放射性肺病。

1）临床症状和体征：急性放射性肺病临床表现的严重程度主要与受照射肺组织的体积和剂量有关。症状出现的时间一般在放疗开始后的 1～3 个月内，也有少数患者的症状出现得更早，甚至在照射过程中。由于化疗的广泛应用，在化疗后进行胸部放疗的患者，放射性肺病常可以在放疗中或放疗即将结束时出现症状。

早期的临床症状为低热、干咳、胸闷等非特异性呼吸道症状。较严重者表现为高热、气急、胸痛，有少量痰，有时痰中带血丝。体检时在受照射肺部可闻及啰音，有肺实变的表现。部分患者有胸膜摩擦音和胸腔积液的表现。严重的患者出现急性呼吸窘迫、高热，甚至导致肺源性心脏病而死亡。

2）影像学表现：肺照射后影像学改变很常见，即使在没有临床症状的患者中也会出现。急性放射性肺病在常规 X 线片上表现为弥漫浸润样改变，其形状与照射野的形状或者说接受高剂量照射区域基本一致。开始时较轻微，以后逐步发展为斑片状或均匀一片。这些变化是由于急性肺泡内渗出和肺间质水肿所造成。胸部 CT 检查通常的变化为肺的密度增加。由于胸部 CT 扫描在区别肺的密度方面比 X 线片更加敏感，而且能显示出放射剂量越高，肺的密度增加越明显，因此更多采用胸部 CT 检查来诊断肺的放射性损伤。胸部 CT 图像改变主要有以下表现：均匀弥漫的密度增加，斑片状阴影，散在的实变影。另外，胸部 CT 图像的改变和肺接受剂量的大小相关。

肺功能检测可以发现在放疗结束后的 4～8 周，肺功能一般不会出现明显的改变。但是随着肺有效呼吸体积的减少，肺的慢性阻塞性改变逐步出现。

（2）放射性肺纤维化。

1）临床症状和体征：肺的放射性纤维化进展较缓慢，呈隐匿性发展，在放疗后 1～2 年趋于稳定。临床症状的出现与严重程度、受照射的肺体积和剂量有关，也与放疗前肺的基础状态有关。大多数患者无明显的临床症状和体征或仅有刺激性干咳。少数患者有临床症状，特别是那些急性放射性肺病较严重的患者，表现为气急、运动能力下降、端坐呼吸、发绀、慢性肺源性心脏病、杵状指等，少数可发展为慢性肺源性心脏病，最后导致心力衰竭。

2）影像学表现：肺组织受到照射后，即使没有急性放射性肺病的临床症状出现，在大多数患者的影像学检查中仍会出现肺的后期改变。放疗后 1～2 年，胸部 X 线片出现肺纤维化的表现，即在肺的高剂量照射区有致密阴影，伴纤细的条索状阴影向周围放射。这些表现与照射野的形状基本一致，但也可超出原照射野的大小。后期肺纤维化的形状和照射野形状的一致性远不如急性放射性肺病时那样。肺纤维化的另一个明显改变就是肺呈局部收缩状态，即以照射野为中心收缩，使纵隔、肺门移位，横膈上抬。局部肺的纤维化使其余肺有不同程度的代偿性气肿,受照射的胸膜可增厚。但是,肺纤维化造成的阴影和肿瘤的局部复发很难鉴别。胸部 CT 检查能显示肺的纤维化和收缩的表现,但不能与肿瘤的局部复发相鉴别。近期研究显示,MRI、PET 检查对于肺纤维化和肿瘤复发的鉴别有一定的价值。

(3)放射性肺损伤的治疗:最好的治疗措施是预防。由于有一定的凶险和致死性,因此积极治疗很重要。

一旦明确为急性放射性肺病,需进行如下处理:①停止胸部放疗。②吸氧。③卧床休息,加强营养。④应用肾上腺皮质激素治疗,如每日地塞米松 5～10mg,症状严重时可加大剂量,连续应用 2～3 周,甚至 4 周,待临床症状改善后可逐步减少药物剂量,避免突然停药。突然停药会导致症状的再次出现并加重肺组织的损伤,症状严重者可能导致死亡。⑤由于胸部肿瘤,如肺癌患者多伴有慢性阻塞性肺疾病、细菌感染,因此应该同时使用抗生素治疗。一般采用广谱抗生素,用药持续时间视患者的肺损伤轻重及一般情况等调整,基本上与激素应用的时间一致。对后期肺纤维化,目前尚无有效的治疗方法,对气急明显的患者,可采用吸氧等对症处理。

(4)与放射性肺损伤有关的因素:肺的放射性损伤与许多因素有关,在放疗方面如照射体积、照射分割剂量、照射总剂量和分割照射的间隔时间等;而在其他临床方面如患者放疗前的肺功能情况、是否伴有其他疾病以及有无合用化疗或其他药物治疗等。

某些分子标志物的增高可增加肺的毒性反应,如老年患者、治疗前存在肺间质性疾病、肿瘤位于下部、合并紫杉醇化疗、某些 SNPs 表型、放射诱导的 $TGF-\beta_1$ 升高、低的 IL-8 水平等是放射诱导肺损伤的影响因子。对于间质性肺炎的患者胸部放疗应该谨慎。EGFR-TKI 同步放疗是否潜在增加放射性肺损伤是需要特别注意的问题。在一组 24 例患者的分析中有 9 例患者出现 2 级及以上的放射性肺炎(37.5%),包括 4 例 2 级,2 例 3 级,3 例 5 级,3 例患者死于双侧放射性肺炎。

### (二)放射性食管损伤

食管是胸部放疗剂量的限制性器官之一。食管黏膜组织属于早期反应组织,反应的严重程度反映了死亡的干细胞和存活的克隆源性细胞再生之间的平衡。以食管穿孔、食管狭窄为观察指标。食管在受照射体积为 1/3、2/3、3/3 时的 $TD_{5/5}$ 分别为 60Gy、58Gy、55Gy,$TD_{50/5}$ 分别为 72Gy、70Gy、68Gy。

1.急性放射性食管炎

急性放射性食管炎一般在接受常规照射后症状逐步明显。合并化疗者发生更早。对于Ⅰ～Ⅱ级急性放射性食管炎可继续接受放疗,并密切观察病情的变化,同时给予适当的对症处理。如患者不能正常饮食可改用半流质或流质或服用全能营养素。同时,必须改变饮食习惯和结构。对于Ⅲ级以上的放射性食管炎,应停止放疗,并适时采用肠道内或肠道外营养支持治疗。无法进食时,可考虑置胃管、胃造瘘等措施。

2.食管后期损伤

食管后期损伤主要为食管瘢痕形成、局部狭窄、吞咽梗阻,注意与局部复发相鉴别。局部可采用气囊扩张。如极度狭窄,必要时可考虑支架植入。如出现局部食管穿孔,形成食管纵隔瘘、食管气管瘘时,应积极抗炎、营养支持,有条件者可进行支架植入。

### (三)放射性心脏损伤

心脏在受照射体积为 1/3、2/3、3/3 时的 $TD_{5/5}$ 分别为 60Gy、45Gy、40Gy,$TD_{50/5}$ 分别为

70Gy、55Gy、50Gy。RTOG 0617 研究证实了心脏剂量对于生存的影响。全心脏常规照射40Gy 后,严重的心脏、心包损伤发生率虽然<5%,但是心电图、放射性核素扫描检查异常率高达 20%。放射性心脏损伤的发生率与心脏受照射的体积密切相关,受照射的体积越大,放射性心脏损伤的发生率就越高。心脏受到照射后心包最容易发生损伤,因此放射性心包炎是最常见的临床表现。心肌、心瓣膜、心内膜也可受到损伤。心脏的放射性损伤可以发生在放疗期间,但一般发生在放疗后 6 个月至 8 年。放疗前或放疗过程中应用某些化疗药物如 ADM 等会加重心脏的损伤。

### (四)其他器官的放射性损伤

#### 1.放射性脊髓损伤

脊髓对放射线的耐受剂量,在常规分割放疗时,以脊髓炎和(或)脊髓坏死为观察指标。脊髓在受照射体积(长度)为 1/3(5cm)、2/3(10cm)、3/3(20cm)时的 $TD_{5/5}$ 分别为 50Gy、50Gy、47Gy,$TD_{50/5}$ 分别为 70Gy、70Gy、68Gy。单次剂量照射的 $TD_{5/5} \sim TD_{50/5}$ 为 15~20Gy。

脊髓损伤的临床表现为感觉异常(麻刺样感觉、发散样疼痛和 Lhermitte 综合征)、感觉麻木、运动无力和大小便失禁等,不同段位的脊髓损伤有特定的受损平面。Lhermitte 综合征一般发生在放疗结束后 2~4 个月,以后持续存在或在 6 个月后再度出现。感觉麻痹、麻木或大小便失禁等出现在放疗后 6~12 个月。同期应用神经毒性药物,如 MTX、DDP、VP-16 等会加重损伤。诊断为脊髓损伤时需与肿瘤压迫或转移所引起的症状相鉴别。预防损伤的发生是最好的治疗。目前的治疗主要是采用皮质激素,如地塞米松 10mg,静脉注射,每日 1 次,持续10~14 天,以后逐渐减量。其他神经营养药物也有一定的作用。

#### 2.放射性臂丛神经损伤

放射性臂丛神经损伤的发生较少见。一般发生在肺上沟瘤高剂量放疗后或者 SABR 治疗后。臂丛神经对放射线的耐受剂量,在常规分割放疗,以臂丛神经损伤出现症状为观察指标,臂丛神经在受照射体积为 1/3、2/3、3/3 时的 $TD_{5/5}$ 分别为 62Gy、61Gy、60Gy,$TD_{50/5}$ 分别为 77Gy、76Gy、70Gy。临床表现为上肢感觉和运动障碍、肌肉萎缩等。损伤一旦出现,应对症处理。神经营养药物无明显效果。

#### 3.放射性肋骨损伤

多见于胸部放疗后数年,照射区域内多根肋骨发生骨折。一般无临床症状,无骨痂形成,则无须特殊处理。

#### 4.皮肤损伤

皮肤损伤常见于锁骨上区照射,一般无需特殊处理。

(庄　明)

# 第六节　非小细胞肺癌的化学治疗

## 一、非小细胞肺癌应用化疗的理论基础

#### 1.非小细胞肺癌在诊断时大部分已播散

腺癌、鳞癌和大细胞未分化癌,统称非小细胞肺癌(NSCLC),占所有肺癌的 75%~80%。

首次诊断时,约50% NSCLC患者临床检查发现胸外转移,还有10%～15%属局部晚期肿瘤无法切除,剩下患者中一半以上发生手术后复发或远处转移。这意味着3/4以上的NSCLC患者在病程的某一阶段适合全身化疗或联合放、化疗。在根治性切除30天内死亡的患者研究结果发现,在死亡时,13%有区域病变,20%有远处转移。

### 2.微转移

所谓微转移是指用常规临床病理学方法不能检出的恶性肿瘤转移。微转移的肿瘤细胞常以单个或微小细胞团的形式存在。在非小细胞肺癌中,恶性细胞区域和远处器官转移播散可能发生在原发肿瘤的早期。近几年,有几个研究组,应用免疫组化技术结合单克隆抗体对表面特殊蛋白的检查,已经证明单个肺癌细胞能播散到区域淋巴结和远处器官,如骨髓。

### 3.预后因素

非小细胞肺癌的预后因素对化疗疗效有重要影响,主要的预后因素有三个:体重下降、病期和功能状态。而这些与肿瘤的特征和肿瘤本身负荷有关系。没有症状的患者疗效最好,当出现症状时,疗效下降。功能状态与疗效直接相关,即功能状态越低,疗效越低。功能状态与肿瘤负荷,即细胞数有关。肿瘤负荷高的患者,有效率也较低。文献资料提示,辅助化疗在低肿瘤负荷时对非小细胞肺癌患者是有益的。

## 二、化疗的一般原则

手术治疗Ⅰ、Ⅱ期的患者能获得最好的效果。然而绝大部分患者既有远处转移(Ⅳ期)又有局部转移。如果要治愈这些患者,全身治疗,即化疗是必须的。对Ⅳ期非小细胞肺癌患者,化疗为首选治疗。在这种情况下,延长生存期、改善临床症状是治疗的目的,但也有通过多学科治疗而治愈者。

对ⅢA和ⅢB期非小细胞肺癌患者,采用手术或放疗单一方式,仅有小部分可治愈。如果要达到5年治愈,需要多学科治疗。化疗是多学科治疗组成的一部分,治疗以根治为目的。化疗组成的综合治疗不仅能增加中位数生存期,而且也增加长期治愈的百分比。治疗的策略是对那些完全切除的患者行辅助化疗和诱导化疗(新辅助化疗)或放、化疗。

Ⅰ、Ⅱ期NSCLC患者切除术后,5年无病生存率分别为50%和35%,$T_1N_0$的患者5年生存率为80%。治疗失败的原因多数为远处转移。合理的术后治疗,包括化疗可使死亡率降至13%。对Ⅰ、Ⅱ期NSCLC患者如何作术后辅助治疗,值得研究。微小转移灶检测阳性者,应视为辅助化疗的指征。

## 三、有效的化疗药物

临床治疗非小细胞肺癌,单药应用有效的不少,近年有几种新的化疗药物问世,这些药物治疗肺癌的效果引人注目。但是异环磷酰胺、长春新碱、顺铂及丝裂霉素C作为治疗肺癌最有意义的药物,依然是大多数联合化疗方案的核心。

除一项研究外,所有对NSCLC化疗的综述均报道单药化疗较联合化疗反应率低,存活时间短。然而,对单一药物的评价对于一种新药能否被纳入联合化疗方案中仍然很重要。尽管许多单一药物经过了 30 年以上评价,仅极少数药物表现出足够的疗效而适用于联合化疗方案。

### 1.顺铂及其他铂类药物

尽管其他的化疗药的单药反应率高于顺铂,但顺铂仍然是联合化疗中重要的药物组成。Ⅱ期临床研究中,不同剂量、不同方案中单独应用顺铂肿瘤反应率可达 6%～32%(平均20%)。可以采用 120mg/m² 大剂量一次给药或 3～5 天分次给药的用药方案,但是最理想的药物剂量及给药方式还存在着争议。顺铂仅有轻微骨髓抑制,而且在体内与体外均与其他化疗药有协同作用。为此,它成为大多数联合化疗方案的核心成分。顺铂也可与放疗同时应用而无严重毒性。

其他的铂类化合物包括卡铂和异丙铂。这两种药物对初治患者的单药反应率均小于10%。尽管反应率仅为 9%,但Ⅳ期患者单独用卡铂化疗者生存期高于应用其联合方案者。尽管卡铂的骨髓抑制作用更强,但卡铂的胃肠道毒性和肾毒性比顺铂小。

### 2.异环磷酰胺

异环磷酰胺对 NSCLC 的疗效有限。其单药化疗的反应率小于 15%,已很少用于联合化疗中。异环磷酰胺为烷化剂,其使用剂量明显高于环磷酰胺。不同剂量及不同化疗中,估计异环磷酰胺单药化疗反应率 20%。用于肺癌治疗时,异环磷酰胺 1.2～2.0g/m² 连续 5 天应用,其反应率并不比 4.0～5.0g/m² 大剂量一次应用者高,尽管 5 天用药的方案总剂量更大。但是一次性用药化疗的不良反应较大。

### 3.长春碱类

在肺癌Ⅱ期临床研究中,长春碱半合成衍生物长春地辛的反应略高于长春碱。长春瑞滨也是半合成长春碱类药物,与其他的长春碱类一样,通过抑制微管的装配而起作用。其剂量限制毒性是粒细胞减少症,但神经毒性明显低于其他长春碱类。

### 4.丝裂霉素 C

最大剂量丝裂霉素 C 单药化疗的反应率可达 15%～20%。大剂量丝裂霉素 C 可导致肺纤维化、蓄积性骨髓抑制、长期血小板减少,一小部分患者可有溶血-尿毒症综合征。加用类固醇可减轻肺毒性,减少用药剂量,延长治疗间隔时间,避免骨髓毒性。

### 5.表鬼臼毒素

表鬼臼毒素单药化疗对 NSCLC 作用很小,但是由于体内及体外均存在协同作用,故多与顺铂联合应用,当依托泊苷单药化疗时,几天内多次给药,优于相同总剂量单次应用时的疗效。因此,在大多数 NSCLC 化疗方案中多采取静脉给药 3～5 天。替尼泊苷与依托泊苷相同之处仅在于它也对 NSCLC 有效。替尼泊苷和顺铂联用的反应率与顺铂和依托泊苷联用的反应率相似。替尼泊苷比依托泊苷的骨髓抑制更明显。

### 6.紫杉烷类

紫杉醇是一种新型细胞毒性药物,从紫杉树皮中提取。通过诱发微管蛋白过度集聚,干扰正常细胞分裂活动来抗肿瘤。紫杉醇单药化疗反应率在 20% 以上,对其用法是 3 周一次,24小时持续静滴,剂量达 250mg/m²。剂量限制毒性包括粒细胞减少及周围神经病变。紫杉醇也可以更快地输入,3 小时甚至 1 小时内完成,反应率基本一致,但毒性变化很大。表现为骨髓抑制减轻,但神经毒性及肌痛明显加重。

紫杉特尔是半合成紫杉醇,与紫杉醇作用机制相同,活性范围也与紫杉醇相似。对初治患者治疗的总体反应率为 $18\%\sim38\%$(平均 $25\%$)。紫杉特尔的剂量限制毒性是骨髓抑制。Ⅱ期临床研究中,对 $60mg/m^2$、$75mg/m^2$ 及 $100mg/m^2$ 剂量的紫杉特尔疗效进行评价,但在此剂量范围内无明显的量-效反应关系。除骨髓抑制外其他毒副作用轻微,与紫杉醇一样,先用可的松可预防过敏反应。长时间使用,紫杉特尔可导致水肿及胸腔积液,但是应用可的松可减轻此毒性。

7.吉西他滨

吉西他滨为阿糖胞苷同类物,对 NSCLC 作用明显。几项Ⅱ期研究对 600 多例患者进行了治疗反应评估,总体反应率 $20\%$ 以上。吉西他滨仅会导致轻到中度恶心、呕吐,即使用药剂量很大,4 级骨髓抑制也很少见。无脱发现象。通常每周 1 次,$1000\sim1250mg/m^2$,连续 3 周,休 1 周。最近总结吉西他滨的Ⅱ期临床研究表明,老年患者能够耐受且疗效显著,由于其毒性小,因而提倡将其作为老年患者的选择药物之一。

8.其他药物

单药化疗反应率小于 $10\%$ 的见他药物有 5-Fu、甲氨蝶呤、阿霉素和表柔比星。大剂量表柔比星($135\sim150mg/m^2$)反应率达 $19\%$,但骨髓抑制更严重,心脏毒性更大,这样的剂量不适用于大多数联合化疗方案。

9.正在研制的新药

(1)喜树碱类:喜树碱是一类新的天然产物家族,通过抑制 DNA 拓扑异构酶Ⅰ而发挥抗癌作用。这些药物形成酶复合体,导致 DNA 单链破裂,抑制 DNA 及 RNA 合成。在一项Ⅱ期研究中,喜树碱-11(CPT-11)$150mg/m^2$ 每周 1 次,在 72 例初治 NSCLC 患者中有 23 例部分缓解 $31.9\%$。对 CPT-11 的另一类似的研究中,每周 $100\sim125mg/m^2$,44 例患者中有 $31.8\%$ 部分缓解。剂量限制性毒性为白细胞减少及腹泻。不幸的是,CTP-11 所导致腹泻可能会十分严重,限制了部分患者的应用。拓扑替康也已在 NSCLC 患者应用。一项主要在鳞癌患者中进行的研究发现,其反应率为 $15\%$。然而,在另一项研究中前 20 例患者无反应,因而终结了研究。

(2)Tirapazamine 是 Benzotriazine 的复合物,对缺氧细胞的毒性不同。乏氧条件下,在 P450 还原酶及细胞色素 P450 的作用下减少一个电子,变成细胞毒性自由基。自由基可从 DNA 摄取氢离子,从而导致 DNA 链分离及选择性地对乏氧细胞产生细胞毒性,可导致急性恶心、呕吐和腹泻。有些患者可见肌肉痉挛及急性(通常可逆的)失聪。尽管此药有常见的可逆耳毒性,Ⅰ期和Ⅱ期临床研究表明它可与顺铂安全地联合应用。

## 四、联合化疗

对 NSCLC,联合化疗与单药化疗相比,联合化疗反应率高。尽管许多化疗方案有明显的反应,但这种治疗对延长生存期的作用还有争论。一般而言,化疗对于局部晚期及弥散性病变的生存期稍有延长。即使在一些对照研究中已显示出这种生存时间的延长具有统计学意义,但一些肿瘤医生对争取到的很短的几周至几个月的生存期与毒性不良反应及治疗费用相比是否值得这一点上持有不同的观点。晚期疾病,化疗不可治愈,其生存曲线呈指数型,无平台期。当对分期较早的肺癌联合化疗时,如果生存曲线仅轻微左移、单纯中位生存期延长,而无平台水平及治愈率的增高,就不能将这种联合化疗方案视为有效。晚期 NSCLC,新的化疗方案应该使生存期增长 1 年以上的患者绝对数增多。目前,顺铂或铂剂是大多数 NSCLC 联合化疗方案中的基本组成部分。

## 五、手术联合化疗

### 1.术前化疗

术前化疗属于新辅助化疗,即局部区域治疗前的化学治疗。

(1)术前化疗的优点:①使原发肿瘤缩小,降低临床分期,提高手术的切除率,减少功能缺损。②消灭微小转移灶,避免体内潜伏的微小转移灶在原发肿瘤切除后由于体内肿瘤量减少而增殖,使肿瘤细胞活力降低,在手术时不易播散。③可从切除的肿瘤标本中了解化疗的敏感性,通过评估最初治疗方案对原发肿瘤的疗效,为之后辅助用药提供指导。④术前化疗作为防止抗药的方法可能起着重要作用。在肿瘤中存在抗药的细胞,但术前化疗常常没有抗药现象出现,可以消灭敏感的肿瘤细胞。

(2)术前化疗的效果:开胸探查的结果有力地证明了联合化疗对非小细胞肺癌的效果。

1)术前单用化疗的效果:术前化疗的效果可以通过完全切除率、病理完全缓解率和生存期来评估。通过报道,术前用丝裂霉素、异环磷酰胺和顺铂联合化疗 3 周期后手术与单用手术治疗比较,2 组术后放疗各 50Gy。结果是两组的切除率分别为 77％和 90％,中位生存期分别为 26 个月和 8 个月,5 年生存率,前组为 13％,后组无存活 5 年者。有学者报道,术前用环磷酰胺、鬼臼乙叉苷和顺铂联合化疗 3 周期,跟着手术,术后放疗 66Gy。另一组单用手术治疗,术后同样放疗 66Gy 两组的切除率分别为 39％和 31％,中位生存期为 64 个月和 11 个月,5 年生存率为 40％和 18％。两组的切除率没有差别,但生存期有明显的差异。表明术前化疗达到延长生存期的目标,可能归因于增强了对微小转移灶的控制。

2)术前放、化疗的效果:理论上讲,术前化疗可使原发肿瘤和区域淋巴结的肿瘤缩小,提高切除率,并可清除隐伏的胸腔外病变。放、化疗联合,可保留化疗的细胞毒作用与放疗的增敏作用。术前放、化疗联合可达到比单用术前化疗较高的切除率。由于局部肿瘤切除控制的益处,从而转化为生存期的延长。

有学者进行了术前放、化疗与单用术前化疗治疗Ⅲ期非小细胞肺癌的随机临床试验。术前放、化疗组用顺铂 $100mg/m^2$,于第 1 天、第 29 天静脉输注;5-氟尿嘧啶 $30mg/(kg \cdot d)$,第 1～第 4 天,第 29～第 32天持续静脉输注;第 1 天开始放疗,总量为 30Gy。单用术前化疗组接受顺铂 $100mg/m^2$,丝裂霉素 $8mg/m^2$,第 1、第 29、第 71 天静脉滴注,长春碱 $4.5mg/m^2$,静脉滴注,每 2 周一次,共 6 次,开始治疗第 12 周进行手术。有残留肿瘤者术后接受顺铂 $30mg/m^2$,鬼臼乙叉苷 $100mg/m^2$ 化疗,每 3 周重复一次,共 3 次。结果术前放、化疗组与术前化疗组的有效率分别为 67％(32/48)和 31％(15/48)。这一结果支持术前放、化疗优于术前单用化疗。

（3）术前化疗，放、化疗的毒副反应及并发症：术前化疗，放、化疗的主要毒副反应是胃肠道反应和骨髓抑制、肺损伤、食管炎及白细胞下降所致感染性败血症。文献报道，术前化疗所致威胁生命的并发症的发生率为 $0\sim15\%$，术前放、化疗为 $3\%\sim15\%$。

白细胞下降是常见的毒性反应，因此并发的感染也是最常见的。可采用支持治疗、集落刺激因子和抗生素防治。化疗中，丝裂霉素所致的肺毒性值得注意。丝裂霉素的肺毒性发生率为 $3\%\sim12\%$，有时可致命。其损伤机制可能与血管上皮损伤有关。其临床特征为呼吸困难、干咳。肺损伤的并发症发生在化疗 3 周或丝裂霉素积累剂量 78mg 后。报道最多的是在丝裂霉素 $10\sim12mg/m^2$ 与放疗联合至 40Gy 或以上剂量的患者中发生。给予地塞米松 $10\sim12mg$，可防止毒性发生。术前化疗或放、化疗可引起组织坏死和纤维化，导致解剖层次的破坏，给随之进行的手术带来操作上的困难，但术后并发症并不多见。

（4）术前化疗的前景：术前化疗的作用，在边缘可切除的Ⅲ期非小细胞肺癌的治疗中已确认。术前放、化疗Ⅲ期非小细胞肺癌已经进行了试验，有鼓舞人心的结果。术前放、化疗与术前单用化疗治疗Ⅲ期非小细胞肺癌的研究表明，术前放、化疗中的放疗作用使切除率和无复发生存率明显高于术前单用化疗。但仍需进一步研究。

2.术后化疗

术后辅助化疗是肺癌多学科治疗中值得探讨的方法之一。

术后化疗的理由：①肺切除术是治疗肺癌的主要方法之一，但标准手术切除，按新的国际分期，术后 5 年生存率，ⅠA 期为 61%，ⅠB 期为 38%，ⅡA 期为 34%，ⅡB 期为 24%，ⅢA 期为 13%，ⅢB 期为 5%。手术失败的主要原因是局部切除不彻底，术前已有潜在的远处转移和多个播散微小转移灶。术后抗癌药的应用是控制、消灭残存和微小转移灶的重要手段。②肿瘤负荷与疗效：癌症化疗中肿瘤负荷与药物可能治愈性两者之间呈负相关，即肿瘤越小，化疗效果越好。试验辅助化疗模型证明，如果原发肿瘤被手术切除，然后化疗，有可能治愈微小转移灶。肿块和可治愈性之间的这种关系在许多恶性肿瘤中存在，有最小肿瘤负荷的患者有最大治愈的可能性。在肺癌患者中，手术切除肿块后，肿瘤负荷明显减少，此时给予化疗，成功的可能性大。

术后化疗的效果：无淋巴结转移患者彻底切除后 CAP 化疗患者无癌生存率较高，5 年生存率为 67%，对照组仅为 50%。切除不彻底的患者术后 CAP 方案加放疗的疗效优于单纯放疗者。不彻底的切除指显微镜检切缘阳性或取检的最远处的淋巴结有转移癌。

一项仅限于对Ⅲ期肿瘤彻底切除后病例的研究中，评价了术后长春地辛和顺铂辅助化疗与术后不追加任何治疗的疗效差别。结果中位生存期约延长 6 个月，但长期生存率无明显提高（5 年生存率分别为 41% 和 35%）。有学者观察非小细胞肺癌术后辅助化疗，5 年生存率有一定的提高，Ⅲ期患者接受辅助化疗的 5 年生存率明显优于单纯手术治疗组。尽管这些研究表明辅助化疗的生物学效果明确，但最多只能轻微改善生存率，且生存率优势常仅表现在中位生存期上，而无长期效果。综合文献报道的资料，从理论上讲，非小细胞肺癌术后辅助化疗是可行的，从现实而言，术后辅助化疗是必须进一步研究的课题。

术后化疗时机：非小细胞肺癌术后辅助化疗的时机和周期数均不一致。大多数学者报道，联合化疗在术后 $3\sim4$ 周开始，有的化疗 3 周期，有的 6 周期。最适合的化疗方案和化疗周期数需要进一步研究。

## 六、化疗联合放疗

1/3 的 NSCLC 患者病变局限于胸部,但因侵袭太广泛而不能手术切除。对ⅢA 和ⅢB 局部晚期肿瘤的标准治疗是胸部放射,可使相当比例的患者肿瘤缩小。放疗通常可缓解症状,但是几乎没有人被治愈,5 年生存率为 10%左右。

大多数Ⅲ期 NSCLC 患者死于远处转移,这促进了包括化疗在内的多学科综合治疗的发展。这种治疗的目的在于根除微转移灶。除了全身作用外,化疗还有助于对肿瘤的局部控制。当与放疗联合应用时,化疗药可作为放射增敏剂,而对诱导化疗有反应、体积减小的肿瘤而言,放射治疗更有效。

### 1.应用放、化疗的策略

目前放、化疗联合有三种治疗策略。

(1)同时应用:①同时连续应用,每天连续放疗直至达放疗总量。化疗可常规使用,每 3～4 周给予,连续或每天输注。在诱导治疗开始应用化疗和放疗,允许在最短的时间内给予最大强度的两种治疗。这种治疗策略使交叉抗药的癌细胞的产生减到最低限度,因为两种治疗之间没有时间间隔,还能使微小转移灶早期得到治疗。最大缺点是毒性增加。②间歇同时应用,每 3～4 周间隔给予常规化疗,同时给予放疗。

(2)序贯治疗:按时分别给予足疗程化疗和足疗程放疗。这种策略的主要优点之一是避免了两种治疗方法同时给予的过度毒性,对宿主的毒性减少。主要缺点之一是治疗强度减小,因此在治疗期间,肿瘤细胞再增殖的可能性增加。还有,在放疗前给予足疗程化疗,会增加耐化疗肿瘤细胞集结的可能性。

(3)交替治疗:这种治疗策略是最大限度发挥同时和序贯治疗的优点,尽可能克服放、化疗联合治疗的缺点。如常规化疗一样,每 3～4 周间隔给予化疗,放疗在化疗两疗程之间给予。目的是提供两种治疗的短暂的间隔,以便在诱导治疗开始时,同时给予化疗和放疗而不降低每一种治疗的强度或剂量。这种方案通过放、化疗之间的短时间间隔减少毒性,最大限度减少对每一种治疗抗拒的肿瘤细胞集结,并对微小转移灶提供早期化疗。

### 2.治疗非小细胞肺癌的疗效

文献报道,晚期不能手术的非小细胞肺癌,常规标准放射治疗,中位生存期为 8～10 个月,2 年生存率为 10%～20%,5 年生存率为 5%～10%。这组数据可作为放、化疗联合治疗非小细胞肺癌疗效评价参考。在一项研究中,患者被随机放疗,50Gy 28 次分割或相同放疗方案追加顺铂每周 15mg/m²。联合治疗组患者反应率较高,但在无癌生存期及总体生存率上无显著统计学差异。在一项 EORTC 研究中,患者随机行分段放疗,55Gy 20 次分割或同样放疗方案追加顺铂每周 30mg/m² 或每天 6mg/m²。三组间反应率相似,但是每日行顺铂治疗组的生存期明显长于非化疗组($P=0.009$),每周行顺铂化疗组的生存期介于其余两组之间,与二者无显著差异。有学者综述 11 组放、化疗联合和单用放射治疗Ⅲ期非小细胞肺癌的随机研究,结果提示:含顺铂的化疗方案与放疗联合能延长生存期,平均增加 3 个月,2 年和 3 年生存率增加近一倍,非顺铂方案与放疗联合不延长生存期。有学者用联合化疗与超分割放疗交替进行,65 例接受丝裂霉素、长春地辛和顺铂联合化疗,67 例接受长春碱和顺铂联合化疗,总的中位生存期为 13.6 个月,2 年生存率为 27%,5 年生存率为 12%。与单用常规放疗相比对生存是有益的,毒性可以接受。

以上讨论的研究表明中位生存期与 2 年生存率均有改善,并非一直有长期生存期的延长或治愈率的提高。放、化疗联合方案,被认为是目前治疗不能手术的Ⅲ期非小细胞肺癌的标准方案,三种联合方式都有其理论依据,但文献报道的结论不一致。最适合的化疗方案与最适合的联合方式仍需进一步研究。

在晚期 NSCLC 的化疗中,第 3 代新药含铂化疗方案的疗效基本相似,一般使用两药方案,增加药物虽然可以增加反应性,但不能带来 OS 获益。对于非鳞癌,培美曲塞＋cDDP 优于GEM＋cDDP,但鳞癌则疗效相反。特殊情况下,如老年人或 PS2 的患者可使用单药化疗,也可使用不含铂的第 3 代新药联合方案。

3.一线化疗

(1)第 3 代新药含铂方案疗效的比较:2001 年报道的 SWOG 9509 研究中,NVB＋cDDP组(202 例,VC:NVB 每周 $25mg/m^2$,cDDP $100mg/m^2$,第 1 天,每 28 日一次)和紫杉醇＋CBP组(202 例,DCb:紫杉醇 $225mg/m^2$ 超过 3 小时静脉滴注,第 1 天,CBP AUC 6,第 1 天,每 21日一次)相比较发现,2 个第 3 代含铂化疗方案对未进行组织学类型分层分析的晚期 NSCLC人群疗效无显著性差异。

确定晚期 NSCLC 患者一线化疗方案的关键研究之一是 2002 年的 ECOG 1594 研究。以紫杉醇联合 cDDP(DC:紫杉醇 $135mg/m^2$ 超过 24 小时静脉滴注,第 1 天＋cDDP $75mg/m^2$,第 2 天,每 21 日一次)为对照组,紫杉醇＋CBP(DCb:紫杉醇 $225mg/m^2$ 超过 3 小时静脉滴注,第 1 天＋CBP AUC 6,第 1 天,每 21 日一次)、TXT 联合 cDDP(TC:TXT $75mg/m^2$,第 1天＋cDDP $75mg/m^2$,第 1 天,每 21 日一次)、GEM 联合 cDDP(GC:GEM $1000mg/m^2$,第 1、第 8 和第 15 天＋cDDP $100mg/m^2$,第 1 天,每 28 日一次)的 3 个第 3 代双药含铂方案为实验组,1207 例患者入组,1155 例可评价,结果发现 4 个化疗方案对不同组织学类型的 NSCLC 患者疗效相似,在安全性方面各组也相似。

2003 年的 TAX 326 研究发现第 3 代含铂化疗方案的疗效存在显著性差异。该研究中的病例数为 1218 例,DC 组(TXT $75mg/m^2$ ＋cDDP $75mg/m^2$,每 21 日一次),DCb 组(TXT $75mg/m^2$ ＋CBP AUC 6,每 21 日一次),VC 组(NVB 每周 $25mg/m^2$ ＋cDDP $100mg/m^2$,每 21 日一次),DC 组和 VC 组的中位生存期分别为 11.3 个月和 10.1 个月,2 年 OS 率分别为 21% 和 14%,总反应率分别为 31.6% 和 24.5%,而 DCb 组无论在中位生存期还是总反应率上都与 VC 组相似,证明 TXT 联合 cDDP 明显优于 NVB 联合 cDDP,且没有病理学类型的选择性。分析还发现,3 个方案中中性粒细胞减少、血小板减少,感染及发热性中性粒细胞减少都相似,但 TXT 联合cDDP 或 CBP 在贫血、恶心、呕吐等不良反应发生方面明显少于 NVB 联合 cDDP 方案,患者总体生活质量更好。

2007 年 Douillard 等对 7 项研究共 2867 例患者使用含紫杉醇类和含长春碱类化疗方案的 Meta 分析也证明了含紫杉醇类化疗方案的疗效优于长春碱类。

2005 年的一项 Meta 分析证明 GEM 联合铂类与其他方案比较,在疗效上存在显著性差异。13 项临床研究中的 4556 例患者随机接受 GEM 联合铂类化疗或其他含铂方案化疗,GEM 联合铂类化疗死亡率明显下降,1 年 OS 率绝对值增加 3.9%,MST 分别为 9.0 个月和 8.2 个月。亚组分析显示 GEM 联合铂类化疗较第 1 代和第 2 代含铂方案明显获益,但与第 3 代含铂方案相比仅出现获益趋势。GEM 联合铂类化疗较其他方案疾病进展风险明显降低,中位 PFS 分别为 5.1 个月和 4.4 个月,亚组分析显示 GEM 联合铂类化疗较第 1 代、第 2 代和第 3 代含铂方案在 PFS 上都明显获益。

(2)第 3 代新药含铂方案与组织学类型的相关性:在化疗方案的疗效与组织学类型的相关性研究上,2008 年 JMDB 研究有所突破。该研究采用等效性实验,不仅证明了培美曲塞＋cDDP 与 GEM＋cDDP 的疗效相似(MST 分别为 10.3 个月和 10.3 个月,PFS 分别为 4.8 个月和 5.1 个月,ORR 分别为 30.6% 和 28.2%),且亚组分析显示两个方案对不同组织学类型的 NSCLC 患者疗效不同:对肺鳞癌来说,培美曲塞组的 OS 短于 GEM 组(MST 9.4 个月 *vs.* 10.8 个月),但对肺腺癌来说,培美曲塞组的 OS 明显长于 GEM 组(MST 12.6 个月 *vs.* 10.9 个月),同样对大细胞癌,培美曲塞组的 OS 明显长于 GEM 组(MST 10.4 个月 *vs.* 6.7 个月)。在不良反应方面,中性粒细胞减少、血小板减少、感染、白细胞减少及脱发在培美曲塞组明显少见,但恶心比较常见。基于该研究,2009 年版 NCCN 指南认为培美曲塞＋cDDP 一线治疗非鳞癌的疗效优于 GEM＋cDDP,且毒性更低。

2012 年 Saleh 等进一步把培美曲塞方案与安慰剂或其他治疗方案比较的 5 个研究进行了 Meta 分析,研究包括一线治疗、二线治疗和维持治疗阶段,发现培美曲塞组都明显优于其他治疗,但这种优势仅限于非鳞癌。

4.维持化疗

NSCLC 一线化疗方案治疗 4～6 个周期有效或稳定的患者是否维持治疗取决于组织病理学类型、PS 状态及治疗期间患者的不良反应程度。目前有两种尚存争议的治疗策略,分别为维持治疗和观察。

维持治疗策略又分两种。一种方法是继续维持治疗,也就是使用一线治疗方案中至少一个药物继续治疗,直至疾病进展、毒性不可接受或超过了预定治疗周期数,一般继续维持治疗中的治疗强度低于一线治疗方案中的强度。继续维持治疗的药物可选择其中的化疗药如培美曲塞、GEM,也可选择非化疗药物,如贝伐单抗、西妥昔单抗。另一种是更换维持治疗,即换用从药物分类或作用靶点与原治疗方案完全不同的另一种药物继续治疗,包括培美曲塞、厄洛替尼等。

对 NSCLC 的维持治疗,有几项代表性的研究,即 TXT 更换维持治疗的 Fidias 研究,培美曲塞更换维持治疗的 JMEN 研究,GEM 继续维持治疗的 CECOG 和 IFCT-GFPC 0502 研究及厄洛替尼更换维持治疗的 SATURN、ATLAS 和 IFCT-GFPC 0502 研究。

对于维持治疗的两种不同策略,2010 年 Fidias 作了 1999 年 1 月至 2010 年 1 月维持治疗研究的 Meta 分析,发现用厄洛替尼和培美曲塞更换维持治疗可带来 OS 的改善,而继续维持治疗至今,只带来 PFS 延长,并没有转化成 OS 的延长。

(1)Fidias 研究:2009 年的 Fidias 研究曾经确立了 TXT 维持治疗的疗效和地位。研究对象是伴有胸腔积液的ⅢB(UICC6分期)或Ⅳ期NSCLC。方案设计为先给予GEM联合CBP方案化疗(GC:GEM 1000mg/m²,第1、第8天,CBP AUC 5,第1天,每21日一次),4周期化疗后未进展的患者随机分组,一组为TXT维持治疗组75mg/m²,第1天,每21日一次,最多6个周期,另一组为TXT延迟治疗组。最终纳入566例,398例完成GC方案治疗后,309例随机进入两个治疗组。TXT维持治疗能够明显延缓疾病进展(中位PFS分别为5.7个月 vs. 2.7个月),并有延长总生存期的趋势(中位OS分别为12.3个月 vs. 9.7个月),毒性未增加,QOL无显著性差异。但是,延迟治疗策略使37.2%的患者大多由于疾病进展而丧失了继续接受TXT治疗的机会,这使TXT维持治疗的证据级别仅为2B级,因后续研究未能提供更充分的证据,2012年NCCN指南把TXT从维持治疗中去除。

(2)JMEN研究:2009年的JMEN随机双盲研究结果确立了培美曲塞维持治疗的疗效和地位。研究在20个国家的83个中心进行,663例ⅢB或Ⅳ期NSCLC患者在4个周期含铂方案化疗未进展后,按2:1比例随机进入培美曲塞组(500mg/m²,第1天)或安慰剂组,均每21天为1个周期,并配合最佳支持治疗(BSC)。培美曲塞维持治疗显著延长PFS(4.3个月 vs 2.6个月)和总生存期(13.4个月 vs. 10.6个月);因药物毒性导致治疗终止的概率在培美曲塞组稍高(5% vs. 1%),药物相关的3~4度毒性亦显著高于安慰剂组(16% vs. 4%),尤其是乏力(5% vs. 1%)和中性粒细胞减少(3% vs. 0)。无培美曲塞相关死亡出现,因药物毒性中断治疗后接受后续全身治疗的概率在安慰剂组显著高于培美曲塞组(51% vs. 67%)。随后陆续发表的临床研究结果进一步巩固了培美曲塞维持治疗的地位,2012年NCCN指南把其证据级别由2B升至2A。

(3)CECOG研究:2006年的CECOG研究提出GEM维持治疗具有可行性。325例患者接受GEM 1250mg/m²,第1、第8天+cDDP 80mg/m²,第1天,每21日一次一线化疗,其中206例达到有效或稳定者按2:1进入GEM维持治疗组(GEM组)和最佳支持治疗组(BSC组),TTP分别为6.6个月 vs. 5个月,有显著差异,OS分别为13.0个月 vs. 11.0个月。毒性反应轻微,最常见为中性粒细胞减少。

(4)IFCT-GFPC 0502研究:2010年报道的IFCT-GFPC 0502研究中,834例患者给予GEM+cDDP一线化疗4周期,达到有效或稳定的464例患者随机接受GEM(GEM 1250mg/m²,第1、第8天,每21日一次)或厄洛替尼(E 150mg/d)或观察,中位PFS分别为3.7个月、2.8个月和2.1个月,G和E维持治疗组较观察组明显延长了PFS。2012年NCCN指南增加了GEM作为晚期NSCLC一线治疗达到有效或稳定后继续维持治疗的药物,其证据级别为2A。

2010年的SATURN研究和IFCT-GFPC 0502研究结果同样确立了厄洛替尼作为维持治疗的疗效和可行性。

5.二线化疗

在一线治疗过程中或治疗后,部分患者病情进展,需要二线治疗,这部分患者的生存期在很大程度上依赖于他们开始二线治疗时的PS评分,而肺癌的相关症状、以前所用化疗的残存毒性及伴随疾病的存在都可影响PS评分。近年来的多项研究确定了二线治疗在晚期NSCLC中的地位,包括两种化疗药TXT和培美曲塞及厄洛替尼、吉非替尼等EGFR-TKI制剂。

（1）多西他赛：TXT 二线治疗地位的确定是基于 TAX 317B 和 TAX 320 研究。2000 年报道的 TAX 317B 研究以 TXT D100（$100mg/m^2$，第 1 天，每 21 日一次，$n=49$）和 BSC 比较，后因毒性相关死亡率较高，TXT 修改为 D75（$75mg/m^2$，第 1 天，每 21 日一次，$n=55$）。研究发现 TXT 组的 TTP 明显高于 BSC 组（10.6 周 *vs.* 6.7 周），OS 也显著延长（中位 OS 7.0 个月 *vs.* 4.6 个月），尤其是 TXT $75mg/m^2$ 组更优于 BSC 组（中位生存期 7.5 个月 *vs.* 4.6 个月，1 年生存率 37% *vs.* 11%）。发热性中性粒细胞减少在 TXT 组是最常见的毒性（11 例发生于 TXT $100mg/m^2$ 组，3 例死亡，1 例发生于 $75mg/m^2$ 组），除腹泻以外的 3~4 度非血液学毒性在两组相似。同年发表的 TAX 320 研究则比较了 TXT D100 或 TXT D75 与 NVB 或 IFO（V/I）的疗效差别，总反应率在 TXT D100 为 10.8%，TXT D75 为 6.7%，均与 V/I 的 0.8% 有显著差异。TXT 组 TTP 时间显著延长，PFS 延长至 26 周，尽管 OS 无显著性差异，但 1 年生存率在 TXT D75 组显著增加（32% *vs.* 19%）。一线治疗使用过紫杉醇的患者再使用 TXT 未减少 TXT 的反应率或影响患者生存情况。亚组分析中铂类耐药与铂类治疗后复发的患者相比，PS 评分 0 或 1 与 PS 评分 2 的患者相比，TXT 组出现有效率更佳的趋势。不良反应方面，TXT D100 毒性较大，但 TXT D75 耐受性良好。

在 TXT 作为二线化疗方案的使用方法上，因 TXT 3 周方案的毒性如乏力、骨髓抑制及疼痛较普遍，有数个研究探讨了 TXT 每周方案的可行性。2007 年 DiMaio 对其中的 5 个随机临床试验进行了 Meta 分析，显示两者在生存上无明显差别，但每周方案的毒性如发热性中性粒细胞减少显著降低。

（2）培美曲塞：2004 年的 JMEI 研究发现培美曲塞与 TXT 二线治疗的疗效相似而不良反应更少，从而确立了培美曲塞在二线化疗中的地位。在 JMEI 研究中，571 名患者随机接受培美曲塞 $500mg/m^2$，第 1 天或 TXT $75mg/m^2$，第 1 天，每 21 日一次，总反应率分别为 9.1% 和 8.8%，中位 PFS 均为 2.9 个月，MST 相似，为 8.3个月 *vs.* 7.9 个月，1 年生存率均为 29.7%。TXT 组有更多的中性粒细胞减少（40.2% *vs.* 5.3%）、发热性中性粒细胞减少（12.7% *vs.* 1.9%）、伴感染的中性粒细胞减少（3.3% *vs.* 0.0%），因发热性中性粒细胞减少的住院率分别为 13.4% 和 1.5%，其他不良反应造成的住院率无明显差别（10.5% *vs.* 6.4%），脱发差别明显（37.7% *vs.* 6.4%）。

（3）厄洛替尼与吉非替尼：2005 年的 BR.21 研究确立了厄洛替尼二线治疗的疗效，2008 年 INTEREST 研究显示 TXT 与吉非替尼作为二线治疗的疗效相等，分别确立了靶向治疗药物厄洛替尼和吉非替尼二线治疗地位。

（张　帅）

# 第七节　肺癌脑转移的综合治疗

## 一、肺癌脑转移的多学科综合治疗

目前，肺癌脑转移主要的治疗措施包括手术治疗、全脑放疗（WBRT）、立体定向放射外科

(SRS)治疗、内科治疗。近年来,随着非小细胞肺癌分子靶向治疗的研究进展,肺癌脑转移的内科治疗研究也取得了长足的进步。但肺癌脑转移患者存在很大的个体差异,如何合理运用上述治疗手段对肺癌脑转移进行个体化的多学科综合治疗仍然是肺癌脑转移治疗面临的重要挑战。

### (一)肺癌脑转移的治疗方法

#### 1.手术治疗

截至目前,有 3 项前瞻性随机对照研究评价了手术治疗单发脑转移瘤的效果。两项研究结果表明,相比单纯全脑放疗(WBRT),手术加术后 WBRT 可以延长患者生存期及生活自理持续时间。但另一项研究结果显示手术治疗并未改善单发脑转移患者的生存期,可能与该研究纳入的病例具有较差的体力评分及更多的颅外转移病灶有关。目前,对于行为状态良好、全身疾病控制良好的单发脑转移患者,推荐手术治疗。由于小细胞肺癌对放、化疗敏感,小细胞肺癌单发脑转移不应首选手术治疗,除非为转移瘤和(或)水肿体积大、颅内压失代偿、肿瘤卒中等濒临脑疝、危及生命的情况应紧急手术,为下一步放、化疗争取时间和空间。对于多发脑转移瘤,手术一般用于活检以明确病理及分子分型,从而指导进一步治疗。但对于不超过 3 个病灶的多发脑转移瘤,回顾性研究提示手术治疗仍然可获益,尤其对于 RPA 分级为Ⅰ级的患者,手术治疗的生存期可达 16.1 个月。

#### 2.立体定向放射外科(SRS)治疗

SRS 治疗是指利用立体定向技术和三维立体(3D)影像重建技术,对颅内靶点精确定位,单次大剂量照射靶病灶,使之产生不可逆的生物毁损,而靶区周围的正常组织因边缘剂量的迅速衰减而免受损伤。目前,SRS 治疗通常推荐应用于治疗 1～4 个病灶的脑转移瘤。

回顾性研究表明单纯 SRS 治疗比单纯 WBRT 具有生存优势。最近,有报道 SRS 治疗 5～10 个病灶的脑转移瘤与 2～4 个病灶的脑转移瘤的疗效相当,中位生存时间均为 10.8 个月,提示 SRS 治疗也可应用于治疗 4 个以上病灶的脑转移瘤。实际上,已有越来越多的证据表明,依据脑转移病灶的总体积大小比依据脑转移病灶的数目更有利于选择合适的患者进行 SRS 治疗。有研究结果显示,SRS 治疗脑转移病灶总体积＜$10cm^3$ 患者的疗效优于脑转移病灶总体积＞$10cm^3$ 患者,而单发转移患者与多发转移患者的疗效无差异。在研究中,有 5～10 个病灶组的脑转移病灶平均总体积为 $3.54cm^3$,而 2～4 个病灶组的脑转移病灶平均总体积为 $3.07cm^3$,两者接近,均属于低总体积。这可能是 SRS 治疗 5～10 个病灶脑转移瘤与 2～4 个病灶脑转移瘤的疗效相当的原因之一。

#### 3.全脑放疗(WBRT)

多年来,WBRT 一直是脑转移瘤的主要治疗方法,可以缓解患者的神经系统症状。尤其是小细胞肺癌脑转移患者,容易发生多发性脑转移而对放疗敏感,通常首选 WBRT 作为局部控制手段。早期研究结果显示,WBRT 治疗多发性脑转移瘤的中位生存时间为 15～18 周。关于 WBRT 照射剂量及分割方式,目前临床上总体共识为 30Gy/10 次和 40Gy/20 次可作为大部分患者的方案。然而,迄今为止唯一一项对比对症支持治疗与对症支持治疗＋WBRT 治疗非小细胞肺癌脑转移瘤的研究结果对 WBRT 在非小细胞肺癌脑转移中的作用提出了质疑。该研究显示患者接受对症支持治疗＋WBRT 治疗较单纯对症支持治疗没有生存获益(中位生存时间 9.2 周 *vs.* 8.5 周），未能改善生活质量。由于非小细胞肺癌脑转移的患者存在很大的异质性，目前该研究结论尚不能应用于所有非小细胞肺癌脑转移患者的治疗。但需要注意的是，该研究的亚组分析结果提示，KPS<70 分、年龄>70 岁、RPA 分级 3 级、原发肿瘤未控制的患者行 WBRT 治疗反而增加死亡风险，对这些患者实施 WBRT 应该慎重。另外，WBRT 损害认知功能的不良反应越来越受关注，应用简易精神状态评价量表（MMSE）评估发现，WBRT 可导致患者治疗后 6 个月发生认知功能受损的风险由 11% 增加至 33%。

4.内科治疗

传统化疗是晚期肺癌的主要治疗手段，可有效控制脑转移病灶。晚期肺癌（非小细胞肺癌及小细胞肺癌）的一线化疗方案对颅内转移灶的有效率与对颅外病灶的有效率相近。贝伐珠单抗在晚期非小细胞肺癌治疗中担当重要的角色，但关于贝伐珠单抗治疗肺癌脑转移瘤疗效的研究较少。近年报告的 II 期临床研究结果表明，紫杉醇＋卡铂方案联合贝伐珠单抗治疗非鳞状细胞肺癌的颅内病灶与颅外病灶的缓解率相似（61.2% *vs.* 64.2%），药物对颅内病灶的中位有效持续时间达 8.1 个月。与历史数据相比，颅内出血率较低，提示含贝伐珠单抗方案治疗非小细胞肺癌脑转移患者安全有效。近年来分子靶向药物治疗肺癌脑转移取得了突出的疗效，是肺癌脑转移内科治疗的重要进展。对于 EGFR 突变的肺癌脑转移患者，一代、二代 EGFR-TKI 虽然在脑脊液的浓度相对较低，但对脑转移病灶的有效率均超过 50%，与颅外病灶的有效率相近。三代 EGFR-TKI 奥希替尼具有更佳的血-脑屏障渗透性，治疗 T790M 突变阳性的非小细胞肺癌脑转移病灶的有效率高达 70%，有效持续时间达 8.9 个月。对于 ALK 阳性的肺癌脑转移，ALK 抑制剂同样疗效显著。一代 ALK 抑制剂克唑替尼的血-脑屏障渗透率虽然低至 0.26%，但对脑转移病灶的有效率可达 18%～50%。二代 ALK 抑制剂更是因出色的血-脑屏障渗透性具有更高的疗效，如阿雷替尼的血-脑屏障渗透率为 86%，其治疗 ALK 阳性的肺癌脑转移病灶的有效率高达 83%。

## （二）肺癌脑转移多学科综合治疗的共识及争议

1.单发脑转移瘤的局部治疗

迄今为止，还没有前瞻性随机对照研究比较手术和 SRS 治疗单发脑转移瘤的疗效。系统评价结果显示，SRS 治疗与手术治疗的疗效相当（中位生存时间 12.7 个月 *vs.* 14.9 个月）。一般认为肿瘤直径>3cm、肿瘤或其水肿占位效应重、需要明确病理诊断的患者适合选择手术切除。当然，在选择是手术切除还是 SRS 治疗时，还需考虑患者全身状况、肿瘤部位、手术风险等因素。

2.单发脑转移瘤治疗模式

对单发脑转移瘤术后作用的随机对照临床试验结果显示，单纯手术组与手术＋WBRT 组的总生存期相近（48 周 *vs.* 43 周），术后 WBRT 可以显著降低转移瘤原位复发率（10% *vs.* 46%）及脑其他部位的复发率（14% *vs.* 37%）。随着肺癌脑转移患者的生存期延长，WBRT 引起的神经认知功能损伤逐渐受到关注。目前对单发脑转移瘤术后是否需行 WBRT 尚有争议，非小细胞肺癌 NCCN 指南（2017 年第 6 版）及中枢神经系统肿瘤 NCCN 指南（2016 年第 1 版）均将术后 WBRT 作为 2A 类推荐治疗方案。

3.1～4 个病灶的脑转移瘤治疗模式

截至目前,有 4 项Ⅲ期随机对照临床试验探讨了 SRS 治疗后辅助 WBRT 的作用,结果一致显示 SRS 治疗后辅助 WBRT 可以提高局部控制率及降低复发率,但未能延长总生存时间。而且,在 SRS 治疗后 3 个月及 12 个月时,WBRT 组认知功能恶化的发生比例较观察组明显升高。基于以上证据,美国放射肿瘤学协会(ASTRO)不主张对少数病灶的脑转移瘤进行 SRS 治疗后辅助 WBRT,非小细胞肺癌 NCCN 指南(2017 年第 6 版)也推荐对于此类非小细胞肺癌脑转移患者仅行 SRS 治疗。

4.多发脑转移瘤

既往,学者们曾经希望 WBRT 联合化疗能够同时兼顾全身控制及脑局部控制以提高脑转移瘤的疗效。但多项随机对照研究显示,与单纯 WBRT 相比,WBRT 联合化疗没有延长患者的生存期,反而增加神经毒性反应及加重骨髓抑制。因此,对于无症状的脑转移瘤患者,推荐先行化疗;对于有症状的脑转移瘤患者,可先行 WBRT。

### (三)肺癌脑转移的多学科治疗展望

近年来,随着新药研发的快速进展,内科治疗在肺癌脑转移的治疗中发挥着越来越重要的作用,在 EGFR、ALK 靶向药物已获良好疗效的基础上,如何结合放疗优化治疗模式是未来重要的议题。此外,在晚期肺癌治疗中大放异彩的免疫治疗药物,在治疗肺癌脑转移中也初现曙光。一项小型Ⅱ期临床试验结果显示,应用 Pembrolizumab 治疗 PD-L1 阳性(PD-L1 表达≥1%)的非小细胞肺癌脑转移后,33% 的患者脑病灶出现持久缓解。有学者报道使用 Nivolumab 治疗 372 例晚期肺鳞癌患者的疗效,其中 38 例为脑转移患者,其疾病控制率为 47.3%(1 例完全缓解、6 例部分缓解、11 例肿瘤稳定),与全组病例的疾病控制率相近(47%)。脑转移患者的中位无进展生存时间及总生存时间分别为 5.5 个月和 6.5 个月。

WBRT 对认知功能的损伤影响了其治疗肺癌脑转移瘤的应用价值。研究发现认知功能损伤的发生可能与照射诱导海马结构损伤有关。因此,多项研究探索了保护海马的 WBRT 方法,将海马区最大剂量限制在 9～16Gy,可降低神经认知功能下降的发生率,且治疗后海马区出现转移的概率仅为 1.49%～4.5%。但以上结果仍需Ⅲ期随机对照研究进一步证实,保护海马的 WBRT 治疗尚未成为标准的治疗方法。目前,美国放射治疗协作组(NRG)正在开展 2 项前瞻性随机对照研究探索保护海马的 WBRT 方法对减轻认知功能损伤的作用。一项是比较保护与不保护海马的 WBRT 方法的Ⅲ期随机研究(NRG-CC001),另一项比较保护与不保护海马的小细胞肺癌预防性全脑照射的Ⅱ/Ⅲ期随机研究(NRG-CC003),主要的研究终点指标是认知功能的下降。

对于病灶数目少的可切除的脑转移瘤,术后辅助 WBRT 因未能延长总生存期及引起认知功能损伤,其应用价值存在争议。由于 SRS 对认知功能损伤相对较小,有学者应用术后辅助 SRS 治疗替代术后辅助 WBRT。回顾性分析结果显示术后辅助 SRS 治疗模式的局部复发率为 10%～20%,颅内远处复发的发生率为 30%～60%,中位生存时间为 10～17 个月,与单纯手术或单纯 SRS 治疗疗效的历史数据接近。但关于 SRS 治疗是否优于术后观察或术后辅助 WBRT 仍无定论,有 2 项Ⅲ期前瞻性随机对照研究试图回答这一问题。一项是脑转移瘤切除术后辅助 SRS 治疗与观察组的对照研究,另一项是脑转移瘤切除术后辅助 SRS 治疗与辅助

WBRT 的对照研究。这两项研究结果将有助于制定脑转移瘤切除术后患者的治疗策略。

## 二、EGFR 突变型 NSCLC 脑转移治疗

### （一）背景

在非小细胞肺癌患者的疾病发展过程中，20%～40%的患者会出现脑转移，而表皮生长因子受体（EGFR）基因突变患者发生脑转移的概率更高，在亚洲人群中可达 60%。若单纯对症治疗，其中位总生存期（OS）仅有 4 周，预后非常差。

过去全脑放疗是 NSCLC 脑转移的标准治疗方法，但疗效欠佳，中位 OS 仅有 4.5 个月，且毒性较大，包括认知能力和生活质量的下降等。而在当今精准治疗时代，表皮生长因子受体酪氨酸激酶抑制剂（EGFR-TKI）不但取代化疗成为晚期 EGFR 突变型 NSCLC 患者的标准一线治疗方案，而且在多个临床研究中显示出有效控制颅内病灶进展的能力。EGFR 突变型 NSCLC 脑转移患者在接受 EGFR-TKI 治疗后，中位 OS 可达 19～58 个月。对突变型患者，EGFR-TKI 与全脑放疗的联合治疗可以结合全身及局部治疗，在一些临床研究中显示出较好疗效。目前多采用综合治疗模式。随着靶向新药的不断开发，EGFR 突变型 NSCLC 脑转移的最佳治疗策略也在不断探索中。

### （二）靶向治疗

#### 1. 第一代 EGFR-TKI 单药治疗

第一代 EGFR-TKI，包括吉非替尼和埃克替尼，是可逆的 TKI，被广泛应用于晚期 EGFR 突变型 NSCLC 患者的一线治疗。目前有多个临床试验证明第一代 TKI 单药治疗在 EGFR 突变型 NSCLC 脑转移中有着显著的疗效。首先是韩国学者 Park 等报道的一项 II 期临床试验，28 例初治的 EGFR 突变型 NSCLC 脑转移患者接受厄洛替尼（150mg，1 次/天）或吉非替尼（250mg，1 次/天）治疗后客观缓解率（ORR）达 83%，中位无进展生存期（PFS）为 6.6 个月，中位总生存期（OS）为 15.9 个月。随后日本学者报道了另一项 II 期临床研究结果，41 例 EGFR 突变型 NSCLC 脑转移患者接受吉非替尼治疗后 ORR 为 87.8%，中位 PFS 为 14.5 个月，中位 OS 为 14.5 个月。在我国吴一龙教授牵头的 CTONG 系列研究中，CTONC-0803 是一项评估晚期 NSCLC 脑转移患者二线接受厄洛替尼治疗的有效性和安全性的 II 期临床研究。入组的 48 名患者中有 8 名携有 EGFR 突变，接受厄洛替尼治疗后 ORR 和 PFS 分别为 58.3% 和 15.2 个月。而 CTONG-1201 作为全球首个将靶向治疗与全脑放疗联合化疗进行对比的 III 期临床试验，研究结果表明，对比全脑放疗联合化疗组，埃克替尼可提高无疾病进展期（PFS：4.8 个月 *vs.* 10.0 个月；PFS：3.4 个月 *vs.* 6.8 个月），获得更优的客观缓解率（颅内 ORR：40.9% *vs.* 67.1%；总体 ORR：11.1% *vs.* 55.0%）及疾病控制率（颅内 DCR：67.1% *vs.* 84.7%；总体 DCR：54.8% *vs.* 78.8%）。综上所述，TKI 单药治疗在初治的 EGFR 突变型 NSCLC 脑转移患者中可取得较佳疗效，颅内 ORR 为 60%～88%，与过去报道的总体 RR 值一致。

有少数回顾性研究显示厄洛替尼在脑转移中的疗效较佳。通过检测血液和脑脊液中的药物浓度证实一代 EGFR-TKI 在脑脊液的浓度仅为外周血的 1%～6%，其中厄洛替尼在脑脊液

中的浓度相对较高。然而 3 种 EGFR-TKI 对脑转移的 NSCLC 均取得了较好的临床疗效。到目前为止,3 种一代 TKI 孰优孰劣尚未在任何前瞻性临床研究中得到证实。

2.第一代 EGFR-TKI 联合放疗

有研究表明,放疗通过破坏血-脑屏障促进药物进入人脑,增加 TKI 疗效;同时体内外实验证明 EGFR-TKI 具有放疗增敏的作用。因此,放疗亦是 EGFR 突变型 NSCLC 脑转移的重要治疗手段之一。目前对于放疗方法的选择已有标准,但对于放疗时机的选择尚无共识。由于 EGFR-TKI 的高颅内有效率以及全脑放疗的认知功能损害等毒性,目前对无症状的脑转移一般选择延迟放疗作为挽救治疗策略。曾经有一项针对无症状脑转移瘤患者对比早期 SRS 联合化疗和单纯化疗的前瞻性Ⅲ期临床试验,由于 TKI 一线治疗晚期 EGFR 突变型 NSCLC 适应证的获批而提前结束,但是数据分析表明早期 SRS 联合化疗并不能改善 OS。另一项回顾性研究分析了延迟放疗对 EGFR 突变型脑转移患者生存的影响,得出延迟放疗不能延长 OS 的相反结论。目前亟须前瞻性、随机、多中心研究来比较一线 TKI 联合早期放疗与一线 TKI 联合挽救放疗的疗效。

3.第二代 EGJFR-TKI

阿法替尼是不可逆的第二代 EGFR-TKI。LUX-LUNG7 是全球首个比较阿法替尼与吉非替尼作为一线治疗药物应用于 EGFR 突变型 NSCLC 的随机ⅡB 期临床研究。结果显示阿法替尼在 PFS 方面优于吉非替尼,但两者在 OS 方面没有差异。目前尚无阿法替尼在脑转移方面的前瞻性临床研究。一项最大的回顾性研究纳入了至少 100 名一线化疗和一线 EGFR-TKI 治疗失败后接受阿法替尼治疗的脑转移患者,分析得到中位疾病进展时间为 3.6 个月,颅内 ORR 为 35%,颅内疾病控制率(DCR)为 66%。但在这项研究中,并不是所有患者均在第一代 EGFR-TKI 治疗失败后立即接受阿法替尼治疗。因此,有可能肿瘤细胞在治疗间歇期恢复了对 EGFR-TKI 的敏感性。另外有一个在厄洛替尼治疗期间发生脑转移的个案报道,在直接更换为阿法替尼治疗后颅内病灶达到部分缓解(PR)、颅外病灶维持稳定(SD),这提示阿法替尼在 EGFR 突变型脑转移中可能有一定疗效。

4.第三代 EGFR-TKI

尽管第一代、第二代 EGFR-TKI 的疗效显著,但大部分患者接受 TKI 治疗一定时间后会产生耐药,主要表现为新发脑转移或原颅内病灶进展。在各种耐药机制中,50%~60% 是 T790M 突变的发生。奥希替尼是同时针对 EGFR 经典敏感突变和 T790M 突变的不可逆的第三代 EGFR-TKI。动物实验数据表明,奥希替尼在脑转移灶中的浓度远高于血浆中的浓度,为 5~25 倍。在 AURAⅡ期扩展研究和 AURA2 研究中共有 39% 的患者在入组时合并有脑转移,中位 PFS、ORR 均与总体人群相似,分别为 8.0 个月 $vs.$ 9.7 个月、62.0% $vs.$ 66.1%;颅内疾病进展率仅为 14.3%,说明奥希替尼对于颅内病灶有着良好的疾病控制作用。AURA3 是一项随机Ⅲ期临床研究,对比奥希替尼与铂类联合培美曲塞双药化疗方案在一线 EGFR-TKI 治疗失败并且确认有 T790M 突变患者中的疗效与安全性。研究共纳入 419 名患者,其中脑转移患者占 34%。结果显示脑转移亚组的中位 PFS 显著长于双药化疗组,分别为 8.5 个月 $vs.$ 4.2 个月。

### 5.新一代 EGFR-TKI

AZD3759 是一种针对 EGFR 经典敏感突变、对血-脑屏障具有穿透能力的新一代 EGFR-TKI。临床前数据显示,AZD3759 在小鼠中枢神经系统中能有效分布,穿透血-脑屏障的能力显著高于其他 EGFR-TKI。一项多中心 I 期临床研究结果显示,在 20 例脑转移灶可测量评价的患者中有 8 例的脑转移灶明显缩小,AZD3759 表现出非常好的颅内抗肿瘤活性。

### (三)化疗

EGFR-TKI 在肺癌治疗中的地位已经明确,多项研究亦证实其在肺癌脑转移中的有效性。但 EGFR 突变型 NSCLC 脑转移患者常在靶向治疗的过程中发生进展,有 14%～17% 的患者仅表现为颅内进展。化疗可作为 EGFR-TKI 治疗失败后的挽救治疗手段。最常用的化疗方案为以铂类为基础的双药联合方案。

尽管有报道表明顺铂和卡铂的血-脑屏障穿透性很差,分别为 3.7% 和 2.6%,但数据显示含铂方案化疗后颅内 RR 为 23%～50%,与总体 RR 一致,说明化疗不仅对颅外病灶有效,对脑转移亦有一定疗效。但哪一种含铂方案对 EGFR 突变型 NSCLC 脑转移最有效,目前尚无定论。曾经有一项 III 期随机试验比较了顺铂联合吉西他滨、紫杉醇联合吉西他滨、顺铂联合紫杉醇三者在脑转移中的疗效和安全性,并没有得出阳性结论。培美曲塞是第三代化疗药物,与其他化疗药物类似,在中枢神经系统中的渗透率不到 5%。但有一项 II 期临床研究纳入了 43 例初治 NSCLC 患者(其中有 36 例为肺腺癌),在接受顺铂联合培美曲塞方案化疗后颅内和颅外 RR 分别为 41.9% 和 34.9%。另一项观察性研究结果显示,30 例肺腺癌患者接受顺铂联合培美曲塞方案化疗后颅内 RR 为 40%。此外在一项回顾性研究中,39 例患者接受培美曲塞单药治疗后颅内 DCR 和 RR 分别为 69.2% 和 38.4%。这些研究表明虽然化疗药物的正常血-脑屏障渗透率较低,但脑转移后血-脑屏障通透性可能改变,化疗可作为 EGFR-TKI 治疗失败后脑转移的挽救治疗选择。

### (四)抗血管生成治疗

1971 年,Folkman 博士在《新英格兰医学杂志》上首先提出了肿瘤生长依赖血管形成的概念。大量的研究进一步证实了新生血管形成与肿瘤发生、发展的关系,并且研究发现了许多抗新生血管形成的技术及制剂。抗肿瘤血管生成治疗成为新型抗癌手段。

贝伐珠单抗是血管内皮生长因子(VEGF)单克隆抗体,获准联合含铂双药化疗方案用于晚期 NSCLC 的一线治疗。一项 II 期临床研究共入组 67 例合并无症状脑转移的 NSCLC 患者,接受紫杉醇＋顺铂联合贝伐珠单抗方案治疗后颅内 RR 为 61.2%,与颅外 RR(64.2%)相近,而且仅有 I 级颅内出血并发症发生。针对有症状脑转移,两项小型回顾性研究和一项前瞻性研究均显示,接受贝伐珠单抗治疗后颅内高压症状得到缓解,同时地塞米松剂量减少,而且颅内出血的发生率并没有增加。另外有研究发现贝伐珠单抗可减轻 SRS 治疗引起的放射性坏死。在 AVAIL 研究中 1043 名非鳞非小细胞肺癌患者随机接受顺铂联合吉西他滨±贝伐珠单抗治疗,结果发现含贝伐珠单抗组中首次复发部位为脑的比例更低,提示血管生成是早期脑转移发生的关键。这些研究表明,贝伐珠单抗在预防和治疗 NSCLC 脑转移方面有着良好前景。目前尚不清楚贝伐珠单抗在 EGFR 野生型和突变型 NSCLC 中的疗效是否不同,但已有多个前瞻性临床研究评估厄洛替尼联合贝伐珠单抗治疗的疗效。一项双盲、III 期临床试验

（BeTa 研究），共入组 636 例患者（其中 30 例携有 EGFR 突变，68 例有脑转移并已接受全脑放疗），得到联合治疗组的中位 PFS 为 17.1 月，厄洛替尼单药组仅有 9.7 个月。另一个欧洲的多中心、单臂、Ⅱ期临床试验（BELIEF）也得出相似的结果，联合治疗组的中位 PFS 为 13.2 个月。且在入组的 109 例患者中有 21 例合并无症状脑转移，这部分患者的中位 PFS 为 8.8 个月，没有颅内出血并发症发生。综上所述，EGFR-TKI 联合贝伐珠单抗治疗安全、有效，有可能成为脑转移的治疗选择之一。

### （五）免疫治疗

免疫治疗被广泛应用于各种恶性肿瘤，包括非小细胞肺癌、黑色素瘤和肾细胞癌等。目前 PD-1 单抗 Keytruda 已被美国食品和药物管理局（FDA）批准用于 NSCLC 的一线治疗。但免疫治疗在 NSCLC 脑转移方面尚没有太多证据支持。只有一项 Nivolumah 在肺鳞癌中的Ⅱ期临床研究纳入了 4 例有脑转移的患者，其中 2 例患者的脑转移灶可测量评估并表现出不错的疗效。目前也有一项评估 Nivolumab 在初治无症状脑转移的 NSCLC 患者中的安全性和耐受性的前瞻性研究正在开展（NCT01454102）。而在 EGFR 突变型 NSCLC 患者中，免疫治疗的疗效似乎有限。一项 Meta 分析收集了 CheckMate-057、KEYNOTE-010 和 POPLAR 三项临床研究的数据，结果显示免疫治疗在 EGFR 突变型 NSCLC 患者中的疗效劣于多西他赛。

### （六）总结

NSCLC 患者发生脑转移的风险很高，尤其是 EGFR 突变型患者。尽管过去脑转移的预后非常差，但由于 EGFR-TKI 的出现，极大地提高了疗效并改善预后。目前第一代 EGFR-TKI 单药治疗或联合放疗是标准治疗方案。新一代 EGFR-TKI 有着较强的血-脑屏障渗透性，未来有望成为有症状脑转移的标准治疗。化疗可作为靶向治疗失败的挽救治疗策略，抗血管生成治疗有着良好的前景，免疫治疗缺乏证据支持。目前需要更多的临床研究，以探索出 EGFR 突变型 NSCLC 脑转移的最佳治疗策略。

（张　帅）

# 第八节　小细胞肺癌的综合治疗

小细胞肺癌（SCLC）约占全部肺癌的 15％，具有侵袭性高、易复发、增殖快、早期广泛转移的生物学特点。通常依据美国退伍军人肺癌协会（VALG）分法分为局限期和广泛期。对于局限期患者早期行同步放、化疗，一线化疗选用依托泊苷联合铂类；广泛期 SCLC 的标准治疗方案是化疗。

## 一、局限期小细胞肺癌

### （一）外科治疗探讨

小细胞肺癌是一种全身性疾病，即便局限期患者，也不能仅仅行手术或局部放疗，一经发现就应该进行多学科合作的联合治疗。虽然局限期患者从放、化疗中能获得很好的疗效，但仍存在局部病灶容易复发的问题，所以手术切除可以作为控制局部复发的手段。有报道一组

Ⅰ～Ⅱ期和Ⅲ期患者接受诱导化疗和手术治疗后,3年生存率分别为73.3%和42.9%。另有报道Ⅰ期SCLC患者术后辅助化疗,5年生存率达58%。国际肺癌研究协会分期数据库开展的一项研究包含了12 620例SCLC患者,其中349例进行了手术切除,完全切除的SCLC患者5年生存率:Ⅰ A期56%、Ⅰ B期57%、Ⅱ A期38%、Ⅱ B期40%、Ⅲ A期12%、Ⅲ B期为0,手术患者的生存率更高。根据以上几项大样本的回顾性研究,早期($T_{1\sim2}N_0M_0$)患者能从包括手术在内的综合治疗中获益。目前NCCN指南推荐,Ⅰ期患者可考虑手术后行辅助化疗,同时根据淋巴结情况决定是否放疗。

### (二)胸部放疗的最优模式

目前NCCN指南推荐局限期SCLC患者采用EP方案联合胸部放疗作为首选治疗方案,但胸部放疗的最佳剂量及分割方式仍存在争议。加速超分割的胸部放疗替代常规胸部放疗进一步提高了局限期SCLC患者的生存率。有学者进行的一项随机对照试验,比较EP方案联合放疗(1次/天 *vs.* 2次/天)对局限期SCLC患者的疗效,两组放疗总量均为45Gy,并对完全缓解的患者给予25Gy的全脑预防性脑照射(PCI)。超分割放疗与常规分割放疗中位生存时间分别为23个月与19个月,5年总生存率分别为26%与16%($P=0.04$),在总剂量相等的情况下,3周方案45Gy(1.5Gy×30次,2次/天)优于5周方案45Gy(1.8Gy,1次/天)。2012年报道的RTOGPO239临床试验,收集72例局限期SCLC患者,采用同步放、化疗,第1～第22天给予1.8Gy(1次,1次/天),第23～第33天给予1.8Gy(1次,2次/天),中位生存期为19个月,2年总生存率为36.6%,2年无进展生存率为19.7%,急性食管炎发生率为18%。RTOGPO239临床试验虽然减少了放疗相关的不良反应,但生存率并没有得到有效改善。2017年有学者最新的一项研究显示,两种分割模式联合化疗治疗局限期SCLC,结果无明显差异。2017年6月,欧洲前瞻性临床试验CONVERT正式在Lancet OncoloGy发表,研究结果显示常规分割66Gy(2Gy/次,1次/天)与超分割放疗45Gy(1.5Gy/次,2次/天),在总生存率与急、慢性毒性上无差别,说明超分割放疗仍然是小细胞肺癌胸部放疗的标准模式。鉴于目前的研究结果,NCCN指南建议对于局限期SCLC,放疗首选45Gy,1.5Gy/次,2次/天,至少间隔6小时,连续3周;若采用1次/天,应使用更高剂量60～70Gy,1.8～2.0Gy/次。

### (三)预防性颅脑照射

脑部转移是SCLC治疗失败的重要原因,约10%的患者在初次诊断时即有脑转移,40%～50%的患者在疾病的发展中出现脑转移。目前很多临床试验都证明预防性脑照射(PCI)对SCLC患者有重要意义。在脑照射剂量及不良反应方面有不少研究,其中LePechoux等进行的随机临床试验分别给予局限期SCLC患者PCI总剂量25Gy和36Gy,对比分析发现高剂量组没有降低脑转移发生率。RTOG0212临床试验进行PCI高剂量组36Gy(18次,1次/天或24次,2次/天)与低剂量组25Gy(10次,1次/天)的对比分析,结果发现PCI1年后高剂量组慢性中枢神经系统毒性的发生率显著增加($P=0.02$),并且回归分析得出年龄大是中枢神经系统毒性的重要预测因子($P=0.005$)。根据以上研究结果,目前NCCN指南预防性全脑放疗推荐剂量为全脑25Gy分割为10次,1次/天;或30Gy分割为10～15次,1次/天;或者24Gy分割为8次。对于KPS评分差或者神经认知功能受损的患者不建议进行预防性全脑放疗。

### （四）新的治疗模式探索

抗血管治疗的益处已经开始在 SCLC 患者中进行评估。在局限期 SCLC 患者中，伊立替康、卡铂和贝伐单抗同步放疗与贝伐单抗的维持治疗（Ⅱ期试验），由于气管瘘、食管瘘的发生被提前终止（NCT02046733，STIMULI）。一项局限期 SCLC 比较单独放、化疗与放、化疗后进行 Nivolumab 和 Ipilimumab 共同治疗的随机、开放、Ⅱ期临床试验（NCT02046733，STIMULI）于 2014 年 1 月开始，主要研究终点包括 OS 和 PFS。联合免疫治疗组在诱导阶段经静脉给予 Nivolumab（1mg/kg）和 Ipilimumab（3mg/kg），每 3 周 1 次，总共 4 个周期。随后的维持阶段 Nivolumab（240mg）每 2 周 1 次，最长周期为 12 个月。研究还在进行中，结果值得期待。

## 二、广泛期小细胞肺癌

### （一）化疗进展

#### 1.一线治疗

在广泛期 SCLC 患者中评价了许多其他联合方案，和 EP 方案比较，几乎没有一致的研究结果显示获益。伊立替康联合铂类药物向 EP 方案发起了巨大的挑战。既往日本的一项小型Ⅲ期试验报道，广泛期 SCLC 患者使用伊立替康联合顺铂治疗的中位生存期为 12.8 个月，使用 EP 方案治疗的中位生存期为 9.4 个月（$P=0.002$），两组的 2 年生存率分别为 19.5% 和 5.2%。然而，随后美国 2 项比较伊立替康联合顺铂与 EP 的大型Ⅲ期试验证明两者之间总生存率无明显差异。

有许多策略被评估是否能提高广泛期小细胞肺癌标准治疗已达到的疗效，其中包括在标准的两药联合方案中加入第 3 种药物。在 2 个试验中，EP 方案中加异环磷酰胺（或环磷酰胺加蒽环类抗生素）显示对广泛期患者轻度的生存获益。然而，这些试验显示的结果并不一致，与单独 EP 方案相比，加入烷化剂或不加蒽环类抗生素都能显著增加血液毒性。同样，与Ⅱ期临床试验结果相同，在随后的Ⅲ期试验中，顺铂或者卡铂加依托泊苷方案中加入紫杉醇并没有改善生存期，可能与不能耐受的毒性有关。在 4～6 周期标准治疗后使用维持和强化化疗只能稍微延长有效时间，并没有提高生存期，并且带来更大毒性累积的风险。近期的一项 Meta 分析报道称维持化疗并不能延长总生存期。

#### 2.二线治疗

尽管 SCLC 对初始化疗非常敏感，但大多数患者在初次治疗后出现复发和化疗抵抗，这些患者在接受进一步的化疗后只有 4～5 个月的中位生存期。尽管化疗的有效性很大程度上取决于从初始化疗结束到复发的时间间隔，但对于许多患者，二线和三线（即后续）化疗也能够获得显著缓解症状的效果。目前，拓扑替康是唯一被批准用于 SCLC 二线治疗的化疗药物。基于Ⅱ期试验，有效的后续治疗药物包括紫杉醇、多西紫杉醇、伊立替康、长春瑞滨、吉西他滨、异环磷酰胺、替莫唑胺和依托泊苷口服剂型。初步数据表明，替莫唑胺可能对 SCLC 患者有用，特别是那些有脑转移瘤和甲基化的鸟嘌呤-DNA 甲基转移酶（MGMT）阳性的患者。最近日本的一项Ⅲ期临床研究（JCOG0605）显示，在敏感复发的 SCLC 中，与单药拓扑替康相比，顺铂、依托泊苷、伊立替康 3 药联合能够延长患者生存,但是这个方案的毒性也非常明显,不推荐作为标准的二线治疗。

### (二)靶向药物探索

靶向药物是指被赋予了针对肿瘤细胞靶向驱动基因的药物或其制剂,最重要的两类靶向治疗药物分别为单克隆抗体和小分子酪氨酸激酶抑制剂。在过去的 10 年中,已有多种靶向药物被批准用于肺癌的治疗,给 NSCLC 患者带来了生存获益。但吉非替尼、厄洛替尼、克唑替尼等尚未开展 SCLC 的相关临床试验或小规模人群的临床研究未达到预期的临床效果。近年来随着精准医疗的发展、免疫靶向药物及新型化疗药物的研制以及诊疗技术和诊疗水平的不断提高,SCLC 的治疗方法逐渐增多,从这些新的研究进展中看到了 SCLC 治疗的希望。

#### 1.抗血管生成药物

贝伐珠单抗是血管内皮生长因子(VECF)的单克隆抗体,它在 SCLC 的抗血管生成治疗中的研究最多,涉及一线、二线和维持治疗。目前规模最大的一项Ⅲ期研究——GOIRC-AIFA FARM6PMFJM 研究显示贝伐珠单抗联合 EP 方案(依托泊苷+顺铂)一线治疗广泛期 SCLC 提示 PFS、OS 均延长,但没有统计学意义,联合治疗的毒性可接受。阿柏西普与 VEGFR-1 和 VEGFR-2 有很高的亲和力,在与拓扑替康联合治疗铂类耐药的 SCLC 患者中 3 个月 PFS 有所改善,但 OS 并没有明显改善且不良反应相应增加。此外舒尼替尼、索拉非尼、帕唑替尼等抗血管生成药物的临床试验提示患者未获得明显受益且不良反应增加。总之,目前报道的复发性 SCLC 的抗血管生成治疗较多但临床明显获益的很少,需要进一步临床试验寻求突破。

#### 2.DLL3 靶点的 ROVA-T

SCLC 全基因组测序分析发现有 25% 的患者存在 Notch 家族基因异常。Notch 信号主要包括 4 个受体(Notchl-4)和 5 个配体(Jagged1、Jagged2 和 DLL1、DLL3、DLLA)、DNA 结合蛋白及 Notch 的调节分子等。其中,配体 DLL3 是 Notch 信号的抑制因子,可直接影响 Notch 下游的靶基因 ASCL,有助于神经内分泌肿瘤的发生。免疫组化显示大约有 80% 的 SCLC 肿瘤组织和肿瘤细胞表面存在 DLL3 表达,因此 DLL3 有可能是 SCLC 治疗理想的靶点。Rovalpituzumab tesirine 是一种抗体偶联药物(ADC),由人源化的 DLL3 单克隆抗体偶联 DNA 损伤剂 pyrrolobenzodiazepine 二聚体毒素组成,利用表达在肿瘤细胞表面的 DLL3 识别肿瘤细胞并将细胞毒性药物输送到肿瘤细胞内,达到定向杀死肿瘤细胞的作用。在Ⅰ期临床试验中,证实了 Rova-T 治疗 SCLC 具有显著而持久的疗效。60 例可评价患者的客观有效率(ORR)为 18%,临床获益率(CBR)为 68%,中位 OS 期为 4.6 个月,1 年 OS 率为 18%。在 DLL3 阳性率≥50% 的 26 例患者中,10 例(39%)获得缓解,中位 OS 期为 5.8 个月,1 年生存率为 32%。12 例三线治疗的 DLL3 高表达的患者 ORR 为 50%,CBR 为 92%。最常见的≥3 级不良事件包括血小板减少、胸腔积液、脂肪酶升高;药物相关不良事件发生率为 38%。目前,Rova-T 针对 DLL3 表达的 SCLC 三线治疗的Ⅱ期研究(TRINITY)正在进行中。一线含铂化疗后 ROVA-T 维持治疗广泛期 SCLC 的Ⅲ期临床研究(NCT03033511),目前正在研究中,研究的主要目的是看 ROVA-T 能否提高 PFS 和 OS。

### 3.PARP 靶点的 Veliparib

PARP 是 DNA 修复酶,有助于癌细胞在破坏 DNA 的化疗药物打击下存活。Veliparib 是高效的 PARP1、PARP2 抑制剂。在 E2511(NCT01642251)研究(Ⅰ期部分)中 Veliparib 联合标准化疗一线治疗广泛期 SCLC 具有良好的抗肿瘤活性。2017 年 ASCO 对 E2511 研究Ⅱ期部分进行了报道,这部分研究为化疗联合 Veliparib 或者安慰剂一线治疗广泛期 SCLC 的随机对照研究,主要终点为无进展生存期(PFS)。该研究共纳入了 128 例初治广泛期 SCLC,化疗联合 Veliparib 或者安慰剂的中位 PFS 期分别为 6.1 个月和 5.5 个月($P=0.01$),中位总生存(OS)期分别为 10.3 个月和 8.9 个月($P=0.17$)。联合治疗组 3/4 级血液学毒性的发生率更高。PFS 的分层分析发现 LDH 升高的男性患者可从联合方案中获益。

### 4.CDK4/6 靶点的 Trilaciclib(G1T28)

CDK4/6 激活会导致癌细胞持续增殖,使癌细胞在化疗打击下存活下来。Trilaciclib(G1T28)是一种 CDK4/6 抑制剂。ASCO 2017 年会发布了 Trilaciclib(G1T28)联合卡铂和依托泊苷治疗广泛期 SCLC 的ⅠB 期临床试验(NCT02499770)结果,提示联合治疗的耐受性良好,有效率达 88%,这一联合治疗有可能提高 SCLC 治疗的效果。

## (三)免疫治疗进展

肿瘤免疫治疗通过利用肿瘤抗原的免疫原性,采用各种有效的手段使宿主免疫系统产生针对肿瘤抗原的免疫应答,提高宿主免疫系统识别和杀伤肿瘤细胞的能力。

细胞毒性 T 淋巴细胞相关抗原 4(CTLA-4)、程序性死亡因子 1(PD-1)及程序性死亡因子配体 1(PD-L1)等在抑制免疫细胞活化、肿瘤细胞免疫逃逸中发挥着重要的作用,已成为癌症免疫疗法的重要靶点。几种针对上述靶点的单克隆抗体在治疗 SCLC 的初步探索中显现出一定的疗效,但是在维持治疗和一线治疗中的作用,目前还在研究。

### 1.抗 CTLA-4 免疫治疗

Ipilimumab 是一种全人源化的抗 CTLA-4 单克隆 IgG1 抗体,通过阻断 T 细胞表达的 CTLA-4 与 APC 上的配体(CD80/CD86)结合增强抗肿瘤免疫反应。2011 年 12 月开始的一项针对新诊断的广泛期 SCLC 患者的随机、多中心、双盲、Ⅲ期临床试验(NCT01450761),该研究旨在比较 Ipilimumab 联合铂类/依托泊苷与单用铂类/依托泊苷化疗的疗效差异,是目前为止唯一一项 Ipilimumab 治疗 SCLC 的Ⅲ期研究,主要研究终点为至少接受 1 次 Ipilimumab 和化疗的患者 OS。非常遗憾,Ipilimumab 未能延长 PFS 和 OS。

### 2.抗 PD-1 和 PD-L1 免疫治疗

Nivolumab 是一种全人源化 PD-1 单克隆 IgGA 抗体,通过结合 T 细胞表面的 PD-1 受体阻止 PD-1 与肿瘤细胞 PD-L1/PD-L2 相互作用,从而诱导抗肿瘤免疫应答。CheckMate-032(NCT01928394)旨在比较 Nivolumab 联用 Ipilimumab 与 Nivolumah 单药方案对一线或多线含铂双药化疗进展的晚期 SCLC 的疗效。2015 年 ASCO 首次报道了Ⅰ期结果,并陆续更新,研究显示复发 SCLC 接受 Nivolumab 1mg/kg+Ipilimumab 3mg/kg 获得 7.9 个月的 OS 期,2 年生存率达 30%,Nivolumab±Ipilimumab 方案成为 SCLC NCCN 2017Vl 耐药复发 SCLC 二线治疗的新推荐。在毒性方面,联合治疗发生 3/4 级毒性的比率更高,关注疗效的同时,联合治疗的毒性仍然不可忽视。目前 Nivolumab 在 SCLC 维持治疗和二线治疗中的疗效仍在探索当中，CheckMate-451 是一项随机、多中心、双盲、Ⅲ期临床试验，旨在评价广泛期 SCLC 患者一线铂类方案化疗后给予 Nivolumab 单药、Nivolumab 联合 Ipilimumab 或安慰剂作为维持治疗的疗效。CheckMate-331（NCT02481830）是一项随机、开放、Ⅲ期临床试验，比较 Nivolumab 与化疗（欧美为拓扑替康，日本为拓扑替康或氨柔比星）治疗一线铂类方案治疗后复发的 SCLC。

Pembrolizumab（Keytruda，MK-3475）是一种人源性 PD-1 单克隆 IgG4 抗体，也是通过结合 T 细胞表面的 PD-1 受体阻止抗肿瘤免疫反应。KEYNOTE-028（NCT02054806）研究是一项 Pembrolizumab 治疗 PD-L1 表达阳性的晚期实体肿瘤（包括 SCLC）的ⅠB期、多队列研究。给药频率为每 2 周 1 次 Pembrolizumab（10mg/kg），最多维持 2 年或直至 PD 或出现不可耐受的不良反应。截止到中期分析，24 例之前接受过 Pembrolizumab（10mg/kg）治疗的患者，ORR 为 29.2%（7/24），中位反应时间为 8.6（7.7～16.1）周。截至数据统计时，7 例有效患者中的 6 例仍持续有效。中位 PFS 为 1.8 个月（95% $CI$：1.6～8.5），6 个月 PFS 为 32.5%。PD-L1 高表达与疗效无相关性。

NCT02359019 针对广泛期 SCLC 患者使用 Pembrolizumab 进行维持治疗的开放、单臂、Ⅱ期临床试验，入组患者要求行至少 4 个周期依托泊苷联合卡铂/顺铂一线化疗后无进展。但是从 2017ASCO 公布的结果来看维持治疗并没有延缓疾病进展风险。

NCT02580994（REACTION）是一项在未经治疗的广泛期 SCLC 患者中开展的多中心、开放、随机、对照、Ⅱ期临床试验，旨在比较依托泊苷＋顺铂/卡铂联合或不联合 Pembrolizumab 的疗效差异。主要研究终点为 PFS，目前研究正在入组的过程中。

Atezolizumab 是一种 PD-L1 单抗，阻止 PD-L1 结合其受体 PD-1 和 B7.1，从而恢复抗癌 T 细胞活性。在广泛期 SCLC 中已经看到，Atezolizumab 毒性可以耐受，有效时间持久。按照 RECIST1.1 证实的 ORR 为 6%（$n=1/17$），部分缓解，疗效持续时间为 7 个月；按照免疫相关的评价标准（irRC），有效率为 24%（4/17），其中 2 例患者使用 Atezolizumab 超过 12 个月。IMpower133（NCT02763579），Atezolizumab 联合卡铂与依托泊苷一线治疗广泛期 SCLC 的全球Ⅰ/Ⅲ期、多中心、双盲的随机对照临床试验，主要研究终点是 PFS 和 OS。

新的靶向药物和新的免疫治疗药物不断出现，联合治疗的模式也多样化，包括免疫治疗药物之间的联合，免疫治疗和化疗的联合，免疫治疗与靶向药物的联合以及免疫、靶向、化疗三者的联合等，这些治疗能不能最终改变临床实践，给患者带来获益，还需要很多临床研究的证据。目前，相关的研究也在开展，包括 CASPIAN（NCT03043872）研究，Durvalumab（PD-L1 单抗）±Tremelimumab（CTLA-4 单抗）＋含铂化疗对照单独含铂化疗一线治疗广泛期 SCLC 的Ⅲ期随机对照临床试验。这是 SCLC 一线治疗的"豪华套餐"，疗效和不良反应都让人瞩目。NCT02937818 研究尝试免疫治疗 PD-1＋PD-L1 抑制剂或 DDR 抑制剂联合铂类治疗难治性广泛期 SCLC，结果也令人期待。

## （四）放疗在广泛期 SCLC 中的应用

有学者随机临床研究结果显示，远处转移病灶负荷小的广泛期 SCLC 在初始治疗后完全缓解或者接近完全缓解，可以序贯胸部的放疗。研究中，患者经过 3 个疗程的 EP 方案化疗，如果远处的病灶完全缓解，可随机分为两组，一组继续 EP 方案化疗，另外一组在卡铂和依托泊苷的基础上联合加速高分割放疗（54Gy/36fr/18d）。研究发现加用放疗可以提高患者的中位生存时间（17 个月 *vs.* 11 个月）。另外一项Ⅲ期临床研究（CREST），评价了化疗有效的广泛期 SCLC 序贯胸部放疗的疗效，研究的结果虽然没有达到主要的研究终点，加用放疗组与对照组 1 年的生存率的差别没有统计学意义（33％ *vs.* 28％，$P=0.066$），但是在 2 年生存率上，放疗组明显高于对照组（13％ *vs.* 3％，$P=0.004$）。

EORTC 的一项随机临床研究，在 286 例初始化疗有效的广泛期 SCLC 中对比了预防性颅脑照射（PCI）和不做 PCI 患者的疗效。与对照组相比，PCI 降低了脑转移的发生率（14.6％ *vs.* 40.4％），并且提高了 1 年生存率（27.1％ *vs.* 13.3％）。这项研究自发表以来，就有很多质疑，例如，在入组前没有用 MRI 来确定没有脑转移，没有规定放疗剂量和放疗计划，没有规定诱导化疗的方案。日本的一项Ⅲ期临床研究的初步结果显示，在用 MRI 来确认患者没有脑转移的前提下，PCI 不能延长广泛期小细胞肺癌患者的生存期。

（张　帅）

# 第九节　肺癌的预后

肺腺癌相比其他类型的非小细胞肺癌更具肿瘤异质性，其异质性不仅表现于组织学和分子生物学层面，而且反映在预后和治疗效果上。因此，为了应对肺腺癌在病理学、分子生物学、放射影像学与肿瘤学的进展，国际肺癌研究协会（IASLC）、美国胸科学会（ATS）及欧洲呼吸学会（ERS）在 2011 年共同发起了关于肺腺癌的国际多学科新分类的修订，目的是便于识别肺腺癌的预后、预测因子以及治疗靶点。新分类对临床上占绝大多数的浸润性腺癌重新分为附壁样生长型、腺泡样型、乳头状型、微小乳头状型、实体型及其他变异型。仅含单一亚型成分的肺腺癌是十分罕见的，绝大多数的肿瘤（超过 80％）含有 2 种或 2 种以上的亚型成分并以一种亚型为主。

其后国内外的研究者不仅开始研究不同腺癌亚型之间病理学、分子生物学及放射影像学等方面的差异，更重要的是研究了不同亚型的预后特点。有学者按照 IASLC/ATS/ERS 新分类的标准对一组 514 例已接受根治性肺叶切除术的Ⅰ期肺腺癌病理标本进行重新分类，然后结合临床随访结果，对不同亚型为主的腺癌进行预后分析。该研究发现，实体型和微乳头型为主的肺腺癌预后最差，5 年无病生存率分别为 70％和 67％，明显差于其他亚型（$P<0.001$）。有学者亦回顾性分析了一组 573 例已接受了手术治疗的肺腺癌患者，发现实体型或微乳头型为主的肿瘤更容易发生局部复发和远处转移，而且这两种亚型亦是肺腺癌患者独立的预后不良指标，建议这类高危患者接受更为积极的辅助治疗。来自我国的几项相似的回顾性分析研究同样表明实体型或微乳头型为主的肺腺癌具有侵袭性强、易复发转移和预后差的特点。

（张　帅）

# 第三章  胸腺肿瘤

## 第一节  胸腺肿瘤的诊断

正常胸腺位于前纵隔,胸腺由第3咽囊的上皮细胞发育而来,胸腺的上皮细胞来源于内胚层和外胚层的成分。成熟的胸腺呈不规则、分叶状,出生后胸腺继续生长发育,青春期后胸腺逐渐萎缩并退化。胸腺由皮质和髓质组成,内部为髓质,由上皮样细胞和少量淋巴细胞组成。外部为皮质,充满淋巴细胞。胸腺共6种细胞,4种主要位于皮质,2种位于髓质。胸腺的功能不完全清楚,被认为是T淋巴细胞成熟的组织器官。尽管淋巴瘤、类癌、生殖细胞瘤也可以发生在胸腺,但只有胸腺肿瘤、胸腺癌、胸腺脂肪瘤来源于真正的胸腺成分。胸腺肿瘤的发病率低,为0.13/10万~0.15/10万,多位于前上纵隔或前中纵隔,少数病例位于后纵隔或其他部位,约占纵隔肿瘤的30%,男女发病率相似,40~50岁为好发年龄,中位发病年龄45岁。

### 一、临床表现

胸腺肿瘤多见于40~50岁成年人,儿童和青少年非常少见。大多数患者无自觉症状,一般在常规胸部X线检查时发现。肿瘤较大压迫肺或支气管时,可有咳嗽、低热、胸痛、消瘦、纳差、声嘶等症状。晚期患者可出现颈部淋巴结肿大、上腔静脉压迫及胸腔积液。文献报道5%~54%的患者伴有重症肌无力的症状,但重症肌无力患者仅有15%~20%伴胸腺病变。重症肌无力是一种获得性自身免疫性疾病。约95%的重症肌无力患者血中抗乙酰胆碱受体抗体异常升高,而抗乙酰胆碱受体抗体是导致神经肌肉间传递功能异常的原因。重症肌无力发病缓慢,少见突发。其临床表现为眼睑下垂、复视、四肢无力、易疲劳、吞咽困难,严重者可引起呼吸困难,很少一部分患者可自行缓解或在清晨、休息后好转,大部分肌无力症状在休息或使用抗胆碱酯酶类药物后症状可以缓解或消失。重症肌无力可以出现在胸腺肿瘤治疗前、治疗中、治疗后。治疗后50%~65%的患者症状可以缓解或消失。而30%的患者可能无效。胸腺肿瘤与重症肌无力之间存在着密切关系,但两者的具体因果关系和本质尚不清楚。少数胸腺肿瘤患者还可以合并副肿瘤综合征及内分泌代谢紊乱如再生障碍性贫血、库欣综合征、红细胞发育不全、低丙种球蛋白血症、红斑狼疮、特发性肉芽肿性心肌炎、胶原性血管疾病等。

### 二、诊断

#### (一)X线检查

对于小的胸腺肿瘤,由于密度较小,肿瘤紧贴于胸骨后,X线检查很难发现。肿瘤病灶较大时可见典型的位于前纵隔的圆形或椭圆形边界清楚肿块影。良性者轮廓清楚,光滑,包膜完整,并常有囊性变,恶性者轮廓粗糙,可伴有胸膜反应。少数患者还可伴有钙化影。

### (二)CT 和 MRI 检查

CT 扫描是诊断胸腺肿瘤首选的影像学检查,可检出 X 线不易发现的体积小的胸腺肿瘤,胸腺肿瘤在 CT 上表现为位于前纵隔的圆形、卵圆形或分叶状肿块,常邻近大血管、心脏,在左侧无名静脉下方,邻近胸骨。病灶较大时还可包绕纵隔大血管。CT 片上表现为中等软组织密度,少部分患者可表现为囊性变、钙化。利用 CT 可以将胸腺肿瘤和其他良性病变及淋巴瘤鉴别开来。MRI 在胸腺肿瘤的影像诊断中常有补充作用,主要的作用在于制订手术计划时确定切缘边界,尤其是对在术前考虑有大血管、心脏侵犯的患者更有价值。

### (三)PET/CT 检查

PET/CT 在胸腺肿瘤诊断中的价值目前数据还比较少,小样本的临床研究提示 PET/CT 可以鉴别胸腺增生和胸腺肿瘤以及鉴别胸腺肿瘤和胸腺癌。研究还提示胸腺癌的最大 SUV 值明显高于胸腺肿瘤,并且与胸腺肿瘤相比胸腺癌常呈均匀性的摄取。PET/CT 对胸腺肿瘤的诊断价值还有待进一步的研究。

### (四)血清肿瘤标志物

纵隔肿物除了胸腺肿瘤还可能是纵隔生殖细胞瘤、纵隔甲状腺肿,因此必须查血中甲胎蛋白(AFP)、人绒毛膜促性腺激素(β-HCG)排除生殖细胞肿瘤,查血 $T_3$、$T_4$、TSH 排除纵隔甲状腺肿。

### (五)针吸活检

细针抽吸活检(FNA)用于鉴别纵隔病灶、胸腺肿瘤的诊断及病理分型是可行的方法,但是 FNA 可以引起针道肿瘤细胞的种植,因此当怀疑胸腺肿瘤时需谨慎使用 FNA。近年来 B 超引导下的粗针穿刺活检及 B 超引导下的细针抽吸活检应用逐渐增多,有一定的应用价值。当临床和影像学特征高度怀疑为可切除的胸腺肿瘤时,手术切取活检应该避免。

## 三、鉴别诊断

原发性胸腺肿瘤少见,故需慎重排除纵隔其他肿瘤,如恶性淋巴瘤(包括淋巴肉瘤和霍奇金病),肺、肾、胰腺、胃肠道原发癌的纵隔与胸腺转移。胸腺肉芽肿常误诊为胸腺肿瘤。病理免疫组织化学特殊染色有利于鉴别胸腺肿瘤和其他病变,其特点见表 3-1。

表 3-1 纵隔肿瘤免疫组织化学染色特点

| 项目 | cytokeratin | CD3 CD45 | CD99 Tdt. CD1a | CD20 | CD117 CD5 CD70 EMA | synaptophysin chromogranin CD56 | Oct34 AFP CD30 PLAP | TTF-1 Napsin surfactant apopotein |
|---|---|---|---|---|---|---|---|---|
| 胸腺肿瘤 | + | + | + | − | − | − | − | − |
| 胸腺增生 | + | + | + | + | − | − | − | − |
| 胸腺癌 | + | + | − | − | + | +/− | − | − |

续表

| 项目 | cytokeratin | CD3<br>CD45 | CD99<br>Tdt.<br>CD1a | CD20 | CD117<br>CD5<br>CD70<br>EMA | synaptophysin<br>chromogranin<br>CD56 | Oct34<br>AFP<br>CD30<br>PLAP | TTF-1<br>Napsin<br>surfactant<br>apopotein |
|---|---|---|---|---|---|---|---|---|
| 神经内分泌肿瘤 | +- | - | - | - | - | - | - | + |
| 淋巴瘤 | - | + | + | + | - | - | +(CD30) | |
| 精原细胞瘤 | +/- | - | - | - | | - | - | + |
| 转移性肿瘤 | +/- | - | - | - | | +/- | - | + |

注　cytokeratin：细胞角蛋白；synaptophysin：突触素；chromogranin：嗜铬粒蛋白；Napsin surfactant apopotein：Napsin 表面载脂蛋白。

## 四、分 期

胸腺肿瘤有多种分期系统。其中，1981 年提出的 Masaoka 分期和 1994 年 Koga 改良的 Masaoka 分期是目前运用相对广泛的分期系统。鉴于 Masaoka 分期为 30 多年前小样数据分析结果，2014 年国际肺癌协会/国际胸腺肿瘤协作组（IASLC/ITMIG）对大样本进行回顾分析提出了胸腺肿瘤/胸腺癌 TNM 分期。

### （一）Masaoka-Koga 改良分期

Ⅰ期　肉眼包膜完整，镜下无包膜侵犯

Ⅱ期

　　ⅡA 期　镜下穿透包膜

　　ⅡB 期　肉眼浸润周围脂肪组织或较多粘连但未穿透纵隔胸膜、心包膜

Ⅲ期　肉眼侵犯邻近器官（如心包、大血管或肺）

Ⅳ期

　　ⅣA 期　胸膜或心包膜播散

　　ⅣB 期　淋巴造血系统转移

T（显微镜下表现和病理评估）

　　$T_1$

　　　$T_{1a}$　肿瘤包膜完整或不完整，仅侵及纵隔脂肪层

　　　$T_{1b}$　侵及纵隔胸膜

　　$T_2$　肿瘤直接侵犯心包膜

　　$T_3$　肿瘤侵犯以下结构：肺、头壁静脉、上腔静脉、胸壁、膈神经、心包膜外肺门血管

　　$T_4$　肿瘤侵犯以下结构：主动脉弓血管、主动脉、肺动脉、心肌、气管或食管

N

　　$N_0$　无区域淋巴结转移

　　$N_1$　胸腺前/周围淋巴结转移

$N_2$　胸腔内深部或颈部淋巴结转移

M

$M_0$　无胸膜、心包膜转移及无远处转移

$M_1$

　$M_{1a}$　孤立的胸膜或心包膜结节

　$M_{1b}$　肺内转移或远处器官转移

（二）IASLC/ITMIG TNM 分期

| | | | |
|---|---|---|---|
| Ⅰ 期 | $T_1$ | $N_0$ | $M_0$ |
| Ⅱ 期 | $T_2$ | $N_0$ | $M_0$ |
| ⅢA 期 | $T_3$ | $N_1$ | $M_0$ |
| ⅢB 期 | $T_4$ | $N_0$ | $M_0$ |
| ⅣA 期 | $T_{any}$ | $N_1$ | $M_0$ |
| | $T_{any}$ | $N_{0\sim1}$ | $M_{1a}$ |
| ⅣB 期 | $T_{any}$ | $N_2$ | $M_{0\sim1}$ |
| | $T_{any}$ | $N_2$ | $M_{1\sim1a}$ |
| | $T_{any}$ | $N_{any}$ | $M_{1b}$ |

# 五、病理

胸腺肿瘤/胸腺癌起源于胸腺上皮细胞。胸腺肿瘤存在多个病理分型，WHO 认为胸腺肿瘤组织学分型是胸腺肿瘤独立预后因素，经过多次更新延用至今。

## （一）2004 年 WHO 分型

2004 年对 1999 年 WHO 胸腺肿瘤的组织学分型进行修订，取消了 C 型胸腺肿瘤作为胸腺癌的同义词，将胸腺神经内分泌肿瘤列入胸腺癌，将胸腺肿瘤的组织学分为 A、AB、B1、B2、B3（其他罕见胸腺肿瘤）及胸腺癌。

1.A 型胸腺肿瘤

即髓质型或梭型细胞胸腺肿瘤。

2.AB 型胸腺肿瘤

即混合型胸腺肿瘤。

3.B 型胸腺肿瘤

按照逐渐增加的上皮细胞或淋巴细胞及核异型上皮细胞比例又分为 3 个亚型。

（1）B1 型胸腺肿瘤：即富含淋巴细胞的胸腺肿瘤、淋巴细胞型胸腺肿瘤、皮质为主型胸腺肿瘤或器官样胸腺肿瘤。

（2）B2 型胸腺肿瘤：即皮质型胸腺肿瘤。

（3）B3 型胸腺肿瘤：即上皮型、非典型、类鳞状上皮胸腺肿瘤。

4.胸腺癌≠侵袭性胸腺肿瘤

胸腺癌占胸腺肿瘤的 5%～35%。根据分化程度把胸腺癌分为鳞状细胞癌、黏液表皮样

癌等。胸腺类癌较为罕见,占前纵隔肿瘤<5%。WHO胸腺肿瘤病理分型还包括微小结节胸腺肿瘤、化生性胸腺肿瘤、镜下胸腺肿瘤、硬化型胸腺肿瘤、脂肪纤维腺肿瘤。

### (二)国际胸腺肿瘤协会(ITMIG)2015版胸腺肿瘤WHO分级共识

由于一些胸腺肿瘤亚型之间形态学的延续及胸腺肿瘤和胸腺癌在形态学上存在重叠,导致不同诊断者对某些病例仍存在分类困难、诊断重复性差的问题。因此,2015年ITMIG通过表格形势列出每一分型的主要及次要诊断标准,对2004年版WHO分型再次进行修订,使易重叠分型间边界更清楚,同时明确包括A型胸腺肿瘤在内的所有胸腺肿瘤皆表现出一定的恶性生物学行为,并且规定混合成分肿瘤应在主要成分后面标注所有组成。

(张　帅)

# 第二节　胸腺肿瘤的治疗

## 一、手术治疗

手术是胸腺肿瘤治疗的基石。约100%的Ⅰ期胸腺肿瘤和绝大多数Ⅱ期胸腺肿瘤能够完全切除,有50%左右的Ⅲ期胸腺肿瘤和25%的Ⅳ期胸腺肿瘤也能完全切除。手术切除后胸腺肿瘤患者总的5年生存率很高。Ⅰ期、Ⅱ期患者的10年生存率分别为90%和70%,Ⅲ期和ⅣA期患者的10年生存率分别为55%和35%。Ⅰ期、Ⅱ期、Ⅲ期和Ⅳ期患者的15年总生存率分别为78%、73%、30%和8%。

肿瘤切除的完整性是胸腺肿瘤患者长期生存的主要预后因素,完全切除的胸腺肿瘤有更好的生存,Ⅲ期胸腺肿瘤完全切除后长期生存率和Ⅰ期胸腺肿瘤相似。肿瘤全部切除仅3%~4%复发,复发肿瘤多能再度完全切除。有学者报道的259例胸腺肿瘤患者进行手术切除,手术方式分为完全性切除、不完全性切除和仅做活检3种,其中完全性切除179例(69%),不完全性切除62例(24%),仅做活检18例(7%)。手术中发现肿瘤外侵139例,其中侵犯心包37例,侵犯大血管26例,侵犯胸膜16例,侵犯肺22例,侵犯其他部位14例,广泛侵犯24例,手术后有肉眼残留72例。在Ⅰ期患者中有2例存在瘤旁粘连。

将近1/3胸腺肿瘤患者在诊断时已经为局部进展期而不能够进行手术治疗。局部晚期胸腺肿瘤的术前化疗有效率>50%。两项最大的试验显示CAP方案和EP方案的有效率分别为50%和56%。

## 二、放射治疗

### (一)放疗适应证
(1)浸润性生长的胸腺肿瘤术后。
(2)胸腺肿瘤未能完全切除的患者、仅行活检切除的患者及晚期患者。
(3)部分胸腺肿瘤的术前放疗。
(4)复发性胸腺肿瘤的治疗。

### （二）常规照射

**1.放射源**

$^{60}$Co 或高能 X 线或电子束线。

**2.放射治疗范围**

局部瘤床边缘外放 1cm（包括胸腺肿瘤和可能被浸润的组织或器官）；对已有明确纵隔心包种植转移或心包积液者，应先给予纵隔、全心包放疗，给予肿瘤量 DT 30～35Gy/3～3.5w 后，局部瘤床加量。如已有胸膜转移结节者，可行全胸膜照射。

**3.放射剂量**

（1）单纯放疗：包括胸腺肿瘤未能完全切除的患者、仅行活检的患者和晚期的患者；给予 DT 50～60Gy/5～6w。

（2）手术完整切除的浸润型胸腺肿瘤：术后放疗剂量为 DT 50～60Gy/5～6w。

**4.照射野设计及剂量**

肿瘤多数位于前纵隔内，常规照射时，一般多采用二维计划两前斜野加楔形板等中心治疗。对肿瘤巨大和（或）病情偏晚的病例及部分浸润型胸腺肿瘤术后病例，可以采用高能 X 线和电子束线综合使用，一般可先给予前后对穿治疗，注意脊髓受量控制在 DT 30Gy 以下，前后野比例一般 2：1 或 3：1，DT 20～30Gy/2～3w 后，改两前斜野加楔形板等中心治疗，一般分次量为 DT 1.8～2Gy，每周 5 次。如肿瘤巨大，位置较深时，可采用两前斜野加楔形板和一正中后野等中心照射，剂量分配为正中后野的剂量为两前斜野的 1/4 或 1/3。

### （三）三维适形及 IMRT 技术

**1.流程**

（1）体位及固定：治疗体位一般采用仰卧位，选择适当的头枕，用头颈肩热塑面罩固定或用热塑胸部体罩固定，并将患者的姓名、病案号、头枕型号记录在面罩上。

（2）CT 扫描：直接用增强连续扫描，层厚 5mm，扫描范围从下颌至肾上极范围。

（3）勾画靶区及危及器官：结合影像学资料、术前范围及手术记录勾画靶区。

（4）照射野的设计、计算和优化。

（5）治疗计划的确认、验证，治疗及治疗验证。

**2.靶区的定义**

（1）肿瘤靶区（GTV）：胸腺肿瘤或术后残留病变为 GTV。

（2）临床靶区（CTV）：GTV 边界外放 1cm。

（3）计划靶区（PTV）：CTV 外放 0.5cm，在 CTV 基础上外放形成 PTV 时，各个方向上均匀外放。

**3.危及器官体积（PRV）及限量**

双肺 $V_{20}$≤30％，脊髓≤45Gy，心脏 $V_{40}$≤30％，$V_{30}$≤40％，食管 $V_{50}$≤50％等。

**4.计划的评估**

至少 95％ PTV 满足上述靶区的处方剂量，PTV 接受＞110％的处方剂量的体积应＜20％，PTV 接受＜93％的处方剂量的体积应＜3％，PTV 外的任何地方不能出现＞110％处方剂量。评估包括靶区和危及器官的剂量体积直方图（DVH）的评价和逐层评价。

## （四）总结

放疗在胸腺肿瘤的治疗上占有重要的地位。虽然缺乏临床随机对照研究,但现有的回顾性研究表明,术后放疗在有选择性的胸腺肿瘤患者中有治疗获益。20 世纪 80 年代的研究曾推荐各期胸腺肿瘤患者无论是否完全切除都应该行术后放疗。最近的研究集中在哪期肿瘤或者哪种肿瘤切除的患者可以从术后放疗中获益。

有学者对Ⅰ期完全切除的患者随访了 32 年,发现复发率为 2%～3%,因而认为此期患者不可能从术后放疗中获益。来自中国医学科学院肿瘤医院的一项小样本的随机临床试验也显示,术后放疗对于Ⅰ期患者无生存获益。其他研究也显示,术后放疗对于Ⅰ期患者无治疗获益。由于不做辅助放疗的复发率也很低,故对完全切除后的 Masaoka Ⅰ期胸腺肿瘤不建议做手术后放疗。也有少数学者认为,在Ⅰ期胸腺肿瘤有瘤旁粘连的患者中有 19% 出现复发,显著高于无瘤旁粘连的Ⅰ期胸腺肿瘤。Pollack 等,在 11 例Ⅰ期胸腺肿瘤患者中观察到有 2 例复发,有学者提倡对于直径较大的Ⅰ期胸腺肿瘤或者有瘤旁胸膜粘连的患者应该给予术后放疗。Cowen 等发现,有瘤旁粘连的患者接受放疗后未出现失败。

而对于Ⅱ期和Ⅲ期或者未接受完整切除的患者,肯定可以从术后放疗中获益。SEER 登记资料的回顾性研究显示,术后放疗对于Ⅰ期患者无治疗获益,但对于Ⅱ期和Ⅲ期患者可以显著提高总生存率,特别是非完全摘除的患者。

对于完全切除的Ⅱ期或者Ⅲ期患者是否需要放疗仍然存在争议。通过报道 155 例胸腺肿瘤患者术后辅助放疗的结果,49 例为Ⅱ期的患者中有 14 例进行了放疗,35 例没有进行放疗,所有病例均为完全切除,增加术后放疗并没有显著改善Ⅱ期胸腺肿瘤的局部控制率和远处转移率。有学者认为大多数Ⅱ期胸腺肿瘤不需要术后放疗,在完全切除后随访即可。通过报道Ⅱ期和Ⅲ期胸腺肿瘤 R0 切除后未行术后放疗者的 5 年复发率为 47%;而行术后放疗的患者未见复发。回顾性分析研究显示,在Ⅱ期切缘阴性的患者中,术后放疗无治疗获益。而Ⅲ期胸腺肿瘤 R0 切除后术后放疗并没有减少局部复发或者远处转移。在一项 Meta 分析中,有学者收集了 13 项回顾性研究共 592 例患者,结果显示术后放疗对于Ⅱ期和Ⅲ期完全切除的胸腺肿瘤患者在减少复发上无治疗获益。有学者发表了一组包括 324 例胸腺肿瘤手术治疗的患者,其中 119 例患者行术后放疗。根据 WHO 组织学分型和 Masaoka 分期进行分析,有学者认为 Masaoka 分期Ⅰ期和Ⅱ期及 WHO A 型、AB 型和 B1 型不应该接受辅助放疗;Masaoka 分期Ⅲ期和Ⅳ期及 WHO B2 和 B3 型不论是否接受术后放疗,其疾病特异性生存率也无显著性差异。因此,对于完全切除的Ⅱ期和Ⅲ期胸腺肿瘤术后辅助放疗的价值仍然存在争议。

虽然对术后放疗的指征还没有循证医学的证据支持,在业界已有相对一致的意见,即对Ⅰ期患者不建议术后放疗;对Ⅱ期及其以上的患者,不论是否完全切除,仍然建议采用术后放疗;对不完全切除的Ⅲ期和Ⅳ期胸腺肿瘤患者,术后放疗是标准治疗。

对完全切除的病例,如果采用常规分割放疗,总剂量为 50Gy;对于不完全切除和大块肿瘤残留的病例,总剂量应该＞60Gy。为减少正常组织并发症和提高肿瘤照射剂量,应该采用三维适形和调强放疗技术。

### 三、局部晚期不能手术患者的放、化疗联合治疗

多种单药使用对胸腺肿瘤有效。小样本的Ⅱ期临床试验观察了单药化疗对进展期胸腺肿瘤的疗效,这些药物包括顺铂、多柔比星、白细胞介素2、培美曲塞和异环磷酰胺等。20世纪70年代和80年代,多数报道认为,以铂类和多柔比星为基础的化疗有效。ECOG于1993年最早报道了一项Ⅱ期临床研究结果,评估了顺铂($50mg/m^2$,每3周一疗程)单药化疗,21例局部进展或转移的胸腺肿瘤患者入组,结果2例患者获得PR,无CR患者的中位生存时间为76周,2年生存率39%。有学者研究了异环磷酰胺单药化疗侵袭性胸腺肿瘤,13例患者中有5例获得了CR,1例PR,总有效率为46.2%,5年生存率为57%。从20世纪80年代开始,联合化疗开始用于进展期胸腺肿瘤。在最大的一组联合化疗临床试验中,应用CAP联合化疗方案,在30例可评估的转移或者复发的患者中,有效率为50%,中位生存时间为11.8个月。在另一项单中心试验中,通过报道37例Ⅲ/Ⅳ胸腺肿瘤患者,应用CAP化疗方案,有效率为92%,中位生存时间为15个月。虽然最佳的化疗方案尚未获得,但多数学者认为以铂类为基础的化疗方案效果最佳。多个Ⅱ期临床试验显示,含铂类和多柔比星联合化疗方案的客观有效率为32%~92%,该方案也是目前临床上最常用的联合化疗方案。

### 四、注意事项

(1)双锁骨上区不需做常规预防照射。

(2)胸腺肿瘤合并重症肌无力时,放射治疗应慎重,放疗前应先用抗胆碱酯酶药物控制肌无力,放射治疗开始时剂量要小,可以从DT 1Gy起,缓慢增加剂量至2Gy/次;治疗中或治疗后要密切观察肌无力的病情变化,一旦出现肌无力加重或危象发生,应及时处理。

(3)对不伴重症肌无力的胸腺肿瘤,放疗时,一般分次量为DT 2Gy,每周5次;至少每周透视1次,了解肿块退缩情况,对肿块缩小明显的,应在剂量达30~40Gy后及时缩野,避免肺体积过大照射及剂量过高。

(4)脊髓剂量不超过其耐受量。

(5)注意射野及分割剂量,减少心包炎等并发症。

(张莹莹)

## 第三节　胸腺癌的治疗

胸腺癌是一种较少见的恶性肿瘤,占所有纵隔肿瘤的2.7%,占胸腺上皮肿瘤的5%~36%。胸腺癌来源于胸腺上皮,生物学行为显示为恶性肿瘤的表现,其预后有别于胸腺肿瘤和胸腺其他类型的肿瘤,与胸腺肿瘤相比,其疾病进展更快,局部控制率和生存率更差。胸腺癌在组织学上表现为明显不同于胸腺肿瘤的恶性生物学行为。由于其发病率低,临床经验的获得有限。

原发性胸腺癌的组织学类型有鳞癌、梭形细胞癌、淋巴上皮癌、透明细胞癌、腺样囊性癌（可包括基底细胞样癌）、黏液表皮样癌和腺鳞癌。2016 年,有学者报道 171 例胸腺癌患者的临床特征和预后因素分析,共收集了 1970 年 10 月至 2014 年 11 月复旦大学附属肿瘤医院收治的经病理组织学证实的 171 例胸腺癌患者的临床资料。中位年龄 51 岁(9～86 岁),男性 128 例,女性 43 例。采用 Masaoka 分期标准为 I 期者 3 例(1.7%)、ⅡA 期 6 例(3.5%)、ⅡB 期 13 例(7.6%)、Ⅲ期 67 例(39.2%)、ⅣA 期 14 例(8.2%)和ⅣA 期 68 例(39.8%)。有症状者 117 例(68.4%),无症状者 54 例(31.6%)。病理类型主要为鳞癌(144 例,84.2%),其他病理类型包括神经内分泌癌(14 例,8.2%)、腺癌(5 例,2.9%)、淋巴表皮样癌(4 例,2.3%)、类癌(2 例,1.2%)、黏膜表皮样癌(1 例,0.6%)和透明细胞癌(1 例,0.6%)。外科完全切除 41 例(24%),不完全切除 81 例(47.4%),仅活检 49 例(28.6%)。接受手术后放疗或者非手术放疗 134 例(78.4%),接受化疗 104 例(78.4%)。中位随访时间为 30 个月(3～141 个月)。171 例胸腺癌患者的中位生存时间为 64 个月,5 年和 10 年的总生存率分别为 51.5% 和 22.6%,I 期、ⅡA/B 期、Ⅲ期和ⅣA/B 期胸腺癌的 5 年总生存率分别为 100.0%、91.7%、60.0% 和 34.9%。多因素分析显示手术切除、Masaoka-Koga 分期和是否放疗是胸腺癌的独立预后因素。

复旦大学附属肿瘤医院报道的另一组 51 例胸腺癌临床特点和治疗结果。纳入标准为①组织学证实为胸腺癌。②所有受试者按照 Masaoka 分期标准进行重新分期。I 期:大体上肿瘤包膜完整,无镜下包膜侵犯。Ⅱ期:肉眼见肿瘤侵犯周围脂肪组织或者纵隔胸膜,镜下有包膜侵犯。Ⅲ期:肿瘤侵犯邻近器官(心包、大血管或者肺)。ⅣA 期:有胸膜或者心包播散。ⅣB 期:淋巴或者血行转移。③有完整的临床资料和随访资料。④排除肺、气管、食管和纵隔的原发或转移恶性肿瘤。1970 年 2 月至 2000 年 12 月,51 例胸腺癌病例符合纳入标准进入本研究。其中男性 36 例,女性 15 例,男女之比为 2.4∶1,中位年龄 49 岁(16～80 岁)。临床表现中无症状或者在体检中发现 4 例,咳嗽 9 例,胸痛 11 例,胸闷 4 例,气急 4 例,上腔静脉压迫征 5 例,重症肌无力 5 例,其他症状 9 例。病理类型为鳞癌 15 例,腺癌 2 例,类癌 9 例,角化型表皮样癌 1 例,低分化癌 8 例,未分型癌 16 例。按照 Masaoka 分期为Ⅱ期 5 例,Ⅲ期 34 例,ⅣA5 例,ⅣB 期 7 例。本组资料中接受手术治疗 46 例。手术方式分为完全性切除、不完全性切除和仅做活检 3 种,其中完全性切除 19 例,不完全性切除 23 例,仅做活检 4 例。手术中发现肿瘤外侵 51 例(含 2 个以上部位侵犯),其中侵犯心包 16 例,侵犯大血管 11 例,侵犯胸膜 5 例,侵犯肺 12 例,广泛侵犯 7 例。手术后有肉眼残留 27 例。

有学者报道 26 例胸腺癌手术后放疗的结果,调强放射治疗的靶区及剂量分布调强放射治疗的靶区及剂量分布,放疗剂量为 40～70Gy,5 年总生存率为 77%。本组放疗类型为手术前放疗 1 例,单纯放疗 1 例,手术后放疗 41 例,放疗加化疗 4 例,手术后复发进行放疗 4 例。手术后放疗患者中放疗至手术的中位间隔时间为 45 天(15～120 天),手术后复发照射 4 例患者的照射时间分别在术后的 6 个月、10 个月、22 个月和 24 个月进行。中位照射剂量为 5586cGy(2250～7000cGy),常规分割每次 1.8～2.0Gy。放射源为$^{60}$Co 10 例,6MV 加速器 X 线 38 例,$^{60}$Co 加电子线照射 3 例。设野方式中单一前野照 21 例,前后对穿照射 15 例,两前斜野加前野 8 例,其他照射野 7 例。

　　手术后放疗能够取得较好的局部控制率和改进不完全切除胸腺癌的治疗结局。通常在诊断时约有 70% 的胸腺癌已经侵入周围器官,30% 左右有远处转移。有学者报道一组 12 例胸腺癌患者每周用 CODE 方案(顺铂 25mg/m²,长春新碱 1mg/m²,第 1、第 2、第 4、第 6 周;多柔比星 40mg/m²,第 1、第 3、第 5、第 7、第 9 周;依托泊苷 80mg/m²,第 1、第 3、第 5、第 7、第 9 周),总有效率为 42%,中位生存时间为 46 个月,中位无疾病进展生存时间为 5.6 个月,2 年生存率为 58%。有学者认为 CODE 方案对不能切除的进展期胸腺癌可能是有效的方案。有学者治疗 8 例胸腺癌,应用 VIP 方案(依托泊苷、异环磷酰胺、顺铂),结果显示 2 例 PR,2 年生存率为 42%。通过报道,7 例 Ⅲ 期胸腺癌应用顺铂、表柔比星和依托泊苷进行新辅助化疗,结果 4 例 CR,3 例 PR,化疗完成后所有患者进行外科切除和术后放疗。有学者认为,多学科综合治疗可以改善胸腺癌患者的生存。通过报道在 8 例患者中有 6 例取得 PR,包括 2 例小细胞癌,治疗方案为顺铂、多柔比星、长春新碱和环磷酰胺。由于在以上报道中以铂类为基础的化疗方案,有效率达 46%,有理由认为胸腺癌对以铂类为基础的化疗中度敏感,是合理选择化疗方案的基础。

(贺云龙)

# 第四节　　胸腺肿瘤的预后

　　胸腺肿瘤的预后因子尚未完全建立。外科切除的程度是局部控制和生存期的显著预后因子。有学者分析了 307 例胸腺肿瘤的预后和长期生存,只有手术切除的完整性是显著的预后因子。多数文献报道,根据 Masaoka 胸腺肿瘤分期为最显著的预后因子。吴开良报道的胸腺肿瘤多因素分析显示,Masaoka 分期、手术切除的完整性和性别是影响患者预后的独立因素。

　　多数文献没有显示组织学分型是显著的预后因子。由于胸腺上皮肿瘤的组织学分类方法很多,胸腺肿瘤组织学分类的临床意义仍然存在争议。1999 年,WHO 对此类肿瘤进行了统一的分类。有学者回顾性分析了一组病例采用 WHO 分类方法的临床预后意义,在 258 例患者中,侵袭性胸腺肿瘤的比例依据 A~B3 依次增加,A、AB、B1、B2、B3 型胸腺肿瘤的 20 年生存率分别为 100%、87%、91%、65%、和 38%。多因素分析表明,Masaoka 分期和 WHO 组织学分类是显著的独立预后因子,有学者认为 WHO 组织学分类能够真实反映胸腺肿瘤的肿瘤行为。

　　国内有学者报道 54 例胸腺癌的治疗结果,该组患者中有 10 例进行了手术前放疗,未报道手术后放疗情况,全组 5 年生存率为 44.4%,有学者认为肿瘤大小、病理类型、手术方式、是否外侵和术后复发为影响预后的因素。该学者还认为肿瘤包膜是否侵犯和预后关系不大,手术前放疗和手术后放、化疗对预后没有影响。有人认为胸腺类癌较其他类型胸腺癌预后好,病变较早,手术切除率高,但较其他胸部类癌效果差。通过报道 43 例胸腺癌治疗结果,其治疗模式多样,认为 Masaoka 分期不能提示预后价值。通过报道 40 例胸腺癌的治疗结果,5 年和 10 年总生存率分别为 38% 和 28%。在单因素分析中肿瘤完全切除、KPS、组织学类型和 Masaoka 分期对总生存率有显著影响,而多因素分析仅肿瘤完全切除、KPS、组织学类型是显著的预后影响因子。在手术后完全切除的患者中进行术后放疗(中位剂量 50Gy)没有出现局部复发病例。有学者认为综合治疗,特别是完全切除加术后放疗,结合或不结合化疗是其治疗模式。

有学者报道 51 例胸腺癌的生存和预后,所有患者全部进行了放疗,有 41 例患者进行了术后放疗,5 年生存率为 55%,手术后中位照射剂量 56Gy 的 5 年局部控制率为 84%,提示手术加术后放疗是胸腺癌治疗的一种较合理的治疗模式,单因素分析 Masaoka 分期是影响胸腺癌预后的因素。

(庄　明)

# 第四章　恶性胸膜间皮瘤

## 第一节　恶性胸膜间皮瘤的诊断

恶性胸膜间皮瘤(MPM)是一种比较罕见的疾病,但在胸膜原发恶性肿瘤中是最常见的。其恶性度极高,预后差,目前中位生存期仅9～12个月。恶性胸膜间皮瘤约占胸膜恶性肿瘤的5%,全部恶性肿瘤的0.04%。自第二次世界大战以来,随着石棉使用的增多,近30年来间皮瘤的发病率不断上升,美国的发病率在2002年达到高峰。间皮瘤的潜伏期很长,发病一般在接触石棉后的20～30年。由于许多国家的石棉应用高峰仍在持续,恶性胸膜间皮瘤的发病率还将有所上升。美国恶性间皮瘤的年发患者数约为3000人,其中80%为恶性胸膜间皮瘤。恶性胸膜间皮瘤患者一般都有长期的职业性石棉接触史,多发于50～70岁的男性,确诊中位年龄为65岁。澳大利亚的恶性胸膜间皮瘤发病率为全世界最高,20岁以上人群是3.54/10万。国内恶性胸膜间皮瘤发病率地区差异大,以云南省大姚县为高发区,为8.5/10万～17.75/10万。男女比例,我国为2:1～3:1,而澳大利亚为6:1。

### 一、病因

#### (一)石棉

尽管人类使用石棉已有几千年的历史,但它与间皮瘤的关系在19世纪50年代才被首次报道。大约80%的恶性胸膜间皮瘤病例被认为与职业环境中接触各种石棉纤维有关。石棉可分为三大类:温石棉、青石棉和铁石棉。其致癌性的大小与石棉的物理性状和化学成分有关。青石棉的致癌能力是铁石棉的10倍,是温石棉的100倍。世界范围内使用的石棉大部分是温石棉(95%),只有少部分是铁石棉和青石棉(5%)。超过5%的石棉矿工患有间皮瘤,且大部分间皮瘤患者曾有石棉接触。石棉纤维被吸入人体,未能随纤毛运动排出,缓慢渗透入肺间质,沉积在肺部的下1/3处,再透入脏层胸膜。石棉致癌的机制已基本阐明,石棉暴露引起间皮细胞和巨噬细胞分泌肿瘤坏死因子-α(TNF-α),TNF-α引起核因子 kappaB(NFκB)的活化。在间皮瘤细胞中NFκB途径的激活使细胞能在石棉引起的毒性损害和基因损伤中存活,这些受损细胞增殖转化为间皮瘤。石棉也可通过诱导活化蛋白-1(AP-1),促进细胞分裂,利于恶性细胞生长。AP-1的活化可加强SV40的感染以及石棉接触对间皮瘤细胞的影响,动物实验表明石棉和SV40在间皮瘤的致癌作用上互相促进。首次接触石棉至恶性胸膜间皮瘤发病,一般需要20年,平均潜伏期32年。另外,20%的病例无明确的职业原因。据报道,恶性胸膜间皮瘤的患者 80% 为男性,有报道认为女性患者是由于间接暴露所致,例如接触从事石棉工作配偶的衣服、在石棉矿区生活等。在许多发展中国家,石棉应用仍然广泛,预示全球间皮瘤的发病率仍会持续上升。

## (二)SV40

SV40 对恶性胸膜间皮瘤的致病作用仍存在争议。SV40 是一种恒河猴内源性的 DNA 肿瘤病毒,被认为通过感染脊髓灰质炎疫苗而传播给人类。近年来,在人类恶性胸膜间皮瘤标本中发现了 SV40 的同源基因序列。SV40 在动物实验中的确可以诱发出恶性胸膜间皮瘤,并有研究表明 SV40 和石棉在人的间皮细胞恶性转化过程中发挥协同作用。SV40 通过与肿瘤抑制基因和视网膜母细胞瘤蛋白(pRb)结合使其失活,诱导生长因子的释放,激活信号通路。SV40 能诱导端粒酶的功能并增加 Notch-1 的转录和活化,Notch-1 在间皮瘤细胞的转化和增殖中发挥了重要作用。现在 SV40 在恶性胸膜间皮瘤的病原学上受到很大关注并认为有可能据此研究出新的治疗方法。但是近期也有许多结果表明被 SV40 感染的脊髓灰质炎疫苗和恶性胸膜间皮瘤之间没有关系。

## (三)其他因素

结核性胸膜瘢痕、慢性炎症、病毒感染、放射线、其他纤维(如沸石、毛沸石)也与恶性胸膜间皮瘤的发病有关。一般认为吸烟不会使恶性胸膜间皮瘤的发病率增加,但会使之恶化。另有研究显示恶性胸膜间皮瘤可能是一种常染色体显性家族遗传疾病。

## 二、临床表现

恶性胸膜间皮瘤早期症状不明显,从出现症状到确诊一般为 2~3 个月,但有 25% 出现症状后半年或更长时间才引起注意。间皮瘤的发病危险因素主要取决于接触的石棉种类、接触时间的长短和强度、接触的起始和终止时间等。吸烟并不会增加石棉接触史者致病的危险性。对疑有恶性胸膜间皮瘤的患者应详细了解其职业史和环境居住史,这对疾病诊断非常重要。间皮瘤的右侧发病率高于左侧,可能由于右侧胸腔体积更大。

间皮瘤的典型临床表现是持续性胸痛和呼吸困难。大约 60% 的患者出现非胸膜炎性胸痛,有助于与疾病侵犯胸壁而表现为胸痛的患者鉴别。50%~70% 的患者出现呼吸困难,80% 的患者同时出现呼吸困难和胸腔积液。有文献记录 95% 恶性胸膜间皮瘤的患者有胸腔积液,可见于任何期别,尤其是上皮型;右侧多于左侧,胸腔积液多为血性,少数为草黄色渗出液,可因富含透明质酸而呈黏稠状,抽尽后再生较快。较大的特点是胸痛不随着积液增加而减轻,一般的镇痛剂难以缓解。对有石棉接触史且临床上除了胸腔积液和胸痛外无任何其他表现者,首先怀疑为胸膜间皮瘤。

恶性胸膜间皮瘤的特征是以局部侵犯为主,其症状取决于侵犯的部位,如上腔静脉阻塞、Honer 综合征、食管受压等。侵犯胸壁后病变范围扩大累及肋胸膜、胸膜内筋膜和横膈,会像"被子"一样包裹着肺脏,横膈和膈肌紧紧贴近形成所谓的"冰冻胸",从而限制了胸廓的运动,导致呼吸困难。另一个特征是会沿着先前创伤性检查如胸腔镜检查的部位转移侵犯,有报道发生率在 2%~51%(平均为 19%)。尸检发现 54%~82% 有胸腔外的转移,但临床上常无任何症状,而且很少成为致死的原因。常见的腹腔转移为肝、肾上腺、肾脏。尸检还发现44%伴有肺门和纵隔淋巴结的转移;3%出现颅内转移,多见于肉瘤型。

常见体征有胸腔积液体征,呼吸音低或支气管呼吸音,杵状指等。疾病晚期常见恶病质、胸腔收缩、对侧胸代偿性增大。超过25%的患者出现胸壁肿块,常位于胸腔穿刺术、胸廓切开术和胸腔镜检查的伤口。杵状指并非恶性胸膜间皮瘤的特征性表现,但若出现杵状指常提示合并有石棉肺所致的肺纤维化。胸腔外侵犯的体征不常见。

## 三、实验室检查

恶性胸膜间皮瘤患者有些非特异性的实验室检查异常,包括高丙种球蛋白血症、嗜酸性粒细胞增多和慢性贫血。还有患者出现同型半胱氨酸升高、维生素 $B_{12}$ 减少及维生素 $B_6$ 减少。60%~90%的患者最显著的实验室异常是血小板增多(大于 $400 \times 10^9/L$),约15%的患者血小板超过 $1000 \times 10^9/L$。

目前较多的用于诊断恶性胸膜间皮瘤的血清标志物有可溶性间皮相关蛋白(SMRP)和骨桥蛋白(OPN)。可溶性间皮相关蛋白为40kD的糖蛋白,位于间皮瘤、卵巢肿瘤和胰腺癌的细胞表面,与细胞黏附和细胞间的识别和信号传导有关。研究显示恶性胸膜间皮瘤患者血清中SMRP水平显著升高,并与病变范围的大小相关,其作为诊断恶性胸膜间皮瘤的敏感性为83%,特异性为95%。胸腔积液中的SMRP同样有早期诊断意义,SMRP在检测上皮样和混合性恶性胸膜间皮瘤更有优势,可作为监测疗效的指标。血清骨桥蛋白水平升高也是诊断恶性胸膜间皮瘤的一个指标,其可以用于高危人群的筛查,但是其特异性不及SMRP。血清骨桥蛋白升高水平可以将恶性胸膜间皮瘤患者与石棉接触者区别出来。

## 四、影像学检查

恶性胸膜间皮瘤的影像学基本特征:患侧胸膜广泛性增厚,伴有增强结节及胸腔积液者占60%;胸膜收缩、胸廓塌陷占25%;胸壁、纵隔、心包等处转移占10%;胸膜钙化占5%。

X线胸片及B超是发现胸膜病变最基本的检查方法。X线特异性表现有:①胸膜结节性增厚,一般厚度为5~15mm,有时可达25mm。也可因胸腔积液掩盖病灶而显示不清。②肺裂胸膜增厚。③光滑、有小裂叶的胸膜肿块,可位于胸膜腔和肺裂。④患侧胸腔容量减少,纵隔移位,如果有胸腔积液,可以抵消这一表现。但X线检查敏感性及特异性均较低。B超是胸腔积液首选的基本检查方法。在鉴别液性和非液性病变、微量积液和胸膜增厚时,B超检查较CT有优势,并可动态观察病变随呼吸运动的变化。

CT是恶性胸膜间皮瘤检查中应用最广泛的技术。CT不仅可以看到胸腔积液、胸膜增厚和胸膜肿块等非特异性改变,还可以提供胸膜表面、膈肌和纵隔淋巴结的病变情况,特异性为88%~100%,敏感性为36%~56%,同时CT还可引导穿刺,但是在区分良性弥散性胸膜增厚和恶性胸膜间皮瘤上有一定的局限性。20%间皮瘤患者表现有钙化的胸膜斑,易被误诊为良性疾病。胸膜不规则增厚、胸膜多发强化结节、大量胸腔积液,这三者是恶性胸膜间皮瘤的特征性表现。恶性胸膜间皮瘤病变侧胸膜收缩,容易导致纵隔向患侧移位。同时若伴有大量胸腔积液,可抵消这一作用,使纵隔在中线位置或仍稍偏向患侧。这也是恶性胸膜间皮瘤大量胸腔积液与其他疾病引起的胸腔积液不同之处。

MRI 在我国还不作为恶性胸膜间皮瘤的常规检查,但它对软组织的分辨率高,更便于观察胸膜厚度和胸腔积液。MRI 联合分割技术计算肿瘤体积和肺容积,能更准确地反映疗效。近来有研究表明,MRI 在诊断恶性胸膜间皮瘤方面的准确性要优于 CT。同时,MRI 能鉴别积液的性质,一般非出血性的积液 $T_1$ 加权像多表现为低信号;而结核性胸膜炎、外伤等引起的积液内含较多蛋白质和细胞成分,$T_1$ 加权像通常表现中至高信号。$T_2$ 加权像上胸腔积液均为很高的信号。

正电子发射计算机断层显像技术(PET/CT)是诊断恶性胸膜间皮瘤的有效手段,在术前分期、评估治疗效果及治疗后监测病情方面要优于传统的影像学检查。有文献报道,PET/CT 在诊断的特异性、敏感性和分期方面,要优于 PET、MRI 和 CT。恶性胸膜间皮瘤的标准化吸收值(SUV)要高于良性胸膜病变。SUV 值大于 10 的患者与 SUV 值小于 10 的患者相比,中位生存时间明显缩短。化疗后脱氧葡萄糖(FDG)摄取量降低的患者,肿瘤无进展生存时间较长。将 SUV 值 2.2 作为良、恶性胸膜病变的分界值,能取得最好的准确性和敏感性。

在恶性胸膜间皮瘤的影像学诊断中可以提出下列优化组合作为临床使用时的参考:X 线检查应用广泛,是发现胸部病变最基础的检查方法;CT 目前仍是必不可少的主要检查手段;B 超可用于 CT 检查之后,特别适合于胸腔积液的患者做胸腔穿刺,抽取胸腔积液,寻找病理学根据;而 MRI、PET 及放射性核素检查是对恶性胸膜间皮瘤 TNM 分期、预后和疗效评价的重要补充,有许多临床研究已证明它们的重要价值,值得推广。

## 五、诊断

### (一)病理分型

原发和转移性胸膜间皮瘤在临床症状、影像学表现和大体特征上可以十分相似,但治疗和预后却有很大不同。因此,准确的病理诊断很重要。临床上胸膜间皮瘤主要分为局限型和弥漫型,前者通常有包膜包被,呈局限性生长,有良、恶性之分;弥漫型比局限型常见,在临床上大多数恶性胸膜间皮瘤指此种类型。恶性胸膜间皮瘤的大体特征:无数小结节沿着胸膜表面生长,相互融合,增厚的胸膜最终像皮革样包裹肺组织。增厚的胸膜以肺下部和横膈面最显著,一般不累及肺实质。恶性胸膜间皮瘤大体表现有所不同,某些有突出的肿块,但肿瘤沿着胸膜表面生长是诊断恶性胸膜间皮瘤的必备条件。有些患者,肿瘤可以广泛侵犯胸壁和肺组织。恶性胸膜间皮瘤也可发生局部或远处转移。尸检时可发现,胸膜间皮瘤可通过血行转移到肺、肝、肾上腺、骨、脑与肾脏,也可通过横膈播散到腹膜。大体标本有时难以鉴别良、恶性胸膜间皮瘤。

恶性胸膜间皮瘤需从两方面进行鉴别:首先,需鉴别恶性胸膜间皮瘤与转移性肿瘤或其他胸膜原发肿瘤;其次,需与间皮细胞反应性增生或胸膜纤维化相鉴别。间皮瘤细胞如有明确浸润肺组织或胸壁是恶性间皮瘤的特征,同时细胞有明显的恶性特征,如异常的有丝分裂、异型细胞核、明显的瘤结节等有助于诊断恶性。

　　WHO(2004年)分类将恶性胸膜间皮瘤分为:①上皮样,最多见,约占全部恶性胸膜间皮瘤的60%,预后较好。②肉瘤样,占7%~12%,预后最差。③促结缔组织增生性,最少见,仅占2%。④混合型,约占30%。上皮样型和肉瘤样型又可以进一步细分为多个亚型。上皮样型肿瘤细胞主要为多角形、立方形或椭圆形,最常见的亚型为管状乳头状、腺瘤样和实性片状变形,少见的为小细胞、透明细胞、蜕膜样和多形性变型。上皮样型需与反应性上皮增生进行仔细鉴别,大多数上皮样间皮瘤细胞异型性较小,偶可有明显异型。肉瘤样型肿瘤细胞主要为梭形。肉瘤样型与纤维性胸膜炎相似。肉瘤样间皮瘤细胞常见明显异型性,类似恶性纤维组织细胞瘤,生长方式与纤维肉瘤非常相似。有文献根据形态学变型命名为平滑肌样、软骨样和骨样变型。促结缔组织增生性间皮瘤以被致密胶原组织分隔的不典型梭形细胞排列成席纹状或"无结构"的结构为特征的间皮瘤,这种生长方式至少占肿瘤的50%,其他区域可为典型的肉瘤样间皮瘤成分。混合型间皮瘤,由上皮样和肉瘤样两种成分混合而成,每种成分至少超过肿瘤的10%。恶性间皮瘤常有多种组织类型,当所取的标本较大时,易诊断为混合型。

## (二)临床分期

恶性胸膜间皮瘤 AJCC TNM 分期:

T 分期

　　Tx　　原发肿瘤无法评估

　　$T_0$　　无原发肿瘤证据

　　$T_1$　　肿瘤局限于同侧的壁层胸膜、有或没有纵隔或横膈胸膜侵犯

　　　$T_{1a}$　　没有侵及脏层胸膜

　　　$T_{1b}$　　侵及脏层胸膜

　　$T_2$　　肿瘤侵及任意一处同侧胸膜(胸膜顶、纵隔、横膈和脏层胸膜),并至少具备下列一项特征:①侵及膈肌。②侵及脏层胸膜下肺实质。

　　$T_3$　　局部晚期肿瘤,有潜在切除可能。侵及所有同侧胸膜(胸膜顶、纵隔、横膈和脏层胸膜),至少具备下列一项特征:①侵及胸内筋膜。②侵及纵隔脂肪。③侵及胸壁软组织的单个、可完整切除的病灶。④非透壁性心包浸润。

　　$T_4$　　不可切除的局部晚期肿瘤。侵及所有同侧胸膜(胸膜顶、纵隔、横膈和脏层胸膜),至少具备下列一项特征:①胸壁弥漫型浸润或多个病灶,有或没有肋骨破坏。②直接经膈肌侵入腹腔。③直接侵及对侧胸膜。④直接侵及纵隔器官。⑤直接侵及纵隔脊柱。⑥穿透心包的内表面,有或没有心包积液或侵犯心肌。

N 分期

　　Nx　　淋巴结转移情况无法评估

　　$N_0$　　无区域淋巴结转移

　　$N_1$　　转移至同侧支气管肺或肺门淋巴结

　　$N_2$　　转移至同侧纵隔或隆突下淋巴结,包括同侧的内乳和隔旁淋巴结

　　$N_3$　　转移至对侧纵隔、对侧内乳、同侧或对侧锁骨上淋巴结

M 分期

　　$M_0$　　无远处转移

$M_1$ 远处转移

临床分期

Ⅰ期 $T_1 N_0 M_0$

　Ⅰ A期 $T_{1a} N_0 M_0$

　Ⅰ B期 $T_{1b} N_0 M_0$

Ⅱ期 $T_{1\sim2} N_{1\sim2}$ , $T_3 N_{0\sim2} M_0$

Ⅳ期 $T_4 N_{0\sim3} M_0$

　　　$T_{1\sim4} N_3 M_{1a}$

　　　$T_{1\sim4} N_{0\sim3} M_1$

（于丹丹）

# 第二节　恶性胸膜间皮瘤的治疗概述

目前,无论处于哪一期的恶性胸膜间皮瘤患者,非姑息性治疗的水平还不成熟。通常对于早期病例应手术切除,术后再辅助放疗和化疗。中期应以放疗为主,肿瘤缩小后再考虑能否手术切除或辅助化学治疗。对于晚期则进行以化疗为主的综合治疗,放疗和手术是姑息性的,主要是为了提高患者的生活质量。

## 一、手术治疗

外科手术是目前唯一可能获得根治性疗效的手段。但恶性胸膜间皮瘤常呈弥散性生长并易于复发,外科治疗的效果往往不尽如人意,仅极少数较局限的病例可彻底切除。外科手术的目的是切除肿瘤、缓解呼吸困难、增加辅助治疗措施的疗效。外科治疗可分为姑息性和相对根治性两大类手术方法。姑息性外科治疗主要有胸腔置管引流术和胸膜固定术。恶性胸膜间皮瘤相对根治性的手术方式主要有两种:胸膜外全肺切除术(EPP)和胸膜切除术/剥除术(P/D)。胸膜外全肺切除术与胸膜切除术/剥除术相比局部复发率较低,但远处复发率较高。

恶性胸膜间皮瘤患者往往因为全身情况较差或肿瘤已属晚期而不宜施行根治性手术,这种情况下应首选施行姑息性治疗为宜。患者施行胸穿后胸腔积液反复出现或增长极快,则需彻底的胸腔引流,可于适当部位置入多孔胸腔引流管,使患侧肺完全复张。胸膜固定术是使用化学制剂造成无菌性粘连性胸膜炎,继而产生胸膜表面的永久性粘连,使胸膜腔消失。这种方法对原发疾病不会产生影响,但可缓解症状。进行胸膜固定术前,首先应尽量排尽胸腔积液以免黏合剂被稀释并保持胸膜表面的密切接触。曾使用过的化学制剂包括博来霉素、氮芥、多柔比星、氟尿嘧啶及顺铂等。但滑石粉目前仍是最有效的胸膜黏合剂。

胸膜外全肺切除术(EPP)最早是由 Sarot 在 1949 年报道,用于治疗结核性脓胸。Butchart 等首先将该术式用于治疗恶性胸膜间皮瘤。1976 年的一项研究报道了胸膜外全肺切除术后高达 31% 的围术期死亡率,中位生存期才 10 个月。后来人们逐渐认识到,胸膜外全肺切除术和胸膜切除术/剥除术都应与其他治疗方法联合才能达到较长的生存期。胸膜外全肺切除术作为根治性手术,需要切除的范围较广,一般需整块切除壁层胸膜、肺组织、心包膜、半侧膈膜、纵隔胸膜并行纵隔淋巴结清扫,重建膈肌。该手术能够完整切除肿瘤、清扫纵隔淋巴结,手术切除半侧肺组织后通常联合半侧胸腔全量照射控制局部复发,从而提高局部治疗的效果。近年来,由于患者选择,手术技术及围术期的护理等方面的改进,恶性胸膜间皮瘤患者施行胸膜外全肺切除术手术后的状况有所改善。另外,胸膜外全肺切除术联合全身化疗、胸腔化疗、放疗和光动力治疗等也取得了一定的成功。2010 年有学者在一篇 Meta 分析中报道,行胸膜外全肺切除术后的患者,中位生存期为 9.4～27.5 个月,大多数为 12～20 个月。但较多研究计算生存期是以确诊时间或首次化疗时间为起点,而不是以手术时间为起点。1 年生存率、2 年生存率及 5 年生存率分别为 36%～83%、5%～59%、0～24%,中位无疾病生存期为 7～9个月。围术期死亡率为 0～11.8%,围术期并发症发生率为 12.5%～48%。最常见的并发症为房性心律不齐、呼吸衰竭、呼吸系统感染、肺栓塞和心肌梗死。一项回顾性研究报道 183 名患者接受全肺切除术后联合化疗和放疗的三联治疗。该研究中患者 PS 状态好,无其他疾病,影像学检查未发现远处转移的可切除肿瘤。围术期死亡率为 3.8%,术后存活超过 30 天的患者的中位生存期为 19 个月。在多因素分析中发现,上皮细胞型、无胸膜外转移、肿瘤边缘完全切除的患者生存情况明显改善。后续的两项前瞻性研究也取得了相似的结果,胸膜外全肺切除术后联合化疗和放疗三联治疗患者的围术期死亡率为 5%,中位生存期超过 20 个月。胸膜外全肺切除术前接受新辅助化疗的患者,围术期死亡率为 0～6.7%,中位生存期为14～25.5 个月。新辅助化疗所使用的方案通常是吉西他滨联合顺铂,近来多使用培美曲塞联合顺铂。$N_2$ 淋巴结是否受侵是影响预后的重要因素。

胸膜切除术/剥除术需开胸切除从肺尖到膈肌范围的脏层胸膜、侧壁胸膜及心包胸膜。和胸膜外全肺切除术相比而言,该式式因保留肺组织,对生理功能的影响明显减轻,患者易于耐受,但大部分患者术后均出现局部的复发。胸膜切除术/剥除术不是一种根治性手术,对不能耐受胸膜外全肺切除术患者可行胸膜切除术/剥除术治疗,该式式仅能清除部分肿瘤,但能有效防止胸腔积液复发。胸膜切除术/剥除术手术后肺组织仍存在,因此不建议联合放射治疗。

近年使用电视胸腔镜手术(VATS)切除恶性胸膜间皮瘤,能较好地改善症状和延长生存时间。

总之,就目前的研究现状看,治疗上皮型、局限型及纵隔淋巴结阴性的恶性胸膜间皮瘤患者仍首选胸膜外全肺切除术并综合治疗,对不能忍受胸膜外全肺切除术但能进行 R0 或 R1 切除的患者,应行胸膜切除术/剥除术合并术中纵隔淋巴结切除术为主的综合治疗。姑息性(＞R1)胸膜切除术/剥除术在治疗恶性胸膜间皮瘤中产生的作用很有限。

一项包括 945 例患者的回顾性研究显示,手术可以改善生存,手术联合多学科治疗患者中位生存期为 20.1 个月。在增加疗效的同时,胸膜外全肺切除术后加用半侧胸腔适形放疗,没有增加手术相关并发症。另一项多中心研究显示:吉西他滨联合顺铂三个疗程化疗后行胸膜外全肺切除术,之后行胸腔放疗,中位生存期达到 23 个月。另有 8 例Ⅲ或Ⅳ期恶性胸膜间皮瘤患者,吉西他滨和顺铂四程化疗后行胸膜外全肺切除术,再行半侧胸腔放疗(54cGy),中位生存期达到 33.5 个月。吉西他滨和卡铂新辅助化疗Ⅰ～Ⅲ期恶性胸膜间皮瘤患者,再行胸膜外全肺切除术及半侧胸腔放疗,也获得相似结果。提示这一治疗模式可能成为恶性胸膜间皮瘤标准治疗方案。

## 二、放射治疗

胸膜间皮瘤细胞对放射线较敏感。放疗的指征为胸膜外全肺切除术后或胸膜切除术后的患者;不能手术但疼痛严重者以及全身化疗后的后续治疗者。但目前在临床上尚无最佳的放疗技术,包括分次模式及放疗剂量等可遵循。但据 Gordon 等报道,放疗有效的最低剂量应为40Gy,方可取得一定程度的症状缓解。对于肿瘤直径≥3cm 的肿瘤,有效控制剂量应争取达到 60～70Gy。而更高剂量的放疗由于受到周围肺、心脏等重要器官的限制而无法实施。

单纯放射治疗尚不能明显改善生存率,但对于缓解恶性胸膜间皮瘤引起的顽固性胸痛、改善生存质量方面有着肯定的疗效。如果配合手术治疗较为早期的恶性胸膜间皮瘤则有延长生存期的作用。有学者报道,胸膜外全肺切除术后辅助放疗(适形放疗),整个半胸壁最佳剂量54Gy,能减少局部复发率,使其降至 13%,但远处转移率高达 64%。高剂量的放疗(54Gy)联合化疗与低剂量放疗(胸腔 30Gy,纵隔 40Gy,阳性淋巴结 54Gy)相比,前者的局部控制率更好,但在生存时间上并无差别。放疗计划要求 20% 正常肺体积,放射量不能超过 20Gy,对侧正常肾小于 15Gy,肝脏小于 35Gy,70% 心脏小于 45Gy,最高不能超过 60Gy,脊髓最高耐受剂量 50Gy。因此,调强放疗技术(IMRT)在临床应用上有一定的优势,它能使局部控制率达到87%,放射野的疾病控制率为 95%,并能保护周围正常组织和器官(如心脏、肝)。但由于曾有调强放疗技术(IMRT)引起严重肺毒性的案例报道,该技术并不推荐临床试验以外的应用。恶性胸膜间皮瘤病灶的大小直接影响治疗的疗效。放射治疗与减瘤手术相结合,可有效杀灭胸膜表面的亚临床病灶,然后采用缩野局部加量照射技术或后装近距离放疗局部残存大体肿瘤病灶区。这种治疗策略可以获得最大程度的肿瘤局部控制率和最少的正常组织放疗并发症。

另外,治疗前曾接受有创性检查(如胸腔穿刺)的恶性胸膜间皮瘤患者,在有创性诊断行为后 28 天内连续 3 天,每天接受 7Gy 的局部放疗,可减少局部肿瘤的播散。这种预防性放射治疗在 3 个临床试验中未取得明显临床获益,并未得到专家的推荐,但该方法简单易行,仍广泛应用。

## 三、化学治疗

恶性胸膜间皮瘤对化疗不敏感。因此化疗常与手术和放疗联合。新辅助化疗主要是为了减小肿瘤体积,辅助化疗能减少局部和远处的复发。局部晚期或远处转移的患者,化疗能改善其生活质量,缓解肿瘤引起的相关症状。最常用于治疗恶性胸膜间皮瘤的单药化疗有蒽环类、铂类和抗代谢药类。目前证实,顺铂是最有效的单药。但单药治疗往往不能取得满意的治疗效果,多采用联合化疗。蒽环类为基础的联合化疗有效率为 11%～32%,中位生存期为 5.5～13.8 个月。铂类为基础的联合化疗有效率为 6%～48%,中位生存期为 5.8～16 个月。培美曲塞联合顺铂是目前治疗恶性胸膜间皮瘤的标准一线化疗方案。

## 四、分子靶向治疗

虽然目前对恶性胸膜间皮瘤的生物学特点了解相对较少,但很多研究对包括血管生成、信号转导以及细胞受体等在内的许多因素进行了探索,以期望找到恶性胸膜间皮瘤治疗的新靶点,其中研究较多的是血管内皮生长因子(VEGF)信号传导途径和表皮生长因子受体(EGFR)。VEGF 是一种自分泌生长因子,为最具特征的促血管生成因子,能与内皮细胞上的受体结合,产生级联放大信号从而刺激血管生成,在恶性胸膜间皮瘤的侵袭性生长和转移中起重要的作用,所以可以考虑通过抑制 VEGF 活性来治疗恶性胸膜间皮瘤。另外一种有可能的治疗方法是把 VEGF 的抑制剂和现在的细胞毒药物联用,目前在研究的抗 VEGF 活性的药物主要有 SU5416、Thalidomide、PTK787/ZK222584、Bevacizumab 等。但目前报道的有关Bevacizumab 的 Ⅱ 期临床试验,并未取得较好的疗效。血清 VEGF 基线水平较高的患者,无疾病生存时间和总生存时间较短。

EGFR 是另外一个引起关注的与血管生成有关的受体,恶性胸膜间皮瘤经常过度表达EGFR,有 68% 的恶性胸膜间皮瘤石蜡包埋切片报告发现其表达。但有研究结果表明恶性胸膜间皮瘤中 EGFR 的表达和无复发生存期无关。在一些 Ⅱ 期临床试验中,EGFR 抑制剂(吉非替尼和厄洛替尼)与血小板源性生长因子受体(PDGFR)抑制剂(伊马替尼)对恶性胸膜间皮瘤无效。但在细胞培养中,吉非替尼能抑制恶性胸膜间皮瘤细胞的生长,厄洛替尼能诱导肉瘤型细胞的凋亡。体内或体外试验表明,伊马替尼能通过抑制 PI3K/AKT 通路引起细胞凋亡,并能增强恶性胸膜间皮瘤对吉西他滨或培美曲塞的敏感性。一个小型探索性研究用伊马替尼联合吉西他滨治疗 12 名患者,在 7 例可评价的患者中,有 2 例患者获得长期部分缓解(分别是22 个月和 5 个月)。另外 5 个患者疾病稳定平均 4.3 个月(3～6 个月)。全部患者都获得明显的症状缓解。PET/CT 检查表明该联合治疗方案能显著降低肿瘤增殖比,并且该方案耐受性良好。

恶性胸膜间皮瘤的预后不佳,常规治疗(如手术、放疗、化疗)的疗效均无法令人满意,所以一直在寻求更多有效的治疗方法,如基因治疗、免疫治疗、光动力治疗等。但由于恶性胸膜间皮瘤的例数较少,许多新治疗的临床疗效未得到验证,临床价值有待开发。

(于丹丹)

# 第三节 恶性胸膜间皮瘤的放射治疗

## 一、放疗的适应证和禁忌证

(1)对放疗敏感,疗效差的原因在于胸膜的特殊结构和在胸膜弥漫生长,不易避开肺组织、纵隔器官和肝脏。

(2)放射治疗适应证:胸膜外全肺切除术或胸膜切除术后辅助放疗、胸膜外全肺切除术或胸膜切除术后残留病灶放疗、姑息治疗（疼痛、骨转移、脑转移）。

（3）禁忌证：一般情况差，不能耐受放射治疗。合并有其他严重并发症。

## 二、放疗新技术应用

（1）三维适形放疗和 IMRT 的剂量学优势，对术后放疗带来一定程度的突破。

（2）旋转容积调强技术，克服一些常规放疗不能克服的困难，能够给予更高的肿瘤剂量和更少的正常组织照射，提高疗效。

（3）下胸壁活动度较大，行 4D-CT 定位、图像引导下放射治疗，提高肿瘤放射剂量，增加肿瘤控制，同时保护肺组织。

## 三、放疗定位

CT 定位：患者取仰卧位，个体化头枕，双手臂举过头顶，采用胸膜热塑面罩固定，3mm 层厚平扫＋增强 CT 扫描，范围为环甲膜至肝脏下缘水平。

## 四、放疗靶区范围

1.原发肿瘤 GTV 的勾画

综合手术、CT/MRI 影像学、PET-CT 资料确定肿瘤的侵犯范围，包括肉眼肿瘤的范围。术后放疗应包括外科夹（肉眼残留的指示）。

2.原发肿瘤 CTV 的勾画

术后辅助放疗应包括整个胸膜表面、外科夹及任何可能残留的部位。

3.PTV

应考虑靶区位移和日常摆位误差。

## 五、剂量及分割模式

放疗推荐剂量如表 4-1 所示。

表 4-1　恶性胸膜间皮瘤放疗推荐剂量

| 治疗类型 | | 总剂量 | 单次剂量 | 治疗时间 |
| --- | --- | --- | --- | --- |
| EPP 术后 | 切缘阴性 | 50～54Gy | 1.8～2.0Gy | 5～6 周 |
| | 镜下-肉眼切缘阳性 | 54～60Gy | 1.8～2.0Gy | 6～7 周 |
| 姑息性 | 结节复发所致的胸壁疼痛 | 20～40Gy 或 30Gy | ≥4Gy 或 3Gy | 1～2 周或 2 周 |
| | 脑或骨多发转移 | 30Gy | 3Gy | 2 周 |
| 胸膜切除术/剥脱术后 | 切缘阴性 | 45～50.4Gy | 1.8～2.0Gy | 5～6 周 |
| | 镜下-切缘阳性 | 50～54Gy | 1.8～2.0Gy | 5～6 周 |

## 六、危及器官限值

危及器官限量如表 4-2 所示。

**表 4-2　恶性胸膜间皮瘤危及器官限量**

| | |
|---|---|
| 脊髓 | $D_{max} < 45Gy$ |
| 肺 | $MLD < 8.5Gy$ |
| | $V_{20} \leqslant 30\%$ |
| | $V_{30} \leqslant 15\%$ |
| | $V_5 \leqslant 50\%$ |
| 心脏 | $V_{30} \leqslant 40\%$ |
| | 平均剂量 $< 26Gy$ |

## 七、放疗并发症及处理

1. 放射性食管炎

按分级适当使用少量激素和抗生素治疗。

2. 放射性肺损伤

按分级选择观察,对症治疗,使用抗生素、糖皮质激素,吸氧等。

3. 心脏损伤

急性心包炎首选激素治疗,心律失常使用抗心律失常药物,持续 ST-T 改变的患者采取保养心肌的措施。

（庄　明）

# 第五章 食管癌

## 第一节 食管癌概述

### 一、概述

（1）食管是一个中空的肌性器官，上端起自环状软骨下缘的环咽肌，相当于第 6 颈椎水平，下端在第 11 胸椎水平，止于贲门。

（2）食管癌是常见的消化系统恶性肿瘤，最新全球癌症统计数据显示，食管癌患者数和死亡人数在男性恶性肿瘤中均占第七位，女性患者死亡人数在女性恶性肿瘤中排在第 9 位。

（3）食管癌是多因素协同等作用所致，相关因素有亚硝胺、真菌感染、营养不足、维生素及微量元素缺乏、饮酒、吸烟、肥胖或超重、HPV 感染等。消化道病史、饮食不规律、胃食管反流性疾病等是消化道肿瘤的危险因素。

（4）我国食管癌的病理类型主要为鳞癌，主要发生部位为食管中段。而西方国家以腺癌为主，高发部位主要在食管下段和食管与胃交界处。近 10 余年来，西方国家食管与胃结合部腺癌发病率显著增加，我国该部位肿瘤发病有上升趋势。

（5）食管癌的生物学特点有直接浸润、淋巴转移和血行转移。

（6）食管癌患者预后较差，总体 5 年生存率为 10％～30％。在世界范围内，生存率报道较高的国家是日本和韩国。我国食管癌和美国、部分欧洲国家的 5 年生存率相近，在 20％～30％。随着医学的发展，越来越多的食管癌患者在疾病早期被发现并明确诊断，5 年生存率有提高的趋势，其中来自我国 21 个中心的数据显示，2000～2004 年食管癌 5 年生存率为 22.0％～23.9％，2010～2014 年可达 29.0％～30.4％。

### 二、病因

食管癌发生是多病因联合作用的结果。目前认为，食管癌的发生和一些致癌物质、饮食习惯、遗传因素、生物学因素有关。食管癌的高发区域在农村或者土地平瘠及营养较差的经济贫困地区，这些地区人群的膳食中一般缺乏维生素、蛋白质及必需脂肪酸，这些成分的缺乏可以使食管黏膜上皮增生、间变，进一步可引起癌变。致癌物质亚硝胺类化合物（包括亚硝胺和亚硝酸胺两大类）、真菌是很强的致癌物质。长期饮酒和吸烟与食管癌的发病有关，一般认为饮烈性酒的危险性更大。长期吃过热食物，食物过硬而咀嚼不细者易得食管癌。其他与食管癌有关的食管疾病包括食管炎，食管黏膜腐蚀性损伤可导致食管狭窄，诱发食管癌、Plummer-Vinson综合征、Barrett食管等。此外，贲门失弛缓症、食管瘢痕狭窄、食管憩室、食管溃疡、食管裂孔疝等，与食管癌的发病有一定关系。大量的研究表明，食管癌具有明显的家族史，在食管癌的高发区，家族史更明显。微量元素钼、铁、锌和硒等的缺少也与食管癌的发病有关。近年来，人乳头瘤状病毒（HPV）与食管癌的关系引起重视。

## 三、病理

### （一）部位分布

国内资料显示以中段食管癌最多，占52.7%；下段次之，占33.2%；上段为14.1%。Postlethwait和Sealy综合文献中报道的14 181例食管癌，中段为51.5%，上段和下段分别为15.3%和33.2%。日本一组4874例食管癌的分段情况，颈段为5.4%，上胸段为9.9%，中胸段为57.0%，下胸段为22.5%，腹段为5.2%。

### （二）病理

#### 1.病理类型

我国食管癌95%以上是鳞癌，少数为起源于食管的腺体或异位胃黏膜的腺癌。偶见于鳞癌与腺癌合并发生，即腺鳞癌或由腺鳞癌化而称为腺棘癌。近年来食管小细胞癌的报道增多，这种类型的食管癌生长快，恶性程度高，较早出现转移。此外，还有腺样囊性癌、食管黏液表皮样癌、癌肉瘤、恶性黑色素瘤等，更为少见。食管的肉瘤以平滑肌瘤常见，食管恶性纤维组织细胞瘤、横纹肌肉瘤等十分罕见。西方以Barrett食管（与慢性胃食管反流有关）所致的食管腺癌多见，高达50%，尤其美、英、法、德等国的白色人种呈上升趋势，发病率目前已超过食管鳞癌。

#### 2.食管癌前期病变

食管癌普查的结果显示，在食管癌高发区，轻至中度非典型增生较常见（发生率为9%～24%），但重度非典型增生及食管癌变发生率为3%～5%。一组前瞻性研究显示，普查时食管黏膜活检病理诊断为轻、中和重度非典型增生者，3年半后癌变率分别为5%、26%和65%。WHO根据食管鳞癌的发生发展过程，认为食管鳞癌是由非典型增生到癌变的演变过程，在重度非典型增生中已经存在原位癌，甚至为浸润性癌。目前，已经把非典型增生改称为低级别和高级别上皮内瘤变。Barrett食管与食管腺癌的关系密切，为癌前期病变。

食管癌的早期诊断是根治食管癌的关键。采用食管脱落细胞学和X线检查相结合的方法开展食管癌普查，发现了许多早期病例，提高了治疗效果。在早期的临床报道中，食管拉网脱落细胞学检查的准确率为87.9%。20世纪70年代初期复旦大学附属肿瘤医院食管拉网脱落细胞学诊断食管癌的阳性率为93.0%。

## 四、临床表现

食管癌的症状分为早期症状和中晚期症状。症状与病理变化紧密关联，在早期食管癌，病变只限于黏膜表层癌性糜烂、浅表溃疡或小的斑块，所以在进硬食时产生一些轻微的神经感觉症状，到癌组织长成肿块致使食管腔变窄即产生机械性梗阻症状。

## （一）早期症状

根据对早期食管癌的病例分析,90％有症状,10％无症状,其中最主要有4种症状。

### 1.大口吞咽干性食物时有轻微的梗阻感

占51％～63％,多不引起注意,可自行消失和复发,不影响进食。常在患者情绪激动时发生,故易被误认为是功能性症状。但这种现象逐渐加重且频率增多时,要高度怀疑食管癌。

### 2.吞咽时胸骨后闷胀隐痛不适感

与食管癌早期的黏膜糜烂和浅溃疡有关。表现为胸骨后和剑突下疼痛,咽下食物时有胸骨后或剑突下痛,其性质可呈烧灼样、针刺样或牵拉样,以咽下粗糙、灼热或有刺激性食物时尤为明显。初时呈间歇性,当癌肿侵及附近组织或有穿孔时,就会有剧烈而持续的疼痛。疼痛部位常不完全与食管内病变部位一致。疼痛多可被解痉剂暂时缓解。

### 3.食管内异物感

20％左右的患者在吞咽时有食管内的异物感。

### 4.食物滞留感

咽下食物或饮水时,有食物下行缓慢并滞留的感觉以及胸骨后紧缩感或食物黏附于食管壁等感觉,食毕消失。症状发生的部位多与食管内病变部位一致。

上述症状十分轻微并且断续发作,每次时间短暂,易被忽视。有的持续数年而无明显改变,也有的呈进行性加重,但大部分进展缓慢,详细询问病史对诊断有一定的意义。必须强调,这些症状并非早期食管癌所特有,贲门失弛缓症、慢性食管炎、胃食管反流症、进食过硬或过热食物引起的食管外伤等,都可能产生这些症状。

## （二）中晚期症状

### 1.吞咽困难

进行性吞咽困难是中晚期食管癌最典型的症状。一般患者初起时只在进食干硬食物时出现吞咽障碍,也可能是间歇性的吞咽困难,以后则进半流质、流质食物时亦有此症状,呈进行性加重,最后可发展至滴水不入。由于食管具有良好的弹性及扩张能力,一般出现明显吞咽困难时,肿瘤常已侵犯食管周径2/3以上,此时常伴有食管周围组织浸润和淋巴结转移。部分患者症状发展缓慢,时轻时重。有的患者甚至到了晚期,吞咽困难仍不十分严重。

吞咽困难的程度随着食管癌病理类型的不同而差异很大。如缩窄型、髓质型吞咽困难明显,而蕈伞型、溃疡型、腔内型则较轻。其原因是前者肿瘤多累及食管全层,管壁僵硬、管腔狭窄明显,因而吞咽困难症状明显,而后者肿瘤多以沿食管的纵轴扩张为主。在肿瘤侵犯管腔的1/3～1/2周,甚至2/3周时,未受累的食管仍可以正常扩张,液体和固体食物易于通过,因而吞咽困难症状轻。当病变部位发生感染、进食不当或过度疲劳时,症状加重,经短期禁食、补液、抗感染治疗后或坏死组织脱落时症状可明显减轻,但并非肿瘤真正好转。吞咽困难的严重程度与肿瘤大小、手术切除率和生存率并无一定的平行关系。

### 2.吐大量沫状黏液

吐大量沫状黏液为食管癌的另一常见症状,这是由于食管癌的浸润和炎症引起食管腺与唾液腺分泌增加所致。每日量达1000mL以上,严重时可达1500～3000mL。呕吐量与梗阻的程度有关。呕吐物主要为沫状黏液,其中可能有食物残渣,有的混有陈旧血迹,甚至有恶臭味。其原因是食管呈不完全或完全梗阻状态,食管腺体和唾液腺的分泌液仅有少部分吞咽入胃,这些液体积存于肿瘤上方的食管腔内,当液体太多时便会借食管壁的逆蠕动而反流出来,并常会被吸入呼吸道,引起阵发性呛咳,严重时可引起吸入性肺炎。

**3.疼痛**

胸骨后或背部肩胛区持续性钝痛常提示食管癌已有外侵,引起食管周围炎、纵隔炎,但也可以是肿瘤引起食管深层溃疡所致。约有10%的病例咽下时出现疼痛,晚期可达20%。疼痛的特点是吞咽时发作或使之加剧,随病情发展而加重,可伴有吞咽困难。疼痛的性质与早期病例不同,疼痛较重,为隐痛、刺痛或灼痛,并与病变部位相吻合。若疼痛加剧,伴发热,常预示肿瘤穿孔。

**4.声音嘶哑**

常由肿瘤直接侵犯或转移淋巴结压迫喉返神经引起,但有时也可以是吸入性炎症引起的喉炎所致,间接喉镜有助于鉴别。

**5.出血**

食管癌患者有时也会因呕血或黑便就诊。肿瘤可浸润大血管特别是胸主动脉而造成致死性出血。对于有穿透性溃疡的患者特别是CT检查肿瘤侵犯胸主动脉者,应警惕大出血。

**6.其他症状**

因食管不全或完全梗阻而进食量少;呕吐大量黏液、疼痛及烦恼;患者营养情况恶化,表现为体重下降、脱水、消瘦、贫血、虚弱等。

**(三)终末期症状和并发症**

(1)恶病质、脱水、全身衰竭,此系食管梗阻滴水难入和全身消耗所致,常伴有贫血,水、电解质紊乱。

(2)肿瘤侵犯并穿透食管,累及气管、纵隔、支气管、肺门、心包、大血管等,引起纵隔炎、脓肿、肺炎、气管-食管瘘、大出血等。

(3)全身广泛转移引起相应的症状,如肝、肺、脑等重要脏器转移,引起黄疸、腹水、昏迷、全身水肿、呼吸困难等;纵隔、锁骨上淋巴结或全身皮下转移,引起声带麻痹、气管压迫、呼吸困难、疼痛等;出现颈部包块、皮下结节等体征。

(贺云龙)

# 第二节　食管癌的影像学诊断

## 一、X 线钡餐检查

### (一)早期食管癌的表现

食管壁全层分为黏膜、黏膜下层、肌层和外膜。早期食管癌是指癌肿仅累及食管黏膜、黏膜下层。此时,病变所致的黏膜皱襞改变细微,食管的通畅度无明显受阻,因此单依靠 X 线钡餐检查很难诊断。在良好的气钡双对比片上,早期食管癌可能观察到的征象有①黏膜稍增粗扭曲,连续性欠佳。②局部小溃疡形成,食管轮廓欠光整,较毛糙。③食管的运动稍差。当检查者经过仔细观察,发现上述征象时,应建议患者进一步进行消化道内镜检查以明确诊断。

### (二)中晚期食管癌的表现

中晚期食管癌指癌肿已累及肌层或达外膜以外,在 X 线钡餐造影中可有明确的表现。病理上,中晚期食管癌分 5 型,即髓质型、蕈伞型、溃疡型、硬化型和腔内型。其中较多见的为溃疡型和髓质型。以往常将中晚期食管癌在 X 线检查中的表现依据病理分型分为 5 类,但学者在实际工作中发现很难完全依据 X 线检查中的各种表现与病理分型相匹配。中晚期食管癌 X 线钡餐检查的主要征象:①充盈像钡剂达到病变段时,食管轮廓变得不规则,管腔狭窄,狭窄常不对称,腔内出现充盈缺损,此种表现多出现于髓质型食管癌。②黏膜像表现为正常黏膜皱襞中断,黏膜纹理紊乱、破坏,几乎所有的食管癌都会出现此征象。③龛影的出现,表现为较大不规则的长形钡剂充盈区,与食管长轴一致,周围可见不规则水肿透亮带,称为半月征,此表现多见于溃疡型。④管腔严重狭窄,呈线状,钡剂通过受阻,上方食管扩张,此表现多见于硬化型。⑤病变区管壁僵硬,蠕动减弱或消失,此表现均会出现。

食管穿孔或食管瘘为中晚期食管癌及手术后可能出现的并发症。X 线钡餐造影时,可见高密度的对比剂进入邻近气管,使支气管显影。若癌肿侵入纵隔,则可表现为对比剂在瘘口周围不规则分布。当临床疑有穿孔时,应注意改用碘液进行观察。

X 线钡餐造影还可以对食管癌患者放、化疗后的改变进行监测。一般而言,放、化疗后病变管腔的狭窄程度可能减轻,病变段的对比剂通过较畅,黏膜破坏中断的征象也可改善。

## 二、CT

### (一)主要征象

(1)食管壁非对称性增厚,局部形成软组织肿块影。肿块边缘可以比较光整,也可欠规整,与正常食管分界不清。平扫时,肿块密度与正常食管密度相近。在矢状位或冠状位重建图像上,肿块多呈椭圆形或梭形。

(2)食管腔可呈不规则狭窄,多为偏心性。狭窄近段管腔不同程度扩张,腔内可见液体或液气平面。

(3)增强扫描后食管癌形成的软组织肿块常有中等度强化,此时肿块与周围结构的关系显示得更加清楚。肿块与邻近大血管及气管的关系直接决定了食管癌的可切除性。Picus 等提出在 CT 片上测量肿瘤与主动脉的接触面积以判断是否侵犯主动脉,即接触面积越大,侵犯的概率越高。Takashima 等又提出了脂肪三角法判断主动脉是否受侵,即脂肪间隙被完全闭塞即判定受累。左心房及心包受侵一般也以两者间的脂肪层是否存在作为标准。而气管与肿块间脂肪层消失不能作为受累的肯定依据,必须以气管、支气管受压推移,出现切迹,甚至病灶侵入气管内为可靠证据。

(4)食管癌患者有无纵隔淋巴结的转移也是 CT 图像上主要观察的目标。CT 图像主要依据淋巴结的大小、形态、密度来判断有无肿瘤的侵犯,其中大小是最主要的观察指标。另外,多个相互融合的淋巴结或增强扫描淋巴结中心出现坏死也提示转移。目前,学者们在进行食管癌淋巴结转移 CT 术前判断与术后病理一致性研究中仍然发现许多问题。首先,纵隔不同区域的淋巴结大小是有差异的,所以以大小作为评价标准时必须有所区别。一般认为锁骨上区及膈脚区域很少见到淋巴结,一旦出现则转移的概率较大,故这些区域的淋巴结肿大标准为短径≥6mm;上中纵隔(包括气管前腔静脉后、主肺动脉窗、上气管旁、左右肺门、隆嵴下)在正常人即可见到稍大的淋巴结,故这些区域的淋巴结肿大标准为短径≥10mm。上腹部胃左动脉引流区域也是食管癌淋巴结常见的转移区域,此区域淋巴结肿大也引用该标准。其次,有些大小没有超过标准的淋巴结病理上却已经发现了肿瘤的浸润,而一些病灶周围明显增大的淋巴结却被证实为非转移性炎性淋巴结。总之,CT 对发现转移的淋巴结具有一定的敏感性,但特异性不高。

(5)食管癌术后的 CT 常显示一侧胸腔胃,手术侧胸腔内可有少量积液或胸膜增厚,邻近肺组织内可有反应性斑片状致密影。吻合口处可见金属高密度影。同时,也可观察吻合口局部周围有无肿瘤复发。

(6)食管癌放、化疗后的 CT 表现。在一些不可切除的中晚期食管癌患者,放、化疗常成为首选的方法。CT 可作为监测疗效的一种随访工具。在放、化疗有效的患者,常可观察到软组织肿块明显缩小,原肿大淋巴结缩小甚至消失等征象。同时,还可以观察肺内、腹部等其他脏器有无转移灶的出现。

### (二)CT 在食管癌分期中的作用

2009 年,国际抗癌联盟与美国癌症联合会制定了食管癌 TNM 新分期。CT 能够观察肿瘤外侵范围,判断降主动脉、气管、支气管、心包受累的敏感性和特异性较高,T 分期的准确率较高。CT 还可以判断食管周围淋巴结受侵与否,判断远隔淋巴结有无转移,N 分期的敏感性较高,特异性还有待提高。对判断肺内、腹部脏器有无转移也具有一定的优势。总之,CT 能较为准确地进行食管癌分期,可以帮助判断肿瘤可切除性及制订放疗计划;对有远处转移者,可以避免不必要的探查术。

## 三、MRI

### (一)主要征象

(1)食管壁局部增厚形成软组织肿块影。肿块呈等 $T_1$ 稍高 $T_2$ 信号,其内信号不均匀。肿块上段食管扩张。当肿块向腔外生长累及降主动脉时,可表现为两种间线状低信号(脂肪抑制)消失,气管、支气管受压移位。肿块邻近淋巴结或纵隔内淋巴结肿大。

(2)DWI 序列肿块表现为明显高信号,受累的淋巴结无论大小均可呈较高信号,这提高了影像检查评价食管癌淋巴结转移的准确性。当淋巴结发生转移时,其细胞密度有时会增加,细胞外自由水空间缩小;同时由于癌细胞异型性明显,核质比例增高,使得细胞内间隙减小,导致水分子弥散受限,在 DWI 图像上信号增高,而 ADC 值减低。但值得注意的是,转移性淋巴结和非转移性淋巴结的 ADC 值存在一定的重叠,因为部分淋巴结仅有少量癌细胞浸润,大部分仍为正常组织,这时 ADC 值下降不明显。

(3)动态对比增强扫描见肿块早期出现中等度至明显强化,病灶范围显示得更加清楚,在矢状位上可以明确病变的范围。

### （二）MRI在评价食管癌放疗前定位和放疗后疗效监测中的作用

目前，食管癌放疗多以 CT 模拟定位为基础，结合 X 线钡餐造影、食管镜等检查进行靶区勾画和设计。尽管 CT 有较高的密度分辨率，较 X 线检查可以较为准确地显示病变范围。但是，CT 在肿瘤边界的确定、纵隔淋巴结的转移判断方面仍有不足。有学者应用 DWI 成像测量病变的长度，发现与手术大体病理无显著性差异。DWI 成像与 X 线钡餐造影和常规 MRI T$_2$WI 图像在显示病变长度方面有较好的对应关系。如果将 CT 图像与 DWI 图像相融合可更好地显示肿块的边界和范围。因此，DWI 图像可作为 CT 靶区勾画的重要参考和补充。另外，DWI 成像对食管癌周围及纵隔内淋巴结有无转移的判断更为准确，也为放疗前精确定位提供了重要的信息。

放疗后，X 线钡餐造影被认为是判断近期放疗疗效简单而直观的手段。但 X 线检查无法观察肿瘤内病理改变及纵隔淋巴结的改变。而增强 CT 扫描虽然可以观察到肿块实质部分缩小，但一般需要几个月甚至更长时间。常规 MRI 成像和增强扫描可以观察肿瘤信号的改变及淋巴结的改变，而 DWI 成像则可以更敏感地观察到肿块及淋巴结内 ADC 值的变化。一般而言，对放疗敏感的病例无论肿块还是转移性淋巴结，其 ADC 值都会在早期就明显上升。而依据 DCE-MRI 所获得的一些特定的定量参数，也许能较早地反映放、化疗对肿瘤新生血管的抑制作用。

（王　飞）

# 第三节　食管癌的病理诊断与分期

## 一、病理诊断

### （一）鳞状细胞癌

食管的鳞状细胞癌（SCC）是一种具有鳞状细胞分化的恶性上皮性肿瘤，显微镜下的特点为角质细胞样细胞存在细胞间桥和（或）角化，主要发生在食管中段及下段 1/3 处，仅有 10%～15% 发生在上段 1/3 处。

食管鳞状细胞癌在发生率、死亡率及性别比例上均显示了地域差异。男性及女性的平均发病年龄为 65 岁，极少发生在 30 岁以下者。

在西方国家，具有鳞状细胞分化的食管癌主要发生在具有吸烟史和酗酒史者，常伴有 Tp53 基因突变。在中国高发地区，食物缺乏特定微量元素导致营养不良或者食用腐烂、变质食物（产生亚硝胺的潜在根源）都是食管癌的高发因素，其他原因还包括热饮料造成的慢性黏膜损伤或者人乳头状瘤病毒（HPV）感染等。

1.大体观

（1）早期食管癌：肿瘤浸润深度未超过黏膜下层，且无淋巴结转移。

1）斑块型：癌变区与正常食管黏膜分界清楚，范围大小不一，黏膜稍肿胀隆起，表面呈粗颗粒状,纵行皱襞中断,横行皱襞变粗、紊乱、中断。切面上,癌变区黏膜明显增厚。

2)糜烂型:癌变区大小不一,与周围黏膜界限分明,病变的黏膜稍微下陷或呈地图状轻度糜烂,切面上可见病变黏膜缺损。

3)乳头型:肿块体积较小,明显向食管腔内隆起,呈乳头状或蕈伞状,切面瘤体向食管腔突出,浸润食管壁不明显。

4)隐伏型:肉眼观察不易辨认,仅在新鲜标本时癌变区较正常黏膜色泽加深,既不隆起亦不下陷,镜下示原位癌。

早期食管鳞状细胞癌的病理类型,与临床症状有一定的关系,隐伏型多数无症状或症状较轻,糜烂型多数症状较重,而乳头型及斑块型较多出现哽噎感或异物感等症状。

(2)进展期食管癌。

1)髓质型:常见。大体上癌组织已侵犯食管壁各层并向管壁内外扩展,导致食管壁明显增厚,肿瘤边缘常呈坡状隆起,表面常有深浅不一的溃疡。癌组织累及该段周径的全部或大部分。

2)蕈伞型:少见。明确的外生性生长,突向食管腔内,瘤体常为卵圆形扁平状,边缘外翻。瘤体仅占该段食管周径的一部分,表面常有表浅溃疡。

3)溃疡型:最多见。主要是向管壁内生长,具有深陷的溃疡中心和不规则的隆起边缘,溃疡底一般深达肌层,有时甚至侵及食管周围的纤维组织,但瘤体多仅占食管周径的一部分。切面上,食管壁结构消失,溃疡边缘可见灰白色癌组织。

4)缩窄型:少见。食管有高度的环形狭窄,狭窄段一般较短,多在 3cm 左右,与正常组织分界清楚。肿瘤在食管壁内呈向心性收缩,缩窄以上的食管腔显著扩张。

2.镜下观

(1)基本组织学形态:肿瘤性鳞状上皮穿透鳞状上皮基底膜并延伸到固有层或更深层次,浸润一般起始于原位癌中肿瘤性上皮的增生,呈网状向下突出,推进到固有层后分散成为小的癌细胞簇。在肿瘤细胞垂直向下浸润的同时,水平生长会逐渐破坏肿瘤边缘的正常黏膜。早期病变中,癌组织就可能已经侵犯到管壁内的淋巴管和静脉,随着浸润深度的增加,脉管浸润的概率不断增加。癌组织侵犯肌层,进入疏松的纤维性外膜并且可能超出外膜。累及邻近器官或组织,最常见的是气管和支气管,导致食管-气管瘘或食管-支气管瘘。

镜下,食管 SCC 具有不同的侵袭性生长方式:膨胀性和浸润性。膨胀性生长具有宽广且平滑的浸润边缘,仅有少量或无散在肿瘤细胞;而浸润性生长则表现为不规则的浸润边缘及明显的散在肿瘤细胞。肿瘤细胞核显示不同程度的异型性及多形性,可见或多或少的角化珠或单细胞角化。有些典型 SCC 可能存在局灶腺样特征,为腺样鳞状细胞癌,此时要充分取材寻找原位病变或过渡性病变。另外,间质可见多少不等的促结缔组织增生或炎症反应。

(2)特殊亚型。

1)疣状鳞状细胞癌:少见亚型。大体形态呈外生性、疣状、菜花样或乳头状,可见于食管任何部位。组织学上主要由高分化及角化的鳞状上皮构成,异型性不明显,常呈膨胀性而非浸润性生长。若取材表浅则易诊断为良性肿瘤如鳞状上皮乳头状瘤。此种亚型生长缓慢,伴局部浸润,转移能力非常低。

2)梭形细胞鳞状细胞癌:罕见亚型,也称为癌肉瘤、假肉瘤样鳞状细胞癌、息肉样癌及具有梭形细胞成分的鳞状细胞癌。大体呈特征性的息肉样生长方式,可有溃疡形成和出血坏死。镜下可见不等量肉瘤样梭形细胞,多形性及异型性明显,类似恶性纤维组织细胞瘤,并可见异源性成分如骨、软骨或横纹肌等。这种类型务必要充分取材,寻找癌和肉瘤成分的转化及周围食管黏膜的早期病变,必要时借助免疫组化标记。

3)基底细胞样鳞状细胞癌:少见亚型,组织学结构与上呼吸道的基底细胞样鳞状细胞癌完全相同。肿瘤细胞排列紧密,呈实性生长方式,可见小腺腔样结构和小灶粉刺样坏死,癌巢周围呈栅栏样排列,细胞核深染,有少量嗜碱性细胞质,核分裂象易见。此亚型多发于老年男性,常有周围器官的侵犯,淋巴结及远处转移率较高,肿瘤细胞增生活性及凋亡发生率高,预后与普通食管 SCC 无明显差别。

3.组织学分级

标准:按照核分裂活性、细胞核异型性及角化程度而定,有一定的主观性。

高分化鳞状细胞癌:细胞学和组织学上与正常的食管鳞状上皮相似,大部分细胞为大的、分化好的、角化细胞样的鳞状细胞,少部分为小的基底型细胞位于癌巢的边缘,核分裂象不多。

中分化鳞状细胞癌:最常见,介于高分化和低分化之间,但尚无严格标准界定。

低分化鳞状细胞癌:主要由基底型细胞组成,核异型性明显,分裂活性高,不见角化或细胞间桥。

未分化癌:光镜下缺乏明确分化特点,通过免疫组化或电镜确定其鳞状细胞分化特点。

4.肿瘤的扩散

食管 SCC 最常见的转移部位是区域性淋巴结。黏膜内癌的淋巴结转移率约 5%,浸润至黏膜下层的癌,淋巴结转移率>30%;侵犯邻近器官或组织的癌,淋巴结转移率>80%。食管上1/3 癌最常转移至颈部和纵隔淋巴结;食管中 1/3 癌常转移至纵隔、颈部及胃上淋巴结;食管下 1/3 癌常转移至下纵隔和腹腔淋巴结。血源性转移最常见的部位是肺和肝,相对少见的是骨、肾上腺和脑。另外,食管 SCC 还可以发生管壁内转移,可见于 11%~16% 的食管切除标本中,转移方式可能是由管壁内的淋巴管扩散而致,此时肿瘤已为进展期,患者的生存期缩短。

5.癌前病变

上皮内肿瘤:本病在 SCC 的高危区比低危区高出 8 倍之多,常见于食管切除标本中邻近侵袭性 SCC 的区域。其形态学特点包括结构和细胞学异常。结构异常的特点表现为上皮结构破坏,失去正常的细胞极向。细胞学异常表现为细胞不规则、核深染,核/质比例升高,核分裂象增多。异型增生分轻度或重度,轻度异型增生的异常细胞常局限于上皮的下半部,而重度异型增生的异常细胞则出现于上皮的上半部并有更明显的异型性。原位癌中异型细胞存在于整个上皮层,表层上皮缺乏成熟分化现象。重度异型增生和原位癌都包括在高级别上皮内肿瘤中,两者具有相同的临床意义。

流行病学随访研究发现,发展为侵袭性 SCC 的危险度是逐渐递增的,基底细胞增生相对危险度为 2.1,低度异型增生为 2.2,中度异型增生为 15.8,重度异型增生为 72.6,原位癌为 62.5。

### (二)腺癌

腺癌是具有腺性分化的食管恶性上皮性肿瘤,主要起源于食管远端下 1/3 的 Barrett 黏膜。另外,腺癌也可发生在食管的中上 1/3 处,后者常起源于先天异位的柱状黏膜岛。由于起源于远端食管的腺癌可以浸润到贲门,而贲门癌及贲门下癌也可生长至远端食管,所以这些病变经常很难辨别。

食管腺癌主要发生在发达国家的男性中,并且其发病率呈明显增高趋势,在亚洲和非洲,食管腺癌并不多见。男性显著高发(男女比为 7∶1),平均年龄为 65 岁。最重要的病因是慢性胃-食管反流所导致的 Barrett 型黏膜化生,它是食管远端腺癌最重要而且是唯一的癌前病变和致病因素。此外,慢性胃-食管反流、吸烟、肥胖也与食管腺癌的发生有一定关系。

1.大体观

早期肿瘤多呈不规则黏膜隆起或扁平小斑块状,大多数肿瘤确诊时已浸润到深层食管壁,邻近肿瘤的区域可见典型的 Barrett 食管呈粉红色外观。进展期肿瘤的常见方式为轴向生长,为扁平型或溃疡型,常造成食管远端 1/3 紧缩或狭窄,1/3 为息肉样或蕈伞型,偶尔可见肿瘤呈多灶性生长。

2.镜下观

在 Barrett 食管处发生的腺癌呈分化较好的乳头状和(或)管状结构,有些肿瘤呈弥漫型生长,可见极少腺体结构,有时还可见印戒细胞。肿瘤分化中可能会产生内分泌细胞、Paneth 细胞及鳞状上皮。50% 以上的肿瘤成分由黏液组成,黏液腺癌也可偶尔见到。通常交界处有 Barrett 食管黏膜且伴高级别上皮内肿瘤。

3.组织学分级

大部分发生于 Barrett 黏膜的腺癌呈高分化或中分化,表现为形状较好的管状或乳头状结构;低分化腺癌中仅见少许腺体结构,未分化癌中则没有腺体,免疫标记支持腺性分化。

4.肿瘤的扩散

腺癌首先局部扩散并浸润食管壁,可穿透食管壁至外膜组织,并累及邻近器官或组织。局部扩散的常见部位有纵隔、支气管树、肺、大动脉、心包、心脏和脊柱。远处扩散可累及胃。区域淋巴结转移至食管旁及贲门旁淋巴结,还有胃小弯及腹腔淋巴结。远处转移发生较晚。

5.癌前病变

(1)Barrett 型黏膜化生:食管的正常鳞状上皮在黏膜反复损伤并修复的过程中被柱状上皮取代。

(2)Barrett 上皮的特征:存在两种不同的细胞,即杯状细胞和柱状细胞。化生上皮的表面平坦或呈绒毛状,与胃的不完全性肠上皮化生相同,极少数情况下可见到灶性完全性肠上皮化生,化生上皮内存在吸收细胞和 Paneth 细胞。黏液腺位于表面上皮下方,腺窝中也可能存在化生的上皮。研究证实化生的柱状上皮源自位于食管腺中原有的多潜能细胞。

6.其他少见类型

(1)腺鳞状细胞癌:罕见。有明确的鳞状细胞癌和腺癌两种成分,每种成分比例不少于20%。

(2)黏液表皮样癌:罕见。组织形态与唾液腺来源的肿瘤类似,肿瘤主要由表皮样细胞、黏液分泌细胞及中间型细胞密集混合而成。高分化者以黏液细胞为主,表皮样细胞和中间型细胞较少;低分化者黏液细胞较少,有时需借助特殊染色证实。

(3)腺样囊性癌:罕见。文献报道的病例多为老年男性,食管中段多见。镜下主要由基底样细胞和肌上皮细胞两种成分组成,排列成筛状、实性或小管状结构。发生在食管的腺样囊性癌比发生在唾液腺者更具有侵袭性,易发生远处转移,预后差。

## (三)食管神经内分泌肿瘤

食管神经内分泌肿瘤少见,其包括高分化神经内分泌肿瘤(类癌)、低分化神经内分泌肿瘤(小细胞癌)及混合性腺-神经内分泌肿瘤。

1.高分化神经内分泌肿瘤

非常罕见,目前报道例数<20例,占所有食管癌的0.02%,所有病例均为男性,平均年龄56岁。典型者位于食管下1/3,已报道的食管类癌比较大(直径4~7cm),侵及深层食管壁。大体呈息肉状或结节状,镜下肿瘤细胞呈实性巢团或岛状、条索状排列,大小、形态较一致,核圆形或卵圆形、居中,染色质细且分布均匀,核仁不明显,分裂象罕见,胞质中等、透明或淡染,间质富于毛细血管。免疫组化:神经内分泌标志物Syn、CgA、NSE、CD56阳性,电镜检查可见特征性的膜结合性神经内分泌颗粒。

2.低分化神经内分泌肿瘤

罕见,占所有食管癌的0.05%~7.6%,男性发病率高于女性2倍,主要发生在60~70岁年龄段。几乎所有的小细胞癌都发生于食管下半段,常表现为蕈伞型或溃疡型的大肿块,直径4~14cm。镜下示圆形或卵圆形癌细胞形态较单一,淋巴细胞样或燕麦细胞样,呈片状或巢状浸润性生长,常见广泛坏死,胞质极少,核深染,染色质细而弥散,核仁不明显,核分裂象易见。免疫组化:神经内分泌标志物Syn、CgA、NSE、CD56、TTF1阳性,电镜检查可见特征性的膜结合性神经内分泌颗粒。其组织学形态、免疫组化都无法与肺小细胞癌鉴别。

3.混合性腺-神经内分泌肿瘤

发生于60岁左右的男性患者,罕见。组织学上同时存在明确的腺癌和神经内分泌癌两种成分,且每种成分比例>30%。

# 二、分 期

## (一)WHO食管肿瘤组织学分类(2010年)

上皮性肿瘤

癌前病变

鳞状上皮

上皮内瘤变(异型增生),低级别

上皮内瘤变(异型增生),高级别

腺上皮

上皮内瘤变(异型增生),低级别

上皮内瘤变(异型增生),高级别

癌

鳞状细胞癌

腺癌

腺样囊性癌

腺鳞状细胞癌

基底细胞样鳞状细胞癌

黏液表皮样癌

梭形细胞(鳞状细胞)癌

疣状(鳞状细胞)癌

未分化癌

神经内分泌肿瘤

神经内分泌瘤(NET)

NET G1(类癌)

NET G2

神经内分泌癌(NEC)

大细胞 NEC

小细胞 NEC

混合性腺-神经内分泌癌间叶性肿瘤

颗粒细胞瘤

血管瘤

平滑肌瘤

脂肪瘤

胃肠间质肿瘤

Kaposi 肉瘤

平滑肌肉瘤

恶性黑色素瘤

横纹肌肉瘤

滑膜肉瘤

淋巴瘤

继发性肿瘤

## （二）食管癌的分期

食管癌 TNM 分期中 T、N、M 的定义。

T—原发肿瘤情况

Tx　原发肿瘤不能评估

$T_0$　没有原发肿瘤的证据

Tis　高级别异型增生（包括所有非浸润性肿瘤性上皮，以往称原位癌）

$T_1$　肿瘤侵及黏膜层或黏膜下层

　$T_{1a}$　肿瘤侵及黏膜层或黏膜肌层

　$T_{1b}$　肿瘤侵及黏膜下层

$T_2$　肿瘤侵及肌层

$T_3$　肿瘤侵及食管纤维膜

$T_4$　肿瘤侵及邻近结构

　$T_{4a}$　肿瘤侵及胸膜、心包、膈肌或邻近腹膜，可切除

　$T_{4b}$　肿瘤侵及邻近结构如主动脉、锥体或气管等，不可切除

N—区域淋巴结转移情况

Nx　区域淋巴结不能评估

$N_0$　无区域淋巴结转移

$N_1$　1～2 个区域淋巴结转移

$N_2$　3～6 个区域淋巴结转移

$N_3$　7 个或更多区域淋巴结转移

M—远处转移情况

$M_0$　无远处转移

$M_1$　有远处转移

## （三）解剖学分期/预后分组

新版的 AJCC 分期有单独针对鳞状细胞癌和腺癌的不同分期系统（表 5-1、表 5-2）。

表 5-1　食管鳞状细胞癌或包含鳞状细胞癌的混合类型

| 分期 | T | N | M | 分级 | 肿瘤部位 |
|---|---|---|---|---|---|
| 0 期 | Tis（HCD） | $N_0$ | $M_0$ | 1，X | 任何部位 |
| Ⅰ A | $T_0$ | $N_0$ | $M_0$ | 1，X | 任何部位 |
| Ⅰ B | $T_0$ | $N_0$ | $M_0$ | 2～3 | 任何部位 |
| | $T_{2\sim3}$ | $N_0$ | $M_0$ | 1，X | 食管下段或不明确 |
| Ⅱ A | $T_{2\sim3}$ | $N_0$ | $M_0$ | 1，X | 食管上段、中段 |
| | $T_{2\sim3}$ | $N_0$ | $M_0$ | 2～3 | 食管下段或不明确 |
| Ⅱ B | $T_{2\sim3}$ | $N_0$ | $M_0$ | 2～3 | 食管上段、中段 |
| | $T_{0\sim2}$ | $N_1$ | $M_0$ | 任何级别 | 任何部位 |

| 分期 | T | N | M | 分级 | 肿瘤部位 |
| --- | --- | --- | --- | --- | --- |
| ⅢA | $T_{0\sim2}$ | $N_2$ | $M_0$ | 任何级别 | 任何部位 |
| | $T_3$ | $N_1$ | $M_0$ | 任何级别 | 任何部位 |
| | $T_{4a}$ | $N_0$ | $M_0$ | 任何级别 | 任何部位 |
| ⅢB | $T_3$ | $N_2$ | $M_0$ | 任何级别 | 任何部位 |
| ⅢC | $T_{4a}$ | $N_{1\sim2}$ | $M_0$ | 任何级别 | 任何部位 |
| | $T_{4b}$ | 任何情况 | $M_0$ | 任何级别 | 任何部位 |
| | 任何大小 | $N_3$ | $M_0$ | 任何级别 | 任何部位 |
| Ⅳ | 任何大小 | 任何情况 | $M_1$ | 任何级别 | 任何部位 |

表 5-2  食管腺癌

| 分期 | T | N | M | 分级 |
| --- | --- | --- | --- | --- |
| 0 期 | Tis(HGD) | $N_0$ | $M_0$ | 1,X |
| ⅠA | $T_1$ | $N_0$ | $M_0$ | 1~2,X |
| ⅠB | $T_1$ | $N_0$ | $M_0$ | 3 |
| | $T_2$ | $N_0$ | $M_0$ | 1~2,X |
| ⅡA | $T_2$ | $N_0$ | $M_0$ | 3 |
| ⅡB | $T_3$ | $N_0$ | $M_0$ | 任何级别 |
| | $T_{1\sim2}$ | $N_1$ | $M_0$ | 任何级别 |
| ⅢA | $T_{1\sim2}$ | $N_2$ | $M_0$ | 任何级别 |
| | $T_3$ | $N_1$ | $M_0$ | 任何级别 |
| | $T_{4a}$ | $N_0$ | $M_0$ | 任何级别 |
| ⅢB | $T_3$ | $N_2$ | $M_0$ | 任何级别 |
| ⅢC | $T_{4a}$ | $N_{1\sim2}$ | $M_0$ | 任何级别 |
| | $T_{4b}$ | 任何情况 | $M_0$ | 任何级别 |
| | 任何大小 | $N_3$ | $M_0$ | 任何级别 |
| Ⅳ | 任何大小 | 任何情况 | $M_1$ | 任何级别 |

（赵　旭）

# 第四节　食管癌的治疗概述

## 一、总治疗策略

目前食管癌的治疗模式,有单一手术,单纯放疗,放、化疗综合治疗或手术结合放、化疗等多种治疗方案。食管癌的治疗总策略取决于食管癌的治疗前临床分期、患者的一般情况和肿瘤所在部位,其中肿瘤的临床分期是最主要的参考因素。原发病灶的部位是局部治疗方法选择的一项重要临床参考依据,不同部位食管癌的治疗选择有较大的差异:①颈段和上胸段的食管癌手术创伤大,并发症发生率高,而放疗的损伤相对较小,放疗的疗效优于手术,应该以放疗为首选。②下段食管癌易发生胃旁和腹腔淋巴结转移,放疗的疗效相对较差,而手术的疗效较好,应该以手术治疗为首选。③中胸段食管癌放疗与手术的疗效相当,应根据具体情况选择放疗、手术或者综合治疗。④缩窄型食管癌、食管完全梗阻、有出血和穿孔倾向者应首选手术治疗。食管癌最佳治疗模式的选择仍然在不断探索之中。

## 二、早期食管癌的治疗

### (一)手术治疗

对于 $Tis \sim T_1N_0M_0$ 期患者,手术切除是该期患者的标准治疗。近年来,一些新的手术方法特别是微创手术,如胸腔镜下手术切除、纵隔镜下辅助食管内翻拔脱术及内镜下黏膜切除术(EMR)等用于临床。

对于 $T_{1\sim2}N_{0\sim1}$ 期的患者,手术切除也是标准治疗。一旦有淋巴结转移,其5年生存率<25%。国内学者认为食管癌单纯手术的选择标准为 $T_{1\sim2}N_0$ 期病例(颈段及胸上段肿瘤除外)。

### (二)非手术治疗

对于伴有其他疾病而不能够手术或者拒绝手术治疗的患者,放疗是最常用而有效的治疗手段。一组在普查中发现的早期食管癌患者单纯放疗 $50 \sim 55Gy/5 \sim 5.5$ 周,5年生存率为73%。早期食管癌非手术治疗尚有其他的治疗选择,如光动力治疗等。

## 三、局部晚期食管癌的多学科综合治疗

由于大多数患者就诊时已属中晚期,并且外科治疗、放疗和化疗本身又都有其局限性。局部晚期食管癌的最佳治疗模式至今尚不明确,国内外提供的治疗效果的信息也不完全一致。近年来,由于新化疗药物的不断问世,放疗方法和技术的进步、外科治疗技术的提高以及多中心开展临床科研协作,中晚期食管癌的综合治疗有了迅速的发展,也成为各国临床研究和文献报道的热点,其中以术前化疗和(或)放疗的新辅助治疗为最热门。在食管癌的综合治疗中成功的范例是同步放、化疗。

对于局部晚期食管癌的治疗模式,目前的共识:①单纯手术不是该期患者的标准治疗。对于 $T_{3\sim4}$ 期食管癌,有30%~40%的患者难以达到手术切除治疗的标准,即使肿瘤完全切除不给予其他抗肿瘤治疗,5年生存率也不小于20%。单纯手术的失败原因主要是局部失败和远处转移,因此应该采用多学科综合性治疗。②手术前新辅助放、化疗或者化疗可提高总生存率,并发症没有明显增加。③手术的时机在放、化疗结束后6~7周为宜。④局部晚期食管癌可先行放、化疗,再以手术作为放、化疗后残留或者非手术综合治疗后失败者的挽救性治疗。⑤非手术综合治疗方式为同期放疗及化疗。⑥不能够耐受化疗者,单纯放疗对局部晚期食管

癌也有较好的疗效。

## 四、晚期食管癌治疗

晚期食管癌的主要治疗目的是减少患者痛苦,提高患者生存质量。晚期食管癌出现食管梗阻、咽下困难、食管-气管瘘和上消化道出血可从非创伤性治疗中获得益处。对于不能够切除或不可治愈的食管癌,如果合并有咽下困难,最现实的目标是使咽下困难症状缓解,以此改善患者的营养状况,使患者自我感觉疾病好转,生活质量提高。可利用姑息性局部放疗、内镜(球囊扩张或探条扩张术)、近距离放疗和放置支架等姑息性方法缓解咽下困难的症状。气管-食管瘘的患者,通过放置自我膨胀金属支架可缓解症状,放置胃管或空肠造瘘管可改善患者的营养状况。如患者一般情况好、无不良预后因素应以全身化疗为主,同时加用姑息性局部治疗手段,可以达到提高生存质量的目的。晚期食管癌的肠内和肠外营养支持治疗及对症治疗也很重要。

(赵　旭)

# 第五节　食管癌的放射治疗

## 一、概述

放疗是食管癌治疗的重要治疗手段之一。食管癌患者在就诊时,绝大多数为中晚期,加上患者年龄、体质、其他合并症等原因,仅小部分患者能够手术。食管癌放疗的适应证较宽,不能手术者多数仍可进行放疗。

食管癌照射方式包括外放射和腔内放射两大类,在食管癌的治疗中采用外放射为主。外放射又可分为单纯放疗(单纯根治性放疗和姑息性放疗)和综合治疗(术前放疗,术后放疗,放、化疗联合治疗等)两大种。

### (一)根治性放疗的适应证与禁忌证

1.适应证

食管癌单纯放疗或者放、化疗联合治疗的适应证:①患者一般情况较好,KPS 评分≥70。②没有远处转移。③无出血、穿孔倾向,无食管完全梗阻及其他严重无法控制的内科合并症。

2.禁忌证

(1)相对禁忌证:有下列情况之一者放疗前应该更加谨慎,积极处理后经过临床再评估仍然可以考虑放疗:①有出血、穿孔前征象者,待对症处理病情改善后,仍然有放疗的指征。②一般情况差,伴有内科合并症者,待病情控制后仍可以考虑放疗。③食管已经穿孔,经放支架后可以考虑放疗。

(2)绝对禁忌证:有下列情况之一者应禁忌根治性放疗:①食管穿孔未处理者。②食管活动性出血或短期内有食管大出血者。③全身情况极差,经过对症处理后无明显好转者。④有严重内科合并症者。

### （二）放疗剂量

**1.照射总剂量**

有关食管癌根治性放疗的剂量尚无定论。在保证脊髓、肺及心脏不超过正常组织耐受剂量的前提下，常用的肿瘤处方剂量有：①常规分割肿瘤剂量为 60～70Gy，每次 1.8～2.0Gy，5 天/周。②在我国，食管癌根治性放疗中后程加速超分割放疗得到较多的研究，即在放疗的前 2/3 疗程使用常规放疗（每次 1.8Gy，共 41.4Gy），后 1/3 疗程缩野，改为加速超分割放疗（每天 2 次，每次 1.5Gy，共 27Gy），全疗程总剂量为 68.4Gy/41 次/44 天。如果有气管和支气管受侵、瘘形成、主动脉受侵，分割剂量可减少至 1.5Gy，有可能预防肿瘤快速退缩所致的瘘形成和血管破裂。③若采用同步放、化疗的方法，放疗每次 1.8Gy，每天 1 次，总剂量 50.4Gy/28 次/38 天；在放疗的第一天进行化疗，化疗方案为 5Fu＋DDP，共 4 周期。

RTOG 在过去 20 多年中曾经做了大量食管癌放疗的剂量研究，这些临床研究都是基于同期放、化疗的研究。系列研究获得的结论是在同期放、化疗中，食管癌放疗的最佳剂量为 50.4Gy，分次剂量为 1.8Gy，共 28 次。国内万钧等报道 221 例食管癌前瞻性随机分组研究，该研究设计了食管癌 50Gy 放疗组和 70Gy 组两组，结果 50Gy 组的 5 年生存率为16.7％，70Gy组为 17.2％，两组 10 年生存率无明显差别。对以上食管癌单纯放疗不必追求高剂量照射的观点，许多学者持不同的意见。其理由是，历年来绝大多数非随机对照研究表明，食管癌照射 60～70Gy 的疗效优于不足 60Gy 者。即使照射 60～70Gy，其局部失败率仍高达 70％～80％。说明此剂量尚不足控制绝大多数食管癌。复旦大学附属肿瘤医院在 20 世纪 70 年代曾将剂量分为 50Gy、60Gy 和 70Gy 组，其 5 年生存率分别为 11.5％、18.0％和 10.2％，故建议照射剂量为 60～70Gy。

**2.放射源**

颈段、胸上段食管癌一般选用直线加速器 6MV、8MV 光子射线，也可用 $^{60}$Co-γ 线。锁骨上野如有转移，可先用光子射线或 $^{60}$Co-γ 线照射，再用电子线加量。现代精确放疗技术一般可以把食管原发病灶和纵隔及锁骨上淋巴结放在一个野内照射。胸中段和胸下段的肿瘤可选用更高能量的光子射线，如 18MV 光子射线，也可用 6MV、8MV 光子射线或 $^{60}$Co-γ 线照射。

### （三）放疗技术

**1.定位技术**

(1)胸中或胸下段食管癌：体膜固定，模拟定位时采取手臂高举过头顶的仰卧体位。

(2)颈段或胸上段食管癌：头颈肩膜固定，模拟定位时仰卧位、颈部稍伸展、双上肢置于体侧。食管癌术后放疗：头颈肩膜固定，模拟定位时仰卧位、颈部稍伸展、双上肢置于体侧。

(3)推荐采用图像引导为基础的精确放疗技术，如 3D-CRT、IMRT、VAMT 等以减少对周围正常组织的损伤；推荐采用 4D-CT、呼吸控制系统等以减少呼吸运动胸壁位移的影响。

(4)外科手术时留置金属夹有利用于确定手术切除边界和（或）不可切除的残留病灶所在位置，这对术后放疗靶区的设计起重要作用。

**2.照射靶区**

(1)GTV 的确定：食管癌的 GTV 确定目前仍然以 CT 扫描为基础，在此基础上参考其他影像学发现。

1)原发病灶 GTV(GTV-P):食管癌 GTV-P 的确定一般是根据食管钡餐造影、胸部 CT、食管镜检查(有条件者加用 EUS)来确定。PET-CT 有助于食管癌 GTV-P 的确定。由于不同检查的局限性,综合这些影像学检查的信息有助于 GTV-P 勾画的精确性。①食管钡餐造影:优点是能够直观显示肿瘤部位,并能够反映食管黏膜及食管壁的光整度,但不能反映肿瘤横向外侵程度和范围以及肿瘤周边的淋巴结转移情况。②胸部 CT 检查:能够明确地观察肿瘤病灶是否外侵、与周围组织器官的关系以及是否有区域淋巴结转移。但 CT 检查不能显示食管表浅的病灶。③食管镜:在取得食管癌定性诊断上比较有意义。但对明确食管癌部位及病变范围仍然存在局限性,食管狭窄时不能观察到远端食管癌病变。④EUS:在一定程度上提高食管黏膜下是否存在侵犯的判断水平。⑤PET-CT:在判断食管癌 GTV-P 上有一定优势。但应用何种方法来确定 PET-CT 上所显示的 FDG 摄取范围与食管癌实际病变范围相一致,仍然需要更多的临床研究。⑥哪种检查是确定食管病变长度的"金标准"尚无定论,有研究显示与手术病理标本长度对照研究相比较,CT、食管钡餐造影和食管镜的符合率分别为 42%、55% 和 73%。胸部 CT 扫描测量食管癌的长度通常过长地估计了食管癌病变的长度。

2)区域淋巴结 GTV(GTV-N):食管癌是否存在淋巴结转移病灶主要依赖于胸部 CT 所见。如果在 CT 扫描上淋巴结短径≥10mm 者或食管-气管沟有淋巴结肿大(无论淋巴结大小),PET-CT 在纵隔淋巴结引流区域内存在 SUV 值>2.36 的 FDG 高摄取病灶,都认为是淋巴结转移。①胸部 CT 检查:针对诊断食管癌淋巴结转移,CT 检查的准确率为 45%～88%,敏感性为 75%～100%,而特异性仅 43%～75%。一般认为,如果胸腔淋巴结短径≥10mm,锁骨下淋巴结短径≥6mm、腹腔淋巴结短径≥8mm 为病理性肿大。但需注意的是,正常淋巴结和转移淋巴结的大小范围存在交叉。淋巴结炎性肿大可造成假阳性结果。正常大小的淋巴结也可以是转移性的,转移性淋巴结与原发肿瘤如果直接相连很难辨别,这些均可以造成假阴性结果。有学者认为,位于食管-气管沟的淋巴结一旦存在,无论淋巴结的直径大小均可能为转移性淋巴结。②EUS:诊断食管癌有无淋巴结转移的准确率与淋巴结的大小有一定关系,淋巴结>3mm 的探测准确率为 62%,>5mm 的准确率为 85%。一般来讲,如果淋巴结≥10mm、呈圆形、低回声、非均质回声、边界锐利,则转移的可能性较大;而直径小、呈卵圆形、高回声、均质、边界不清,则倾向于良性。有报道称,EUS 在确定淋巴结转移方面的敏感性为 89%。③PET-CT:诊断食管癌淋巴结转移的灵敏性为 83.3%～95.0%,特异性为 62.5%～93.7%,准确率为 86.7%～92.8%。在灵敏性及准确率上,PET-CT 优于单纯的 CT 检查。在纵隔淋巴结引流区域内存在 SUV 值>2.36 的 FDG 高摄取病灶,临床均考虑为转移性淋巴结。

(2)CTV 的确定:病理学研究资料对于食管癌 CTV-P 确定的提示,食管癌 CTV 应该包括原发肿瘤及其亚临床病灶。

1)食管癌的亚临床病灶研究。①直接浸润(DI):包括黏膜内、黏膜下及肌层的直接侵犯,可以为各个方向的侵犯。通过报道平均侵犯深度为 4.11mm(1.2～9.5mm)。Tsutsui 等报道早期食管鳞癌侵犯<30mm。②食管壁内转移(IMM):IMM 在食管鳞癌的发生率为 4.19%～26%,IMM 与原发肿瘤的距离在 0.1～13cm。IMM 与纵隔淋巴结转移高度相关。虽然多数研究显示 IMM 与预后高度相关,但 IMM 的发生率及与原发病灶的距离仍然存在较大争议。

③多中心发生癌(MOL):必须与食管的第二原发癌及其他侵犯(如 IMM)相鉴别。MOL 在食管鳞癌的发生率为 $20.2\%\sim31\%$。原发病灶向头的方向的距离为 $0.88\sim7.14$cm,向脚的方向的距离为 $0.57\sim6.26$cm。MOL 显示与预后相关,最常见于女性、重度饮酒和吸烟及有上消化道肿瘤家族史者。如有上述高危因素者应该适当扩大 CTV 的边界。④血管侵犯(VI):为肿瘤淋巴管及血管侵犯或血栓形成。大多发生在肿瘤基底部,偶尔可远达 5cm。VI 在早期食管鳞癌的发生率为 $13.89\%$,晚期可达 $39.1\%$。VI 是预后的重要因素。⑤淋巴结微转移(LNMM),孤立肿瘤细胞(ITC):LNMM 定义 $0.2\sim2$mm 肿瘤细胞侵犯淋巴结,而$<0.2$mm者定义为 ITC。在常规的病理学检查中难以发现,随着免疫组化技术的发展,已经能更多地发现 LNMM 和 ITC。有学者应用免疫组化技术,发现在手术切除淋巴结"阴性"的样本中,LNMM 的发生率为 $34.2\%$;LNMM 阳性的患者 5 年生存率明显低于 LNMM 阴性的患者;LNMM 阳性和临床所见的淋巴结转移位置分布相似。⑥神经的侵犯(PNI):PNI 的发生率为 $26.1\%\sim47.7\%$。PNI 是重要的局部复发预后因子。

2)原发病灶 CTV-P。食管癌 CTV 在头脚方向的 GTV-P 上、下各放 3cm,在横断面上的 GTV 外扩 $0.5\sim1.0$cm。病理研究结果显示,DI、IMM、MOL、VI 和 PNI 是亚临床病灶,应该包括在 CTV-P 范围内。RTOG 85-01 临床试验和 RTOG 94-05 临床试验的照射靶区包括锁骨上区到食管-胃连接部位、原发病灶上下 5cm 边界,但并未改善局部控制率和生存率,而放射毒性反应增加。有学者回顾性分析 145 例食管癌的失败模式,照射靶区为 GTV 的上下 3cm,侧界 1.5cm 边界。局部复发发生在照射野内为 55 例,远处转移 13 例,远处转移加局部复发 14 例,仅 3 例复发发生于邻近照射野。该照射靶区 GTV 到 PTV 的边界显示是合适的。

3)淋巴结 CTV-N。目前,缺乏食管癌淋巴结转移后的淋巴结包膜外侵犯范围的亚临床病灶数据研究,多数研究集中在食管癌淋巴结转移的部位。有学者发现,在食管癌淋巴结转移中有淋巴结外侵犯的占 $25.2\%$。通过报道淋巴结外侵犯的比例为 $21.6\%$。有淋巴结外侵犯者比没有淋巴结外侵犯者预后明显差;淋巴结转移为 $1\sim3$ 个者,没有淋巴结外侵犯者预后与无淋巴结转移者无显著差异。淋巴结外侵犯与肿瘤的深度、淋巴结转移数量、远处转移、淋巴管侵犯、静脉侵犯和 IMM 高度相关。

4)有学者建议:对于食管癌原发病灶 CTV,在纵行方向上下外放 3cm;横断面目前尚缺乏临床病理资料数据,建议设定 CTV=GTV。食管癌纵隔淋巴结转移 CTV 目前也无临床病理数据侵犯的范围,建议 CTV-N=GTV-N。

(3)食管癌 PTV 的确定。

1)原发病灶 PTV(PTV-P):建议在 CTV-P 基础上横向外放 $1.0\sim1.2$cm,纵向外扩 $0\sim0.5$cm。

2)淋巴结转移 PTV(PTV-N):建议 PTV 在 CTV-N 基础上外放 1cm。

PTV 的外扩范围应该根据本单位的数据确定。

3.正常组织的勾画

勾画患者体表轮廓、肺、气管、脊髓、心脏、正常食管等重要组织器官及靶区。

(1)食管:食管的勾画范围包括食管入口至食管-胃结合部位,勾画在食管外肌层;在肿瘤层面则和 GTV 基本一致。

(2)肺:肺的勾画采用 TPS 系统软件附带的自动勾画工具,气管及支气管必须手工勾画。

(3)心脏:心脏的上界由右心房和右心室组成,不包括肺动脉干、升主动脉和上腔静脉,通常从升主动脉的起始部开始勾画,下界至心尖位置。

(4)脊髓:勾画层面为整个 CT 扫描的所有层面,逐层勾画组成椎管的骨性结构。

4.治疗计划的设计与优化

(1)治疗计划设计评价:首先确定处方剂量及重要组织器官限制剂量。设计照射野时一般以 PTV 几何中心为射野等中心,采用固定野或动态旋转野设计放射野。通过射野方向观视(BEV)设计照射野,用剂量体积直方图(DVH)、等剂量线图、二维等剂量线图和云图综合评价确定治疗计划。

(2)处方剂量及正常组织剂量限制。

1)肿瘤处方剂量要求:①95％等剂量面完全覆盖 PTV。②99％PTV 接受 95％的处方剂量。③PTV 内最大剂量不大于处方剂量的 110％体积。④<90％的处方剂量区域不能落在 GTV 内。

2)关键器官剂量限制:①正常组织脊髓≤45Gy。②肺 V20(双肺体积减 GTV 体积所形成的正常肺体积的放疗剂量≥20Gy 体积占全肺体积的百分率)尽量低,一般建议<30％,肺的平均剂量≤18Gy。③心脏的平均剂量≤30Gy。④PTV 以外的食管最大剂量≤70Gy。⑤气管最大剂量≤70Gy。

5.治疗计划的实施与验证

(1)照射野中心及几何验证:是指在常规 X 线模拟机下验证食管癌照射靶区的吻合性。治疗计划完成后,在常规 X 线模拟定位机上移动模拟定位时的中心至治疗中心,食管吞钡透视下观察各照射野的吻合性。此为食管癌三维模拟定位中的重要环节。

具体的验证方法:①将食管 TPS 模拟所形成的 PTV 的 Dicom RT 文件传输到常规 X 线模拟机工作站。②让患者吞钡,在常规 X 线模拟机下拍摄患者吞钡的动态食管 X 线片。③在常规 X 线模拟机工作站内叠加比对 PTV 的 Dicom RT 文件图像产生的 PTV 几何边界和在常规模拟机下拍摄患者吞钡的动态食管 X 线片,观察模拟所产生的 PTV 是否全部包含了所有食管病灶(考虑了摆位误差和器官在体内的运动)。④如果常规 X 线模拟机不具备接受 PTV 的 Dicom RT 文件的功能,也可以传输至加速器中,选择其中的几个照射野勾画体表投影,然后在常规 X 线模拟机下用铅丝标记,在相同的机架角度下透视食管运动来观察铅丝标记的范围是否包含所需要照射的肿瘤病灶。大多情况下所需要修改的边界为食管癌纵行方向上的边界范围。

(2)治疗计划的实施与验证:在第一次治疗前需要在直线加速器上用 EPID 验证照射野位置的准确性,有条件者以后每 1~2 周 EPID 验证两个互相垂直野(或接近互相垂直野)1 次,确保各治疗参数无误后方可执行治疗计划。

6.常规放疗定位技术

在 CT 影像学技术广泛应用于临床前,食管癌的放疗照射靶区主要依据食管 X 线片观察病变部位和长度来进行定位。随着放疗技术的进步,在我国越来越多的医疗单位已经开展三维适形放疗技术,基本完成了从二维放疗时代发展到三维放疗时代的转变。但是,目前我国仍然有少数单位采用传统的定位技术。

食管癌常规放疗照射靶区和设野应根据 CT 和食管钡餐 X 线片检查所示肿瘤的实际侵犯范围设定照射野。颈段食管癌常采用 2 个前斜野加楔形滤片,入射角 60°左右。一般按照 TPS 加楔形滤片,如无 TPS 可直接加 30°楔形滤片照射。胸段食管癌一般采用 1 前 2 后 3 个照射野,2 个后斜野的照射角度为 50°左右,至少有 1 个照射野能够避开脊髓,3 个照射野的照射剂量比为 1∶1∶1。胸上段食管癌或者胸廓入口处肿瘤也可采用 2 个前斜野加楔形滤片。照射靶区的长度距离病灶上、下各 3~5cm。按照肿瘤实际侵犯的范围设定照射野的宽度。对于上、中段食管癌,长度<5cm 而无外侵者,同中心照射,前野 8cm,2 个后野 6cm,入射角为 50°;或前野 7cm,2 个后野 6cm,非同中心照射,可使 100%患者的原发灶在 90%等剂量区内。长度>5cm 或有外侵者,同中心照射,前野 8cm,2 个后野 7cm;或非同中心照射,前野 8cm,2 个后野 6cm,可使 90%患者的原发灶在 90%等剂量区内。

## 二、根治性放疗及同步放、化疗

根治性放疗的适应证:患者一般情况在中等以上(KPS 评分>70);病变长度以不超过 8cm 为宜;没有穿孔或窦道瘘管形成,没有穿孔前兆或胸背剧痛;可以进半流食或普食;无锁骨上和腹腔淋巴结转移,无声带麻痹,无远处转移;初次治疗(仅指放射治疗);争取有细胞学或病理学诊断依据(特别是表浅癌)。食管癌根治性放疗的照射剂量为 60~70Gy/6~7 周。食管癌后程加速超分割放疗国内外已有许多报道,其方法为放射治疗总剂量开始的 2/3(40Gy 左右)采用常规分割照射,后 1/3 剂量改用加速超分割照射。与常规分割相比,分割次数增加,总疗程缩短,总剂量相同。Meta 分析表明,后程加速超分割放疗比常规分割放疗提高了食管癌的 3 年生存率。

### (一)照射野的设计

根据食管钡餐造影和 CT 检查结果,在模拟定位机上吞钡定位;有条件者采用 TPS 计划优化照射野;近年来 CT 模拟定位计划系统的应用,可以使食管癌放疗设野更加精确,对颈段及胸廓入口处食管癌尤为适用。照射野的长度,在模拟机下观察,一般超出病变上下端各 3~4cm,宽度根据 CT 检查结果而定,如无明显外侵一般为 5~6cm;如果外侵明显或伴淋巴转移,照射野适当放宽至 6~8cm。常规采用三野照射,即前一个垂直野,后两个角度野;患者仰卧位,机架角正负 120°~130°,根据二维 TPS 显示,此种方法剂量分布比较合理,使脊髓和肺的照射量在正常耐受范围内;颈和胸上段食管由于与脊柱距离近,采用常规三野照射时往往脊髓难以避开,此时可以采用两个前野角度照射,机架角正负 45°~50°。或用左后右前斜野以避开脊髓为原则;有时上段食管癌患者由于脊柱弯曲,上端几乎靠近脊柱,两后斜野照射时上端脊髓无法避开,如遇这种病例可以采用不规则野,将上端靠脊柱侧用铅块遮挡。若用 CT 模拟定位,采取三维 CRT 技术,会取得优化的放疗计划,治疗更理想(图 5-1、图 5-2)。

### (二)照射剂量

有关食管癌的根治性放射剂量,根据多年研究认为,适宜剂量为 60~70Gy,研究者分别以 4 个剂量组进行统计发现:41~50Gy 组,5 年生存率为 3.5%,10 年生存率为 0;51~60Gy 组,5

年生存率为 9.2%，10 年生存率为 5%～6%；61～70Gy 组，5 年和 10 年生存率分别为 15.9% 和 6.6%；大于 70Gy 剂量组，5 年和 10 年生存率分别为 4.6% 和 1.1%。

某医院总结经放疗手术切除标本的病理检查结果发现，无癌率在 40Gy 以上为 24%，50Gy 以上为 33.3%，60Gy 以上为 31.8%，70Gy 以上为 33%。可见食管癌放射治疗局部切除标本的无癌率与剂量增加并不完全成正比。60Gy 以上再增加剂量并未明显提高生存率。

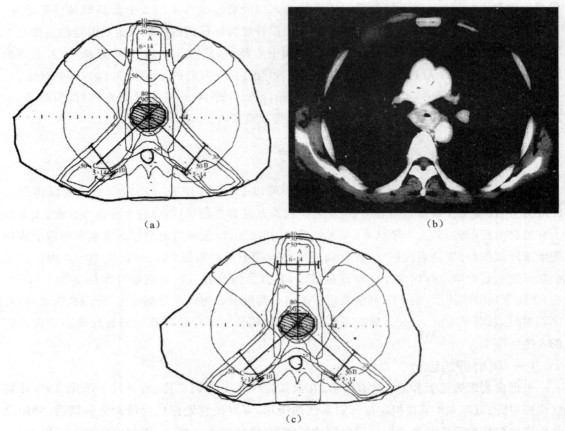

（a）　　　　　　　　　　　　（b）

（c）

图 5-1　常规放疗计划示意

## （三）较早期食管癌（临床Ⅰ～ⅡA 期）

1.适应证

（1）拒绝手术或因心肺疾患等不能手术患者。

（2）CT 显示没有明显肿大或没有转移淋巴结者。

2.勾画靶区的标准

GTV：以影像学（如食管造影片）和内镜（食管镜或腔内超声）可见的肿瘤长度，CT 片（纵隔窗和肺窗）显示原发肿瘤的（左右前后）大小为 GTV。

CTV1：在 GTV 左右前后方向均放 0.5～0.8cm（平面），外放后将解剖屏障，包括做调整。

PTV1：CTV1+0.5cm。

CTV2：包括预防照射的淋巴引流区。

上段：锁骨上淋巴引流区、食管旁和 2 区、4 区、5 区、7 区等相应淋巴引流区。

中段:食管旁、2区、4区、5区、7区等相应淋巴引流区。

下段:食管旁、4区、5区、7区和胃左、贲门周围等相应淋巴引流区。

病变上下(在GTV上下方向)各外放3~5cm。

PTV2:在CTV2基础上各外放0.5~0.7cm。

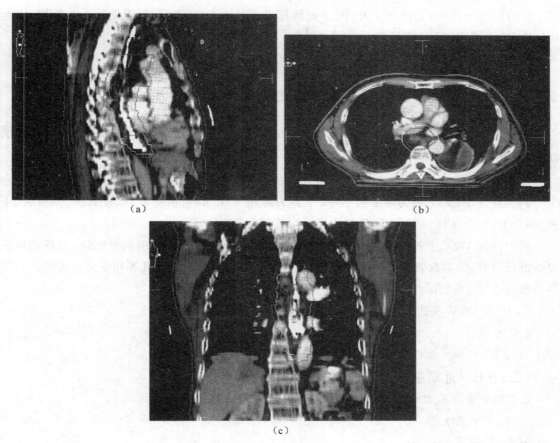

(a)

(b)

(c)

**图 5-2 三维适形放疗**

3.放疗剂量

95% PTV 60Gy/30次(2Gy/次)+选择性腔内放疗或95% PTV 250Gy/25次/5周+95% PTV 120Gy/10次。

**(四)中晚期食管癌[原发肿瘤较大(≥$T_3$)或CT扫描片显示肿大淋巴结(ⅡB~Ⅳ期)]**

1.勾画靶区的标准

(1)GTV:以影像学(如食管造影片)和内镜(食管镜或腔内超声)可见的肿瘤长度。CT片显示原发肿瘤的大小为GTV和CT片显示肿大淋巴结(如肿大淋巴结远离原发病灶)和(或)触诊可确定的转移淋巴结部位如锁骨上淋巴结,气管旁淋巴结为GTVnd。

(2)CTV:包括GTV和GTVnd+预防照射的淋巴引流区(各段食管癌靶区勾画的标准与CTV2相同)。

（3）PTV：在 CTV 基础上各外放 0.5cm。

2.单一放疗剂量

95％ PTV 60～70Gy/30～35 次（2Gy/次）。

推荐中晚期食管癌进行同步放、化疗。建议方案：PDD 25～30mg/m$^2$×3～5 天。

5-FU 450～500mg/m$^2$×5 天（推荐静脉连续滴注），28 天为 1 个周期×2 个周期。1～3 个月后巩固化疗 3～4 个周期。

同步放、化疗时的放疗剂量：95％ PTV 60Gy/30 次（2Gy/次）。

## 三、术后放疗及术后同步放、化疗

### （一）完全切除手术后ⅡA（$T_{2～3}N_0M_0$－淋巴结阴性组）患者推荐进行术后预防性放疗

1.勾画靶区的标准

胸上段（CTV）：上界为环甲膜水平；下界为隆嵴下 3cm，包括吻合口、食管旁、气管旁、下颈、锁骨上、2 区、4 区、5 区、7 区等相应淋巴引流区。

胸中段（CTV）：上界为胸 1 椎体的上缘，包括锁骨头水平气管周围的淋巴结，包括相应纵隔的淋巴引流区（如食管旁、气管旁、下颈、锁骨上、2 区、4 区、5 区、7 区等相应淋巴引流区），下界为瘤床下缘 2～3cm。

PTV：在 CTV 基础上均外放 0.5cm。

2.处方剂量

95％ PTV 54～60Gy/27～30 次/5.4～6 周。

### （二）ⅡB～Ⅲ期患者推荐放、化疗同时进行

1.上段食管癌患者的照射范围（CTV）与淋巴结阴性组相同

上界：环甲膜水平。

下界：隆嵴下 3～4cm。

包括吻合口、食管旁、气管旁、锁骨上、2 区、4 区、5 区、7 区等相应淋巴引流区。

2.中下段食管癌（CTV）

CTV：原发病变的长度＋病变上、下各外放 5cm＋相应淋巴引流区（按此标准勾画靶区时，中段食管癌患者的上界建议设在 $T_1$ 上缘，便于包括 2 区的淋巴引流区）。

PTV：在 CTV 基础上均外放 0.5cm。

3.处方剂量

95％ PTV 54～60Gy/27～30 次（2Gy/次）。靶体积内的剂量均匀度为 95％～105％的等剂量线范围内，PTV 93％～107％。

4.推荐化疗方案

PDD＋5-FU，化疗剂量同单一放疗，28 天为 1 个周期，共 2 个周期。1～3 个月后，进行 3～4 个周期的巩固化疗。

## 四、术前放疗及新辅助放、化疗

### （一）勾画靶区的标准

#### 1.GTV

以影像学（如食管造影片）和内镜（食管镜或腔内超声）可见的肿瘤长度，CT 片显示原发肿瘤的大小为 GTV。

#### 2.CTV

在 GTV 左右前后方向均外放 0.5～0.8cm（平面）。

#### 3.包括预防照射的淋巴引流区

上段，锁骨上、食管旁、2 区、4 区、5 区、7 区相应的淋巴引流区；中段，食管旁、2 区、4 区、5 区、7 区的相应淋巴引流区；下段，食管旁、4 区、5 区、7 区和胃左、贲门周围的相应淋巴引流区。病变上、下（在 GTV 上下方向）各外放 3～5cm。

#### 4.PTV

在 CTV 基础上各外放 0.5～0.7cm。

### （二）处方剂量

95％ PTV 40Gy/20 次（2Gy/次）。靶区体积内的剂量均匀度为 95％～105％的等剂量线范围内，PTV 93％～107％。

某医院胸外科及放疗科于 1977 年 6 月～1989 年 4 月进行了食管癌术前放疗随机分组研究，得出结论：术前放疗＋手术减少淋巴结转移率，肿瘤明显缩小，纳入标准降期显著，降低了局部和区域肿瘤的复发，提高了手术切除率和生存率，手术合并症没有增加；其纳入标准为：食管癌病变长 5～8cm，胸中段，能进半流质以上食物，无手术禁忌证。信封法随机分组，随诊至 1996 年 2 月。术前放疗：8MVX 线，照射范围为全纵隔及左胃动脉淋巴结，采用前、后野对穿照射，剂量为 40Gy（20 次/4 周），放疗后 2～4 周手术。418 例入组，其中术前放疗＋手术组 195 例，单一手术组 223 例，结果：切除率在单一手术组为 85.8％，术前放疗＋手术组为90.3％（$P=0.085\,7$）。手术术式：根治术组为单一手术组为 66.4％，术前放疗＋手术组为73.3％；术后病理分期可见降期；病理淋巴结阳性率：术前放疗＋手术组为 22.2％，单一手术组为 40.8％（$P<0.000\,1$）；1 年、3 年、5 年生存率，术前放疗组分别为 72.10％、47.6％和 42.8％，单一手术组分别为 62.4％、40.0％和 33.1％（$P=0.042$）；局部加（或）区域复发，单一手术组为41.4％，术前放疗组为22.7％（$P<0.01$）；手术并发症，如手术死亡、吻合口瘘两组无明显差异。RTOG 0246 试验开展的一项多中心前瞻性 II 期试验，采用以紫杉醇为基础的同步放、化疗联合选择性手术治疗可以切除的局部晚期食管癌。该研究纳入 43 例无转移食管癌患者，其中 40 例可分析，治疗前分期为 $T_{3\sim4}N_1$。结果显示，根治性放、化疗联合选择性外科手术挽救治疗局部晚期食管癌是可行的，今后的 III 期研究将随机比较放、化疗后选择性手术与必需性手术。美国马里兰医学中心报告了一项同步放、化疗后手术的研究结果。术前采用同步放、化疗（放疗剂量为 50.4Gy，化疗方案为顺铂＋5-FU，放疗中进行 2 个周期的化疗），中位时间间隔 7 周后手术。多因素分析显示，T 分期、病变长度、组织学及手术时间间隔对 OS 率没有影响，术后病理完全

缓解(pCR)是唯一可以提高生存率的因素。而组织学是唯一可以预测术后病理结果的因素，鳞状细胞癌比腺癌有更高的术后 pCR 率。腺癌中，淋巴结阴性者和阳性者的 pCR 率分别为 45％和 28％($P=0.049$)，因此，淋巴结状态也是预测术后病理结果的指标之一。此外，在这组患者中，术后病理残存肿瘤组的 3 年 OS 率也达到了 36％(RTOG 8501 试验的 3 年 OS 率为 30％)。此外，该中心又进一步对Ⅳ期食管癌进行了分层研究，Ⅳ期包括 $M_{1a}$(有腹腔淋巴结转移)和 $M_{1b}$(有其他部位淋巴结转移，但不包括结外转移)。Ⅳ期(27 例)和Ⅲ期的 OS 相比，无显著差异(25.2 个月比 27 个月)。此外，这组Ⅳ期病例中，61％的受累淋巴结没有在术前通过 PET 或 CT 检测出来，因此，术前精确辨别 $M_{1a}$ 和 $M_{1b}$ 的淋巴结病变将会进一步指导放疗，提高可手术、无结外转移的ⅣA 和ⅣB 患者的疗效。

学者对新辅助放、化疗后手术治疗及手术治疗后辅助放、化疗的作用进行了比较研究。研究共纳入 42 名患者。23 名随机分配接受放、化疗及之后的手术治疗，19 名接受手术治疗及术后辅助放、化疗。化疗方案为卡铂(AUC=2)及紫杉醇($50mg/m^2$)每周 1 次治疗 6 周。研究发现，42 名患者中，最常见血液系统不良反应为白细胞减少(9.5％)、中性粒细胞减少(11.9％)、血小板减少(14.30％)和贫血(16.6％)。最常见非血液系统不良反应为食欲缺乏(14.3％)、乏力(11.9％)和颈部吻合口瘘(19.1％)。新辅助组 100％患者达到肿瘤切缘干净的完全切除(R0)，辅助组为 90.4％。放、化疗后进行切除手术的 23 名患者中 8 名(34.8％)达到病理完全缓解。两组术后并发症和治疗相关死亡率相当。新辅助组 18 个月时病情无进展生存率为 78.7％，辅助组为 63.6％，超出本研究的设计目标。初步研究结果表明，可切除的局部进展期 ESCC 患者中术前新辅助放、化疗优于术后辅助放、化疗，治疗的不良反应发生率尚可接受。

加拿大 Sunnybrook 医学中心的研究人员对此进行了 Meta 分析与系统综述。研究人员通过对 2013 年 6 月前 Mesline、Embase 和 Cochrane 中心注册的相关试验研究及文献进行系统性的 Meta 分析与综述，比较食管癌患者中不同治疗方案的疗效，包括单纯手术、新辅助化疗(N-CT)、新辅助放疗(N-RT)和新辅助放、化疗(N-CRT)等方案，纳入的均为随机性对照研究(RCTs)。最终，13 项随机试验纳入研究，共包含 6710 例患者。直接配对 Meta 分析提示，N-CRT 较 N-CT 方案或可更好地改善患者 OS，但并没有达到显著的统计学差异，HR 为 0.83，95％可信区间为 0.59～1.18。当采用 MTM 方法进一步结合直接和间接证据后，N-CRT 显著优于 N-CT 方案，HR 为 0.84，95％可信区间为 0.71～0.97。本次研究得出结论，相对于 N-CT 及 N-RT，N-CRT 方案是治疗局部可切除食管癌的最佳方案，其可显著改善 OS，同时并没有增加术后死亡率。

## 五、放疗不良反应

### (一)全身反应

由于肿瘤组织崩解、毒素被吸收，在照射数小时或 1～2 天后，患者可出现全身反应，表现为虚弱、乏力、头晕、头痛、厌食，个别有恶心、呕吐等，特别是腹部照射和大面积照射时，反应较重。

注意事项：

（1）照射前不宜进食，以免形成条件反射性厌食。

（2）照射后完全静卧休息 30 分钟。

（3）饮食清淡，多食蔬菜和水果，多饮水，促进毒素排出。

（4）参加集体文娱活动或气功，以转移注意力。此外，每周检查一次血象，当白细胞下降至 $4×10^9$/L 以下时，需给予升白细胞药物，如血象明显下降需暂停放疗。

### （二）皮肤反应

皮肤对射线的耐受量与所用放射源、照射面积和部位有关。钴-60 治疗机和直线加速器产生的 γ 射线和高能 X 线透力强，皮肤受量小，反应轻；X 线治疗机产生的低能 X 线和感应加速器产生的电子束皮肤受量大，反应重。临床上大面积照射或照射皮肤的皱褶及潮湿处，可出现一定程度的皮肤反应，皮肤反应分为以下 3 度。

Ⅰ度反应：红斑、有烧灼和刺痒感，继续照射时皮肤由鲜红渐变为黯红色，之后会脱屑，为干反应。

Ⅱ度反应：高度充血，水肿，水疱形成，有渗出液、糜烂，为湿反应。

Ⅲ度反应：溃疡形成或坏死，侵犯至真皮，造成放射性损伤，难以愈合。

放疗后数日或更长时间，照射部位可出现皮肤萎缩，毛细血管扩张，淋巴引流障碍，水肿及深棕色斑点，色素沉着，为后期反应。

照射野皮肤保护措施：

（1）内衣宜柔软、宽大，吸湿性强。

（2）保持乳房下、腋窝、腹股沟及会阴部皮肤清洁干燥，防止干反应发展为湿反应。

（3）照射野皮肤应用温水和柔软的毛巾轻轻沾洗，忌用肥皂，不可涂酒精、碘酒、红汞、油膏，并避免冷热刺激（如热水袋）。

（4）照射野不可贴胶布，以免所含氧化锌（重金属）产生二次射线，加重皮肤损伤。

### （三）放射性食管炎

多数患者表现为吞咽疼痛，进食困难的症状较前加重；或术后放疗患者出现吞咽梗阻的症状。发生时间多数为 DT 20Gy，40Gy 左右，主要原因为食管黏膜的充血、水肿、渗出以及糜烂。处理：①消除患者误认为病情加重的思想负担，解释其原因。②轻者观察，重者则给予静脉滴注。适当少量的激素和抗生素治疗，可获得较好的效果。

### （四）放射性气管损伤

较少见，一般发生于放疗后 3～4 周，主要症状为干咳，轻者不需处理，咳嗽严重时影响正常休息生活，应给予对症处理。

### （五）食管穿孔

食管穿孔是食管癌的严重并发症之一。放疗期间出现胸骨后持续疼痛、体温升高、脉搏增快、呼吸困难时，均应考虑食管穿孔。此时应立即通知医生进行必要的检查，以确定诊断。一旦确诊，应立即中断放疗，并积极采用相应的治疗措施，如静脉滴注、禁食、大量应用抗生素等，必要时插鼻饲管或行胃造瘘。

### （六）食管-气管瘘

当放疗达到一定剂量时,患者若出现进食时呛咳、体温升高、胸骨后疼痛、憋气、呼吸困难等应高度警惕发生食管-气管瘘的可能,一经确认应立即中止放疗,禁食,并行胃造瘘或插鼻饲管,防止其他继发症的发生。

### （七）出血

出血多见于溃疡型食管癌,主要因溃疡形成导致黏膜破坏、血管暴露、肿瘤侵蚀或放疗中肿瘤脱落造成。若发生出血,应中断放疗,让患者绝对卧床休息,保持侧卧位,保持镇静（必要时应用镇静剂）,及时清除口腔内血液和分泌物,保持呼吸道通畅,防止误吸造成窒息。尽量使患者免受各种刺激,定时检测血象、脉搏等生命体征,及时选用氨甲苯酸、酚磺乙胺、垂体后叶素、巴曲酶等止血药物,补液和输血,并保留静脉通道。

（贺云龙）

# 第六章 胃癌

## 第一节 胃癌的诊断

全国肿瘤登记中心的《2012 中国肿瘤登记年报》显示,我国近 20 年来癌症发病呈现年轻化及发病率和死亡率不断走高。全国每分钟有 6 人被诊断为恶性肿瘤。胃癌占我国恶性肿瘤发病率的第二位,恶性肿瘤死亡率的第三位。中国胃癌占全世界的 42%。近年在发达国家及中国大城市统计胃癌有逐年下降趋势,但广大农村仍持平或有增长,胃和食管交界处癌(贲门癌)全世界均无下降。胃癌多见于男性,发病年龄以 40~60 岁为最常见,男女比例为 2.67:1,30 岁以下少见。我国每年死于胃癌约 16 万人。胃癌已成为严重威胁国人健康的疾病之一。

### 一、检查

#### (一)X 线钡餐检查

X 线钡餐检查可显示胃的全貌,对胃癌病灶进行较为准确的定位,间接了解病灶与周围器官的关系以确定手术可能性。无法获得病理检查的患者,X 线钡餐检查是重要诊断依据。对于不能手术直接行放疗者则可以评价疗效。活动受限、严重进食障碍和(或)呕吐的患者难以完成检查,有潜在肠梗阻的患者可能因钡剂诱发肠梗阻,肿瘤大小、位置,设备以及检查者的经验均会影响检查效果。

#### (二)胃镜

胃镜可直接观察病变的部位和形态,进行组织活检以供病理检查。少数情况下,由于肿瘤黏膜下生长或咬取深度不够,胃镜不能提供真正的病变组织而延误诊断。胃镜检查对身体条件有一定要求,部分患者可能无法完成。对于弥漫型胃癌,由于癌细胞呈弥散性浸润生长,胃黏膜表面很少形成溃疡或肿块,活检有一定的假阴性率,而 X 线钡餐检查可呈现较典型的皮革胃样改变,两者结合可提高诊断准确性。

#### (三)CT

CT 主要用于了解邻近器官及淋巴结是否受到侵犯。CT 如能观察到胃的病灶,病情至少已处于局部进展期。尽管有报道 CT 可用于胃癌术前 T 分期,但至今未被普遍接受。转移淋巴结的发现就单个患者而言也并非总是可靠。

#### (四)超声内镜

超声内镜是目前能最清晰地显示胃壁结构的检测手段,其用于临床 T 分期的准确率为

65%～92%,在判断有无区域淋巴结转移方面,配合细针穿刺定性淋巴结是否转移的敏感性优于 PET,准确性为 50%～90%,这对于那些考虑行内镜下黏膜切除术(EMR)的患者尤为重要。但超声内镜探测深度浅,传感器的可视度有限,显示胃周远处浸润范围受限。另外,操作者的经验对结果判定有很大影响,至今尚未被普遍推广。

### (五)MRI

由于 MRI 具有良好的软组织对比度和分辨率,现也用于胃癌的临床分期,有研究显示正常胃壁的厚度在胃腔充盈良好时不超过 5mm,而当固有肌层受侵时胃壁不能扩张且增厚超过 6mm,但有时受病灶所致炎症水肿的影响,仅凭 MRI 来诊断早期胃癌较困难;MRI 对肿瘤外侵时导致的胃周脂肪信号改变敏感,且可多方位成像观察邻近器官,因此其判断 $T_3$、$T_4$ 的准确性较高,如结合超声内镜检查则更可靠。在 N 和 M 分期方面,MRI 和 CT 的价值相同。

### (六)核素检查

PET 及 PET-CT 不推荐常规用于胃癌的诊断和随访,主要用于发现隐匿性转移灶,辅助可疑病变的鉴别诊断,避免不必要的手术。

### (七)腹腔镜

腹腔镜检查主要用于病灶活检,使部分患者避免不必要的剖腹探查。

### (八)肿瘤标志物

多以 CEA、CA19-9、CA72-4 为基础,配合以 CA125、CA50 等指标,主要用于治疗后随访。一般而言,CEA 等肿瘤标志物升高提示预后不良或肿瘤有复发转移,但不能作为确诊依据。临床上经常见到 CEA、CA19-9 等指标的高低与胃癌病期无关甚至相悖的情况。

## 二、病理诊断

### (一)病理分型与分类

胃癌大体分型中,早期胃癌指癌组织局限于黏膜层或黏膜下层,无论其范围大小、是否有淋巴结转移,都可进一步分为Ⅰ型(隆起型)、Ⅱ型(浅表型)和Ⅲ型(凹陷型)。进展期胃癌指癌组织突破黏膜下层浸润肌层或浆膜层,此时肿瘤不仅可发生直接浸润性扩散,且可能有淋巴、腹膜和(或)血行转移,故也称中晚期胃癌,可进一步分为 Borrmann Ⅰ 型(结节蕈伞型)、Borrmann Ⅱ 型(局限溃疡型)、Borrmann Ⅲ 型(浸润溃疡型)和 Borrmann Ⅳ 型(弥漫浸润型)。此定义由日本胃肠道内镜学会于 1962 年提出。胃癌大体分型有助于外科医生判断手术的切除范围和预后。

胃癌的组织学分型中,常用 WHO 分型及 Lauren 分型,两者各有特点。WHO 分型将胃癌分为以下几类:腺癌、乳头状腺癌、管状腺癌、黏液腺癌、低黏附性癌(包括印戒细胞癌及其变异型)、髓样癌、腺鳞癌、肝样腺癌及未分化癌等。Lauren 分型将胃癌分为弥漫型、肠型、混合型和未确定型。弥漫型胃癌是由黏附性差的癌细胞构成的,几乎没有或很少有腺体形成;肠型胃癌由不同分化程度的腺体组成;当肿瘤由几乎由等量的肠型癌细胞与弥漫型癌细胞构成时称为混合型;未确定型肿瘤是指无法确定类型的癌。

Lauren 分型对胃癌流行病学研究、治疗和预后具有重要价值。肠型胃癌常累及贲门、胃体及胃窦,其发生多与萎缩性胃炎、肠化生、恶性贫血、Hp 感染等相关,常见于老年男性,分化较好;弥漫型胃癌常表现为皮革胃,多累及胃体,发生通常与遗传性因素有关,受环境因素影响,常见于青壮年,分化较差,较肠型胃癌有更强的侵袭性。

### (二)分期

胃癌分期我国多使用 AJCC/UICC 的 TNM 分期,该分期最新的第 7 版(表 6-1)与上一版没有重大变化,只是强调了被检淋巴结数和淋巴结阳性率之间呈正相关,区域淋巴结至少应检查 15 枚。未彻底清扫第 1 站淋巴结为 D0 根治术,彻底清扫至第 1 站、第 2 站、第 3 站淋巴结分别为 D1、D2、D3 根治术。外科切缘则有 3 种情况:①R0:外科切缘干净。②R1:外科切缘镜下阳性。③R2:外科切缘肉眼阳性。建议切除的近端切缘应距肿瘤边缘 5cm,术中应常规切缘冰冻检查。日本胃癌学会分期(2010 年第 14 版),原则与 AJCC/UICC 大致相同,只是对腹膜播散、肝转移和腹腔脱落细胞给予了特别的重视。AJCC/UICC 的 TNM 分期需经术后病理获得,仅可指导术后治疗、判断预后,无助于初始治疗方案的确定;NCCN 指南认为除远处转移外,当影像学高度怀疑或经活检证实存在第 3 站和第 4 站淋巴结转移、肿瘤侵犯或包绕主要大血管时属于局部晚期胃癌,已无法切除。$T_4$ 期肿瘤如拟手术则需判断能否将累及组织整块切除,因此医生在术前需根据超声内镜、CT、MRI 及 X 线钡餐等检查结果来决定是否手术。

表 6-1 AJCC/UICC 胃癌分期

| 期别 | T | N | M | | T、N、M 简明定义 |
|---|---|---|---|---|---|
| ⅠA | $T_1$ | $N_0$ | $M_0$ | $T_1$ | 肿瘤侵犯固有层、黏膜肌层或黏膜下层 |
| ⅠB | $T_1$ | $N_1$ | $M_0$ | $T_{1a}$ | 肿瘤侵犯黏膜固有层或黏膜肌层 |
| | $T_2$ | $N_0$ | $M_0$ | $T_{1b}$ | 肿瘤侵犯黏膜下层 |
| ⅡA | $T_1$ | $N_2$ | $M_0$ | $T_2$ | 肿瘤侵犯固有肌层 |
| | $T_2$ | $N_1$ | $M_0$ | $T_3$ | 肿瘤穿透浆膜下结缔组织,未侵犯脏层腹膜或邻近结构 |
| | $T_3$ | $N_0$ | $M_0$ | $T_4$ | 肿瘤侵犯浆膜(脏层腹膜)或邻近结构 |
| ⅡB | $T_1$ | $N_3$ | $M_0$ | $T_{4a}$ | 肿瘤侵犯浆膜(脏层腹膜) |
| | $T_2$ | $N_2$ | $M_0$ | $T_{4b}$ | 肿瘤侵犯邻近组织结构 |
| | $T_3$ | $N_1$ | $M_0$ | $N_1$ | 1～2 个区域淋巴结有转移 |
| | $T_{4a}$ | $N_0$ | $M_0$ | $N_2$ | 3～6 个区域淋巴结有转移 |
| ⅢA | $T_2$ | $N_3$ | $M_0$ | $N_{3a}$ | 7～15 个区域淋巴结有转移 |
| | $T_3$ | $N_2$ | $M_0$ | $N_{3b}$ | 16 个(含)以上区域淋巴结有转移 |
| | $T_{4a}$ | $N_1$ | $M_0$ | $M_1$ | 存在远处转移 |
| ⅢB | $T_3$ | $N_3$ | $M_0$ | | |
| | $T_{4a}$ | $N_2$ | $M_0$ | | |
| | $T_{4b}$ | $N_{0～1}$ | $M_0$ | | |
| ⅢC | $T_{4a}$ | $N_3$ | $M_0$ | | |

| 期别 | T | N | M | T、N、M简明定义 |
|------|---|---|---|----------------|
| | $T_{4b}$ | $N_{2\sim3}$ | $M_0$ | |
| IV | 任何 T | 任何 N | $M_1$ | |

在第 7 版 AJCC/UICC 胃癌分期中,对下列容易引起歧义的内容给予了明确的解释:①难以分清食管和胃交界部肿瘤起源于胃还是食管时,肿瘤 50% 以上位于食管归为食管癌,50% 以上位于食管和胃交界部以下归于胃癌。如果上下各半,由组织学决定,鳞癌、小细胞癌和未分化癌归为食管癌,腺癌、印戒细胞癌归为胃癌。②区域淋巴结:AJCC/UICC 分期要求手术后病理检查必须至少检出 15 枚淋巴结。胃十二指肠动脉、胰腺后、肠系膜和腹主动脉旁的淋巴结组转移被认为是远处转移,其他的淋巴结组为区域淋巴结。邻近肿瘤的脂肪中的癌结节归为淋巴结转移,但种植在腹膜表面的癌结节定义为远处转移。③胃的邻近结构包括脾、横结肠、肝脏、膈肌、胰腺、腹壁、肾上腺、肾脏、小肠以及后腹膜,肿瘤穿透覆盖胃韧带或网膜的脏层,腹膜定义为 $T_4$ 期。

(孙婷婷)

# 第二节　胃癌的治疗

## 一、治疗原则

胃癌早期治疗以手术为主,但总体的治疗模式已经发生了明显的改变:已经从一般的胃大部切除术进入以清除淋巴结为目的的根治术;从解剖学为基础的手术走向以解剖学、肿瘤生物学及免疫学为基础的手术;从只重视手术的安全性到根治性、安全性及功能性统一;从只重视切除肿瘤到以切除原发肿瘤及受侵器官,彻底清除区域淋巴结及杀灭腹腔脱落癌细胞的外科治疗;从单一的手术进入以围术期治疗加规范化手术的新的治疗模式。近年来,胃癌治疗最大的进展即是通过围术期治疗和辅助放、化疗的综合治疗模式明显改善患者的生存。目前与胃癌分期变化相对应的治疗策略更为细致、谨慎,然而由于缺乏足够的个体化治疗数据,治疗策略调整仍需进一步探讨。

### (一)早期胃癌合理治疗的选择

日本胃肠内镜协会于 1962 年首先提出了早期胃癌(EGC)的概念,目的是为了早期发现并提高胃癌术后的 5 年生存率。早期胃癌是指癌组织局限于胃黏膜和黏膜下层,不论其面积大小,也不考虑其有无淋巴结转移。我国早期胃癌约占胃癌的 10% 左右,韩国为 30% 左右,日本则高达 50%~70%,这主要得益于早期诊断水平的提高及对高危人群普查的结果。一般认为胃癌早期亦可发生淋巴结转移,因此 D2 根治术一直被作为早期胃癌的标准手术方式,该术式在国内外都取得非常良好的效果。随着早期胃癌分子生物学及临床病理学的深入研究,对早期胃癌淋巴结转移规律及生物学行为有了一定的认识。尤其是国际上很多中心报道早期胃癌术后患者 5 年生存率接近 90％，早期胃癌的治疗发生了很大的变化，即提出缩小胃切除和淋巴结清扫范围的手术，包括经内镜下黏膜切除术（EMR）、镜下黏膜下层切除（ESD）术、腹腔镜下楔型切除术（LWR）和腹腔镜下胃内黏膜切除术（IGMR）、腹腔镜下胃癌根治术等。2010 年版的 NCCN 指南指出对于原位癌或局限于黏膜层（$T_{1a}$）的 $T_1$ 期胃癌可以考虑内镜下黏膜切除术，但要在有经验的治疗中心进行。

### （二）进展期胃癌的综合治疗

在我国，早期胃癌患者比例仅占 10％，多数患者在确诊时就已属进展期。2010 年，NCCN 指南对可手术胃癌的治疗原则做出明确规定：对身体状况良好，有切除可能的胃癌患者，首选多学科评估，根据其临床分期，来决定是否需要行新辅助化疗或新辅助放、化疗或直接手术治疗。因此，进展期胃癌的多学科综合治疗（MDT）是一种趋势。

MDT 是以患者为中心的多学科治疗模式，它是由包括外科、化疗科、放疗科、影像科、病理科、介入科、内镜科等多个相关科室相互协作，通过集体讨论的形式来制订最佳治疗方案。

胃癌的多学科综合治疗中，目前最突出的问题也是重点问题是新辅助治疗。对于新辅助治疗方案的选择，一般遵循以下 3 个原则：①尽可能选择效率高的方案。②药物毒性小，减少了对手术的干扰。③术前化疗时间不能太长，一般为 2～4 个疗程。新辅助化疗后如果多学科综合会诊后认为适合手术的患者，先由外科医生进行手术治疗，再根据病理学结果确定术后分期，进而决定后续的综合治疗方案；不宜手术的患者，先进行化疗，定期复查并评估疗效。如果肿瘤缩小再进行多学科会诊，若判断可行手术则转手术治疗，若化疗 2～3 个疗程后仍然不能手术，则继续接受化疗。

#### 1.手术治疗

进展期胃癌患者 5 年生存率不到 30％。对于进展期胃癌较为统一的认识是根治性切除术要求切除 2/3 以上胃及进行 D2 淋巴结清扫术。淋巴结清扫范围要求至少检查 15 枚或更多淋巴结。

#### 2.围术期治疗

（1）围术期化疗：进展期胃癌即便进行根治性手术，其局部复发率也可达 50％以上。化疗是进展期胃癌综合治疗的重要手段之一，包括新辅助化疗和术后辅助化疗。

1）新辅助化疗：作用：①缩小肿瘤达到降期以提高手术切除率。②消除潜在的微小转移灶，降低术后转移复发的可能。③剔除不宜手术治疗的患者，例如部分生物学行为差的胃癌，肿瘤进展迅速，辅助治疗期间即可出现局部广泛浸润和远处转移，这类患者即便行手术切除也很快复发。④体内药敏试验，判断肿瘤对化疗药物的敏感程度，作为术后化疗方案选择的依据。目前认为的胃癌新辅助化疗应用原则为：对于可能根治性切除的局部进展期癌，目的在于控制复发风险较高人群的微小转移灶。具体的适应证为临床分期Ⅱ～ⅢC 期（$cT_{3\sim4}$，$cN_{1\sim2}$），推荐方案包括 ECF（Epirubicin＋CDDP＋5FU）及 ECF 的改良方案。

2）辅助化疗：辅助化疗是指根治性切除术后为防止微小残留癌灶造成的复发或转移而进行的辅助化疗。美国的 INT0116 试验与英国的 MAGIC 研究分别证明了术后 5FU/LV 联合放疗以及 ECF 方案用于术前/术后辅助化疗的有效性，但二者的疗效均低于日本报告的总体疗效。2007 年日本报道的胃癌 TS-1 辅助化疗试验(ACTS-GC)证实胃癌患者 D2 术后接受 S1 辅助化疗可降低死亡风险。2011 ASCO 年会上报道了 CLASSIC 研究的结果,显示与术后观察组相比,Ⅱ、ⅢA 或ⅢB 期胃癌患者术后接受 XELOX 方案(卡培他滨+奥沙利铂)化疗,3 年无病生存期(DFS)提高 14%,提示 XELOX 方案可以作为胃癌 D2 术后辅助化疗的标准方案。

(2)围术期放疗:胃癌是一种对放射线并不敏感的肿瘤,而胃的邻近器官肝、胰、肾等对放射线较敏感,因而限制了放射治疗在胃癌中的应用。作为综合治疗的手段之一,放疗可配合手术提高根治率,有助于消灭术野中的亚临床转移灶以及残留或复发胃癌的姑息治疗。术前诱导化疗继以放、化疗可以产生明显的病理缓解,使患者的生存时间延长。INT0116 试验观察了 556 例胃癌患者分别进行单纯手术对比术后联合放、化疗(5-FU/LV+45Gy 放疗)的疗效,结果显示术后放、化疗可延长患者生存,此后,术后放、化疗方案在美国一直成为标准治疗。但从 INT0116 研究的 10 年随访结果来看,除低分化腺癌患者以外其他亚组疗效有限。韩国 Kim 等人将 INT-0116 的试验在韩国进行了重复,并进行了分层分析,证明对于术后病理分期为 $T_{1\sim2}N_0$ 者行辅助放、化疗无意义,仅对 $T_{3\sim4}N_0$ 或者 $T_{1\sim4}N$ 阳性者方可延长生存和减少局部复发。亚洲国家 D2 根治术的比例远远高于欧美国家,这可能是术后放疗在我国没有得到普及的原因。

"手术+围术期治疗"这一新的治疗模式已经登上胃癌治疗的大舞台。该治疗模式是进展期胃癌的主要治疗方式。随着医疗技术的发展,新的技术逐渐应用于临床,只有积极运用循证医学的方法,结合各种治疗方法的长处对胃癌病例进行综合治疗,才能最终达到改善患者预后及提高生活质量的目的。

### (三)复发或转移性胃癌患者的姑息治疗

最近的几项 Meta 分析比较了化疗和最佳支持治疗对晚期胃癌患者的疗效,结果显示化疗可以提高 1 年生存率,并改善生存质量。AIO 的一项Ⅲ期临床随机研究,对伊立替康和最佳支持治疗用于晚期胃癌的二线治疗进行比较,结果显示伊立替康较最佳支持治疗显著延长总生存期。姑息治疗包括化疗、参加临床试验或最佳支持治疗。如果患者 KPS 评分<60 或 ECOG 评分>3 分,可只给予最佳支持治疗。如果体力状况较好(KPS≥60 分或 ECOG 评分<2 分),则可选择最佳支持治疗联合化疗或参加临床试验。

V325 试验证实了以多西他赛为基础的三药联合方案用于转移性胃癌的疗效,但三药联合的毒副作用较大,一系列改良方案的研究包括两药联合方案,周剂量给药方法及以紫杉醇为基础的联合方案,均显示了更好的安全性和类似的疗效。ML17032、REAI2 等试验证实了卡培他滨联合顺铂、ECF 及其改良方案的疗效和安全性。其他临床试验对奥沙利铂联合氟尿嘧啶类药物、伊立替康联合顺铂以及氟尿嘧啶类口服单药的方案也进行了评价,在晚期胃癌中均有一定疗效,均可用于治疗转移性或局部晚期或复发性胃癌。总体上来说,ECF 或其改良方案以及 DCF 方案为Ⅰ类推荐方案,对于经标准方法确定为 HER-2 阳性的晚期胃癌或胃-食管结合部腺癌患者,顺铂加卡培他滨或 5-氟尿嘧啶进一步联合曲妥珠单抗为ⅡA 类推荐。DCF 改良方案及其他方案为ⅡB 类推荐。

### （四）随诊制度

胃癌患者治疗结束后应接受系统的随访,第 1～第 3 年每隔 3～6 个月复查 1 次,第 3～第 5 年每半年复查一次,以后每年复查一次。随访内容包括全面的病史询问和体格检查。同时根据临床情况进行血常规、生化常规、肿瘤标志物、影像学或内镜检查。对于接受全胃切除的患者应常规服用叶酸和维生素 $B_{12}$。

所有胃癌根治术后患者或 $T_{1a}$/Tis 期患者行 EMR 或 ESD 治疗后,均应常规检测幽门螺杆菌(Hp)感染情况。如检测结果为阳性,无论患者有无相关症状,均应接受清除 Hp 的治疗。

## 二、胃癌的新辅助化疗

胃癌新辅助化疗,又称术前化疗,主要目的在于缩小肿瘤,提高手术切除率,改善治疗效果。新辅助化疗的方案主要来自晚期胃癌化疗的经验,早期多以 5-FU 及 DDP 为主,如 FAM、EAP、ECF、ELF、FAMTX 等,上述化疗方案新推出时疗效虽然较好,但结果常常不能重复。近年来在胃癌化疗领域有较多发展,如 5-FU 的持续灌注、化疗增敏剂的使用、新型药物的出现、与放疗的结合等,为胃癌新辅助化疗提供了新的希望。

### （一）胃癌新辅助化疗原则

胃癌新辅助化疗是在术前进行的化疗,期望通过化疗使肿瘤缩小,利于外科完整切除。所用化疗药物必然要选择对胃癌有较好疗效的药物,中晚期胃癌患者治疗的经验是必不可少的。而借鉴晚期胃癌治疗经验的同时,还要掌握几个原则:①不要盲目追求化疗的有效而延误手术切除的时机,新辅助化疗的目的是为手术创造条件。②胃癌化疗药物是个动态选择的过程,目前没有金标准,多选择晚期化疗有效的药物。③胃癌新辅助化疗的适应人群为局部进展期的胃癌患者,出现远处脏器转移和腹腔广泛转移的患者即便肿瘤缩小也很难进行根治性手术,而病变较早的患者则容易因为化疗无效而失去最好的手术机会,因此需要个体化判断。一般的胃癌新辅助化疗的临床试验多纳入经病理证实的进展期(Ⅱ、ⅢA、ⅢB、Ⅳ)胃癌患者,有客观可测量的病灶便于评价效果,患者的其他脏器功能可以耐受化疗,并且要获得患者充分的知情同意。

### （二）胃癌术前分期

胃癌新辅助化疗效果的评价和胃癌治疗前后分期的准确判断密切相关。目前国际通用的胃癌分期 AJCC/UICC 的 TNM 分期系统是以病理结果为基础的,在胃癌新辅助化疗中使用受到很大限制。无论超声、CT 还是 EUS 都无法准确地检测出淋巴结的数目,更无法确定有无转移,所以目前的分期主要是通过肿瘤侵犯深度的改变、肿大淋巴结缩小的程度来判断治疗有无效果,EUS、CT、PET-CT、磁共振(MRI)及腹腔镜等诊断性检查手段使临床分期有了很大的改进。

体表超声能较清晰地显示胃壁的 5 个层次,表现为三条强回声线和两条弱回声线相间排列。因此根据肿瘤占据胃壁回声的范围和深度可以确定肿瘤浸润的深度。EUS 可用于评估肿瘤浸润深度,其对肿瘤 T 分期和 N 分期判断的准确度分别达到 6%～92% 和 50%～95%。有报道发现胃癌患者内镜超声检查 T 分期和 N 分期的准确性分别为 57% 和 50%。经腹超声对于胃癌浸润深度的判断不如超声内镜,但在对胃癌淋巴结转移的判断方面经腹超声显然要比内镜超声有优势,EUS 探测深度较浅,传感器的可视度有限,因此 EUS 用于评估远处淋巴结转移的准确度作用有限。而经腹超声的探测范围较广泛,定位相对准确。超声判断淋巴结是否转移的依据主要是淋巴结的大小、形状和回声特点。将超声内镜和经腹超声有机地结合起来,可以有效地诊断胃癌患者的治疗前分期。

CT 判断胃周淋巴结的转移与否主要依据其大小、密度等。周围脂肪较多和血管走行容易判断的淋巴结显示较好。一般来讲,随淋巴结直径增加,转移率明显升高。当肿大淋巴结为蚕食状、囊状、周边高密度中心低密度、相对高密度及花斑状或呈串珠状排列、对血管产生压迫和肿块状增大者需考虑为转移。CT 扫描对肿瘤 T 分期的准确度已达到 43%～82%。弥漫型和黏液性病变在胃癌中常见,但由于其对示踪剂的浓聚水平较低,导致 PET-CT 的检出率较低。在区域淋巴结受累的检测中,尽管 PET-CT 的敏感性显著低于 CT(分别为 56% 和78%)。在术前分期方面,PET-CT(68%)的精确度高于 CT(53%)或 PET(47%)。最近的报告显示 PET 检查对于胃癌的检测和术前分期并不能提供充分的诊断信息,但德国学者报告FDG-PET 的改变可早期识别化疗不敏感患者,其阴性预测值为 88%～95%。65 例局部进展期的胃癌患者在化疗前以及化疗后 14 天分别接受 FDG-PET 检查,原发肿瘤代谢活性减低35% 以上者定义为化疗敏感者,化疗敏感者病理组织学有效率高达 44%,3 年生存率可达到35%。多因素分析发现 FDG-PET 可预测 R0 切除后的胃癌复发,但由于目前报告病例数目尚少,还需要积累资料才能得出结论。

有关胃癌腹膜种植的术前诊断一直较为困难。随着微创外科的发展,腹腔镜应用逐渐增多,使腹腔镜探查结合腹腔游离肿瘤细胞的检测成为一种可行的手段。腹腔镜能够发现其他影像学检查无法发现的转移灶。Sloan-Kettering 癌症中心的一项临床研究对 657 例可切除的胃腺癌患者进行了为期 10 年的腹腔镜探查随访,发现有 31% 的患者出现远处转移。日本学者通过 100 例胃癌患者的资料,发现其中 44% 原分期偏早,而 3% 分期偏晚。21 例术中发现腹腔积液,27 例无腹腔积液的患者发现游离癌细胞。在德国的一项研究中也报告腹腔镜探查可发现 50% 的患者分期偏早。腹腔镜探查的局限性在于仅能进行二维评估,对肝转移及胃周淋巴结转移的评估作用有限,而且是有创性诊断手段。NCCN 指南中不同机构对使用腹腔镜分期的适应证仍存在差异,在 NCCN 指南中某些机构,腹腔镜分期用于身体状况良好并且肿瘤潜在可切除的患者,尤其是考虑使用同期放、化疗或手术时。对于身体状况较差的患者,在考虑放、化疗联合时也可考虑使用腹腔镜分期。

### (三)新辅助化疗的疗效

一般认为,新辅助化疗的有效率为 31%～70%,切除率相差较大(40%～100%),中位生存期为 15～52 个月。事实上,对于胃癌的新辅助化疗,由于随机前瞻性的临床对照试验相对较少,因此对此问题难以做出准确评价。

2003 年 Allum 等报告 ECF 方案作为胃癌术前新辅助化疗的中期研究结果(MAGIC 研究)。503 例胃癌患者随机分为两组,治疗组进行围术期化疗和手术,先给以 3 周期 ECF 方案化疗然后手术,术后再行 3 周期 ECF 化疗,观察组单用手术治疗。每组患者中,74% 为胃癌,

14％为低位食管癌,11％为胃-食管结合部癌。88％的患者完成了术前化疗,56％进入术后化疗,40％完成了预计的全部 6 周期化疗。围术期化疗组 $T_1$ 和 $T_2$ 期患者比例较高,为 51.7％,而单纯手术组为 36.8％。围术期化疗组患者的 5 年生存率为 36％,单纯手术组为 23％。DFS 的 HR 为 0.70(95％ $CI=0.56\sim0.88,P=0.002$),OS 的 HR 为 0.08(95％ $CI=0.63\sim1.01$, $P=0.06$)。化疗组手术根治率 79％,观察组为 69％($P=0.02$)。术后并发症均为 46％,术后 30 天内死亡率分别为 6％和 7％。结果表明以 ECF 方案进行围术期化疗可以显著改善可切除胃癌和低位食管癌患者的无进展生存期和总生存期。2005 年对该研究的追踪报告显示治疗组和观察组的中位生存分别为 24 个月和 20 个月(HR=0.75,95％ $CI=0.60\sim0.93,P=0.009$),PFS 也显著延长(HR=0.66,95％ $CI=0.53\sim0.81,P=0.000\ 1$)。该研究后来也受到不少批评,包括胃癌手术不够规范、术前分期不够准确、化疗毒性反应较重等,还有认为 MAGIC 研究中的化疗方案 ECF(表柔比星、顺铂、5-FU)是 20 世纪 80 年代开始流行的胃癌化疗方案,目前已有新的替代药物,如奥沙利铂替代顺铂、卡培他滨替代 5-FU,新一代药物已显示出更好的疗效。季加孚等报告一项采用 FOLFOX 方案作为胃癌新辅助化疗方案的多中心对照研究结果,截至 2006 年,共纳入 99 例胃癌患者,其中新辅助化疗组 38 例,临床有效率 58％,根治性切除率高于对照组(63％ *vs.* 52％)。

除此之外,常用于胃癌新辅助化疗的药物还有紫杉醇、多西紫杉醇、伊立替康和 S-1,均显示了良好的抗肿瘤活性。紫杉醇治疗胃癌单药有效率在 20％以上,联合使用氟尿嘧啶、亚叶酸钙、顺铂等药物可进一步提高疗效,最高可达 70％,且毒性反应可耐受,常规应用抗过敏药物后,最为常见的毒性反应是骨髓抑制和脱发等。奥沙利铂联合用药治疗晚期胃癌的有效率为 42.5％～64％,主要毒性反应是周围神经损害。使用多西紫杉醇治疗胃癌的报告比紫杉醇还早,其有效率在 17.5％～24％左右,剂量为 60～100mg/m² 不等,不同用药间隔和剂量有效率相差不多,但其严重的骨髓毒性限制了其临床应用,主要是 3/4 度的中性粒细胞减少,出现中性粒细胞减少性发热的患者较多。伊立替康治疗晚期胃癌单药有效率为 14％～23％,联合用药的有效率为 42.5％～64％。其主要的毒性反应为延迟性腹泻,其次为骨髓抑制。近年来 S-1 为主的化疗方案报告较多。S-1 是替加氟(5-FU 的前体药物)、5-氟-2,4-二羟基吡啶(CDHP)和氧嗪酸的复合物,是一种新型口服氟尿嘧啶类药物。一项 1059 名日本胃癌患者参加的多中心临床研究结果显示,在根治性胃癌手术后 S-1 辅助治疗组 3 年生存率为 80.5％,而对照组为 70.1％,且不良反应较轻,仅为恶心、呕吐、食欲减退和轻度血液学毒性。Satoh S 报告使用 S-1 联合顺铂治疗 45 例进展期胃癌患者的结果,根治性切除率 80％,其中临床分期为 Ⅳ 期的 27 例患者中有 10 例达到了 R0 切除,R0 切除的患者与未达到 R0 切除的患者中位生存期分别为 22.3 和 12.6 个月,临床 Ⅲ 期的患者 R0 切除后 2 年生存率高达 90.9％。

意大利有学者报告 30 例胃癌患者新辅助化疗的 3 年随访结果,其中 13 例达到降期,80％获得根治性切除,切除组 3 年生存率达到 70.8％,全组为 56.7％,但未提及具体化疗方案。美国有学者 2006 年报告了 RTOG9904 的结果,该研究方案为氟尿嘧啶、亚叶酸钙和顺铂两周期化疗后同步放、化疗(氟尿嘧啶持续灌注并紫杉醇每周输注)。结果发现,49 例患者(43 例可评价)中,病理完全缓解和 R0 切除率分别为 26％和 77％,获得病理缓解的患者 1 年生存率较高

(82% *vs.* 69%),但不良反应较多,4 度者占 21%。该研究主要问题是 D2 淋巴结清扫者仅占 50%。美国 Sloan-Kettering 医院采用氟尿嘧啶联合顺铂并术后腹腔灌注化疗,共 38 例患者入组,术前静脉氟尿嘧啶联合顺铂两个周期后接受胃癌根治术(D2 淋巴结清扫),术后腹腔灌注化疗氟尿嘧啶脱氧核苷并亚叶酸钙。该方案耐受良好,R0 切除率为 84%。中位随访 43 个月,15 例患者仍然存活,病理反应良好者预后较好(P = 0.053)。美国纽约大学有学者报告同上述报告同样治疗模式的研究结果,术前化疗方案为伊立替康联合顺铂,32 例可评价胃癌患者中,中位随访 28 个月,14 例存活,25 例 R0 切除患者无局部复发。

综上所述,可以看出,胃癌新辅助化疗研究近年来比较活跃,且能达到提高 R0 切除率,有改善患者生存率的可能,但是鉴于目前研究病例数目少,多为临床 I / II 期研究,真正的随机前瞻性对照研究较少,故而对其评价尚需动态观察。

## 三、胃癌的姑息化疗和靶向治疗

### (一)姑息化疗

胃癌早期诊断率较低,临床确诊时接近 40% 的患者失去手术机会,而且即使行根治术的患者,术后又有将近 50% 左右会出现复发、转移,因此大多数的胃癌患者需要接受姑息化疗。

胃癌对化学药物相对敏感,晚期胃癌的化疗始于 20 世纪 60 年代。治疗胃癌的主要药物大体可分为四大类。抗代谢药中主要有 5-FU 及其前体药 FT-207、UFT、替吉奥(S-1)、氟铁龙(5-DFUR)、卡培他滨,还有卡莫氟(HCFU)、甲氨蝶呤(MTX)、阿糖胞苷(Ara-C),烷化剂中铂类的顺铂(DDP)与奥沙利铂,环磷酰胺以及亚硝脲类卡莫司汀(BCNU)、洛莫司汀(CCNU)、甲环亚硝脲(Me-CCNU),抗生素类的丝裂霉素、多柔比星、表柔比星、吡柔比星以及植物生物碱中的羟喜树碱、伊立替康、依托泊苷、紫杉醇和多西紫杉醇。20 世纪 90 年代出现了众多联合化疗方案,大样本随机对照多中心的 III 期临床试验结果层出不穷,使晚期胃癌全身化疗规范化有据可依,让患者获得最佳利益。20 世纪 80 年代初期,FAM 方案(5-FU、多柔比星、丝裂霉素)是治疗晚期胃癌的金标准。癌症治疗北方中心工作组(NCCTG)进行的一项初步研究比较了 FAM、5-FU 单药和 5-FU 联合多柔比星这三种化疗方案的疗效,结果显示三种方案的生存期没有显著性差异,但联合化疗的缓解率要高于 5-FU 单药。1993 年至 2001 年期间,四大类中的 6 种新药成为胃癌化学治疗的新热点。这些新药是 5-FU 口服前体药:卡培他滨(CAPE),替吉奥(S-1,TS-1);紫杉类:紫杉醇,多西紫杉醇(TXT,DOC);第三代铂类:奥沙利铂(L-OHP);拓扑异构酶 I 抑制剂:伊立替康(IRI)。近年文献统计,含 6 种新药治疗晚期胃癌者占 95% 以上。

#### 1.主要化疗药物

(1)以氟尿嘧啶为基础的化疗方案:5-FU 是治疗胃癌的基本用药之一。40 年中两项研究的进步使其长盛不衰,即亚叶酸钙(LV)生化调节使 5-FU 增效及 5-FU 持续 24 小时输注(CIV),二者有理论根据,并得到循证医学高水平证据,从而产生了得到共识的规范化用法。即 Mayo Clinic 方法:LV 20mg/m²,静脉注射,5-FU 425mg/m² 静脉注射或 LV 200mg/m²,静脉注射 2 小时,5-FU 370mg/m²,静脉注射。两种方法均连用 5 天,每 4 周重复。De

Gramont 将 LV/5FU 与 5-FU CIV 巧妙组合成 LV 5-FU2 法：LV 200mg/m²，静脉注射 2 小时，5-FU 400mg/m²，静脉注射，5-FU 600mg/m²，CIV 22 小时，第 1 天、第 2 天，每 2 周 1 次。以后又推出简化改良法（sLV5FU2）。随机对照多中心的 Ⅲ 期临床试验证明 LV/5FU2 法优于 Mayo 法，并为国际肿瘤学界认同。5-FU CIV 24 小时 600～750mg/(m²·d)×5 天每 3 周 1 次也是 5-FU 规范用法之一（如 DCF 方案中 5-FU 的用法）。

5-FU 前体药如卡培他滨及替吉奥近年治疗进展期胃癌的报告明显增加。卡培他滨是一种新型口服氟尿嘧啶氨甲酸酯类抗肿瘤药，进入机体后通过独特的三步酶促反应在肿瘤细胞内转换为 5-氟尿嘧啶（5-FU）而发挥高度选择性抗癌作用，具有明显的细胞靶向性和模拟持续 5-Fu 静脉注射的药物动力学特性，对多种实体肿瘤（包括胃癌在内）有较强的抗癌活性。有两项 Ⅲ 期试验（REAL-2 和 ML17032）比较了卡培他滨治疗胃癌的疗效和安全性。REAL-2（患者中有 30％为食管癌）是一项随机多中心 Ⅲ 期临床研究，比较了卡培他滨或氟尿嘧啶以及奥沙利铂或顺铂用于晚期胃癌和食管癌的疗效。入组病例随机分为 4 组，分别接受以表柔比星为基础的 4 种化疗方案中的 1 种，这些方案分别为 ECF（表柔比星、顺铂、5-FU）、EOF（表柔比星、奥沙利铂、5-FU）、ECX（表柔比星、顺铂、卡培他滨）、EOX（表柔比星、奥沙利铂、卡培他滨），研究结果提示对于初始治疗的食管或胃癌患者，卡培他滨和奥沙利铂分别与氟尿嘧啶和顺铂同样有效。奥沙利铂的 3 或 4 度中性粒细胞减少、脱发、肾毒性和血栓栓塞发生率较顺铂低，但 3 或 4 度腹泻和神经病变发病率稍高。5-FU 和卡培他滨的毒性谱稍有不同。

ML17032 是一项对比 XP 方案（卡培他滨、顺铂）与 FP 方案（5-FU、顺铂）一线治疗初治的晚期胃癌患者的随机 Ⅲ 期临床研究，结果显示，XP 方案比 FP 方案有更高的缓解率（41％ *vs.* 29％）和较长的总生存期（10.5 个月 *vs.* 9.3 个月），而中位无进展生存期二者相似（5.6 个月 *vs.* 5.0 个月）。这些结果证实，卡培他滨治疗晚期胃癌的疗效与 5-FU 相似。

关于 REAL-2 和 ML17032 试验的一项 Meta 分析结果显示，与 664 例接受含 5-FU 联合方案治疗的患者相比，654 例接受卡培他滨联合方案治疗的患者的总生存期获得改善，但两组的无进展生存期未观察到差异。

部分 Ⅰ/Ⅱ 期临床试验已经证实另一种氟尿嘧啶类药物 S-1 作为单药或与顺铂联合应用对晚期胃癌有效。在一项随机 Ⅲ 期临床研究（SPIRITS）中，298 例晚期胃癌患者随机接受 S-1 联合顺铂或 S-1 单药治疗。S-1 联合顺铂在中位总生存期和无进展生存期方面均明显优于 S-1 单药，分别为 13 个月、11 个月，6 个月、4 个月。晚期胃癌一线治疗研究（FLAGS）比较了顺铂联合 S-1（CS）与顺铂联合5-FU（CF）方案在晚期胃癌或胃食管连接部腺癌患者中的疗效，CS 的疗效与 CF 相似，但前者安全性更优。

（2）以铂类（DDP，OXA）为基础的联合化疗：顺铂和奥沙利铂是最常用的铂类药。以铂类为基础联合 5-FU 类药物组成二药联合方案或以 FP 为基础加第三药构成三药联合方案者占到铂类联合方案的 97％。FP（CF，5-FU＋DDP）被全球肿瘤学界及 NCCN 公认为局部晚期胃癌化疗的基础联合。FP＋EPI（ECF），FP＋TXT（DCF）三联方案均被认定为 Ⅰ 类高水平证据，建议使用于晚期胃癌的一线化疗。FP 的规范用法是 5-FU 600～750mg/m²·d)，CIV 24 小时×5 天，DDP 60～80mg/m²，第 1 天，每 3 周重复。DDP 也可分次≤20mg/(m²·d)×5

天。此外,REAL-2 试验显示奥沙利铂可以取代顺铂用于晚期胃癌一线化疗。

(3)以紫杉类为基础的联合化疗:此类药有紫杉醇(TAX)与多西紫杉醇(TXT)。单药一线治疗进展期胃癌有效率均在 20% 左右。由 Ajani(MD Anderson)及 Van Cutsem(EORTC)牵头的 V325 国际多中心大样本Ⅲ期临床研究中,比较了 DCF(多西他赛、顺铂、5-FU)与 CF(顺铂、氟尿嘧啶)在晚期胃癌患者一线治疗中的作用。结果显示 DCF 组肿瘤进展时间较 CF 方案组明显延长(5.6 个月 *vs*.3.7 个月)。DCF 方案组的 2 年生存率为 18%,CF 方案组为 9%。DCF 方案组的中位生存期比 CF 方案组明显延长(9.2个月 *vs*.8.6 个月)。2006 年 3 月美国 FDA 批准 DCF 方案用于治疗既往未接受过化疗的晚期胃癌患者,包括胃-食管结合部肿瘤。V325 试验在显示 DCF 方案有效性的同时也暴露出该方案的严重不良反应,尤其是 3/4 度中性粒细胞减少,导致患者难以耐受 DCF 方案化疗。近年来针对该方案设计了很多改良方案,如改为以多西他赛为基础的两药联合方案(DC 或 DF)或者分别以卡培他滨和奥沙利铂替代 5-FU 和顺铂或者改变给药方法为每周给药。初步结果显示上述改良方案不良反应较 DCF 方案明显降低,生存期有延长趋势,但疗效并无显著差异。紫杉醇和多西他赛同属紫杉类,但二者的不良反应谱和疗效并非完全一致,患者对 PF 方案的耐受性比 DF 方案更佳,这提示着紫杉醇替代多西他赛是可供选择的 DCF 改良方案。

(4)以伊立替康为基础的联合化疗:伊立替康(CPT-11)单药治疗局部晚期胃癌有效率约为 20%。2000 年有学者报道了 V306Ⅱ期临床试验的结果,该研究比较 IRI＋5-FU /CF 与 IRI＋DDP 一线治疗晚期胃癌的疗效,分别纳入患者 74 例和 72 例,有效率分别为 34%、28%,中位至进展时间为 6.5 个月和 4.5 个月(P＝0.000 1),中位生存期分别为 10.7 个月和6.9 个月(P＝0.003),一年生存率分别为 44% 和 25%,IRI＋5-FU /CF 组患者的不良反应更轻,提示与 IRI＋DDP 方案相比,IRI＋5-FU /CF 方案有生存与安全的优势。

2.一线化疗

由于欧美与亚洲国家在人种、药物研发、发病模式及生物学特点等方面均存在一定差异,其化疗方案的选择亦有区别。欧美多采用 ECF(表柔比星＋顺铂＋5-氟尿嘧啶)或其衍生物方案、DCF(多西他赛＋顺铂＋5-FU)方案作为标准一线治疗方案,而日本多用 S-1 联合顺铂方案作为标准一线方案。

由于尚缺乏针对中国人群的大规模Ⅲ期临床研究,至今还没有属于中国治疗胃癌的指南,但经中国胃癌专家组讨论,基本接受在晚期胃癌的姑息化疗中以美国国立综合癌症网络(NCCN)胃癌指南(中国版)作为治疗指南。该版指南将 ECF 及其衍生物方案及 DCF 方案列为一线化疗的Ⅰ类推荐方案,顺铂＋卡培他滨为ⅡA 类推荐,其余均作为ⅡB 类推荐。在临床实践中,上述方案具有各自的特点,例如 DCF 方案,虽经 V325 试验证实了其疗效,但同时也因严重不良反应(尤其是 3/4 级粒细胞减少)导致患者难以耐受该方案。

近年来设计了许多改良方案,如剂量调整或改为以多西他赛为基础的两药联合方案[DC(多西他赛＋环磷酰胺)、DF(多西他赛＋5-FU)或 DX(多西他赛＋卡培他滨)]或以卡培他滨或奥沙利铂替代 5-FU 或顺铂或改为每周给药等。初步研究显示,与 DCF 方案相比,上述改良方案的不良反应明显减少,但疗效并无差异。REAL-2 等试验证实了 ECF 及其改良方案的疗效和安全性,由于含有蒽环类药物,所致心脏毒性、骨髓抑制及消化道反应均须引起重视。

2010 年发表于 *Cochrane Databaseof Systematic Reviews* 杂志的一项 Meta 分析显示,在铂类和氟尿嘧啶联合的基础上加用蒽环类化疗药能使患者显著获益(HR=0.77),其中 ECF 方案效果最佳、耐受性最好。法国学者报告的一项研究显示,伊立替康联合 5-FU/CF 与 5-FU 联合顺铂方案的疗效相似,可选择性地用于部分患者。V325 研究结果显示 5-FU/顺铂方案联合多西他赛(DCF)可以提高疗效,但是化疗毒性反应也更明显。虽然 2006 年美国 FDA 依据此研究结果批准 DCF 方案用于初治的晚期胃癌和胃-食管结合部腺癌患者,但 V325 研究在显示 DCF 方案有效的同时也暴露出该方案的严重不良反应,中性粒细胞缺乏性发热的发生率高达 29%。近年来,许多研究者针对该方案设计了多种改良方案。有学者报告的 ATTAX 研究表明,多西他赛调整为每周给药后,联合顺铂+5-FU 或联合卡培他滨的化疗方案治疗胃癌患者,仍然有较好的抗肿瘤活性且明显降低了毒性,提高患者对治疗的耐受性,值得进一步深入研究。

基于 REAL-2 研究,ECF 和其改良方案(EOF、ECX 和 EOX)均可用于晚期胃癌的治疗。研究表明,卡培他滨可以在治疗中取代 5-FU,含奥沙利铂方案的疗效也不低于含顺铂方案,且 EOX 在 OS 方面优于 ECF(11.2 个月 *vs.* 9.9 个月,P=0.02)。另外,最近一项关于 REAL-2 和 ML17032 研究的 Meta 分析显示,口服卡培他滨在改善 OS 方面优于持续静脉注射的 5-FU。但三药联合方案所致总体不良反应较两药联合方案大,一般用于患者肿瘤负荷较大、体力状态较佳、追求短期内控制肿瘤等情况,总体上不可根治性胃癌的姑息性化疗多趋向于应用两联方案。

卡培他滨和 TS-1 都是 5-FU 衍生物。韩国学者对比了卡培他滨和 TS-1 在 65 岁以上进展期胃癌患者一线治疗中的疗效和不良反应,发现两者在缓解率(RR)、疾病进展时间(TTP)基本一致,卡培他滨组生存期较 TS-1 组似有优势,但无统计学差异,不良反应谱虽略有差异,但发生率都很低,提示卡培他滨和 TS-1 都可作为老年患者的一线治疗选择。

3.二线化疗

晚期胃癌的二线治疗方案相关研究相对较少,总体疗效较一线方案低。但是,目前晚期胃癌二线化疗的生存获益逐渐被认可,但二线方案的选择尚无高质量临床试验证据,原则上,一线治疗未选取的药物均可考虑作为二线治疗方案选用。对于接受胃癌根治术后的患者,若复发转移发生于辅助化疗结束 1 年以上,亦可考虑重新应用辅助化疗方案。ESMO 专家认为一线治疗失败后,体能状态好的患者应给予伊立替康单药治疗或参加临床试验。另外,对于一线治疗 3 个月后复发者也可选用一线治疗方案(Ⅳ类推荐)。

2009 年 ASCO 年会上,一项Ⅲ期临床研究对比了伊立替康单药与最佳支持治疗在晚期胃癌二线治疗中的疗效。结果显示,伊立替康和最佳支持治疗的症状缓解率分别为 44% 和 5%,中位生存时间分别为 4.0 个月和 2.4 个月(P=0.023),但该研究入组例数少。

2011 年 ASCO 会议上,韩国学者报道了他们的一项Ⅲ期临床研究结果,193 例 ECOG 0～1 分接受过一线治疗且失败的晚期胃癌患者,随机分为二线治疗组及最佳支持治疗组,选择 3

周方案的多西他赛或 2 周方案的伊立替康为二线治疗方案,结果显示二线化疗可耐受,且优于最佳支持治疗,生存差异达统计学意义(5.1 个月 *vs.* 3.8 个月,HR＝0.63. P＝0.004),但伊立替康或多西他赛作为氟尿嘧啶/铂类药物治疗失败后的选择并未分高低。

2012ASCO 大会上一项研究将这两类药物在随机对照研究中再次进行了比较,在该研究的纳入标准中有两点引人注目,一是纳入了 ECOG 评分为 2 分的患者,并将其与 0 或 1 分的患者进行了分层,与胃癌治疗的临床实践更加相符;二是除严重腹膜播散转移的患者外,由于此类患者往往为弥漫型或者低分化腺癌伴黏液细胞癌/印戒细胞癌的病理类型,治疗效果及预后均较差,因此,该研究纳入的患者为相对从治疗中获益可能性较大的人群。患者在 FP(氟尿嘧啶/顺铂)治疗失败后,随机接受每周紫杉醇(wPTX,80mg/m²,第 1、第 8、第 15 天,每 4 周 1 次)或伊立替康组(150mg/m²,第 1、第 15 天,每 4 周 1 次),结果显示,两组 OS 分别为 9.5 个月及8.4 个月(P＝0.38),虽然 PFS 和 ORR 亦无统计学差异,但 wPTX 组略有改善的趋势。不良反应方面,wPTX 组骨髓抑制、消化道反应或乏力发生率和严重程度均较低,因此,尽管并无优效性的研究结果,但每周紫杉醇方案因安全性和耐受性佳,可作为胃癌二线治疗的对照方案。

与乳腺癌、结直肠癌等肿瘤相比,胃癌患者的体力状态和治疗耐受性均较差,一线化疗失败后,该问题更突出,因此晚期胃癌的二线化疗方案选择应更为慎重,尽量选择可避免发生一线治疗过程中主要不良反应的方案,应格外注意保护患者的生活质量。

4.维持治疗

对于晚期胃癌患者,治疗获益后如何维持治疗也是临床常见问题。仿效晚期结直肠癌OPTI-MOX 研究,对一线治疗有效或稳定的晚期胃癌患者,在疾病获控制后予单药维持,直至疾病进展后进行二线化疗。这种"打打停停"的维持治疗模式可能在保证持续化疗、取得良好抗肿瘤效果的同时,减轻了不良反应,增强了患者耐受性,并改善了其生活质量。

目前,日本学者推荐在顺铂＋TS-1 一线治疗获益后给予 TS-1 单药维持,进展后更换为二线化疗。将既往未接受治疗的晚期胃癌患者接受最多 6 个周期的紫杉醇联合卡培他滨治疗后,继续使用卡培他滨维持治疗至疾病进展或毒性无法耐受,共有 45 例患者接受了卡培他滨的维持治疗,结果显示全组患者的有效率为 33.3％,PFS 为 208 天(95％ *CI*:169.1～246.8天),OS 为 456 天(95％ *CI*:286.9～624.2 天),无治疗相关死亡,结果提示在晚期胃癌一线治疗后维持治疗耐受性好,有一定的疗效,进一步的 Ⅲ 期研究(ML22697 研究)正在进行中。

## (二)靶向治疗

1.曲妥珠单抗

ToGA 研究是首个在 HER-2 阳性胃癌患者中评价曲妥珠单抗联合顺铂及一种氟尿嘧啶类药物的前瞻性多中心随机 Ⅲ 期临床研究。这项研究证实对于 HER-2 阳性的晚期胃癌患者,曲妥珠单抗联合标准化疗的疗效优于单纯化疗。该研究中,594 例 HER-2 阳性的局部晚期或复发转移性胃和胃-食管腺癌患者随机分组,分别接受曲妥珠单抗联合化疗(5-FU 或卡培他滨联合顺铂)或单纯化疗,结果显示,曲妥珠单抗联合化疗组较单纯化疗组的中位总生存期明显改善,分别为 13.5 个月和 11.1 个月,有效率也显著提高,分别为 47.5％、34.5％。两组安全性相似,并未出现非预期不良事件,症状性充血性心力衰竭发生率没有统计学差异,这一研究结果奠定了曲妥珠单抗联合化疗在 HER-2 阳性的晚期胃癌中的标准治疗地位。

2.贝伐单抗

AVAGAST 研究评估了贝伐珠单抗联合 XP 方案对比单用 XP 方案治疗 774 例进展期胃癌患者的疗效。研究结果显示,联合贝伐珠单抗组和单纯化疗组的中位 OS 分别为 12.1 个月和 10.1 个月($P=0.100\ 2$),主要研究终点未能达到,而次要研究终点,客观有效率和 PFS 均得到显著改善。亚组分析显示,不同国家患者的获益程度存在差异,其中美洲患者从贝伐珠单抗联合治疗中获益程度最大,而亚洲患者获益程度较低,进一步分析显示单纯化疗组生存期明显长于欧美国家患者,且接受二线治疗患者的比例也高于欧美人群,所以可能影响了 OS 的判断。虽然 AVA-GAST 主要研究终点未达到,但该研究显示的客观有效率和 PFS 的改善提示贝伐珠单抗联合化疗具有肯定的抗肿瘤活性,其能否作为进展期胃癌的推荐治疗药物,仍需更多的临床研究数据支持。亚组分析显示不同国家患者的获益程度存在差异,这可能与东西方国家胃癌患者的组织学类型不同有关(西方以弥漫型为主,东方以肠型为主),而不同组织学类型胃癌对药物治疗的反应亦存在差异。

3.西妥昔单抗

EXPAND 试验纳入 870 例未行切除术的晚期胃腺癌或胃食管交界处腺癌患者随机接受顺铂(第 1 天 80mg/m²)+卡培他滨(1000mg/m²,2 次/天,第 1 天晚上至第 15 天早上)联合或不联合西妥昔单抗(初始剂量 400mg/m²,然后每周 250mg/m²)的治疗。患者平均年龄 59~60 岁,3/4 为男性,1/3 为胃癌。结果显示,西妥昔单抗组与单纯化疗组相比,主要终点指标无进展生存期呈非显著性下降,分别为 4.4 个月和 5.6 个月,风险比(HR)为 1.09,OS 和 ORR 也未见受益,中位 OS 分别为 9.4 个月和 10.7 个月,ORR 分别为 30% 和 29%,结果提示卡培他滨+顺铂一线化疗方案中联合西妥昔单抗后未能使晚期胃癌患者受益。

4.帕尼单抗

REAL-3 是一项随机、多中心、Ⅱ/Ⅲ期临床试验,纳入了 553 名未经治疗的晚期或转移性食管癌、食管胃结合部癌和胃腺癌或未分化癌患者,随机分配入组:EOC(50mg/m² 表柔比星,第 1 天;130mg/m² 奥沙利铂,第 1 天;1250mg/(m²·d)卡培他滨,第 1~第 21 天;调整过的 EOC(表柔比星 50mg/m²,第 1 天;奥沙利铂 100mg/m²,第 1 天;卡培他滨 1000mg/(m²·d),第 1~第 21 天,加上帕尼单抗 9mg/kg,第 1 天。结果显示帕尼单抗组患者的生存期更短,中位 OS 为 8.8 个月,而标准 EOC 方案为 11.3 个月(HR=1.37,$P=0.013$),PFS 也有降低的趋势(6.0 个月 *vs*.7.4 个月,$P=0.068$),安全性方面,两组间 3 级或以上的不良事件总发生率没有显著差异,结果提示帕尼单抗联合 ECO 方案不仅没有改善未经治疗的食管胃癌患者结局,实际上,与标准 EOC 方案相比,总体生存期反而明显降低,原因推测调整后的 ECO 方案中奥沙利铂和卡培他滨剂量降低可能对疗效降低有一定的影响。

5.依维莫司

依维莫司是西罗莫司的衍生物,口服的哺乳动物雷帕霉素靶蛋白(mTOR)丝氨酸-苏氨酸激酶抑制剂,在蛋白合成、细胞生长代谢、增殖和血管生成方面起着重要作用。GRAN₁TE-1

研究是一项随机、双盲、多中心Ⅲ期临床研究,旨在评价依维莫司治疗一线或二线化疗失败的进展期胃癌的疗效,共入组 656 例患者,其中55.3%患者来自亚洲,47.7%患者仅接收过一线化疗。依维莫司 10mg/d 联合最佳支持治疗对比安慰剂联合最佳支持治疗,未能达到主要研究终点,即未改善总生存;但延长了无进展生存,6 个月 PFS 率分别为 12.0%和4.3%;总缓解率(ORR)分别为 4.5%和 2.1%。最常见的 3/4 度不良反应为贫血、食欲下降、乏力。

6.Ramucirumab(RAM,IMC-1121B)

Ramucirumab 是一种靶向 VEGF 受体 2 的全人源 IgGl 单克隆抗体。一项安慰剂对照、双盲、Ⅲ期国际临床试验 RE-GARD 研究旨在评估 RAM 在含铂类和(或)氟尿嘧啶类药物一线联合治疗后进展的转移性胃或 GEJ 腺癌患者中的疗效和安全性。在该研究中患者被按照 2:1 的比例随机接受 RAM(8mg/kg,静脉注射)联合最佳支持治疗或安慰剂联合最佳支持治疗(每 2 周 1 次)直至疾病进展、出现不可接受的毒性反应或死亡。符合条件的患者为因转移性疾病接受一线治疗后 4 个月内或辅助治疗后 6 个月内疾病进展的患者。主要终点是 OS,次要终点包括 PFS、12 周 PFS 率、总缓解率(ORR)和安全性。结果显示 RAM 和安慰剂组的中位 OS 分别为 5.2 和 3.8 个月,OS 的 HR 为 0.776,RAM 和安慰剂组的中位 PFS 期分别为 2.1 和 1.3 个月,HR 为 0.483,RAM 和安慰剂组的 12 周 PFS 率分别为 40%和 16%,ORR 分别为 3.4%和2.6%,疾病控制率分别为 49%和 23%。高血压、腹泻和头痛是 RAM 最常见的不良反应。结果提示在一线治疗后进展的转移性胃或胃食管结合部腺癌中,RAM 与安慰剂治疗相比,存在具有统计学显著性的总生存(OS)和无进展生存(PFS)获益,且安全性可接受。

7.Rilotumumab 原癌基因 c-MET 编码肝细胞生长因子(HGF)和散射因子(SF)的高亲和力受体

在各种肿瘤包括胃癌中 c-MET 和 HGF 都已不受管制,并且与不良的预后相关。MET 基因的扩增继发蛋白质的过度表达及激酶的激活,进而激活胃癌和胃食管交界癌患者 c-MET 信号传导途径,胃癌组织中 c-MET 的阳性率差异较大,基因扩增在 2%～10%左右,蛋白表达阳性率在 20%～80%左右。目前针对 c-MET 靶点有不少靶向药物在临床前和小规模临床研究中均表现出良好的疗效。Rilotumumab(AMG 102)是一种特异性抑制肝细胞生长因子(HGF),进而抑制其下游 c-MET 信号通路的全人源化单抗。2012 年 ASCO 年会上,一项关于 Rilotumumab 治疗晚期胃癌的Ⅱ期研究虽然样本量较小,但也引起了极大关注。研究纳入并未进行人群筛选的晚期胃癌或胃食管结合部癌患者,随机分入 ECX 组(表柔比星、顺铂及卡培他滨)、ECX＋Rilotumumab(7.5mg/kg)组及 ECX＋Rilotumumab(15mg/kg)组。结果显示,主要研究终点 PFS 达到统计学差异,联合 Rilotumumab 后,可将 PFS 由 4.2 个月延长至 5.6 个月($P=0.045$)。如前所述,此类针对全人群的化疗联合靶向药物并未延长 OS,但针对 HGF/MET 途径的探索性研究显示,免疫组化检测的 MET 蛋白高表达者 OS 得到明显延长。全组共 90 例标本可成功检测 Met 蛋白表达,其中高表达者 38 例(42%),接受 Rilotumumab 治疗者的 OS 较安慰剂组延长达 1 倍(11.1 个月 *vs*. 5.7 个月);但 HER-2 表达状况,MET 基因拷贝数以及循环血 HGF 及可溶性 MET 表达水平与 OS 并无相关。小样本Ⅱ期研究中疗效预测标志物的结果为后续Ⅲ期研究提供了筛选依据,Ⅲ期研究将采用与 TOGA 研究类似的思路,MET 高表达者方可进入研究,比较 Rilotumumab 或安慰剂联合化疗的疗效,以证实阻断 c-MET 途径治疗晚期胃癌的价值。

目前还有一些Ⅲ期临床试验正在进行,用以证实上述药物与标准化疗联合在晚期胃癌和胃食管结合部癌症患者中的疗效和安全性。与结直肠癌不同,晚期胃癌化疗中尚缺乏高特异性的疗效预测因子,进一步分析分子标志物与临床获益的相关性有助于寻找对靶向治疗敏感的胃癌患者,从而为个体化治疗提供帮助。

(孙婷婷)

# 第七章　原发性肝癌

## 第一节　原发性肝癌的诊断

原发性肝癌（PLC，以下简称"肝癌"）是预后较差的常见恶性肿瘤之一，主要包括肝细胞癌（HCC）、肝内胆管细胞癌（ICC）和肝细胞癌-肝内胆管细胞癌混合癌（cHCC-ICC）。近年来，由于诊断技术提高和早期病例增加、手术与各种局部治疗手段的综合运用以及新靶点药物的问世，肝癌患者的疗效有了一定的提高，生存状况得到改善。相比于 HCC，ICC 和 cHCC-ICC 在生物学表现和治疗方法上均有所不同。

### 一、实验室检查

#### （一）甲胎蛋白（AFP）

AFP 测定对诊断肝癌有相对的专一性，是检测肝癌最特异的标志，具有确立诊断、早期诊断、判断疗效和复发、估计预后等价值，并可广泛用于肝癌的普查。①确立诊断：AFP≥200μg/L 持续 2 个月或 AFP＞400μg/L 持续 1 个月，无活动性肝病的证据，并排除妊娠和生殖腺胚胎癌，即可做出肝癌的诊断。②早期诊断：因为 AFP 由肝癌细胞产生，因此，当体内仅有少量癌变细胞时，AFP 即可升高。根据 AFP 升高对肝癌做出诊断，可早于肝癌症状出现 6～12 个月，有助于对肝癌做出早期诊断，从而早期治疗，有助于改善肝癌的治疗效果。③判断疗效和复发：肿瘤根治性切除后，体内没有产生 AFP 的肝癌细胞，血中 AFP 含量的下降则会遵循其半衰期规律，每 3～9.5 天减半，一般在 2 个月内降至正常水平。如果手术后 AFP 水平不下降或下降较慢，则需要考虑是否有残留肝内病灶或肿瘤有远处转移。如果 AFP 水平降至正常后再次升高，则高度怀疑肝癌复发。同理，AFP 也可用于判断射频消融等局部治疗及 TACE 治疗的疗效。④估计预后：肝癌血清中的 AFP 主要由肝癌细胞产生，因此 AFP 含量在一定程度上可反映肿瘤的情况。临床研究发现，AFP 的浓度及其动态变化与肝癌患者的症状、预后和肝癌分化程度有关。肝癌早期患者 AFP 含量远远低于中晚期患者。一般肿瘤越小，AFP 含量越低。肝细胞癌的 AFP 含量最高，阳性率可达 70%，混合型肝癌约占 25%，肝内胆管细胞癌一般均为阴性。患者血 AFP 浓度越高，上升越快，症状多越严重，预后较差，肿瘤细胞分化程度越低。血浓度低者可能有两种情况：一类症状较轻，预后较好，肿瘤细胞分化程度较好；另一类症状较重，预后很差，肿瘤细胞分化程度多较差。⑤肝癌的普查：相对于 B 超、CT、MRI 等影像学检查，AFP 普查肝癌具有方便简单、费用低且特异性高等优点，可广泛用于肝癌的普查。

## （二）其他肿瘤标志物

肝癌的各种标志物甚多,但对原发性肝癌缺乏特异性。联合检测对 AFP 阴性病例有一定参考价值。其他应用比较普遍的标志物还有:AFP 异质体、α-L-岩藻糖苷酶(AFU)、异常凝血酶原(APT)、CA19-9、癌胚抗原、组织多肽特异性抗原等。

# 二、影像学检查

现代影像学技术的发展,使肝癌的早期发现、早期诊断成为可能,并使肝癌的定性、定位诊断水平再次发生重大飞跃。

## （一）超声检查

超声检查是肝癌诊断必不可少的检查项目,因其方便、有效、无创伤、价格低廉、可重复使用,被认为是肝癌普查和随访的首选方法。B 超检出的低限是 1～2cm,可清楚显示肝内胆管扩张和门静脉、肝静脉、下腔静脉内有无癌栓。彩色多普勒超声除具备 B 超的一般特征外,还具有观察病灶内动脉血流频谱和肝内血管通畅度的特点,对癌栓诊断更明确。近年来,随着超声造影剂的发展,超声造影被越来越多地运用到肝癌的诊断中,提高了 B 超下小肝癌和肝内微小转移灶的检出率。

1.普通 B 超及多普勒超声表现

原发性肝癌的超声分型可延用大体病理学的分型方法,即分为巨块型、结节型和弥漫型。

(1)巨块型:一般表现为球形膨胀性生长肿块,边界清楚但不规则,少数在肝实质中浸润生长,边界模糊。肿块多为强回声,粗而不均,强回声中多可见不均质低回声区,部分中心可见坏死液性腔,表现为低或无回声区。瘤内有时可见"块中块"征,是多个肿瘤整合而成的特征性表现。肿块周边或附近区域,常可探及直径 1～2cm 的播散结节。肿块边缘多有低回声晕,较薄,表现为外线模糊,内线清楚。彩色多普勒超声一般显示肿块内血供丰富,可见较粗大的血管直接伸入肿瘤内并发出分支供应肿瘤。部分表现为围绕肿瘤周边丰富的血流并向瘤内发现小分支。多普勒频谱一般表现为丰富的动脉样血液。较粗大的血管多为高速动脉血流,瘤内点状血流表现为低速、低阻血流。因肝癌多在肝硬化基础上发生,表现为肝实质回声弥散性增强。

(2)结节型:表现为肝内 1 个或多个实性肿块,形态一般较规则,呈圆形或椭圆形,一般边界清楚。直径＜3cm 的肝癌因瘤内成分相对均一,以低回声多见,而较大的肿瘤因内部可出现坏死,多呈混合性回声或强回声。肿块周边多有薄的低回声晕。部分肿瘤可伴侧方声影,在强回声肝癌中尤有意义。肝癌后方回声可有轻度增强。彩色多普勒显示肿瘤血供丰富,肿瘤内或周边可见丰富的动脉血流。结节型肝癌多在肝硬化基础上发生,多表现为肝实质回声弥散性增强。

(3)弥漫型:表现为肝脏肿大,形态失常,肝实质回声极不均匀,其内可见斑块状强回声弥漫而不均匀分布于肝实质内,难以分辨肿瘤的边界。肝内正常结构紊乱,肿瘤附近管道走行变形、扭曲。门静脉壁显示不清或残缺,常于门静脉管腔内探及实性的癌栓回声,该征象是诊断肝癌的重要特征。晚期出现淋巴结转移时,可见肝门部、胰腺周围及腹膜后大血管旁有肿大的淋巴结。彩色多普勒多显示肝门部肝动脉明显扩张,其在肝内分布紊乱。门静脉管壁扭曲、不规则,流速缓慢,部分可见充盈缺损。如在实变的门静脉内引出动脉血流,对明确诊断癌栓有重要意义。

### 2.超声造影

超声造影又称声学造影,是利用造影剂使用后散射回声增强,明显提高超声诊断的分辨力、敏感性和特异性的技术。随着仪器性能的改进和新型声学造影剂的出现,超声造影能有效地增强心肌、肝、肾、脑等实质性器官的二维超声影像和血流多普勒信号,反映和观察正常组织和病变组织的血流灌注情况,已成为超声诊断的一个十分重要和很有前景的发展方向。有人把它看作是继二维超声、多普勒和彩色血流成像之后的第三次革命。肝癌的超声造影表现类似于肝癌 CT 检查的表现。主要表现为动脉相病灶的增强,门静脉相迅速消退。

超声造影原理:血细胞的散射回声强度比软组织低 1000~10 000 倍,在二维图表现为"无回声",对于心腔内内膜或大血管的边界通常容易识别。但由于混响存在和分辨力的限制,有时心内膜显示模糊,无法显示小血管。超声造影是通过造影剂来增强血液的背向散射,使血流清楚显示,从而达到对某些疾病进行鉴别诊断目的的一种技术。由于在血液中的造影剂回声比心壁更均匀,而且造影剂是随血液流动的,不易产生伪像。

对于不同的应用,需要选用不同的造影剂。目前最受关注的是用来观察组织灌注状态的微气泡造影剂。通常把直径小于 $10\mu m$ 的小气泡称为微气泡。造影剂的分代是依据微泡内包裹气体的种类来划分的。第一代造影剂微泡内含空气,第二代造影剂微泡内含惰性气体。以德国先灵利声显为代表的第一代微气泡声学造影剂,其包裹空气的壳厚、易破,谐振能力差,而且不够稳定。当气泡不破裂时,谐波很弱,而气泡破裂时谐波很丰富。所以通常采用爆破微泡的方式进行成像。它利用爆破的瞬间产生强度较高的谐波。心脏应用时,采用心电触发,腹部应用时,采用手动触发。以意大利博莱科声诺维为代表的第二代微气泡造影剂,其内含高密度的惰性气体六氟化硫,稳定性好,造影剂有薄而柔软的外膜,在低声压的作用下,微气泡也具有好的谐振特性,振而不破,能产生较强的谐波信号,可以获取较低噪声的实时谐波图像,这种低 MI 的声束能有效地保存脏器内的微泡,而不被击破,有利于有较长时间扫描各个切面。由于新一代造影剂的发展,使得实时灰阶灌注成像成为可能。

但是,B 超诊断肝癌时也存在缺点:容易受肺和肋骨的影响,存在超声难以检测到的盲区。检查结果重复性差,其准确程度受操作者的解剖知识和经验以及操作水平的高低、是否细致的影响。

## (二)电子计算机断层扫描(CT)

CT 已成为肝癌定位和定性诊断中最重要的常规检查项目。CT 可帮助临床医生明确肝癌的诊断,准确地显示病灶在肝内的位置、数目、大小及其与重要血管的关系,对明确治疗方案有着非常重要的作用。因此,有条件时肝癌的 CT 检查应为必需项目。

肝癌在 CT 平扫上表现为圆形、椭圆形、片状或不规则的低密度影,CT 值约 34Hu,低于正常肝组织 20Hu 左右;肿瘤内部密度不均匀;边缘清楚或不清,此取决于肿瘤有无包膜以及病灶周围是否有侵犯。注射造影剂后,肝动脉期癌瘤呈高密度增强;门静脉期内肝组织的密度不断上升、肿瘤密度逐渐下降,此期内,肝组织的密度增高较多,而相比之下癌灶的密度增高较小,与正常肝组织的 CT 值相差更大,癌灶的边界在 CT 检查中显示地更加清楚。病灶中心不增强的低密度区为肿瘤坏死。当门静脉有瘤栓时,CT 平扫示门静脉扩张、腔内有高密度影,增强后则为腔内低密度影或密度不均。

对于常规 CT 难以诊断的肝内微小病灶,可行 CT 合并肝动脉造影(CTA)或经肝动脉注入碘化油后 1~3 周,再行 CT 检查,由于碘化油有亲肿瘤作用,并能较长时间滞留于肿瘤的血管中达数周甚至数月,此时的 Lipiodol-CT(亦称 LP-CT)可检出 0.5cm 的微小肝癌。

### (三)磁共振成像(MRI)

MRI 是一种非放射性检查方法,不应用含碘造影剂,目前对肝癌诊断的应用还不及 CT 广泛,可作为 CT 诊断的辅助和补充手段。肝癌在 MRI 表现为 $T_1$ 加权像上为低信号,$T_2$ 加权像上为高信号,N(H)加权像多数病例肿瘤部分与周围肝实质信号差别不大或肿瘤部分表现为略高的信号。巨块和结节型肝癌 MRI 能很好地显示出肿瘤的部位、大小和范围。弥漫型肝癌则常显示不清。如瘤内中心坏死,MRI 可见瘤内高低信号共存混杂;门静脉、肝静脉和下腔静脉中的瘤栓可使血液流动效应消失,在 $T_1$ 加权和 N(H)加权像上呈较高的信号,在 $T_2$ 加权像上呈较低的信号。

### (四)肝动脉造影

自 1953 年 Seldinger 创用经皮穿刺股动脉插管的方法行内脏血管造影以来,选择性或超选择性肝动脉造影已成为肝癌诊断中的重要手段之一。但由于此法属侵入性技术,加上左肝和乏血管型肝癌显示略差,在定位诊断方面多首选 CT 与 B 超。目前的检查指征为临床怀疑肝癌或 AFP 阳性而其他影像学检查阴性者;各种非侵入性显像方法难以确定占位病变性质者;或作肝动脉栓塞疗法者。

原发性肝癌的肝动脉造影主要表现为①肿瘤血管,出现于早期动脉相,见肿瘤区内出现管腔大小不均的紊乱血管。②肿瘤染色,出现于实质相,肿瘤密度较周围肝实质浓,显出肿瘤的大小和形态。③肝动脉及其分支移位、扭曲、拉直或扩张。④肝动脉分支受肿瘤侵犯可呈锯齿状、串珠状或僵硬状态。⑤动、静脉瘘。⑥"池状"或"湖状"造影剂充盈区等。

### (五)放射性核素显像

放射性核素显像以前曾是肝癌诊断的重要手段之一。但由于核素显像的分辨率低,随着 CT、B 超、MRI 等显像技术的发展,核素显像检查的临床应用价值有所下降。近年由于单光子发射计算机断层仪(SPECT)和单克隆抗体作放射免疫显像的应用,其重要性又得到一定的重视。常用于肝癌临床诊断的检查有:$^{99m}Tc$-PMT 扫描、SPECT 显像和肝血池显像等。肝血池显像常用于肝癌与血管瘤的鉴别诊断。

近年来,PET 显像获得了长足的进展,$^{18}F$-FDG-PET-CT 被越来越多地应用于肝癌的诊断中。$^{18}$氟标记的氟代脱氧葡萄糖($^{18}F$-FDG)是葡萄糖的类似物,进入体内即可参与葡萄糖代谢。由于恶性肿瘤细胞具有生长快、细胞葡萄糖转运蛋白增多和细胞内磷酸化酶活性增高等生物学特性,使肿瘤细胞内的糖代谢显著增加,FDG-PET 显像表现为放射性浓聚,同时用半定量指标 SUV 值进行定量分析。$^{18}F$-FDG-PET 在肿瘤诊断中的作用有以下几个方面。①查找肿瘤的原发部位。②早期发现肿瘤。③评价肿瘤的良、恶性及恶性程度。④肿瘤的临床分期。⑤肿瘤治疗后的疗效评估，确定有无残留或复发。肝脏是葡萄糖代谢的主要器官，关于肝癌组织中 FDG 聚集原因，目前主要的观点认为正常肝脏组织磷酸化酶（己糖激酶）活性低而去磷酸化酶活性高（葡萄糖-6-磷酸酶），结果是磷酸化率（K3）与去磷酸化率（K4）之比为常数；在肝脏肿瘤中则与之相反，去磷酸化酶活性增高，K4/K3 比例倒置，肝肿瘤的 PET 图像的多变性与 K4/K3 呈正相关。并有学者指出利用动态 PET 肝脏肿瘤显像分析[18]F-FDG 代谢模型可以预测细胞的分化程度及预后，也可以反应肿瘤对治疗的反应程度。

据国内报道，[18]F-FDG 对肝细胞癌的阳性预测率可达 55%，但国外 Trojan J 等研究证明 FDG 对肝细胞癌的诊断价值有限。肝癌的 PET 形态学表现多变，分布不均是主要的特点，同一病灶的不同部分及不同病灶放射性分布不一致。另外，有人研究了肝内病变 FDG 的摄取情况，认为肝内的占位性病变对[18]F-FDG 的摄取可以分成 4 种形态表现。形态的多样性与肿瘤的分化程度有关。肿瘤治疗后评价多数学者都认为 PET/CT 具有积极的作用，Torizuka 等人对肝细胞癌介入治疗后进行评价发现：介入治疗后的肝脏显像可以分成 3 种类型：A 型肿瘤摄取 FDG 增加，B 型与非肿瘤区摄取相同，C 型摄取减少或缺损，A 型、B 型说明肿瘤细胞还有活性。而 C 型说明肿瘤细胞已经因失活性或已经坏死，PET/CT 在评价介入效果方面起到 CT 不可替代的作用。Anderson 对肝细胞癌进行射频消融治疗的效果研究表明，PET 显像对肿瘤治疗效果的评价明显优于 CT 和 MRI。

由于[18]F-FDG-PET 在肝癌诊断中存在的假性及敏感性低的问题。特异性示踪剂的开发显得十分重要。乙酸盐（[11]C-Acetate）在组织内可以迅速转变为乙酰辅酶 A。乙酰辅酶 A 是三羧酸循环的始动物质，[11]C-Acetate 通过血流迅速分布于组织，参与三羧酸循环。最后以 $CO_2$ 的形式被清除。[11]C-Acetate 对肝细胞癌诊断较为敏感。有学者的对比研究表明[11]C-Acetate 诊断肝细胞癌的敏感性为 87.3%，同时研究还表明两种示踪剂的联合应用对肝细胞癌的敏感性可以达到 100%，另外表皮生长因子受体显像剂被认为是最有希望的新型肝癌诊断的正电子放射性药物。随着放射性药物学的发展，加之多层螺旋 CT 的超薄层三期增强扫描必将对肝癌乃至小肝癌的诊断提供更可靠的依据。

肝穿刺取肿瘤组织做病理检查、锁骨上淋巴结活检、皮下结节活组织检查、腹水找癌细胞、腹腔镜等对原发性肝癌的诊断亦有一定价值。但是，这些检查均为有创检查，有出血、胆漏、肿瘤种植等风险，一般只有在以上各项检查还不能确立诊断时才考虑使用。

## 三、诊断标准和临床分期

目前国内应用较多的是 2001 年中国抗癌协会肝癌专业委员会制定的诊断标准和临床分期。

### （一）原发性肝癌的临床诊断标准

（1）AFP≥400ng/mL，能排除妊娠、生殖系胚胎源性肿瘤、活动性肝病及转移性肝癌，并能触及肿大、坚硬及有大结节状肿块的肝脏或影像学检查有肝癌特征的占位性病变者。

（2）AFP＜400ng/mL，能排除妊娠、生殖系胚胎源性肿瘤、活动性肝病及转移性肝癌，并有两种影像学检查有肝癌特征的占位性病变或有两种肝癌标志物（DCP、GGTⅡ、AFU、CA19-9等）阳性及一种影像学检查有肝癌特征的占位性病变者。

（3）有肝癌的临床表现并有肯定的肝外转移病灶（包括肉眼可见的血性腹水或在其中发现癌细胞）并能排除转移性肝癌者。

## （二）原发性肝癌的临床分期标准

ⅠA　单个肿瘤直径≤3cm，无癌栓、腹腔淋巴结及远处转移；Child-Pugh A。

ⅠB　单个或两个肿瘤直径之和≤5cm，在半肝，无癌栓、腹腔淋巴结及远处转移；Child-Pugh A。

ⅡA　单个或两个肿瘤直径之和≤10cm，在半肝或两个肿瘤直径之和≤5cm，在左右两半肝，无癌栓、腹腔淋巴结及远处转移；Child-Pugh A。

ⅡB　单个或多个肿瘤直径之和＞1.0cm，在半肝或多个肿瘤直径之和＞5cm，在左右两半肝，无癌栓、腹腔淋巴结及远处转移；Child-Pugh A。

有门静脉分支、肝静脉或胆管癌栓和（或）Child-Pugh B。

ⅢA　肿瘤情况不论，有门静脉主干或下腔静脉癌栓、腹腔淋巴结或远处转移之一；Child-Pugh A 或 Child-Pugh B。

ⅢB　肿瘤情况不论，癌栓、转移情况不论；Child-Pugh C。

## （三）分期

分期肝细胞肝癌 AJCC TNM 分期（2017 年第八版）。

1.T：原发灶

Tx：原发灶无法评估。

$T_0$：未发现原发灶。

$T_1$：单发病灶≤2cm；或者单发病灶＞2cm 但无血管受侵。

$T_{1a}$：单发病灶≤2cm。

$T_{1b}$：单发病灶＞2cm 但无血管受侵。

$T_2$：单发病灶＞2cm，且侵犯血管；或者多发病灶，均≤5cm。

$T_3$：多发病灶，至少一个病灶＞5cm。

$T_4$：单发或者多发病灶，无论肿瘤大小，侵犯门静脉或者肝静脉分支（包括门静脉左右支、肝静脉左中右三支）；原发灶直接侵犯邻近器官（不包括胆囊）或者穿透脏层腹膜。

2.N：区域淋巴结

Nx：区域淋巴结无法评估。

$N_0$：无区域淋巴结转移。

$N_1$：有区域淋巴结转移。

3.M：远处转移

$M_0$：无远处转移。

$M_1$：有远处转移。

4.AJCC 临床分期

| 分期 | T | N | M |
| --- | --- | --- | --- |
| ⅠA 期 | $T_{1a}$ | $N_0$ | $M_0$ |
| ⅠB 期 | $T_{1b}$ | $N_0$ | $M_0$ |
| Ⅱ 期 | $T_2$ | $N_0$ | $M_0$ |
| ⅢA 期 | $T_3$ | $N_0$ | $M_0$ |
| ⅢB 期 | $T_4$ | $N_0$ | $M_0$ |
| ⅣA 期 | $T_{1\sim4}$ | $N_1$ | $M_0$ |
| ⅣB 期 | $T_{1\sim4}$ | $N_{0\sim1}$ | $M_1$ |

（张莹莹）

# 第二节　原发性肝癌的治疗

## 一、治疗原则

### （一）早期有效治疗、综合治疗、反复治疗

早期有效治疗、综合治疗、反复治疗是肝癌治疗的三个重要原则。

**1.早期有效治疗**

肿瘤越早期,治疗效果越好,小肝癌手术切除后的 5 年生存率为 $60\%\sim70\%$,而大肝癌仅 $20\%$ 左右。有效治疗要求尽可能采取最佳的治疗手段作首次治疗。手术切除、肝移植和局部治疗是肝癌治疗的三大根治性治疗手段,早期肝癌的治疗应该以"根治性治疗"为目的,尽量选择根治性的治疗手段。

**2.综合治疗**

肝癌尚无特效的治疗方法,目前最好的手术切除也未达到满意的治疗效果,手术切除、介入治疗和局部治疗是肝癌治疗的三大治疗手段,各有所长,应根据不同患者的不同情况而灵活运用,互相组合,取长补短,以达到最大限度消灭和控制肿瘤,同时最大限度保存机体,延长生存期。多学科综合治疗是目前肝癌治疗的最主要原则之一。

**3.反复治疗**

由于肝癌的生物学特性,肝癌的一次性治疗常不能达到理想的疗效,常需进行多次、再次的反复治疗。如多次经皮肝动脉栓塞化疗,多次瘤内无水酒精注射术,术后复发的再次手术切除等。对术后复发病例的反复、积极、综合的治疗以及带瘤生存是近年来肝癌治疗疗效提高的重要原因之一。

## (二)肝癌的多学科综合治疗模式

### 1.以手术为主的综合治疗模式

手术切除是肝癌获得治愈的最主要手段,但是在肝癌的确诊患者中,只有15%～30%的患者能够行手术切除,而肝癌的术后复发率高达36%～66%,疗效并不让人满意。因此,在手术切除后或切除前采用其他手段进行综合治疗是很有必要的。

(1)手术切除＋术后辅助治疗:肝癌根治性切除术后是否行辅助治疗,尚缺乏足够的循证医学证据。目前得到较多学者认同的是术后高危复发的患者,辅助性TACE有助于降低复发率,提高生存率。1992年1月至1995年12月,中山大学肿瘤防治中心根治性手术切除原发性肝癌217例,对其中139例被认为复发高危险的病例,作前瞻性的治疗,其中53例术后3～4周辅加TACE。一般作1～3次,每次间隔为4～6周。随诊至1998年12月,在86例单纯行根治性切除术的病例中,肝内总复发率为56.3%,术后1年、3年、5年生存率分别为75.4%、42.4%、30.5%;在53例术后辅加肝动脉栓塞化疗病例中,肝内复发率为27.5%,其术后1年、3年、5年生存率分别为89.1%、61.25、53.7%,差异有显著性。目前的争议主要是高危复发人群的确定和术后TACE的时机。

姑息切除术后的辅助治疗具有重要的作用。术后辅助治疗可以控制或者杀灭姑息切除术后残存的癌细胞,从而达到延长生存期甚至治愈的目的。如术中发现肿瘤多发子灶,无法根治性切除时,可以先切除大部分病灶,然后采用PEI、RFA、MCT、冷冻治疗的手段治疗残存的病灶,达到"肉眼根治";对于巨大肿瘤并有多发肝内转移时,可以先行切除主瘤,术后再行TACE或其他方法治疗肝内转移病灶,也可以达到延长生存期的目的。

(2)降期治疗＋手术切除:即所谓的"二期切除"。对于不能手术切除的肝癌,先采用各种方法多学科综合治疗,待肿瘤缩小或降期达到能够手术切除的程度,再行手术治疗。降期治疗的方法很多,目前最为常用的有TACE、局部治疗(包括PEI、RFA、MCT、放疗等)、TACE联合局部治疗、各种局部治疗的联合应用等。研究证明,多学科的综合治疗优于单一的治疗。

### 2.TACE联合局部治疗

TACE联合局部治疗是目前应用最为广泛的综合治疗模式之一,其疗效也获得一致的认同。先行TACE可以栓塞肿瘤的供血动脉,减少肿瘤内的血液流动,从而减少"热流失效应",提高随后的局部治疗效果。同时,TACE术后肿瘤的边界更加清晰,有利于局部治疗的进行。TACE还可以控制一些潜在的微小病灶,减少局部治疗后的复发,而局部治疗可以最大限度地杀灭TACE术后残存的肿瘤组织,起到1+1>2的作用。

学者TACE联合RFA治疗与单纯RFA治疗直径≤7.0cm的肝癌,单纯RFA治疗组1年、3年、5年生存率分别为85.3%、59%、45.0%;而联合组1年、3年、5年生存率分别为92.6%、66.6%、61.8%,差异有显著性($P=0.041$)。Lencion等用RFA联合TACE治疗了62例肝癌患者,肿瘤直径为3.5～8.5cm,获得了比单纯RFA更大的消融范围、更高的肿瘤完全坏死率和更好的生存率,而且没有严重的并发症。众多的研究证明,TACE联合局部治疗是一种行之有效的综合治疗模式。

### 3.各种局部治疗的联合应用

各种局部消融治疗的原理不一致,适当的联合应用可以起到相互补充,相互增强的作用,提高治疗效果。目前有不少文献报道了 RFA 联合 PEI、MCT、冷冻治疗等，MCT 联合 PEI、冷冻治疗、LITT 等以及立体放射治疗联合局部消融治疗等的应用，均取得了比单一治疗更好的效果。2005 年我们报道了随机对照研究应用 RFA 联合 PEI 和单纯 RFA 治疗肝细胞癌（单发病灶，最大直径≥7.0cm；或病灶少于 3 个，直径≥3.0cm）66 例和 67 例，结果联合治疗组局部复发率低于单纯 RFA 组，同时联合治疗组和单纯 RFA 组 1 年、3 年、5 年总体生存率分别为92.4%、70.1%、60.1%和 86.6%、55.4%、41.0%，差异有显著性（$P=0.02$），RFA 联合 PEI 可以提高肝癌治疗的效果。

总之，目前肝癌的治疗强调联合多学科的各种治疗方法的综合治疗。

## 二、治疗方法

### （一）手术

#### 1.肝切除术

肝切除术是局限性可切除的非肝硬化和部分 Child-Pugh A 级肝硬化肝癌患者的一线选择，早期肝癌术后 5 年生存率可达到 60%～80%。切除的肝脏原则上不应超过有功能肝脏体积的 50%，切缘距肿瘤边缘至少 1cm 以上，其具体适应证：一般情况良好，无明显心、肺、肾等重要脏器器质性病变，肝功能正常或仅有轻度损害（Child-Pugh A 级）或肝功能分级属 B 级，但经短期护肝治疗后恢复到 Child-Pugh A 级，肝储备功能基本在正常范围以内，无不可切除的肝外转移性肿瘤。禁忌证：全身情况差或伴有严重心、肺、肾等重要脏器器质性病变；肝功能 Child-Pugh C 级，有严重出血倾向，经治疗后凝血酶原时间延长仍超过 50%；肝癌为弥散性或已超过肝的两叶以上或第一、第二、第三肝门已受侵犯或伴有广泛门静脉癌栓；或有远处广泛转移；合并有明显的门静脉高压伴胃底-食管静脉曲张或腹部静脉曲张。术后病例应作肝炎病毒载量（HBV DNA/HCV RNA）检查，如有指征，应进行抗病毒治疗以减少肝癌再发的可能。

肝切除方法包括根治性切除和姑息性切除。无法根治切除的肝癌患者，可酌情切除肉眼可见的肿瘤，允许微小子灶的存在，尽可能保留正常肝组织。

#### 2.二期切除术

不能行手术切除的肝癌经手术（肝动脉结扎）或非手术疗法（TACE、局部消融）缩小后可进行二期切除，也称为降期后切除。二期切除术主要适用于 BCLC B 期和部分 C 期患者，其适应证：肿瘤直径缩小 50%以上，AFP 升高者显著下降，肝功能恢复正常，降期治疗中的各种不良反应消失，体重上升，全身情况耐受手术切除，肝癌在技术上有切除可能（主瘤缩小的同时与邻近卫星灶融合，周边形成包膜，边界清楚）。在降期治疗的任一阶段，只要达到切除条件即可行手术，时间以 1～2 个月为宜，不应过分强调肿瘤的缩小程度以及 AFP 一定降到正常水平。二期切除禁忌证同一期肝切除术。

#### 3.腹腔镜肝切除术（LH）

腹腔镜肝切除术可用作肝叶切除和肝段切除，尤其是伴有肝硬化的肝癌患者。LH 的禁忌证包括肿瘤体积过大，导致第一和第二肝门无法清楚分离和显露；肿瘤侵犯下腔静脉或第一、第二肝门血管；肝功能 Child-Pugh C 级，预计术后剩余肝脏功能不足以满足患者正常生理代谢需要；心、肺等其他重要脏器功能不能耐受手术。设备、经验、技术不足时不宜开展较复杂的 LH。

4.肝移植术

适用于 BCLC 分期 0 期和 A 期的患者，是伴严重肝功能障碍的小肝癌患者的最佳选择，部分不符合移植标准的患者经 TACE 或局部消融的降期治疗后也可考虑肝移植。在我国由于受到肝源和经济条件的限制，肝移植术多作为因肝功能障碍或肝内病灶范围过大而无法行根治性手术切除、局部消融治疗以及肝癌术后复发而无法再次行肝切除术患者的补充治疗。肝移植标准有米兰标准、美国加州大学旧金山分校标准、日本京都大学标准、上海复旦大学标准和匹兹堡改良 TNM 标准。符合米兰标准的肝移植患者的预期 4 年总生存率为 85%，无复发生存率为 92%；但米兰标准过于严格，使许多有可能通过肝移植得到良好疗效的肝癌患者被拒之门外。国内的标准扩大了肝癌肝移植的适应证范围，可使更多的肝癌患者因肝移植手术受益，但尚待在高级别的循证医学基础上取得共识。

肝移植术后需长期使用免疫抑制剂，目前大多采用以钙调神经磷酸酶抑制剂（CNIs）为主联合嘌呤合成抑制剂、激素的三联免疫抑制方案，即他克莫司或环孢素＋霉酚酸酯＋泼尼松。他克莫司术后 $0.1\sim0.15$mg/(kg·d)分 2 次口服，使血药浓度维持在 1 个月内 $10\sim12$ng/mL，$1\sim3$ 个月内 $8\sim10$ng/mL，3 个月以上 $5\sim10$ng/mL；或环孢素术后 $8\sim10$mg/(kg·d)分 2 次口服，使血药浓度维持在 1 个月内 $150\sim250$ng/mL，1 个月后 $100\sim200$ng/mL；霉酚酸酯 $0.5\sim0.75$g，每日 2 次口服，半年内逐渐减停药。长期使用激素导致受者术后并发症增多，亦可使肝癌复发的风险增加 4 倍，现已逐渐形成了对激素减少用量、早期撤除，甚至弃用的趋势。随着肝移植受者生存时间的延长，各种 CNIs 的不良反应也随之出现，如高血压、糖尿病、高钾血症、移植后淋巴增生性疾病、神经病变、高尿酸血症、多毛症、牙龈增生、皮肤色素沉着等。

在感染及肾功能损伤的情况下需要调整免疫抑制剂的治疗方案，肝移植受者发生术后感染时，应当及时降低免疫抑制强度，改联合用药为单一用药。由于霉酚酸酯的骨髓抑制作用，一般首先将其撤除，并根据患者的免疫力和感染控制情况，调整 CNIs 或西罗莫司（SRL）用量。在感染严重的情况下，可以完全停用，但感染控制后，需要及时恢复用药。因为 CNIs 的肾毒性因素，肝移植术后发生肾功能损伤时，一般采用 CNIs 减量＋霉酚酸酯加量的方案。如果肾功能损害继续进展，则需将 CNIs 转换为 SRL。转换过程中，两种药物有一段时间的重叠，通常是给予 SRL 起始剂量后，暂停晨服他克莫司，保留晚间服用，直到 SRL 达到稳定治疗剂量，再完全停用他克莫司。

免疫抑制剂预防了肝移植受者的排斥反应，提高患者存活率的同时也使患者的免疫系统长期处于抑制状态。国外报道新发肿瘤已成为器官移植患者远期死亡的重要原因。

5.复发后再切除术

复发后再切除术主要针对根治性肝切除术及肝移植后复发的患者而言，其手术适应证及禁忌证同首次肝切除术。

即使严格按照米兰标准筛选的肝癌肝移植患者，肝移植术后复发率仍高达 $25\%\sim67\%$，复发多在术后 $6\sim12$ 个月，是导致患者远期存活率低的主要原因。肿瘤肝内复发后可行手术切除或射频消融（RFA）的患者的 5 年生存率均可达到 47%。然而，由于复发转移肝癌的多中心性,真正适合这两种治疗方法的患者只占一小部分。TACE 也是治疗肝癌肝移植后肝内肿瘤复发的方法之一。

肝移植后的复发转移,60%的患者为多发病灶,最常见部位是移植肝、肺、骨、淋巴结,也可转移到其他少见部位如肾上腺、胸壁、脑等。即便影像学检查结果提示仅有肝脏复发,也仍然很可能有其他部位的转移。因此,有学者建议患者应先行姑息性治疗,观察 3 个月确认无肝外转移后再行手术。

### (二)经导管肝动脉化疗栓塞

TACE 主要用于治疗病灶局限在肝内但不可切除的肝癌,通过栓塞肿瘤的供血动脉使肿瘤缺血坏死,同时在栓塞部位灌注化疗药物而发挥治疗作用。在 TACE 中,常用的栓塞剂有碘油和明胶海绵。常用的化疗药物为顺铂、蒽环类抗生素、丝裂霉素等细胞毒药物。NCCN 肝癌指南建议,不能行根治性治疗的患者只要供应肿瘤的动脉血管与非靶血管不共干,均可考虑 TACE。

在 Takayasu 等的研究中,8510 名无肝外转移但无法手术的患者接受 TACE 治疗后,中位随访 1.77 年,结果中位生存期为 34 个月,1 年、3 年、5 年和 7 年的生存率分别为 82%、47%、26%和 16%。复旦大学肝癌研究所报道 759 名无法手术切除的肝癌患者接受 TACE 术后的 5 年生存率为 23.1%。但亦有研究显示 TACE 治疗肝癌的生存率明显低于前述报道,可能与选择患者的肝内肿瘤数目、大小、肝功能状态等因素都有关,如复旦大学附属中山医院对 60 例肿瘤直径≥10cm、接受 TACE 治疗的患者进行回顾分析发现,1 年、2 年和 3 年的生存率分别为 41.7%、14.7%和 7.3%。

可行一期根治性切除的肝癌,术前 TACE 对远期生存并无益处,甚至可能增加肿瘤转移的风险。对于怀疑有子灶或血管有癌栓的患者,术前 TACE 有明确诊断及降低术后复发的作用。肝移植术前如需较长时间等待供肝的患者可考虑 TACE 控制肿瘤进展。对于切缘较近、有血管侵犯或有卫星病灶的患者行术后 TACE 或可延缓复发、改善生存。有门静脉癌栓的患者应根据具体情况采取包括手术在内的综合治疗。索拉非尼联合 TACE 治疗无远处转移的晚期肝癌也在研究之中。此外,TACE 还可作为肝癌二期切除术前的降期治疗,肝癌术后复发、不能或不愿手术切除及消融治疗的小肝癌控制疼痛、出血及堵塞肝动-静脉瘘的手段。TACE 的禁忌证包括肝功能严重障碍(Child-Pugh C 级);凝血功能严重减退,且无法纠正;门静脉主干完全被癌栓栓塞,且侧支血管形成少;合并活动性感染且不能同时治疗者;肿瘤远处广泛转移,估计生存期<3 个月者;恶病质或多器官功能衰竭者;肿瘤占全肝比例≥70%;外周血白细胞和血小板显著减少。

TACE 术后不良反应包括发热、恶心、呕吐、肝区疼痛、腹胀、呃逆、肝功能损害及黄疸等。以上反应多为一过性,经常规补液、保肝、抑酸、预防感染等对症处理后多在 1 周内缓解。肝区疼痛术中即可发生,若患者疼痛突然加重,应警惕肿瘤自发破裂、出血可能。严重的并发症如异位栓塞、上消化道大出血较少见。

### (三)消融治疗

消融治疗分为化学消融治疗和物理消融治疗。化学消融是用无水酒精、乙酸等注入肿瘤内使局部组织细胞脱水、坏死和崩解,从而达到灭活肿瘤病灶的目的。物理消融是通过加热或冷冻局部组织灭活肿瘤,主要有 RFA、微波固化术、冷冻治疗、超声聚焦消融以及激光消融等。有 Meta 分析表明,在肿瘤完全坏死率、局部控制率、总生存率、无疾病生存率方面,RFA 均优于化学消融。直径≤3cm 的肿瘤,RFA 治疗效果与手术切除相当,5 年生存率分别为 56.3% 和 54.2%,但局部复发率高于手术切除。我国有关学术组织的规定为:RFA 通常适用于单发肿瘤,最大直径≤5cm;或肿瘤数目≤3 个,且最大直径≤3cm;无血管、胆管和邻近器官侵犯以及远处转移;肝功能分级为 Child-Pugh A 或 B 或经内科护肝治疗达到该标准。对于不能手术切除的直径>5cm 的单发肿瘤或最大直径>3cm 的多发肿瘤,RFA 可以作为姑息性综合治疗的一部分。RFA 的禁忌证包括肿瘤巨大或者弥漫型肝癌;伴有脉管癌栓、邻近器官侵犯或远处转移;肝功能分级为 Child-Pugh C,经护肝治疗无法改善者;治疗前 1 个月内有食管(胃底)静脉曲张破裂出血;不可纠正的凝血功能障碍和明显的血常规异常,具有明显出血倾向者;顽固性大量腹腔积液,恶病质;合并活动性感染,尤其是胆管系统炎症等;心、肺、肝、肾、脑等主要脏器功能衰竭;意识障碍或不能配合治疗的患者;第一肝门区肿瘤应为相对禁忌证;肿瘤紧贴胆囊、胃肠、膈肌或突出于肝包膜为经皮穿刺消融的相对禁忌证;伴有肝外转移的病灶不应视为绝对禁忌,仍然可考虑采用局部消融治疗控制肝内病灶情况。

局部消融的常见并发症有消融后综合征(发热、疼痛、血尿、寒战等)、感染、消化道出血、腹腔内出血、肿瘤种植、肝功能衰竭、邻近脏器损伤。

### (四)治疗

肝脏是对放射治疗较为敏感的器官,其放射敏感性仅次于骨髓、淋巴组织和肾。既往出于对放疗引起肝损害的顾虑,肝癌的放疗开展较少,但随着放疗技术的发展,如三维适形放疗和调强放疗为放疗在肝癌中的应用提供了更多可能。通过报道 27 例无法手术肝癌的三维适形放疗(常规分割,40~60Gy)治疗,中位生存期为 14 个月,3 年生存率为 21.4%。通过对 70 例无法手术切除、TACE 无效或无法行 TACE 治疗的肝癌患者进行放疗,结果显示有效率为 54.3%,中位生存期为 18 个月;合并门静脉癌栓患者的有效率为 39%,中位生存期为 20.1 个月。

肝癌放疗的适应患者及适应证包括肿瘤局限,但因肝功能障碍或肿瘤位于重要解剖位置而无法手术或患者不愿接受手术及其他局部治疗;术后残留、局部复发者;对局部肿瘤放疗以控制并发症,如梗阻性黄疸;转移灶的放疗以减轻症状。对肝内肿瘤弥散性播散者,也可考虑全肝姑息性放疗。

各期肝癌的放疗或联合其他局部治疗手段均显示一定疗效:对于肝内肿块直径>5cm 的无法手术的 HCC 患者,放疗联合 TACE 可延缓肝内局部播散,提高有效率和生存率,有报道显示其 1 年、2 年、3 年生存率分别为 71.5%、42.3%、24%,有效率为 76%;肝癌伴门静脉/下腔静脉癌栓,放疗可以延长患者的生存期;肝癌伴淋巴结转移,放疗可显著改善淋巴结转移的肝癌患者的临床症状和生存期,有学者报道放疗后淋巴结压迫相关症状缓解率高达 100%,客观缓解率 96.8%,1 年、2 年生存率分别为 42.1%、19.9%,中位生存期 9.4 个月。肝癌肾上腺转移的最佳治疗方案仍不确定,有报道放疗取得的中位生存期达 10 个月。肝癌骨转移放射治疗的疼痛缓解率为 98.7%。大分割照射(5Gy/次,1 次/天,3 次/周,总剂量 50Gy)的肿瘤控制率高,但对正常肝脏放射损伤也大。4~8Gy/次的分割适形放疗,一旦发生放射性肝损伤,70%以上患者在短期内死于肝衰竭。而常规分割照射 2Gy/次,1 次/天,5 次/周,总剂量 50~

62Gy,疗效及正常肝脏耐受性皆较好,也是目前常用的方案。靶区多主张采用CT和MRI图像融合技术来确定肝癌肿瘤区(GTV),临床靶区(CTV)为GTV外加5~10mm,计划靶区(PTV)在使用主动呼吸控制装置条件为CTV外加6mm,在没有使用主动呼吸控制装置条件时要根据患者的呼吸来确定。

肝癌放疗的急性期毒副反应主要表现为厌食、恶心、呕吐,较严重的有上消化道出血、急性肝功能损害及骨髓抑制等;后期毒副作用主要是放射诱发的肝病(RILD),典型的RILD发病快,常表现为非癌性腹腔积液、肝肿大,伴碱性磷酸酶升高到正常值2倍以上或谷丙转氨酶升高至正常值5倍以上;非典型RILD是指仅有肝功能的损伤而无腹腔积液和肝肿大。RILD的发生与全肝放疗剂量、HBV或肝硬化病史、联合TACE、肝脏肿瘤性质(原发肝脏肿瘤或肝脏转移瘤)等因素相关。通过报道,全肝常规分割放疗,30~35Gy的剂量,5%的患者会发生RILD;40~50Gy时,RILD危险率增加到50%;部分肝脏放疗,RILD发生与肝平均照射剂量相关,当肝平均剂量<31Gy时无RILD发生,当放疗剂量为1.5Gy,每天2次,5%和50%RILD发生率的肝平均剂量分别为31Gy和43Gy。部分肝脏照射的体积是RILD产生的重要预测因素,当少于1/3肝脏受到照射时,100Gy也是安全的。

RILD通常发生于放疗结束后2周至3个月,最晚可到7个月后。治疗只能是对症处理,可给予高蛋白、高热量、高维生素、低脂饮食,使用保肝药物、利尿剂和激素。

### (五)化疗及新靶点药物

蒽环类抗生素、顺铂、5-氟尿嘧啶、丝裂霉素单药有效率一般小于10%,尤其是对于合并活动性肝炎或肝硬化的患者,化疗毒性反应显著,严重影响其临床应用和治疗获益。奥沙利铂+5-氟尿嘧啶+亚叶酸钙(FOLFOX4方案)、奥沙利铂+吉西他滨(GEMOX方案)、奥沙利铂+卡培他滨等方案显示了一定的疗效且毒性可控,但总体效果仍较差。化疗适应证为合并有肝外转移的晚期患者;虽为局部病变,但不适合手术和局部治疗者;合并门静脉主干癌栓者。

肝癌常用的化疗方案如下。

1.FOLFOX4(奥沙利铂+亚叶酸钙+5-氟尿嘧啶)

奥沙利铂,85mg/m²,静脉注射,第1天;亚叶酸钙,200mg/m²,静脉注射,第1~第2天;5-氟尿嘧啶,400mg/m²,静脉注射,第1~第2天;或5-氟尿嘧啶,600mg/m²,持续静脉注射22小时,第1~第2天。每2周重复。

2.GEMOX(吉西他滨+奥沙利铂)

吉西他滨,1000mg/m²,静脉注射,第1天;奥沙利铂,100mg/m²,静脉注射2小时,第2天。每2周重复。

3.PIAF(顺铂+阿霉素+5-氟尿嘧啶+α干扰素)

顺铂,20mg/m²,静脉注射1小时,第1~第4天;阿霉素,40mg/m²,静脉注射,第1天;5-氟尿嘧啶,400mg/m²,静脉注射,第1~第4天;α干扰素,5×10⁶U/m²,皮下注射,第1~第4天。每3~4周重复。

4.阿霉素

阿霉素,60mg/m²,静脉注射,第1天。每3周重复。

5.卡培他滨＋奥沙利铂

卡培他滨,$1000mg/m^2$,口服,每日 2 次,第 1～第 14 天;奥沙利铂 $130mg/m^2$,静脉注射,第 1 天。每 3 周重复。

在上述方案中,阿霉素可用吡柔比星替代,5-氟尿嘧啶和卡培他滨可用替吉奥替代。

索拉非尼已被 NCCN 指南推荐用于晚期肝癌的一线治疗。一项全球性随机双盲对照临床研究(SHARP 试验)证明,索拉非尼和安慰剂治疗晚期肝癌的有效率无明显差异,但中位总生存期分别为 10.7 个月和 7.9 个月,中位疾病进展时间分别为 5.5 个月和 2.8 个月,索拉非尼组可延长患者生存期。在亚太地区进行的 Oriental 研究则进一步证实了 SHARP 试验的结果,研究显示对于有肝炎、肝硬化背景的肝癌患者,索拉非尼同样具有改善生存的疗效,用法为 $400mg$,口服,2 次/天。绝大多数患者对索拉非尼治疗有良好的耐受性和依从性,不良反应主要有手、足皮肤反应,表现为手足红斑,皮肤发疱,皮肤变硬、起茧、皲裂、脱屑等,主要发生于受压区域,如手掌和足跖部位,通常在服药 2 周后出现,6～7 周会有明显的减轻甚至消失;高血压,发生率为 29％左右,一般不需处理,应用降压药物后仍严重或高血压偶有发生,需考虑永久停用索拉非尼;腹泻,症状轻微但时有发生,个别严重者可应用洛哌丁胺。

（赵　旭）

# 第八章　结直肠癌

## 第一节　结直肠癌的诊断

目前,我国结直肠癌(又称大肠癌)每年新发病例高达 13 万～16 万人,结直肠癌已成为发病率仅次于胃癌的消化道肿瘤。许多结直肠癌流行病学的研究表明,其发病与社会经济的发展、生活方式的改变,尤其是膳食结构的改变(高脂肪、低纤维素饮食摄入)密切相关,同时与环境、酒精摄入、吸烟、肥胖、遗传等其他因素也存在相关性。

结直肠癌并非不可防治,实际上结直肠癌是最易自我筛查的疾病之一,如能早期发现,其生存率及预后要较其他消化道肿瘤佳。但是实际上很多患者确诊时已发展到中晚期,早期诊断率仅 10％～15％,这与结直肠癌特有的临床属性有关。结直肠癌早期症状并不明显,部分患者可以出现一些排便习惯的轻微改变,但经常被人忽视,有时偶然出现的结直肠出血也被误认为是痔疮而延误就医。往往随着癌肿体积增大和产生继发病变才出现消化系统的临床症状。疾病晚期肿瘤因转移、浸润可引起受累器官的局部改变,并伴有贫血、厌食、发热和消瘦等全身症状。

由于结直肠癌的发生、发展是一个漫长的过程,从癌前病变到晚期浸润性癌,期间可能需要经过10～15 年的时间,因此如何尽早发现可疑的预警症状,从而早期发现结直肠癌已成为提高结直肠癌生存率的关键。

### 一、临床表现

结直肠癌可以发生在结肠或直肠的任何部位,但以直肠、乙状结肠最为多见,其余依次见于盲肠、升结肠、降结肠及横结肠。基于胚胎发育、血液供应、解剖和功能等的差异,可将结直肠分为右半结肠(盲肠、升结肠和横结肠右半部)、左半结肠(横结肠左半部、降结肠和乙状结肠)和直肠。结直肠癌由于发生部位不同,临床症状及体征也各异,应当注意鉴别。

#### (一)右半结肠癌

右半结肠癌多为髓样癌,癌肿多为溃疡型或突向肠腔的菜花状癌,很少有环状狭窄。肿瘤一般体积较大,但由于右半结肠肠腔管径较大,且粪便多为液体状,故较少引起梗阻,常常在肿瘤生长到较大体积时才出现相关症状。因此右半结肠癌症状往往较左侧出现更晚,这也是右半结肠癌确诊时,分期较晚的主要原因之一。但是由于癌肿常溃破出血,继发感染,伴有毒素吸收,所造成的全身症状反而比左侧更明显。

1.腹痛不适

约75％的患者有腹部不适或隐痛,初期为间歇性,疼痛部位并不固定,有时为痉挛样疼痛,后期转为持续性,常位于右下腹部,临床症状与慢性阑尾炎发作较为相似。如肿瘤位于肝曲处而粪便又较干结时,也可出现绞痛,此时应注意与慢性胆囊炎相鉴别。

2.大便改变

病变早期粪便稀薄,有脓血,排便次数增多,这可能与癌肿溃疡形成有关。随着肿瘤体积逐渐增大,影响粪便通过,可交替出现腹泻与便秘。髓样癌质地松软易溃烂出血,但出血量小的时候,血液随着结肠的蠕动与粪便充分混合,肉眼观大便颜色正常,但粪便隐血试验常为阳性。出血量较大的时候,也可以表现为血与粪便混合呈黯红或赤褐色便。

3.腹块

就诊时半数以上患者可发现腹块。腹部肿块往往位于右下腹,体检所扣及的这种肿块可能是癌肿本身,也可能是肠外浸润和粘连所形成的团块。前者形态较规则,轮廓清楚;后者由于腹腔内转移粘连,因此肿块形态不规则。腹部肿块一般质地较硬,一旦继发感染时移动受限,且有压痛。时隐时现的腹部肿块常提示存在肠道不完全梗阻。

4.贫血

约30％的患者因癌肿破溃持续出血而出现贫血,较长时间的慢性失血可引起贫血,产生小细胞低色素性贫血。既往报道提出升结肠癌以贫血为首发症状者可占15％。故对贫血原因不明的人要警惕结肠癌的可能。

5.其他症状

部分患者还可伴有食欲不振、饱胀嗳气、恶心、呕吐,同时由于缺铁性贫血可表现为疲劳、乏力、气短等症状。随着病情逐渐发展,出现进行性消瘦、发热等全身恶病质现象。

## (二)左半结肠癌

左半结肠癌多数为浸润型,常引起环状狭窄。左侧结肠肠腔管径较细,不如右侧宽大,较窄且有弯曲,而且在该处粪便已基本形成固体状态,水分也被吸收从而使粪便变得干硬,所以更容易引起完全或不完全性肠梗阻。肠梗阻部位常发生于乙状结肠和直肠、乙状结肠交接部位,临床上可以导致大便习惯改变,出现便秘、腹泻、腹痛、腹部痉挛、腹胀等。由于带有新鲜出血的大便更容易引起患者警觉,因此病期的确诊常早于右半结肠癌。此外左半结肠癌体积往往较小,又少有毒素吸收,故不易扣及肿块,也罕见贫血、消瘦、恶病质等现象。

1.腹痛腹胀

左侧结肠癌较突出的临床表现为急、慢性肠梗阻,主要表现为腹痛、腹胀、肠鸣和便秘,而呕吐较轻或无。腹胀是慢性肠梗阻的主要症状,随着梗阻进展,腹胀逐渐加剧。不完全性肠梗阻有时持续数月才转变成完全性肠梗阻。

腹痛多为持续隐痛,伴阵发性绞痛,腹痛多出现在饭后,且常伴有排便习惯的改变。一旦发生完全性肠梗阻,则腹痛加剧,并可出现恶心、呕吐。患者以急性肠梗阻为首发症状就诊的现象并不少见,结肠发生完全性梗阻时,如果回盲瓣仍能防止结肠内容物的逆流,形成闭袢式肠梗阻,梗阻近侧结肠可出现高度膨胀,甚至出现穿孔。一旦出现肠壁坏死和穿孔则可并发弥散性腹膜炎,出现腹膜刺激征。

**2.排便困难**

半数患者有此症状,早期可出现便秘与排便次数增多相互交替,此时常易误诊为单纯性便秘或肠功能紊乱。随着病程的进展,排便习惯改变更为明显,逐渐出现进展性便秘和顽固性便秘,亦可伴有排气受阻,这与肿瘤的体积增大导致的肠道梗阻密切相关。如癌肿位置较低,还可有排便不畅和里急后重的感觉。

由于左半结肠中的粪便渐趋成形,血液和黏液不与粪便相混,约 25% 患者的粪便中肉眼观察可见鲜血和黏液,有时甚至便鲜血。据上海肿瘤医院统计,左半结肠癌有黏液便者占40.5%,而右半结肠癌仅 8.6%。

### (三)直肠癌

直肠癌往往呈环状生长,易导致肠腔缩窄,因此早期表现为粪柱变形、变细,晚期则表现为不完全性梗阻。直肠癌由于癌肿部位较低,而在此处的粪块较硬,癌肿较易受粪块摩擦而引起出血,经常被误诊为“痔”出血。由于病灶刺激和肿块溃疡的继发性感染,可以不断引起排便反射,也易被误诊为“肠炎”或“细菌性痢疾”,临床上需要提高警惕,进行鉴别诊断。

**1.便血**

大便带血往往是直肠癌最早出现的唯一症状,多为鲜红色或黯红色,不与成形粪便混合或附着于粪便表面。随着瘤体增大、糜烂,出血量增多并变成黏液脓血便,但少有大量出血者。

**2.排便习惯改变**

主要表现为大便变细、变扁或有表面沟槽。排便次数增多,尤其是早晨。随着疾病进展,排便不尽感明显,可伴有肛门坠胀、里急后重等。

**3.疼痛**

早期并无疼痛,随着病变浸润周围,可以出现不适,产生钝痛,晚期肿瘤侵及骶前神经丛时可出现骶部持续性剧痛并可放射到腰部和股部。低位直肠癌累及肛门括约肌亦可引起排便时剧痛。

**4.其他症状**

直肠癌若累及膀胱、阴道、前列腺,则可出现尿痛、尿急、尿频、血尿及排尿不畅。如病灶穿透膀胱,患者排尿时可有气体逸出,尿液中带有粪汁。肿瘤穿通阴道壁而形成直肠-阴道瘘时,阴道内可有血性分泌物及粪渣排出。

## 二、诊断与鉴别诊断

### (一)诊断

**1.以临床症状为根据**

结直肠癌的早期症状多不明显,易为患者或医生所忽视。一般报告直肠癌误诊率达50%~80%,多数误诊误治半年以上,有的竟达数年之久,以致失去治愈机会。因此,凡 20 岁以上有:①近期持续腹部不适、隐痛、胀气。②大便习惯改变,出现便秘或腹泻或二者交替。③便血。④原因不明的贫血或体重减轻。⑤腹部肿块等,应考虑结直肠癌的可能。

**2.体格检查**

①腹部视诊和触诊,检查有无肿块。右半结肠癌 90% 以上可扪及肿块。②直肠指检:简

单易行,价值非常大。我国80%以上的直肠癌作直肠指检可以发现,如采取左卧位可以扪及更高部位的癌瘤。检查时要了解肿块的位置、形态、大小以及占据肠周的范围、基底部活动度、肠腔有无狭窄、病灶有无侵犯邻近组织脏器。还须注意指套有无血染和大便性状,盆底有无结节。

3.内镜检查

70%～75%结直肠癌位于距肛门缘25cm以内,应用乙状结肠镜可以观察到病变,25cm以上的结肠可以用光导纤维结肠镜检查。在镜检时,可以照相、活检以及刷检涂片作病理细胞学检查。

4.X线检查

钡灌肠X线检查,对乙状结肠中段以上癌瘤是必要的检查方法,可发现肿瘤部位有恒定不变的充盈缺损、黏膜破坏、肠壁僵硬、肠腔狭窄等改变;亦可发现多发性结肠癌。此项检查阳性率可达90%。钡剂排出后,再注入空气,双重对比检查法对于发现小的结肠癌和小的息肉有很大帮助。已有肠梗阻者不宜用钡灌肠,更不宜作钡餐检查。疑肠梗阻时,在立位或侧卧位X线照片可见到不同的肠袢内有"阶梯状"液气平面的肠梗阻典型X线征,对诊断有重要价值。

5.B型超声显像

1cm以上的肝脏转移灶可经B超检查发现,应列为术前及术后随访的一项常规检查,术中超声能发现不能扪及的肝实质内转移灶,指导手术切除很有价值。超声造影对肝内转移灶及区域淋巴结转移的诊断也有一定价值。腔内超声能清楚显示肠壁5层结构及周围组织器官,对直肠癌浸润肠壁的深度、范围、扩散方向及毗邻脏器受累程度等方面具有特殊的价值。直肠癌超声图像为边界不规则的低回声或相对低回声区,对检查直肠癌浸润深度的正确诊断率为88.8%,对早期癌的正确诊断率为80%,而肛诊检查的正确诊断率仅为52.8%。直肠癌的超声分期以$T_2$、$T_3$、$T_4$的分辨率较高,对$T_1$期及区域淋巴结转移的诊断仍有一定困难。

6.CT扫描、磁共振(MRI)和CT仿真结肠镜技术

前二者均难以鉴别肿瘤良性与恶性,它们最大优势在于显示邻近组织受累情况、淋巴结或远处脏器有无转移,有助于临床分期和手术估计。它们发现盆腔肿块的敏感性高,对诊断直肠癌术后复发有一定的价值。当诊断不明时,可在CT或B超引导下做细针吸取细胞学及穿刺活检诊断。

新近发展的CT仿真结肠镜技术(CTVC)是一种令人鼓舞的新技术,它将CT技术和先进的影像学软件技术相结合,产生出结肠的3D(三维)和2D(二维)图像。3D图像以薄层螺旋CT扫描数据为资源,采用特殊的计算机软件对结直肠内表面具有相同像素值的部分进行立体重建,以模拟结肠镜检查效果的方式显示其腔内结构。2D图像是将结直肠沿纵轴切开后,从横轴面、矢状面、冠状面观察的外部图像。3D内部图像和2D外部图像相结合,互相补充,在检测结直肠病变方面发挥重要作用。

7.正电子发射断层摄影(PET)和正电子发射计算机断层摄影(PECT)

全身显像主要在于能同时检出转移灶,全面了解病变的累及范围,进行准确的临床分期,

为临床选用合理的治疗方案提供科学依据。另外,结直肠癌术后局部常出现复发灶,对于较小的复发灶,B 超、CT 或 MRI 难以与术后纤维瘢痕形成相鉴别,而 PET 显示复发肿瘤组织的葡萄糖代谢率明显高于纤维瘢痕组织。同时还可以全面了解全身的转移情况。

**8.肿瘤标志物**

糖抗原 19-9(CA19-9)和癌胚抗原(CEA)不是结直肠癌的特异性抗原,不用作早期诊断。CA19-9 和 CEA 联合检测的敏感性明显高于单项检测。对估计预后,监察疗效和术后转移复发方面有一定价值,如治疗前 CA19-9 或 CEA 水平较高,治疗后下降,说明治疗有效,反之无效。手术后患者的 CA19-9 或 CEA 水平升高,预示有复发或转移的可能,应作进一步检查,明确诊断。结直肠癌肝转移者,胆汁中 CEA 水平显著升高,是外周血清含量的 3.4～80.0 倍。对怀疑有肝转移者,抽取胆囊胆汁标本测定 CEA,有助诊断。

**9.粪便隐血试验(FOBT)**

有免疫法和化学法二种。免疫法的敏感性和特异性均高于化学法,而快速、简便、经济则是化学法的优点。有报道试剂中加入犬粪上清液可消除免疫粪便隐血试验中的带现象(假阴性),从而提高结直肠癌的真阳性检出率。

**10.细胞学检查**

结直肠癌脱落细胞学检查多采用肠镜直视下刷取及直肠肛门处肿瘤指检涂片法作直接涂片,必要时可将刷取物及指套用盐水洗脱后,离心沉淀涂片。

### (二)鉴别诊断

**1.阑尾炎**

盲肠癌常有右下腹疼痛及右下腹肿块,且常发热,易误诊为阑尾炎或阑尾脓肿,误诊率达25%。结合病史和钡灌肠 X 线检查常可诊断。若不能鉴别应以手术探查为宜。

**2.消化道溃疡、胆囊炎**

右半结肠癌特别是肝曲结肠癌、横结肠癌引起上腹不适或疼痛、发热,粪隐血试验阳性,查体见右上腹块,有时误诊为溃疡病、胆囊炎,但结合病史以及 X 线检查,诊断不难。

**3.结肠炎**

左半结肠癌或直肠癌常有黏液血便或脓血便,大便频或腹泻,常误诊为结肠炎,通过乙状结肠镜检查和细致的体检鉴别诊断并不难。

**4.痔**

内痔的症状是无痛性出血,可能是粪便带血,亦可能是肛门滴血或线状流血。直肠癌患者亦有便血,但就诊时常有肛门直肠刺激症状。两者鉴别极为容易,肛门直肠指检或直肠镜检查便见分晓。

**5.肛瘘**

肛瘘一般先有肛旁脓肿,以局部疼痛开始,脓肿破溃后成瘘,症状缓解,无直肠癌或肛管癌的排便习惯和粪便性质改变。

## 三、分期

### （一）结直肠癌 Dukes 分类法

A 期：癌瘤浸润深度未穿出肌层，且无淋巴结转移。

B 期：癌瘤已穿出深肌层，并可侵入浆膜层、浆膜外或直肠周围组织，但无淋巴结转移。

C 期：癌瘤伴有淋巴结转移。又根据转移淋巴结部位不同分为 $C_1$ 和 $C_2$ 期。

　　$C_1$ 期：癌瘤伴有肠旁及系膜淋巴结转移。

　　$C_2$ 期：癌瘤伴有系膜动脉根部淋巴结转移。

D 期：癌瘤伴有远处器官转移或因局部广泛浸润或淋巴结广泛转移而切除后无法治愈或无法切除者。

### （二）结直肠癌 TNM 分类法

T 原发肿瘤

　　$T_X$　原发肿瘤无法评价

　　$T_0$　无原发肿瘤证据

　　Tis　原位癌：局限于上皮内或侵犯黏膜固有层

　　$T_1$　肿瘤侵犯黏膜下层

　　$T_2$　肿瘤侵犯固有肌层

　　$T_3$　肿瘤穿透固有肌层到达浆膜下层或侵犯无腹膜覆盖的结直肠旁组织

　　$T_{4a}$　肿瘤穿透腹膜脏层

　　$T_{4b}$　肿瘤直接侵犯或粘连于其他器官或结构

N 区域淋巴结

　　$N_X$　区域淋巴结无法评价

　　$N_0$　无区域淋巴结转移

　　$N_1$　有 1～3 枚区域淋巴结转移

　　$N_{1a}$　有 1 枚区域淋巴结转移

　　$N_{1b}$　有 2～3 枚区域淋巴结转移

　　$N_{1c}$　浆膜下、肠系膜、无腹膜覆盖结肠/直肠周围组织内有肿瘤种植（TD），无区域淋巴结转移

　　$N_2$　有 4 枚及以上区域淋巴结转移

　　$N_{2a}$　4～6 枚区域淋巴结转移

　　$N_{2b}$　7 枚及更多区域淋巴结转移

M 远处转移

　　$M_X$　远处转移无法评价

　　$M_0$　无远处转移

　　$M_1$　有远处转移

$M_{1a}$　远处转移局限于单个器官或部位(如肝、肺、卵巢、非区域淋巴结)

$M_{1b}$　远处转移分布于一个以上的器官/部位或腹膜转移

### (三)pTNM 病理组织学分类

pT、pN、pM 分类是以 T、N、M 分类相对应。

$pN_0$ 区域淋巴结清扫术后的手术标本,送行病理组织学检查时应常规包含 12 枚或更多的淋巴结,若淋巴结为阴性,而数目又达不到上述标准则分类为 $pN_0$。

### (四)临床分期

T 原发肿瘤

$T_X$　原发肿瘤无法评估

$T_0$　无原发肿瘤证据

Tis　原位癌:侵及固有层[a]

$T_1$　侵犯黏膜下

$T_2$　侵犯固有肌层

$T_3$　侵及浆膜下层或侵犯无腹膜覆盖的结肠旁或直肠旁组织

$T_4$　直接侵犯其他器官或组织结构[b,c,d]和(或)穿透脏腹膜

　　$T_{4a}$　肿瘤穿透脏腹膜

　　$T_{4b}$　肿瘤直接侵犯其他器官或组织结构

注　a Tis 包括癌细胞局限于黏膜内固有层,未穿透黏膜肌层侵及黏膜下层。

b 肿瘤穿过脏腹膜侵及表层。

c $T_{4b}$ 中的直接侵犯包括经显微镜证实的通过浆膜侵犯其他器官或结直肠其他节段或者腹膜后或腹膜下肿瘤,穿透肌层直接侵犯其他器官或组织。

d 肉眼可见肿瘤与其他器官或结构粘连,归为 $T_{4b}$,而如果经显微镜检查证实无粘连,则根据解剖浸润深度归为 $pT_{1-3}$。

N:区域淋巴结

　　$N_X$　区域淋巴结转移无法确定

　　$N_0$　无区域淋巴结转移

　　$N_1$　有 1~3 个区域淋巴结转移

　　$N_{1a}$　有 1 个区域淋巴结转移

　　$N_{1b}$　有 2~3 个区域淋巴结转移

　　$N_{1c}$　肿瘤种植,例如(卫星结节)[*],在浆膜下或在无腹膜覆盖的结直肠周围软组织,并且无区域淋巴结转移

　　$N_2$　有 4 个或更多的区域淋巴结转移

　　$N_{2a}$　有 4~6 个区域淋巴结转移

　　$N_{2b}$　有 7 个或更多的区域淋巴结转移

注　* 肿瘤种植(卫星结节),原发肿瘤在结肠或直肠周围脂肪组织淋巴引流区内的肉眼或显微镜可见的癌巢或结节,可能是淋巴结的跳跃式传播,病理学检查显示无残留淋巴结或可识别的血管或神经结构。如

果血管壁在 H&E、弹力纤维或其他染色中被识别，则被归为血管侵犯（V1-2）或淋巴侵犯（L1）。同理，如果神经结构被识别，则被归为神经周围侵犯（pN1）。肿瘤种植的存在不能改变原发肿瘤的 T 分期，但是如果在病理检查中所有区域淋巴结均为阴性，会将淋巴结分期（N）变为 pN1c。

M 远处转移

M$_0$　无远处转移

M$_1$　有远处转移

M$_{1a}$　转移仅局限于一个器官（肝、肺、卵巢、无区域淋巴结），无腹膜转移

M$_{1b}$　一个以上器官有远处转移

M$_{1c}$　转移到腹膜，伴或不伴其他器官转移

（王牧宏）

# 第二节　结直肠癌的治疗

## 一、内镜下治疗

结直肠肿瘤的早期诊断和治疗对于预防癌变的发生以及改善患者预后至关重要。研究表明，结肠镜筛查并切除腺瘤可使以后结肠癌的发生率降低 90%。而早期结直肠癌患者经有效治疗后，5 年生存率可达 90% 以上。近年随着内镜下微创技术的迅速发展，尤其是 EMR 和 ESD 的开展，越来越多的结直肠肿瘤经内镜下治疗得到治愈性切除。局限于黏膜层或黏膜下浅层的结直肠癌几乎无淋巴结转移的风险，均可通过内镜下切除，且疗效不亚于外科手术。内镜下治疗还具有创伤小、风险小、不影响生活质量等优点，是结直肠肿瘤治疗的首选方法。对于无法手术的进展期结直肠癌，多种内镜下姑息治疗方法如金属支架置入术、化疗药物局部注射，也有助于提高患者生活质量。内镜下治疗术式的选择需综合考虑肿瘤大小、形态、病理类型、医生操作水平以及患者意愿。完善的术前评估，严格掌握适应证，熟练的内镜操作技术以及准确的术后病理学诊断都是确保内镜治疗效果的关键。

### （一）结直肠上皮源性良性肿瘤、早期癌的内镜下治疗

结直肠腺瘤、黏膜内癌或黏膜下浅层浸润癌均可通过内镜下治愈性切除。目前临床常用的治疗方法主要包括氩离子血浆凝固术、高频电圈套切除术、EMR 以及 ESD。直径小于 5mm 的息肉，通常可用活检钳钳除或高频电凝烧灼治疗。有蒂或亚蒂型息肉可用圈套器圈套电切切除，操作简单且安全。而较大的无蒂或平坦凹陷型病变需用 EMR 或 ESD 治疗。以下将详细介绍各种治疗方法的选择和应用。

#### 1.氩离子血浆凝固术

氩离子血浆凝固术（APC）是一种非接触性热凝固方法，以离子化的氩气为介质将高频能量传到组织，使表层组织凝固。APC 技术已广泛用于广基小息肉的电凝治疗，EMR 或 ESD 术后烧灼切除边缘以及术中创面出血的止血治疗。APC 治疗小息肉时，将 APC 探头由活检钳管道插入，使导管伸出内镜前端 1cm 左右。将 APC 探头置于病灶上方 2～5mm，每次通电

持续 1～3 秒,电凝至病灶创面凝固泛白,直至将整个病灶灼除。应用时应避免在同一部位反复治疗,探头应与靶组织保持一定距离。APC 技术优点为作用表浅,凝固深度一般不超过 3mm,对周围组织损伤小,但也具有无法回收组织以明确病理的不足之处。

**2.高频电圈套切除术**

高频电圈套切除术是利用高频电流通过人体时所产生的热效应,使组织凝固、坏死,从而达到切除息肉及止血的目的。圈套电切法适用于直径小于 2cm 的带蒂、亚蒂型良性息肉或早期癌变、淋巴结无转移的息肉。较小的无蒂息肉也可用电圈套切除。

根据高频电发生器产生的电流不同,可分为电凝、电切及混合电流。电切电流对组织损伤小,但易引起出血。相反,电凝电流止血作用强,但造成的组织损伤较大,易引起肠壁穿孔。电流的选择需根据息肉的大小及形态而定。一般而言,较小的无蒂息肉以电切为主,粗蒂息肉应交替使用电凝和电切电流,以减少出血风险。头部巨大的息肉也可采用分块电切的方法治疗。常见的一次性圈套器有半月型、椭圆型、带刺型及六角型等,圈套器的直径大小不等(10mm、20mm 和 25mm),可根据病变的大小、形态和部位选择合适的圈套器。

具体操作方法:术前需将电极板固定于患者大腿或臀部,保证有足够的接触面积。对于有蒂息肉,电切前应尽量暴露蒂部,并且尽量将息肉置于视野的下方,长蒂息肉距离基底 1cm、亚蒂息肉距基底 0.5cm 灼切,避免引发迟发性穿孔。对于粗蒂息肉,可在圈套前于蒂部置一枚钛夹或尼龙圈,在其上方圈套,可预防出血。较大息肉应避免息肉头部与肠腔接触。如为无蒂息肉,圈套息肉后稍提拉离开肠壁,避免灼伤周围黏膜。收紧圈套袢时动作要轻柔,防止机械性切割息肉出血。圈套袢勒紧后即可通电。高频电凝电切的输出功率一般在 25～60W,避免通电电流过大造成肠壁穿孔。圈套切除后若残端有残留的息肉组织,可用 APC 电凝以保证息肉完全切除。广基息肉或蒂部较粗的息肉切除后,为防止出血,可用 APC 电凝止血或者金属夹夹闭创面。摘除的息肉应当回收后送病理检查。息肉回收最简单的方法为吸引法,通过吸引,小息肉可从吸引器收集,大息肉可随肠镜一起退出。多个息肉也可采用网篮一次性回收。

**3.内镜黏膜切除术**

内镜黏膜切除术(EMR)是指通过黏膜下注射,使病变完全抬举,黏膜下层和肌层之间分离,以利于病变的完整切除及防止穿孔。EMR 治疗结直肠肿瘤的适应证主要为直径＜2cm 的宽基或平坦型息肉,包括局限于黏膜层或黏膜下浅层的早期肿瘤。对于黏膜下注射后隆起征阴性的病灶,应怀疑已浸润至黏膜下层,不适宜行 EMR 治疗。

对于超过 2cm 的病灶 EMR 难以整块切除时,可行分块 EMR,但分块切除可能导致病变残留和复发,且影响对切缘的病理评估。分块切除时,应首先从切除比较困难的地方开始,下一次切除目标必须紧靠上一块组织的创面边缘,且尽量减少分块切除的次数,以最大限度避免残留。透明帽辅助下 EMR 是指通过负压将病变黏膜吸入透明帽内然后进行圈套电切,该方法对于操作难度困难的部位如回盲部、直肠近肛门和乙状结肠,更容易圈套,但容易将固有肌层吸进透明帽,导致切除过深。

EMR 操作步骤如下。①黏膜下注射。内镜下发现病变后,从内镜活检孔道押入注射针,于病变边缘约 0.5cm 处进行黏膜下多点注射(含 1∶20 000 肾上腺素生理盐水,0.04% 亚甲蓝)使整个病灶明显隆起;根据病变大小,可注射 5～20mL 黏膜下注射液,通常在病变远侧端

(口侧)边缘开始注射,以免近侧病灶先隆起后影响视野。②圈套切除:能直接用圈套器圈套的病灶,直接圈套切除;不能直接圈套的病灶,则将透明帽安装在内镜前端,将圈套器置于透明帽内沿,将病灶组织吸入透明帽内,释放圈套器,缓慢收紧圈套,停止负压吸引,将病变组织推出透明帽,稍放松圈套器后再次收紧,确定未套入固有肌层后接通电源圈套切除;切除范围应包括距病灶边缘2~3mm的正常组织。③处理创面:观察有无病变组织残留、有无出血,创面渗血可用热活检钳或止血钳钳夹电凝处理,喷射性出血需用止血夹止血。

EMR治疗结直肠肿瘤的并发症主要包括疼痛、出血、穿孔。根据文献报道EMR治疗后迟发性出血的发生率为7%,肠穿孔的发生率为1%~2%。黏膜下注射液中添加肾上腺素,有助于减少术中出血的概率。EMR治疗术中发生的出血一般经电凝或止血夹处理均能成功止血。术后迟发出血主要由于切除过深,损伤到固有肌层,需急诊内镜下止血。穿孔的发生通常是由于黏膜下注射不充分,电凝过度或使用透明帽时吸引过度。

EMR治疗结直肠肿瘤的完整切除率可达90%以上。但病变较大时,EMR难以一次完整切除,而分块EMR切除术后残留和复发的比例高达20%~27%。有学者报道,对于直径超过2cm的平坦型病灶,在EMR切除后立即在放大内镜下喷洒靛胭脂染色,评估切除边缘有无残留,可明显降低局部肿瘤复发率。EMR切除术后应定期随访肠镜,检查切除病灶局部有无复发,复发病变可通过APC电凝或再次行EMR切除,因黏膜下粘连纤维化导致EMR实施困难者,可行ESD剥离复发病变。对于直径小于2cm的平坦型病灶,EMR操作简单,安全有效,能获得完整病理学诊断资料,是首选治疗方法。而对于更大的病灶,内镜黏膜下剥离术具有明显优势,将逐渐取代分块EMR。

4.内镜黏膜下剥离术

ESD是在EMR的基础上,使用内镜下专用高频电刀对消化道早期肿瘤进行切割、剥离的一项新技术。ESD技术已成为上消化道早期癌的标准治疗方法,近年来也逐渐应用于结直肠肿瘤的治疗。日本学者于1995年首次使用IT刀成功地将直径大于2cm的直肠病变进行黏膜下剥离完整切除。ESD技术的开创使得一次性完整切除较大面积的浅表病变成为可能,切除范围更广更深,但对设备和技术要求较高,风险也相应提高。

局限于黏膜层或黏膜下浅层的早期肿瘤以及难以通过EMR整块切除的病灶均可通过ESD切除。ESD治疗的禁忌证包括进展期结直肠癌;出现淋巴结转移的早期癌;有严重心肺疾病,无法耐受麻醉;有凝血功能障碍、血液病或正在服用抗凝剂。

ESD术前对病变范围、性质和浸润深度的准确评估对于提高治愈率至关重要。目前常用于肠ESD术前评估的内镜技术包括放大色素内镜、窄带显像内镜及超声内镜等。以靛胭脂染色为代表的放大色素内镜,对病灶的性质和浸润深度的判断主要是根据病灶表面腺管开口形态,其准确性已得到大量证实。窄带显像内镜是一种新的"电子染色"技术,通过应用特殊的窄波滤光器限制透射光的波长,从而增强显示黏膜表面微血管结构。放大色素和窄带显像技术都有助于平坦型病灶边界的判断,区分肿瘤性和非肿瘤病变的准确率至少可达90%。对于判断早期结直肠癌的浸润深度,从而选择ESD治疗或外科手术,放大色素内镜仍是目前最理想的方法。应用靛胭脂染色结合放大内镜观察黏膜表面腺管结构(PP),判断浸润深度的灵敏性和特异性分别达85.6%和99.4%,必要时也可用结晶紫染色。超声内镜主要用于排除进展期癌或淋巴结转移。

用于肠 ESD 治疗的刀具多种多样且各具特色,包括尖端绝缘刀、钩刀、三角顶刀、螺旋伸缩刀、针形切开刀、海博刀等。IT 刀一次剥离组织多、剥离速度快、容易止血。Hook 刀的特点为可以任意选择切割方向,从而保持良好的手术视野。Flex 刀可以根据需要灵活改变刀头的长度。操作时可根据具体情况联合使用多种器械,如用 IT 刀或 Flex 刀做环周切开,TT 刀和Hook 刀等做黏膜下剥离。

充分的黏膜下注射能有效防止固有肌层组织热变性,常用的黏膜下注射液包括生理盐水、高渗葡萄糖、甘油果糖、透明质酸钠等。生理盐水是最早应用的黏膜下注射液,价格便宜,但弥散很快,需要反复多次黏膜下注射,以维持病灶隆起。甘油果糖也是高渗性溶液,能较长时间维持黏膜下层隆起。透明质酸钠是一种大分子多聚糖,局部注射后黏膜下层隆起高度可超过10mm,维持时间长于高渗液,且不产生渗透压。黏膜下注射液中通常还添加 1∶100 000 肾上腺素以利于止血以及添加亚甲蓝或 0.04% 靛胭脂以清楚显示黏膜下层隆起的范围。

肠 ESD 操作过程:①标记。应用 APC 于病灶边缘约 0.5cm 处进行电凝标记,对与周围正常组织分界明显的肠息肉也可不必标记。②黏膜下注射:于标记点外黏膜下多点注射黏膜下注射液(含 1∶100 000 肾上腺素生理盐水,常需要添加亚甲蓝、甘油果糖、透明质酸钠)。③切开:应用切开刀沿标记点环形切开病变周围黏膜。④剥离:应用切开刀在病灶下方对黏膜下层进行剥离,剥离过程中,必要时可在黏膜下反复注射,始终保持剥离层次在黏膜下层,发现裸露血管时应进行预防性止血,较小黏膜下层血管可用切开刀头端直接电凝,对于较粗的血管,用热活检钳钳夹血管,将活检钳外拉至远离肠壁后再电凝血管。⑤处理创面:对于创面可见的小血管,应用 APC 凝固治疗,同时喷洒黏膜保护剂硫糖铝保护创面,必要时可用金属止血夹闭合创面,预防 ESD 术后创面出血;黏膜切除后创面大,肌层暴露者,可用金属夹闭合黏膜缺损,预防出血、穿孔等并发症的发生。

ESD 切除的平坦型标本,应用大头针将标本周缘固定于橡皮或软木上,避免标本卷缩,使黏膜下层面与固定板接触。对于有蒂型息肉,应标明头端和基底。

标本浸泡于福尔马林液中,固定后,每隔 2mm 连续切片,以保证侧面和垂直切面都能被完整观察。组织学评估内容包括肿瘤浸润深度、分化程度、淋巴或血管侵犯与否。完整切除是指病变为一次性整块切除,切除组织标本的侧切缘及基底部均无癌组织残留,且切缘距病灶边缘至少 2mm。治愈性切除标准为切缘阴性,病理证实为黏膜内癌或黏膜下浅层浸润癌,无脉管侵犯,组织类型为中高分化癌。

肠 ESD 术后患者应禁食 24 小时,第二天如无不适,可进流质饮食。予以常规补液,预防性使用抗生素 3 天。注意观察患者排便情况和腹部体征。ESD 术后标本病理证实存在黏膜下深层浸润,脉管侵袭阳性,低分化癌或基底部有癌组织残留者,应追加根治性手术。早期结直肠癌行 ESD 切除术后 3 个月、6 个月及 1 年应随访肠镜,无复发者以后可每年随访一次。

ESD 治疗最常见并发症是出血。ESD 术中必须有意识地预防出血,仔细处理裸露的小血管。轻微出血一般通过热活检钳、止血钳或金属夹均能成功止血。大量出血威胁生命时,需紧急行外科手术。迟发性出血常发生于 ESD 术后 24~48 小时内,需要紧急内镜下止血。肠ESD 治疗穿孔的发生率为 1.6%~4.9%,病灶直径超过 5cm 或伴随瘢痕纤维化时,穿孔的风险大大提高。穿孔小于1cm,且无肠腔内容物漏至腹腔时,可用止血夹封闭破口。穿孔较大或出现腹膜炎表现者应行急诊手术。

ESD治疗结直肠肿瘤的有效性及安全性已得到肯定。有学者对大量肠ESD治疗的病例资料进行分析后得出,ESD治疗结直肠肿瘤的整块切除率为90.5%(61%~98.2%),完整切除率为76.9%(58%~95.6%)。穿孔和迟发出血的发生率分别为5.4%(1.3%~20.4%)和1.8%(0.5%~9.5%)。对于EMR难以整块切除的病变,ESD能提高整块切除率和治愈率,降低残留和复发率,同时操作时间延长,出血和穿孔等并发症的发生率也相应增加。肠ESD操作时间与病灶大小密切相关,对于直径为20~29mm、30~39mm、≥40mm的病灶,平均操作时间分别为66分钟、79分钟和129分钟。由于肠ESD技术开展较晚,目前仍缺乏足够的长期随访资料。有学者报道310例结直肠肿瘤(146例腺瘤、164例腺癌)行ESD治疗后的3年及5年总体生存率分别为97.1%和95.3%,疾病特异生存率均为100%。ESD技术实现了对早期结直肠癌的内镜下微创治疗,然而操作难度和手术风险也较大。随着内镜器械的发展和临床经验的积累,相信ESD治疗的适应证将不断扩大,安全性和有效性也将得到进一步提高。

### (二)晚期结直肠癌的内镜下治疗

对于已失去手术机会的晚期肿瘤,内镜下姑息治疗能改善患者生活质量,一定程度上抑制肿瘤生长,延长生存期。内镜下支架置入术、激光或微波治疗、射频治疗以及局部抗癌药物注射治疗是主要的内镜治疗方法,联合上述治疗措施的综合疗法更能进一步提高疗效。但由于不能从根本上控制肿瘤,远期疗效仍较差。

支架置入术能快速地缓解结直肠恶性梗阻,主要用于两个方面:一是对于无法行根治性手术的晚期患者,作为姑息性治疗的一种措施,替代姑息性结肠造瘘术;二是对可以行肿瘤切除手术患者的术前过渡性治疗,暂时解除梗阻症状,再择期行肿瘤根治性切除,以降低急诊手术相关的死亡率。有学者对1198例接受支架治疗的结直肠癌患者的资料进行分析得出,支架置入的操作成功率和临床有效率分别为94%和91%,穿孔发生率为3.8%,支架移位率为11.8%,支架阻塞发生率为7.3%。然而,也有学者对支架治疗给结直肠癌患者带来的真实获益提出质疑。Cennamo等对8项RCT研究的Meta分析表明,与急诊手术相比,支架置入能提高一期吻合率和结肠造口率,但并不能降低死亡率和并发症发生率。

射频治疗是以低频率、高热效应的电磁波,通过热传导的方式,短时间内在病变组织内积蓄大量热能,而使组织蛋白凝固、坏死、炭化,从而起到治疗作用。射频波穿透性低,热损伤深度适中,不易损伤周围组织,且治疗时探头不会与病变组织发生粘连。

在内镜直视下局部注射高浓度化疗药物,能使局部肿瘤组织坏死,瘤体缩小,抑制肿瘤生长,尤适于无法耐受全身化疗的患者。分别于癌灶和癌周组织多点注射化疗药物,病灶较大时,还可对整个癌灶表面喷洒一定量的化疗药物。局部化疗具有以下优点:肿瘤部位药物浓度较高,对肿瘤细胞有较强的杀伤作用,并且由于血循环中药物浓度低,全身毒副反应小。化疗缓释粒子植入是将化疗药物置入可缓释的赋形剂内,制成药物缓释系统,植入肿瘤组织的间质中,以发挥持久抗癌作用,是晚期结直肠癌姑息性治疗的有效手段之一,但远期疗效还有待进一步研究。

### （三）黏膜下肿瘤的内镜下治疗

黏膜下肿瘤（SMT）泛指一类起源于黏膜层以下，即黏膜肌层、黏膜下层和固有肌层的病变。常见的结直肠黏膜下肿瘤包括类癌、间质瘤、平滑肌瘤及脂肪瘤。普通肠镜检查较易发现黏膜下肿瘤，通常表现为表面光滑，覆盖正常黏膜的广基隆起性病变，但难以判断其起源层次和良、恶性。超声内镜检查可以确定黏膜下肿瘤的大小及与肠壁的层次关系，并能根据回声强度初步判断病灶的性质，进而指导治疗方式的选择。

表浅的黏膜下肿瘤可以通过 EMR 或 ESD 完整切除，但来源于固有肌层的黏膜下肿瘤，内镜下不易彻底切除，且容易造成穿孔等并发症，以往多采取外科手术切除或定期随访。近来随着内镜微创技术的发展，部分固有肌层来源的病变也可行内镜下治疗，如 ESD、隧道内镜技术或内镜下全层切除术。

直径小于 1cm 的直肠类癌，一般组织学分级良好，局限于黏膜下层，无淋巴结转移和远处转移的风险，可行内镜下局部切除。ESD 治疗类癌的操作方法与治疗上皮源性肿瘤类似：用针刀沿标记点环周切开瘤体表面黏膜层和黏膜下层，暴露瘤体，再沿病灶边缘对其进行剥离，将瘤体完整剥离下来。也有学者将该方法称为内镜黏膜下挖除术。已有较多文献报道 ESD 治疗直肠类癌疗效确切，完整切除率为 82.6%～100%，肠穿孔发生率低于 3.2%。EMR 治疗直肠类癌的完整切除率略低于 ESD（64.3%～92.3%），穿孔发生率低于 1.6%。

此外，隧道内镜技术和内镜下全层切除术是在 ESD 基础上发展起来的新的内镜治疗技术，也可用于治疗固有肌层来源的黏膜下肿瘤。隧道内镜技术最初用于治疗贲门失弛缓症，随后也用于治疗上消化道固有肌层来源的黏膜下肿瘤。国内某医院报道了内镜经黏膜下隧道肿瘤切除术治疗直肠固有肌层肿瘤，取得较好疗效。经黏膜下隧道肿瘤切除术是指通过在病变部位近侧端 3～5cm 处切开黏膜，在黏膜下层剥离，建立黏膜下隧道，直至暴露肿瘤后将肿瘤切除，经隧道取出肿瘤，最后关闭隧道入口黏膜。黏膜下隧道的建立，使得肿瘤切除部位黏膜层保持完整，有效避免出现消化道瘘、避免损伤周围组织和脏器。内镜下全层切除术是将病灶部位全层完整切除后，再用各种内镜下缝合技术修补穿孔的方法，适用于起源于固有肌层、突向浆膜下生长并与浆膜层紧密粘连的良性肿瘤以及未发生淋巴转移的间质瘤。上述两种方法目前都尚处于探索阶段，适应证的选择和术后并发症的处理仍有待进一步研究。

## 二、手术治疗

结直肠癌的手术治疗可分为治愈性切除和姑息性切除，前者用于早中期肿瘤，后者主要用于中晚期和晚期肿瘤。

肿瘤的治愈性切除是肿瘤外科治疗的目标，它是指完整切除肿瘤、部分周围正常组织以及区域淋巴结。根治性切除一般用 R0 切除来表示，指在手术中肉眼和术后的病理检查均未发现切缘阳性，同时切除区域淋巴结。R0 切除是外科切除的目标，随着新辅助放疗，新辅助化疗，新辅助放、化疗的应用，R0 切除的可能性均有提高。

肿瘤的姑息性切除是指肿瘤广泛并有区域性或全身性转移，无法达到治愈性切除的目的而进行的肿瘤切除。但是在临床上实际有两种情况：一是肿瘤巨大或有外侵、广泛转移无法治愈性切除;二是肿瘤切除方法或技术不当使得可以治愈性切除的肿瘤未能达到治愈性切除的目的。前者是无法改变的,但后者是可通过提高肿瘤治愈性切除规范学习和提高手术技巧来减少或避免。肿瘤的姑息性切除是肿瘤治疗的重要组成部分。结直肠癌的姑息性切除可减少出血、梗阻、穿孔、肿瘤负荷,特别是结直肠癌非常容易造成梗阻,即使肿瘤不能切除,有时也需姑息性造瘘手术或短路手术以解除梗阻。由于结直肠癌的生物学特点,即使有了肝转移或肺转移,属于Ⅳ期结直肠癌,但如若原发肿瘤能切除仍需进行积极的切除。这有两重意义:其一,结直肠癌肝转移中位生存时间为 11 个月,而原发肿瘤如若不切除则可能引起肠梗阻,同时亦可减少肿瘤负荷;其二,虽然结直肠癌已肝、肺转移但尚可切除,有 23%～47% 的患者可以获得 5 年生存率。特别是近年来结直肠癌肝转移的新辅助化疗增加了肝转移的切除率。原发肿瘤和转移性肿瘤的积极治疗可明显提高结直肠癌的治疗效果已得到公认,值得推荐。但是,对于姑息性切除应该注意以下几点:①避免将姑息性切除在手术记录中误认为或描述为治愈性切除,造成治疗方案的错误和生存率统计的错误。②在进行姑息性直肠癌切除时,需慎重考虑进行保肛手术,因为直肠重建后,肿瘤会很快复发,将造成吻合口梗阻,需再次手术造瘘。③在术前评估切除困难者,可进行新辅助治疗以提高 R0 切除率。④在明确为姑息性切除后,需进行积极的术后治疗,减少术后复发,提高生存率。

肿瘤手术应遵循无瘤操作原则。与细菌不同,由于抗生素的发展和应用,大多数感染可以被控制,但是肿瘤细胞一旦由于外科医生的操作不当而造成医源性扩散,则是无法控制的,同时是致命的。因此无瘤技术是一个在"无瘤思想"指导下贯穿整个手术的技术,也是一种系统技术。主要包括以下几个方面。

### (一)切口保护

一旦完成切口操作,迅速使用切口保护器或纱布垫保护切口。

### (二)探查原则

在进行腹腔和肿瘤探查时,坚持先探查远离肿瘤的腹腔脏器、重要脏器,最后探查肿瘤本身。注意在某些情况下,可以不直接接触肿瘤完成探查。对瘤体较大、明显外侵的肿瘤探查后,最好能够更换手套。

### (三)肿瘤保护

当完成暴露后,最好将肿瘤侵犯的浆膜区保护起来,临床上主要采用多层干纱布将侵犯区完全覆盖并四周缝线固定或使用各种蛋白保护胶敷在肿瘤区,以减少肿瘤细胞的播散。

### (四)结扎肠管和肠腔内化疗

结直肠癌有其独特性,就是脱落的肿瘤细胞可以在肠腔创面上形成种植转移,因此在手术过程中,结扎肠管,防止脱落细胞种植是简单有效的方法。一般在结肠手术要结扎上、下两端,直肠癌仅需结扎上端。为了进一步减少肿瘤沿血管、淋巴管播散,有学者研究了术中肠管内给药,经肠黏膜吸收形成回流血管、淋巴管药物高浓度,杀灭肿瘤细胞的方法,常用 5-FU 500mg 肿瘤段肠管内注射。

### (五)不接触或少接触肿瘤

尽可能不接触肿瘤是我们的原则。根据我们的临床经验,提出了四"最"原则:最少的接触次数;最少的接触时间,如果需接触肿瘤,越短越好;最晚的接触时间,将接触肿瘤的时间放到最晚,到肿瘤标本下来前;最好不接触肿瘤。最少的接触次数和时间避免了肿瘤黏附在手套上,最晚的接触时间避免了较早接触从而减少在整个手术过程中的播散。

### (六)不挤压肿瘤

在手术过程中,尽量不要挤压肿瘤,以免造成肿瘤细胞脱落或沿血管、淋巴管播散。

### (七)先结扎血管

在手术操作中,肿瘤可能受到挤压,脱落的肿瘤细胞沿血管、淋巴管播散,因此明确切除范围后,需首先结扎主供血管以减少肿瘤血行播散。

### (八)清洗创面

在手术结束关腹前清洗手术野是手术常规,但是在恶性肿瘤手术过程中,如果在关腹前清洗,将使在手术切除过程中脱落或血管淋巴管流出的肿瘤细胞,在重建过程中缝入吻合口或包裹在间隙里,因此建议在标本切下后进行清洗是最恰当的时机。在使用清洗液上,也有许多争论,临床上要求清洗液除了有清洗作用外,还要有破坏肿瘤细胞的作用。研究显示,双蒸馏水清洗优于生理盐水;43℃双蒸馏水10分钟浸泡优于常温双蒸馏水;常温 1∶2000 氯己定(洗必泰)清洗液浸泡 3 分钟等于 43℃双蒸馏水 10 分钟浸泡。因此用 1∶2000 常温氯己定在标本切下后的清洗和浸泡是最简单有效的方法。但要注意的是,氯己定清洗后需用大量生理盐水冲洗(500～1000mL),这是因为氯己定冲洗不彻底将会造成术后感染。

### (九)更换手套

在明显接触肿瘤或污染物后,常需更换手套。在肿瘤标本切下后,冲洗创面时建议更换手套。

### (十)清洗和更换手术器械

在手术过程中,对于接触过肿瘤的器械要清洗,以免肿瘤播散。在肿瘤标本切下后,使用未接触过肿瘤的器械进行随后的操作是减少肿瘤播散的手段之一。

### (十一)术后腹腔化疗

一般肿瘤侵犯浆膜后,有形成腹腔内种植播散的可能,腹腔化疗是最直接、有效的方法。临床常应用于结直肠癌腹腔化疗的药物是 5-FU、顺铂、卡铂。常用方法是在手术结束关腹前,腹腔内应用化疗药物,即 5-FU 1000mg＋顺铂(40～60)mg＋生理盐水 1000mL。注意在应用腹腔化疗后,腹腔引流管要关闭 4 小时;4 小时后可以给予利尿药以便排出腹腔液体。另外,对于有肿瘤浆膜广泛侵犯或腹腔转移的情况,可以安置腹腔化疗泵,从而有利于腹腔化疗的进行。一般在关腹前安置腹腔化疗泵,操作过程中要注意化疗泵的检查和固定。

## 三、化疗

### (一)非转移性结直肠癌(Ⅰ、Ⅱ、Ⅲ期)的化疗

1.结肠癌

Ⅰ期($T_{1\sim2}$,$N_0$):因为Ⅰ期患者的复发转移率很低,辅助化疗的收益很小,术后不需要接受化疗,但要定期随访、观察。

Ⅱ期($T_{3\sim4}$,$N_0$):高危Ⅱ期患者包括 $T_4$(ⅡB、ⅡC期)、组织学分化差(3 级或 4 级,不包括

MSI-H 者)、脉管浸润、神经浸润、肠梗阻、肿瘤部位穿孔、切缘阳性或情况不明、切缘安全距离不足、送检淋巴结不足 12 枚。此类患者术后可行 5-FU/LV、卡培他滨、FOLFOX、CapeOX 方案辅助化疗,也可参加临床试验或不化疗单纯观察。低危Ⅱ期患者术后可参加临床试验、不化疗单纯观察或考虑使用卡培他滨(或 5-FU/LV)辅助化疗。根据 MOSAIC 的试验结果及使用奥沙利铂后可能引起远期后遗症,FOLFOX 方案不适合用于低危Ⅱ期患者的辅助化疗。

由于临床中高危Ⅱ期患者很多并无复发,而一些低危Ⅱ期患者却有复发转移,表明现在对高危Ⅱ期的定义并不完全正确。因此,Ⅱ期结肠癌患者是否行术后辅助化疗,应充分考虑疾病的预后、化疗的有效性及毒性,与患者充分沟通后决定。

Ⅲ期(任何 T,$N_{1\sim2}$):术后推荐行 FOLFOX 或 CapeOX 方案辅助化疗 6 个月。对于不宜使用奥沙利铂的患者可选择单药卡培他滨或 5-FU/LV 方案化疗。

根据目前的研究数据,不推荐含伊立替康的方案用于Ⅱ、Ⅲ期结肠癌的辅助化疗。

**2.直肠癌**

由于直肠与盆腔结构和脏器间的间隙太小、直肠无浆膜包裹以及手术切除时因技术难度而难以获得较宽的手术切缘,直肠癌根治术后的局部复发率很高。为了降低复发风险,直肠癌的治疗通常包括放疗。多学科综合治疗(手术治疗、放疗、化疗)适用于绝大多数的Ⅱ、Ⅲ期直肠癌患者。

Ⅰ期($T_{1\sim2}$,$N_0$):经腹切除术后病理证实的 $pT_{1\sim2}$,$N_0$ 者无须术后化疗。淋巴结阴性的 $T_1$ 直肠癌经肛门切除,如果局部切除术后的病理检查发现肿瘤组织分化差、切缘阳性、肿瘤浸润至黏膜下肌层外 1/3、淋巴管血管浸润或肿瘤重新分期为 $T_2$ 等情况,应该行开腹切除术。对具有上述高危因素而未能接受二次手术切除的患者,应该考虑行全身化疗和放、化疗,之后再全身化疗("三明治"式治疗:在放疗之前和之后给予化疗)作为辅助治疗以避免治疗不足,因为这种情况下淋巴结状态难以确定。

Ⅱ期($T_{3\sim4}$,$N_0$)和Ⅲ期(任何 T,$N_{1\sim2}$):Ⅱ、Ⅲ期的直肠癌患者如果对放、化疗无禁忌,应行术前新辅助治疗。新辅助治疗有两种治疗顺序可供选择:①同步放、化疗,手术治疗,术后辅助化疗。②术前新辅助化疗,同步放、化疗,手术治疗。与放疗同步的化疗方案推荐 5-FU 持续灌注或卡培他滨口服。术前新辅助化疗和术后辅助化疗的方案推荐 FOLFOX 或 CapeOX 方案,也可选择 5-FU/LV 或卡培他滨单药化疗。手术应在新辅助治疗后 5~12 周内进行。围术期的治疗(放、化疗,化疗)总疗程约 6 个月。如果新辅助治疗后不能行手术治疗,则按照转移性结直肠癌的化疗原则进行治疗,但这种情况不推荐 FOLFOXIRI 方案。

对放、化疗有禁忌的患者可直接行手术治疗,术后行"三明治"式治疗约 6 个月;也可选择术后直接同步放、化疗,之后辅助化疗。

### (二)转移性结直肠癌(Ⅳ期)的化疗

**1.一线化疗**

NCCN 指南推荐以下 6 个方案用于转移性结直肠癌的一线化疗:FOLFOX、FOLFIRI、CapeOX、5-FU/LV、卡培他滨、FOLFOXIRI。目前没有证据表明其中某一种方案有明显的优势。在治疗方案的选择上,FOLFOX、FOLFIRI、CapeOX 应用最普遍;5-FU/LV、卡培他滨单药方案可应用于不能耐受强烈化疗的患者;而 FOLFOXIRI 方案仅应用于病灶不能切除,但通过强烈化疗有可能转为可切除的转移性结直肠癌患者。

由于 CapeIRI 方案致严重呕吐、腹泻等不良反应的发生率高，且疗效不优于 FOLFIRI 方案，因此不推荐使用。

2.疾病进展后的化疗

依据一线化疗方案来选择疾病进展后的化疗方案。①一线治疗是 FOLFOX 或 CapeOX 的，推荐以 FOLFIRI 或伊立替康单药（可联合靶向治疗）作为后续治疗。②一线治疗是 FOLFIRI 的，推荐以 FOLFOX 或 CapeOX（可联合靶向治疗）作为后续治疗。③一线治疗是 5-FU/LV 或卡培他滨单药的，推荐以 FOLFOX 或 CapeOX、FOLFIRI、伊立替康单药、IROX（可联合靶向治疗）作为后续治疗。④一线治疗是 FOLFOXIRI 的，推荐以伊立替康联合靶向治疗药物作为后续治疗或单用靶向药物如西妥昔单抗、帕尼单抗、瑞格非尼单抗等。

# 四、放疗

近年来，多学科综合治疗的理念在结直肠癌的治疗中越来越受到重视。在根治性手术的基础上，辅助放、化疗已成为局部晚期结直肠癌不可或缺的治疗部分。而随着多项大型临床Ⅲ期结直肠癌术前放疗研究结果的报道，局部进展期结直肠癌的规范化治疗指南已由术前新辅助放、化疗取代术后辅助放、化疗。

## （一）术后放疗

20 世纪 90 年代，美国国家癌症研究所（NCI）对于术后病理分期为 $pT_{3\sim4}$ 和（或）$N_{1\sim2}$ 患者的术后辅助放、化疗达成了共识，将术后放、化疗纳入局部晚期结直肠癌的标准治疗模式，这主要基于 GITSG 和 NCCTG 的随机临床试验结果。在这两项随机临床试验的方案设计中，放、化疗的顺序有所不同。前者接受的是术后全盆腔放疗加 5-FU 增敏，然后 5-FU＋司莫司汀方案化疗。后者则是首先给予两个疗程的 5-FU＋司莫司汀化疗，然后全盆腔放疗＋5-FU。在两项研究中，辅助放疗都显著提高了患者的生存，而远处转移在 NCCTG 研究中显著下降，但在 GITSG 中并不明显。NCCTG 的研究者认为，这或许归因于足够剂量化疗的早期使用。因此，在随后设计的术后放、化疗的研究，绝大多数研究都将术后放疗放在两个疗程的足量化疗之后进行。1996 年结直肠癌治疗委员会推荐对于Ⅱ/Ⅲ期结直肠癌，当手术后进行 6 个疗程的氟尿嘧啶类药物化疗时，同期的全盆腔照射应在化疗的第 3～4 疗程同期进行。

然而，这样的比较是基于两项临床研究各自的结果得出的，其结论不可避免具有明显的偏倚性。为了证实术后放疗的最佳介入时机，韩国的研究者们进行了一项随机对照研究，对结直肠癌术后辅助放疗与辅助化疗配合的时机进行研究，这也是目前报道的唯一一项直接比较术后辅助早放疗和晚放疗的临床Ⅲ期研究。该研究共纳入 308 例结直肠癌患者，根治性手术后，进行 5-FU/LV 方案辅助化疗共 6 个疗程，每 4 周重复。根据放疗介入形式随机分为早放疗组（与第一程化疗同时开始）和晚放疗组（与第三程化疗同时开始）。单次剂量 1.8Gy，总剂量 45Gy/25 次。通过随访发现，两组均未出现 4 度非血液学毒性反应，血液学 4 度以上毒性反应发生率也低于 1％。在局部复发方面，早放疗组和晚放疗组复发率分别为 17％和 27％（$P=0.047$），4 年无病生存期（DFS）分别为 81％和 70％（$P=0.043$），而在 4 年总生存率（OS）方面，两组分别为84%和82%（$P=0.387$）。该研究显示，结直肠癌术后尽早进行放疗虽然不能提高总生存期，但对于局部控制和无病生存方面，却有明显的改善。因此，有学者推荐Ⅱ/Ⅲ期结直肠癌患者在接受了根治性手术后，应尽早进行放疗。

### （二）术前放疗

进入20世纪，随着一系列临床Ⅲ期研究结果的报道，术前放、化疗取代了术后放、化疗，成为局部晚期直肠癌的标准治疗模式。

相对于术后放、化疗，术前放疗有其临床和生物学上的优点。主要包括放疗后肿瘤降期退缩，可提高切除率；对低位直肠肿瘤，肿瘤的退缩可能增加保留肛门括约肌机会；降低术中播散的概率；肿瘤乏氧细胞少，对术前放疗较术后放疗敏感；小肠的蠕动度较术后大，未坠入盆腔，治疗的毒性反应较低。

但术前放疗也有其不足之处是放疗后产生的肿瘤退缩可能会影响疾病的最初分期，而分期又是预测判断治疗疗效的主要预后指标。但瑞典的多中心试验结果提示，术前放疗与单纯手术比较，对所有期别的肿瘤均有好处，因此可能肿瘤的最初分期重要性没有以往所认为的高。另一缺点是，术前分期不准确性造成治疗过度或治疗不足。虽然目前影像学的发展，使得对术前肿瘤分期确定较以往容易且准确，但仍有分期过高或过低的可能性。德国Sauer的研究中，直接手术组中，18%经腔内超声诊断为$T_3$和（或）淋巴结阳性（LN+）的病例，在术后的病理诊断为$T_{1\sim2}$，术前分期过高；而Guillem的报道则显示，22%术前被诊断为$T_3N_0$的患者直接手术显示LN+。

#### 1.术前放疗的方式

术前放疗的方式主要有两种，一种为短程快速大分割放疗，多采用5Gy/次，共25Gy/5次，放疗结束后一周内手术。另一种为常规分割，45~50.4Gy，1.8Gy/次，手术在放疗结束后6~8周进行。

北欧进行的多项随机临床研究中，多数采用短程快速放疗。以瑞典斯德哥尔摩研究为代表的一系列研究，确立了术前放疗、短程放疗方式的有效性。其中斯德哥尔摩研究Ⅰ，比较了单纯手术与25.5Gy/5次术前放疗，手术在一周内进行。研究显示术前放疗明显提高了无病生存率和局控率，但未观察到有生存率的差异。

瑞典斯德哥尔摩研究Ⅱ中，纳入1168例直肠癌患者，重复了斯德哥尔摩Ⅰ的随机分组，为25Gy/5次，主要的不同是放疗范围缩小，不包括腹主动脉旁淋巴引流区，采用多野照射技术。研究证实了术前放疗可明显提高局控率以及无病生存，最重要的是显示总生存率提高。分层分析显示各期的结直肠癌，包括Ⅰ期的局控率均有提高。此研究是目前唯一证实有生存提高的术前放疗的临床研究。但此研究中，并非所有手术为结直肠癌全系膜切除术（TME），直接手术组复发率高达27%。

以上的研究是在TME广泛开展前进行的，由此存在对手术质控的质疑。荷兰的术前放疗随机研究（CKVO 95-04），是在有手术质控的TME的情况下术前放疗的作用。患者被随机分成TME或术前快速短程放疗（25Gy/5次）+TME两组。在TME组，术后如切缘阳性，则接受50Gy/25次的术后放疗，2年的局部失控率TME组为8%，术前放疗+TME为2%。在Ⅲ期切缘阴性的患者中2年的局部复发率TME为15%，术前放疗+TME为4%（$P<$

0.001)。结果显示 TME 仍需联合辅助放疗的必要性,尤其对于Ⅲ期和直肠中下段的肿瘤,可从放疗中有较大的得益。

在长程放疗方面,重要研究是德国 CAO/ARO/AIO-94 研究,799 例局部进展期直肠癌患者被随机分为术后放、化疗组和术前放、化疗组。结果显示,术前放、化疗组获得了 8% 的病理完全缓解(pCR),具有更好的局部控制和更低的 3 度或 4 度毒性反应,但未能提高 DFS 和 OS。局控率的获益一直延续到 11 年的长期随访,10 年局部复发率分别为 7.1% 和 10.1%,而 DFS 和 OS 无差异。

波兰学者报道了术前采用不同分割剂量的随机研究。316 例临床 $T_3$ 患者被随机分成两组,术前 25Gy/5 次的短程放疗组(与手术间隔平均 8 天)和术前常规分割 50.4Gy 放疗联合 5-FU/四氢叶酸的放、化疗组。此研究的结果显示常规分割放、化疗组的病理完全缓解率明显高于短程放疗组,分别为 16% 和 1%($P<0.001$)。环切缘的阳性率也低于短程放疗组,分别为 4% 和 13%($P=0.017$)。但未显示有保肛率的提高,可能的原因是在此研究中,外科医生手术的方式并未随放、化疗或化疗后肿瘤退缩的情况而调整。在长期随访中,两组也未显示出差异。

另一项比较术前短程放疗和长程放、化疗的临床Ⅲ期研究中,据研究报道,326 例 $T_3N_{0\sim2}M_0$ 的直肠腺癌患者进入研究,随机分为短程组(25Gy/5 次,1 周内手术,术后 6 个疗程的化疗)和长程组(50.4Gy/28 次,同期 5-FU 持续输注给药,放疗后 4~6 周手术,术后行 4 个疗程的化疗)。3 年局部复发率在两组分别为 7.5% 和 4.4%($P=0.24$)。5 年远处转移率、总生存率以及毒性反应在两组中均未显示出差异。

总体来看,短程放疗和长程放、化疗在局部控制、长期生存方面并未显示出明显的差异,但在长程放疗由于放疗与化疗联合,并且放疗与手术的间隔时间较长,肿瘤可获得足够的退缩时间,近期疗效相对更好。对低位直肠,初始不可切除,推荐常规分割放、化疗,可有更多的肿瘤降期,提高 R0 切除率,降低局部复发,提高保肛率。短程大分割放疗由于其放疗费用低、治疗时间短,能够较好地节省卫生资源,因此,对于患者年龄较大,期望寿命较短或初始病灶可切除时可考虑。

2.术前放、化疗中同期化疗方案的选择

术前长程放疗结合同期化疗的早期Ⅲ期临床随机对照研究主要有以下两项,即 EORTC 22921 和 FFCD 9203 研究,对比术前放疗加或不加氟尿嘧啶是否能提高疗效。

EORTC 22921 研究是一项 $2\times2$ 设计的Ⅲ期临床研究,共入组了 1011 例临床分期为 $T_{3\sim4}/NxM_0$ 的直肠癌患者。根据术前接受单纯放疗还是联合放、化疗,术后是否接受辅助化疗分为四组:术前放疗+手术;术前放、化疗+手术;术前放疗+手术+术后化疗;术前放、化疗+手术+术后化疗。结果显示,接受术前放、化疗的患者,病理完全消退较术前放疗多,分别是 14% 和 5.3%($P<0.000\ 1$);术前放、化疗较术前放疗者急性毒性反应有所增加,主要是 2 度及以上腹泻的发生率,分别是 34.3% 和 17.3%($P<0.005$)。单纯放疗未加用任何化疗组复发率为 17.1%,而只要加用了化疗,无论术前化疗还是术后化疗,复发率都下降至 8% 左右。对于无病生存期和总生存率,四组之间均未显示出差异。进一步的亚组分析显示,术前放、化疗中肿瘤退缩理想的病例能够从术后化疗中得到更好的生存获益。

FFCD 9203 研究共入组 762 例 $T_{3,4}$ 患者,随机分为术前单纯放疗组和术前联合放、化疗组。放、化疗剂量选择与 EORTC 22921 相同。两组病理完全缓解率分别为 3.6% 和 11.4%($P<0.05$),3 度以上毒性反应分别为 2.7% 和 14.6%($P<0.05$),5 年局部复发率为 16.5% 和 8.1%($P=0.004$),而在无病生存期和总生存率方面,同样未能观察到两组的差异。

在氟尿嘧啶的基础上,奥沙利铂曾被寄予厚望来提高新辅助放、化疗疗效,在早期的 II 期临床研究中,奥沙利铂＋氟尿嘧啶用于新辅助放、化疗取得了理想的病理完全缓解率。为了进一步证实奥沙利铂的新辅助治疗价值,目前共有 5 项 III 期临床研究对新辅助治疗中加用奥沙利铂是否提高疗效进行了分析。但是,除了德国 CAO/ARO/AIO-04 研究外,其余 4 项研究均认为奥沙利铂显著增加了毒性反应尤其是腹泻的发生,而近期疗效病理完全缓解率没有明显提高。远期疗效上,目前有 4 项研究报道了 3 年局控率、无病生存期和总生存率的结果,从数据上看,局部复发率和 DFS 似乎有提高的趋势,而 OS 获益则不明显。但局控率和无病生存期的改善应归因于新辅助治疗阶段加用奥沙利铂,还是归因于其他因素,如辅助化疗方案的差异,尚没有足够的证据来说明(在 CAO/ARO/AIO-04 研究和 PETACC-6 研究中,均明确规定了对照组采用氟尿嘧啶类药物单药化疗,而研究组加用奥沙利铂。其他研究未对辅助化疗方案做明确要求)。但也应看到,奥沙利铂在局部晚期直肠癌的新辅助治疗阶段并非完全没有价值,临床实践显示在加用奥沙利铂后,肿瘤的退缩程度更明显,在 STAR-01 和 ACCORD12/0405 研究中也有类似的结果。因此,有必要在下一步的研究中寻找有价值的预测指标来富集真正能够从奥沙利铂中获益的人群,实现个体化治疗。

3.辅助化疗前移的探索

有两种模式,一种是诱导化疗,一种是间隔期化疗。诱导化疗又称为“新辅助化疗”,是指在局部治疗(手术或放疗)开始之前先使用的化疗,目的是希望化疗后局部肿瘤缩小,减小手术范围及清除或抑制可能存在的微小转移灶,目前已有一些小样本研究结果报道。在西班牙进行的一项 II 期临床随机对照研究中,108 例局部进展期直肠癌患者被随机分为两组:一组患者在术前放、化疗(放疗＋卡培他滨＋奥沙利铂),手术后接受 4 个疗程的 Capox(卡培他滨＋奥沙利铂)方案的辅助化疗;另一组将 4 个疗程的辅助化疗提前到诱导化疗阶段,完成后再进行放、化疗和手术。结果显示两组的病理完全缓解率分别为 13.5% 和 14.3%,在降期、肿瘤退缩和 R0 切除方面,两组都没有统计学差异;但在毒性反应方面,诱导化疗组的 3 度以上毒性反应发生率为 19%,远低于辅助化疗组的 54%($P=0.000\ 4$),方案完成度也显著领先。

另一项 MSKCC 的单中心回顾性研究显示,61 例患者首先接受 FOLFOX4 方案诱导化疗,57 例完成了此后的放、化疗,另有 4 例因化疗敏感拒绝行放、化疗而直接手术。12 例患者没有接受手术,其中 9 例获得完全临床缓解(cCR)而没有手术,1 例拒绝手术,1 例由于并发症延迟手术,1 例在手术之前发展为远处转移。49 例患者接受了 TME 手术,全部实现 R0 切除,23 例(47%)肿瘤存在缓解,13 例(27%)实现了病理完全缓解。没有出现因诱导化疗所致严重毒副作用引发的治疗延迟。因此推断,FOLFOX 方案诱导化疗可以降期,提高病理完全缓解率,提高治疗的完成率。

在长程放、化疗后,有 6~8 周的手术间隔期,某医院在间隔期尝试加入化疗从而提高疗效。系列研究共分为三个阶段:第一阶段,放疗采用三维适形技术(3DCRT),全盆腔 45Gy/

25次,同期联合奥沙利铂+卡培他滨;第二阶段放疗改为束流调强技术(IMRT),全盆腔44Gy/20次,同期联合奥沙利铂+卡培他滨,放疗结束2周后加用一疗程卡培他滨单药口服;第三阶段IMRT技术,全盆腔50Gy/25次,可见病灶同期增量至55Gy,联合奥沙利铂+卡培他滨,放疗结束2周后加用一疗程奥沙利铂+希罗达联合化疗。病理完全缓解率在三个阶段分别为10%、18%和23%,而放疗期间的毒性反应并未明显增高。

将辅助治疗前移,可期待更好的肿瘤退缩和病理完全缓解;同时,毒性更低,患者耐受性好,整体治疗的完成度更高。全身系统治疗的强化也有利于早期控制潜在的远处转移灶。

4.延长放疗-手术间隔期的摸索

术前放疗除局控外,另一个主要目标为肿瘤的退缩和降期,从而增加保肛的机会。术前快速短程放疗,手术与放疗间隔时间短,未给予肿瘤足够的时间产生退缩。斯德哥尔摩的两项研究分析了1316例患者,肿瘤的退缩和降期主要发生在手术与放疗结束后的间期大于10天的病例中。荷兰CKV095-04研究应用短程术前放疗,并没有观察到有肿瘤的降期。里昂R90-01研究发现,当术前放疗与手术的间隔时间大于2周时,可增加肿瘤降期的机会。

因此,为了弥补短程放疗在肿瘤降期上的不足,近年来对短程放疗的模式也有一定的优化,包括短程5×5Gy放疗后延期手术(6~8周)或在其中进一步加入化疗来强化治疗。Bujko的一项系统综述显示,短程放疗后延期手术相对于立即手术,严重放疗并发症减少,病理完全缓解率明显提高约10%,但在保肛率和R0切除率方面,延期手术未能显示优势。

在接受长程放、化疗的患者中,同样观察到了间隔期延长带来的肿瘤退缩。Tulchinsky的一项回顾性研究显示,放、化疗手术间隔期≤7周的患者其病理完全缓解率为16.7%,而>7周的患者,病理完全缓解率达到34.5%。Kalady的研究得到了类似的结果,间隔期以8周为界,病理完全缓解率分别为16%和31%。另一项非随机对照前瞻性研究中,手术前加两周期mFOLFOX6化疗,治疗组(SG2)间隔11周,对照组(SG1)间隔6周。治疗组显著提高了病理完全缓解率,且未增加手术并发症,接受治疗的累积剂量显著高于对照组。

由此可见,无论术前放疗采用长程还是短程,若至手术的间隔期被延长,都有增加肿瘤退缩的机会,减轻毒性反应,从而使患者能够更好地完成全程治疗。

(王牧宏)

# 第九章　膀胱癌

## 第一节　膀胱癌的诊断

膀胱癌是泌尿系统最常见的恶性肿瘤,超过 90％ 的膀胱肿瘤是尿路上皮细胞癌,其中 75％～85％ 的患者确诊时尚处于非肌层浸润性膀胱癌(NMIBC),且多为分化良好或中等分化的肿瘤,治疗重心在于局部,仅 20％～30％ 最终发展为肌层浸润性(即 $T_{2～4}$)或转移性膀胱癌。浸润性膀胱癌预后明显变差,即便行根治膀胱切除术和(或)放疗,50％ 仍会发生转移。化疗是唯一能延长其生存期的治疗方法。

### 一、临床表现

大约有 90％ 以上的膀胱癌患者最初的临床表现是血尿,通常表现为无痛性、间歇性、肉眼全程血尿,有时也可为镜下血尿。血尿可能仅出现 1 次或持续 1 天至数天,可自行减轻或停止,有时患者服药后与血尿自止的巧合往往给患者“病愈”的错觉。有些患者可能在相隔若干时间后再次出现血尿。血尿的颜色由浅红色至深褐色不等,常为黯红色,有患者将其描述为洗肉水样、茶水样。出血量与血尿持续时间的长短,与肿瘤的恶性程度、大小、范围和数目并不一定成正比。有时发生肉眼血尿时,肿瘤已经很大或已属晚期;有时很小的肿瘤却出现大量血尿。有些患者是在健康体检时由 B 超检查时发现膀胱内有肿瘤。有 10％ 的膀胱癌患者可首先出现膀胱刺激症状,表现为尿频、尿急、尿痛和排尿困难,而患者无明显的肉眼血尿。这多由肿瘤坏死、溃疡、膀胱内肿瘤较大或数目较多或膀胱肿瘤弥漫浸润膀胱壁,使膀胱容量减少或并发感染所引起。膀胱三角区及膀胱颈部的肿瘤可梗阻膀胱出口,而出现排尿困难的症状。

### 二、诊断要点

除上述临床表现外,以下辅助检查亦有助于明确本病的诊断。

#### (一)实验室检查

1.尿常规

可发现肉眼不可见的血尿。

2.尿液脱落细胞学检查

作为膀胱肿瘤的早期诊断方法,因无痛苦、方便,易为患者接受。但当低级别肿瘤细胞分化较好时,难与正常移行上皮细胞或炎症所引起的变异细胞鉴别。尿液脱落细胞吖啶橙染色法检查:因膀胱癌细胞生化变化早于细胞的形态变化,而吖啶橙有高度异染性,能与DNA分子结合。利用吖啶橙染色荧光显微镜检查,能得到清晰的细胞图像,易于判断。

3.尿液流式细胞术

可以在极短时间内迅速测定尿液中每个细胞内的RNA和DNA,从而可以准确估计肿瘤恶性程度。

4.β-葡萄糖醛酸苷酶(β-GRS)

一般认为尿内β-GRS的升高有发生膀胱癌的危险。

## (二)影像学检查

1.B型超声波检查

这种检查患者无痛苦。准确性与肿瘤的大小成正比。一般肿瘤超过0.5cm可被发现。对膀胱结石与肿瘤的鉴别诊断有辅助价值。

2.CT检查

能发现肿瘤及肿大的淋巴结,准确率达80%,且有助于膀胱肿瘤的正确分期。

3.膀胱造影

一般用于补充膀胱镜检之不足,如肿瘤太大,可用造影以观全貌。多次曝光法可见膀胱壁僵直,不能扩大。双重对比照影法显示肿瘤则更为清晰。

4.膀胱镜检查

这是诊断膀胱癌的主要方法,可直接看到膀胱肿瘤的部位、大小、数目、形态、浸润等。检查时应同时做肿瘤活组织检查。

5.血卟啉衍生物的光敏诊断

对于早期诊断膀胱癌,尤其对于膀胱镜检查难以确定的肿瘤和原位癌可提高其诊断的阳性率。

## (三)病理及细胞学检查

膀胱癌病理诊断的标本主要来自:①膀胱镜活检。②尿液。病理学检查是膀胱癌诊断的金标准,其特异性几乎达100%。

# 三、鉴别诊断

膀胱癌应与肾、输尿管肿瘤、泌尿系结核、前列腺增生和尿石症相鉴别。

## (一)肾、输尿管肿瘤

血尿特点也为全程无痛性肉眼血尿,与膀胱癌类似,可单独发生或与膀胱癌同时发生,上尿路肿瘤引起的血尿可出现条形或蚯蚓状血块,明确诊断需要B超、CT、泌尿造影等检查。

## (二)泌尿系结核

泌尿系结核除了血尿外,主要症状为慢性膀胱刺激症状,伴有低热、盗汗、消瘦、乏力等全身症状,通过尿找抗酸杆菌、IVP、膀胱镜检查等与膀胱癌鉴别。

## (三)前列腺增生

前列腺增生主要症状为进行性排尿困难及尿频,有时出现肉眼血尿,在老年人,膀胱癌可以和前列腺增生同时存在,需要通过尿脱落细胞检查、B超、CT、膀胱镜检查等鉴别。

### (四)尿石症

血尿多为镜下血尿,上尿路结石可出现肾、输尿管绞痛,膀胱结石可出现排尿中断现象,通过KUB平片、B超、膀胱镜检查等鉴别。由于膀胱结石对局部黏膜的刺激,可导致肿瘤发生。因此,长期膀胱结石出现血尿时,应想到膀胱癌的可能,必要时行膀胱镜检查及活检。

## 四、临床分期

### (一)分期

1.T:原发肿瘤

Tx:原发肿瘤无法评估。

$T_0$:无原发肿瘤。

Ta:非浸润性乳头状尿路上皮癌。

Tis:原位癌,"扁平瘤"。

$T_1$:肿瘤侵及固有层(上皮下结缔组织)。

$T_2$:肿瘤侵及固有肌层。

$T_{2a}$:肿瘤侵及浅肌层(内1/2肌层)。

$T_{2b}$:肿瘤侵及深肌层(外1/2肌层)。

$T_3$:肿瘤侵及膀胱周围组织。

$T_{3a}$:显微受侵。

$T_{3b}$:肉眼受侵(形成膀胱外肿块)。

$T_4$:肿瘤侵及如下结构:前列腺、子宫、阴道、盆壁、腹壁。

$T_{4a}$:肿瘤侵及前列腺、子宫、阴道。

$T_{4b}$:肿瘤侵及盆壁、腹壁。

2.N:区域淋巴结

区域淋巴结包括原发和继发引流区域,腹主动脉分叉以上淋巴结为远处转移。

Nx:区域淋巴结无法评估。

$N_0$:无区域淋巴结转移。

$N_1$:真骨盆内单个区域淋巴结转移(膀胱周围、髂内、闭孔、髂外、骶前淋巴结)。

$N_2$:真骨盆内多个区域淋巴结转移(膀胱周围、髂内、闭孔、髂外、骶前淋巴结)。

$N_3$:髂总动脉淋巴结转移。

3.M:远处转移

$M_0$:无远处转移。

$M_1$:有远处转移。

$M_{1a}$:超出髂总动脉的淋巴结转移。

$M_{1b}$:非淋巴结的远处转移。

**（二）分期标准**

| 分期 | T | N | M |
|---|---|---|---|
| 0a | Ta | $N_0$ | $M_0$ |
| 0is | Tis | $N_0$ | $M_0$ |
| I | $T_1$ | $N_0$ | $M_0$ |
| II | $T_{2a}$ | $N_0$ | $M_0$ |
| III | $T_{2b}$ | $N_0$ | $M_0$ |
| IIIA | $T_{3a}$，$T_{3b}$，$T_{4a}$ | $N_0$ | $M_0$ |
| IIIA | $T_1 \sim T_{4a}$ | $N_1$ | $M_0$ |
| IIIB | $T_1 \sim T_{4a}$ | $N_2$，$N_3$ | $M_0$ |
| IVA | $T_{4b}$ | Any N | $M_0$ |
| IVA | Any T | Any N | $M_{1a}$ |
| IVB | Any T | Any N | $M_{1b}$ |

（封　辉）

# 第二节　膀胱癌的治疗

膀胱癌以手术治疗为主，膀胱灌注、化疗、放疗为辅。非浸润性膀胱癌和局限的 $T_2$ 期肿瘤，可采用保留膀胱的手术；浸润性膀胱癌以及较大的多发、反复复发的肿瘤，应行膀胱全切除术。但依据影像学检查的术前分期并不十分准确，30％～50％的患者可能被低估。

膀胱癌的手术方式分为经尿道切除术、膀胱切开肿瘤切除术、膀胱部分切除术及膀胱全切除术。对于转移性膀胱癌患者，手术等局部治疗仅能起到止血等姑息性效果，化疗能够延长患者的生存时间并改善其生活质量。

## 一、非浸润性膀胱癌

膀胱癌中 75％～85％为非浸润性膀胱癌（Tis、Ta 和 $T_1$ 期），治疗效果及预后较好。经尿道膀胱肿瘤电切术（TURBT）联合化疗药物或免疫调节剂膀胱内灌注为非浸润性膀胱癌主要治疗手段。

### （一）TURBT

TURBT 既是非浸润性膀胱癌首选的治疗手段，又是重要的诊断方法，损伤小、恢复快，可以反复进行，并能保留膀胱排尿功能。TURBT 后如有肿瘤残留或肿瘤病灶过多、过大，病理标本未含肌层或发现 $T_1$ 和高分级肿瘤时，需要二次电切。$T_1$ 期膀胱癌术后 2～6 周再次行 TURBT，可降低术后复发率。

### （二）经尿道激光手术

经尿道激光手术疗效及复发率与 TURBT 相近,一般用于乳头状低级别、低分期的尿路上皮癌。由于肿瘤标本多被凝固或汽化破坏,不能够提供完整的手术标本用于准确的病理分期,所以不推荐用于原发的或术前病理诊断不明的膀胱癌。

### （三）膀胱内灌注治疗

膀胱内灌注治疗是预防 TURBT 后局部复发最常用的治疗手段,对远处转移没有作用。TURBT 术后 24 小时内即行膀胱灌注治疗,能明显降低肿瘤复发率。灌注策略根据复发的危险度来制定。

低危（$G_{1\sim2}Ta$ 期）:术后灌注细胞毒药物,应在术后 24 小时内完成,单次即可。

中危（多发 $G_2Ta$、$G_1T_1$,单发的 $G_2T_1$ 期）:单次灌注＋诱导灌注或持续灌注,术后 24~48 小时内执行首次。欧洲泌尿外科学会（EAU）建议此后的灌注持续 6~12 个月,中华医学会泌尿外科学分会的建议是每周 1 次,共 4~8 周,随后进行膀胱维持灌注化疗,每月 1 次,共 6~12 个月。药物可以是细胞毒药物或卡介苗（BCG）,两者疗效相近。

高危（$G_2T_1$、$G_3T_a$-$T_1$、原位癌）:首选 BCG,其疗效优于细胞毒药物。SWOG 建议术后第 1 周、第 2 周、第 3 周、第 3 个月、第 6 个月各灌注 1 次,后每半年灌注 1 次,持续 3 年。化疗药物与 BCG 联合序贯疗法可能提高疗效,但有待深入研究。

膀胱灌注所使用的细胞毒药物有丝裂霉素,每次 40mg;吉西他滨,2000mg/次;阿霉素,每次 50mg;表阿霉素,每次 50mg;吡喃阿霉素,每次 40~80mg;羟基喜树碱,每次 30mg。它们的疗效相近,尿 pH、化疗药物浓度与膀胱灌注化疗效果相关,药物浓度比药物剂量更重要。药物应保留 0.5~2 小时,灌注前不要大量饮水,避免尿液将药物稀释。细胞毒药物膀胱灌注的主要不良反应是化学性膀胱炎,程度与灌注剂量和频率相关。若出现严重膀胱刺激症状,应延迟或停止灌注,以免并发膀胱挛缩。多数不良反应在停止灌注后可以自行改善。

膀胱灌注也可用生物调节剂,BCG 最为常用。为了降低 BCG 的毒性,有人推荐使用 BCG 标准剂量（81mg）的 1/3 或 1/4。低剂量与全剂量相比,对中危肿瘤的疗效没有明显差异,但高危肿瘤用至每次 120~150mg 或有更好效果。中、高危患者的手术损伤较大,故有学者建议 BCG 应在 TURBT 术后 2 周进行,以减少 BCG 吸收带来的不良反应。术后有血尿或导尿引起尿道损伤者,2 周内不应灌注 BCG。BCG 膀胱灌注的机制尚不明确,多数学者认为是通过免疫反应介导起作用,其主要不良反应为膀胱刺激症状和全身流感样症状,少见的不良反应包括结核性败血症、前列腺炎、附睾炎、肝炎等,如出现上述症状可给予对症处理或减少剂量。有研究显示灌注时加用氧氟沙星能减少 BCG 毒性,临床上很少因膀胱灌注 BCG 而引起结核病。单独使用白细胞介素 2（IL-2）、干扰素（IFN）、肿瘤坏死因子（TNF）等对膀胱癌治疗的效果不理想,可考虑作为联合用药或 BCG、细胞毒药物不能耐受的患者的替代治疗。

### （四）光动力学治疗（PDT）

光动力学治疗主要用于膀胱癌前病变、早期癌、原位癌、肿瘤多次复发、不能耐受手术或不愿手术的患者。有学者认为常规治疗无效的浅表性膀胱癌、BCG 或化疗失败后,应用 PDT 仍有效。在进行 PDT 前,患者需做光敏剂皮肤划痕过敏试验,只有皮试阴性者方可进行治疗。PDT 治疗膀胱癌的不良反应,多为一过性排尿困难、血尿、膀胱疼痛、膀胱痉挛等非特异性局部症状,持续几天至几周后可自行消失。治疗后一般留置导尿管数天,使膀胱充分休息。若出现膀胱刺激症状(尿频、尿急、尿痛)应予以对症处理,有膀胱挛缩者可使用解痉药物。早期使用的光敏剂为血卟啉衍生物类物质,易出现光毒性和对心血管系统的不良反应,新的光敏剂5-氨基乙酰丙酸具有无变态反应、无须避光等优点,从而使光动力学治疗有望得以推广应用。

## 二、浸润性膀胱癌

浸润肌层的膀胱癌($T_2$、$T_3$、$T_4$),除少数分化良好、局限的 $T_2$ 期肿瘤可行经尿道切除保留膀胱外,一般需要行根治性膀胱切除术或部分膀胱切除术。

### (一)根治性膀胱切除术

根治性膀胱切除术是浸润性膀胱癌的标准治疗方法。适应证为 $T_2$—$T_{4a}$、$N_0$—x、$M_0$ 浸润性膀胱癌,其他指征还包括高危非浸润性膀胱癌 $T_1G_3$ 肿瘤、BCG 治疗无效的 Tis、反复复发的 NMIBC、保守治疗无法控制的广泛乳头状病变等以及保留膀胱手术后非手术治疗无效或肿瘤复发和膀胱非尿路上皮癌。根治性膀胱切除术应同时行盆腔淋巴结清扫。

根治性膀胱切除术有开放手术和腹腔镜手术两种。与开放手术相比,腹腔镜手术具有失血量少、术后疼痛轻、恢复较快的特点,但手术时间并不优于开放性手术,且操作技巧要求高。根治性膀胱切除术伴有较高的围手术期并发症和死亡率,并发症发生率为 33%～50%,包括心肌梗死、肺栓塞、吻合口瘘等,病死率有时高达 2%～7%。

### (二)保留膀胱手术

身体条件不能耐受或不愿接受根治性膀胱切除术的浸润性膀胱癌患者,可以考虑行保留膀胱的手术放疗。有报道行 TURBT 后放疗,完全缓解率可达 64%,5 年总生存期为 54%。保留膀胱的标准:有肌层浸润的组织学依据;无肾积水,无远处转移;肾功能及血常规正常;不适合做膀胱全切术;影像学上未发现有淋巴结转移。因此,术前需了解肿瘤的级别、浸润深度及膀胱黏膜有无癌前病变,正确选择保留膀胱的手术方式及辅助治疗方法。

保留膀胱的手术方式有 TURBT 和膀胱部分切除术。TURBT 一般只用于局限性浅肌层浸润的肿瘤;膀胱部分切除术适用于膀胱憩室内、输尿管开口周围或位于 TURBT 操作盲区的肿瘤。部分膀胱切除术最大优点是对控制尿功能和性功能的保留,缺点是较高的复发率及切口种植率。对于多发性肿瘤、原位癌、膀胱三角区和后尿道受累,估计术后难以保留足够膀胱容量以及膀胱外已有侵犯者都不适合行膀胱部分切除术。手术范围除了切除肿瘤外,肿瘤周围 2cm 之内的膀胱壁全层应予切除。

保留膀胱的手术容易低估临床分期,淋巴结状况无法准确评价,需要密切随访。如有浅表复发,考虑再次 TURBT 及 BCG 腔内灌注。浸润性复发需要行膀胱切除。有学者认为,经过严格筛选的部分切除术,虽然复发率相对较高,但是 5 年总生存率和疾病控制方面与根治性膀胱切除术患者相近。

### (三)放疗

浸润性膀胱癌患者不愿意接受或不能耐受根治性膀胱切除术或根治性手术已不能彻底切除肿瘤时,可选用膀胱放疗、化疗＋放疗或同步放、化疗。术前放疗可使 65% 的患者病理分期下降,完全缓解率为 42%,5 年生存率为 44%,盆腔和远处复发率分别为 16% 和 43%。照射方法包括常规外照射、三维适形及调强放疗,射线能量应选择 6MV 或更高能量的 X 线,以保证靶区剂量高于周边正常组织剂量。推荐剂量为 60~66Gy,分次剂量为 1.8~2Gy,整个疗程不超过 6~7 周。存在下列情况应慎用或禁用放疗:肿瘤导致肾盂积水;肾功能异常;易激惹膀胱;低容量膀胱。

术前新辅助放疗对延长患者生存期是否有益尚不明确,因此未被推荐。膀胱全切或膀胱部分切除手术后的残存肿瘤或术后病理切缘阳性者,可行术后辅助放疗。术后辅助放疗以 50Gy,5 周为宜,术后有残存者应局部推量至根治剂量。

姑息性放疗的目的是减轻因膀胱肿瘤巨大造成无法控制的症状,如血尿、尿急、疼痛等。但这种治疗可增加急性肠道并发症的风险,包括腹泻和腹部痉挛、疼痛等。姑息性放疗多采用大分割剂量照射,一般为 30Gy/10 次/2 周与 30Gy/5 次/6 周,根据治疗反应和患者身体状况酌情缩野加量。

### (四)化疗

有研究表明,新辅助化疗使膀胱癌死亡率降低 16%,10 年生存率提高(从 30% 提高至 36%)。对于 $T_3$~$T_{4a}$ 患者,其生存率提高可能更明显。顺铂为主的方案化疗后病理完全缓解率为 14%~38%。通过报道,新辅助化疗敏感程度的差异与预后有一定相关性,可以根据对新辅助化疗的反应情况选择是否行保留膀胱的手术。研究表明,通过新辅助化疗能够使局部晚期膀胱癌患者肿瘤分期下降,使手术切除困难或已发生区域转移的膀胱癌患者重新获得手术治疗的机会。但新辅助化疗有可能会延误外科治疗时机,而且新辅助化疗基于临床分期,存在一定的误差。辅助化疗主要用于高复发风险患者,其最佳适应证为 $T_3$~$T_4$ 或区域淋巴结转移患者。但辅助化疗是否改善 OS 还无定论。已有转移的晚期膀胱癌患者,全身化疗是主要的治疗方法,能延长患者的生存期,改善生活质量。化疗 2~3 周期后进行评价,如肿瘤缩小或稳定,则追加 2 周期化疗。如果化疗后肿瘤可手术切除,则术后继续 2 周期化疗。如化疗 2~3 周期后评价肿瘤无反应,则应更换化疗方案。

常用的化疗方案如下。

#### 1.以顺铂为基础的化疗方案

膀胱癌对含顺铂的化疗方案敏感,总有效率为 40%~75%。20 世纪 80 年代被广泛使用的 CMV 方案(顺铂+甲氨蝶呤+长春花碱)、CISCA 方案(顺铂+多柔比星+环磷酰胺),有效率为 12%~78%,均未显示总生存期优于单药顺铂。20 世纪 90 年代,MVAC 方案(甲氨蝶呤+长春花碱+阿霉素+顺铂)被认为是膀胱癌患者标准的一线治疗方案:甲氨蝶呤 $30mg/m^2$,第 1、第 15、第 22 天,静脉注射;长春花碱 $3mg/m^2$,第 2、第 15、第 22 天,静脉注射;阿霉素 $30mg/m^2$,第 2 天,静脉注射;顺铂 $70mg/m^2$,第 2 天,静脉注射 1~2 小时。每 4 周重复,共 2~6 个周期。其有效率为 40%~65%,较单药顺铂或 CISCA 方案,在有效率和总生存期方面都有明显改善,但毒副反应较大。GC 方案(吉西他滨+顺铂)被认为是目前标准一线治疗方案,吉西他滨 800~$1000mg/m^2$,第 1、第 8、第 15 天,静脉注射 30~60 分钟;顺铂 $70mg/m^2$,第 2 天,静脉注射 1 小时,每 4 周重复,共 2~6 个周期。GC 方案与 MVAC 方案在有效率、疾病进展时间、总生存时间等方面均相近,但耐受性更好。

### 2.以紫杉类为基础的化疗方案

GC 方案治疗失败或者不能使用顺铂的患者，可以选择以紫杉类为基础的化疗方案。有研究显示，DC 方案（多西他赛＋顺铂）疗效不如 MVAC 方案，有效率分别为 37.4% 和 54.2%，至治疗进展时间分别为 6.1 个月和 9.4 个月（$P=0.003$），中位生存期分别为 9.3 个月和 14.2 个月（$P=0.026$），表明以紫杉类为基础的化疗方案不适合作为晚期膀胱癌的标准一线治疗方案。

### 3.其他化疗方案

卡铂联合紫杉醇或吉西他滨，有效率超过 63%，但是与以顺铂为基础的联合方案相比，完全缓解是有限的。三药方案（吉西他滨＋紫杉醇＋顺铂）与标准的 GC 联合方案比较，有效率提高，总生存期延长 3.1 个月，但无统计学意义。培美曲塞联合吉西他滨有效率为 28%，毒副反应能够耐受，但联合治疗并没有比单药吉西他滨治疗有明显优势。FOLFOX4 方案证实，有效率为 19%。以上化疗方案均可作为标准治疗方案失败的二线治疗。

## （五）特殊类型膀胱癌

### 1.膀胱鳞状细胞癌

膀胱鳞状细胞癌是一种高度恶性的肿瘤，大多数患者初诊时就已经是浸润性癌，预后差。临床表现主要为肉眼血尿和难以忍受的膀胱刺激症状或下尿路症状，诊断主要依靠膀胱镜活检。标准治疗是根治性膀胱全切加尿流改道术。术前放疗有助于预防盆腔复发，膀胱鳞状细胞癌是一种化疗抵抗的肿瘤，还未发现有效的化疗方案。

### 2.膀胱腺癌

根据组织来源，膀胱腺癌可分为 3 种类型：原发性膀胱腺癌、脐尿管腺癌、转移性膀胱腺癌，诊断主要依靠膀胱镜活检。其临床症状与其他膀胱肿瘤相似，但血尿、膀胱刺激症状出现较晚而临床分期较高，肿瘤多呈浸润性生长。原发性膀胱腺癌就诊时大多数已属局部晚期，宜行根治性膀胱切除术以提高疗效，术后放射治疗可以提高肿瘤无复发生存期，对于进展期和已有转移的腺癌可以考虑化疗。脐尿管腺癌以手术治疗为主，包括扩大性膀胱部分切除术和根治性膀胱切除术。初诊时往往分期较高，有较高的远处转移风险，预后差，主张采用根治性膀胱切除加盆腔淋巴结清除和脐尿管切除，放疗和化疗的效果不佳。

### 3.膀胱小细胞癌

膀胱小细胞癌是一种少见的膀胱恶性肿瘤，恶性程度高，94% 患者初诊时已为浸润性肿瘤，67% 患者已经存在转移性疾病，常见转移部位包括淋巴结、肝、骨、肺和脑。膀胱小细胞癌可分为局限期和广泛期，治疗原则与小细胞肺癌相近。

### 4.膀胱癌肉瘤

膀胱癌肉瘤是由上皮和间质两种成分组成的恶性肿瘤，临床罕见，恶性程度高，浸润性强，进展迅速，预后差。根治性膀胱切除术是最佳治疗选择，本病对放、化疗不敏感。

（封　辉）

# 参考文献

[1]于世英,胡国清.肿瘤临床诊疗指南[M].3版.北京:科学出版社,2021.

[2]赫捷,李进,马军,等.中国临床肿瘤学会(CSCO)常见恶性肿瘤诊疗指南2020[M].北京:人民卫生出版社,2020.

[3]中国临床肿瘤学会指南工作委员会.中国临床肿瘤学会(CSCO)小细胞肺癌诊疗指南2020[M].北京:人民卫生出版社,2020.

[4]袁双虎,宋启斌,于金明.肿瘤精准放射治疗学临床要点[M].武汉:湖北科学技术出版社,2020.

[5]杨猛.乳腺外科、内分泌外科及肿瘤外科手术技巧[M].北京:科学出版社,2020.

[6](美)卡伦·L.雷坎普.肺癌的治疗方案与临床研究[M].沈阳:辽宁科学技术出版社,2020.

[7]龙浩,张力.现代肺癌诊断与治疗——临床实践与临床研究[M].广州:广东科技出版社,2020.

[8]秦洪真.乳腺癌诊断与治疗[M].北京:中国医药科技出版社,2020.

[9]北京医师协会.放射治疗常规[M].北京:中国医药科技出版社,2020.

[10]张毅.肺癌诊治现状与进展[M].北京:人民卫生出版社,2019.

[11]万德森.临床肿瘤学[M].4版.北京:科学出版社,2019.

[12]王国祥.食管癌胃癌的早期防治[M].北京:中国科学技术出版社,2019.

[13](美)布鲁斯·凯伯纳.哈里森肿瘤手册[M].2版.北京:科学出版社,2019.

[14](美)维维安·E.斯特朗.胃癌原理与临床实践[M].长沙:中南大学出版社,2019.

[15]白春学,李为民,陈良安.早期肺癌[M].北京:人民卫生出版社,2018.

[16]李晔雄.肿瘤放射治疗学[M].5版.北京:中国协和医科大学出版社,2018.

[17]柴树德,郑广钧.胸部肿瘤放射性粒子治疗学[M].2版.北京:人民卫生出版社,2018.

[18]秦继勇,郎锦义,李文辉.肿瘤放射治疗学精要[M].北京:科学出版社,2018.

[19]吴开良.临床肿瘤放射治疗学[M].上海:复旦大学出版社,2018.

[20]何劲松,刘晓岭,胡慧.乳腺癌内分泌治疗策略与临床实践[M].郑州:郑州大学出版社,2018.

[21]许亚萍,袁双虎.胸部肿瘤放射治疗精要与临床实践[M].沈阳:辽宁科学技术出版社,2018.

[22]高献书.食管癌放射治疗临床规范[M].北京:人民卫生出版社,2018.

[23]王绿化.肿瘤放射治疗学[M].北京:人民卫生出版社,2018.

[24]李志刚,储天晴.肺癌[M].上海:上海科学技术出版社,2017.

[25](瑞士)索兰格·彼得斯.肺癌诊治新进展[M].北京:科学出版社,2017.

[26]陆舜.非小细胞肺癌[M].北京:人民卫生出版社,2016.

[27]田富国.乳腺癌非手术治疗[M].武汉:华中科技大学出版社,2016.

[28]周际昌.实用肿瘤内科治疗[M].2 版.北京:北京科学技术出版社,2016.

[29]王小宁.实用肿瘤病临床手册[M].北京:中国中医药出版社,2016.

[30]石远凯,孙燕.临床肿瘤内科手册[M].6 版.北京:人民卫生出版社,2015.

[31]王奇璐,余子豪.肿瘤化疗放疗 268 个怎么办[M].3 版.北京:中国协和医科大学出版社,2015.

[32]房静远.整合大肠肿瘤学[M].北京:人民卫生出版社,2015.